高等职业教育医学卫生类专业系列教材

供医学、护理、检验、药学、口腔、康复等专业用

新形态一体化教材

人体解剖生理学

主　编　张绪恕　盛胜兰　杨　帆

副主编　朱方敏　胡春光　陈文婷　夏明红

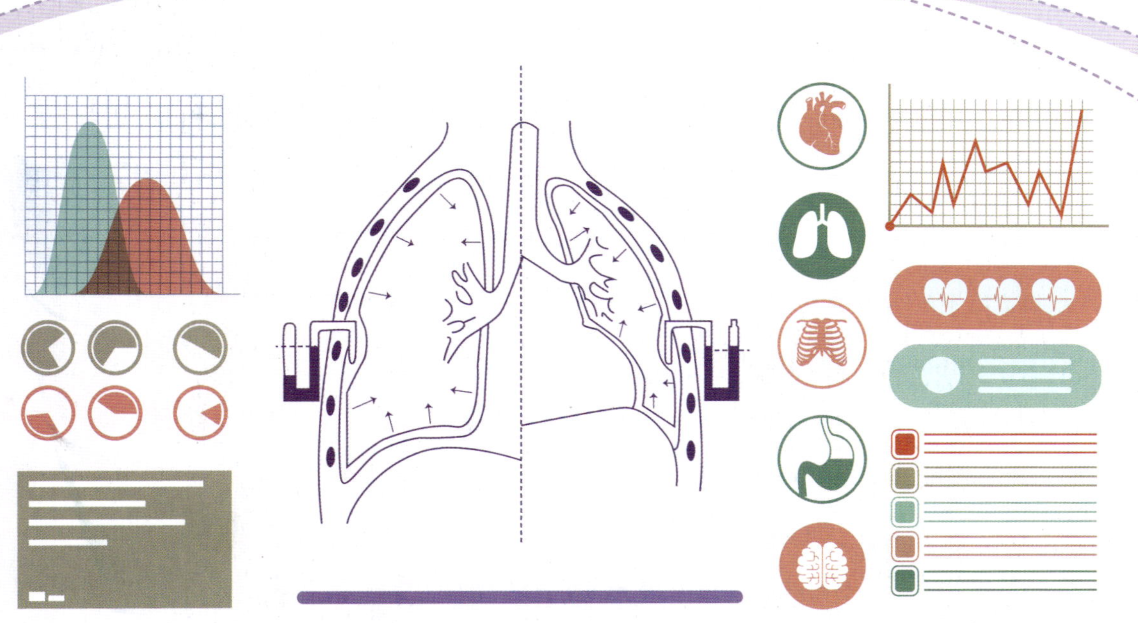

重庆大学出版社　国家一级出版社　全国百佳图书出版单位

内容提要

本书深度整合人体解剖学与生理学知识，系统介绍了细胞、组织、器官及系统的结构与功能，包括运动、循环、呼吸、消化、泌尿、神经、内分泌、感觉及生殖等系统。

本书注重理论与实践结合，内容翔实且易于理解，配有丰富的图表和临床案例，旨在帮助读者全面、深入地掌握人体解剖生理学知识。同时，穿插先进医学人文事迹，用事迹与故事传递医学精神，注重思政育人，培养有温度的医学人才。本书的编写得到了河南中博科技有限公司的大力支持，该公司为本书提供了医维度虚拟仿真教学平台数字资源，创新性地加入3D人体模型技术，读者只需扫描书中呈现的二维码，即可直观观察复杂的人体结构，并且可以在手机端实现旋转、缩放和拆分等操作，使学习更加生动、高效。

本书可供医学、护理、检验、药学、口腔、康复等专业学生，以及医学教育者、医疗工作者参考，是提升医学素养、促进学科交叉融合的优选教材。

图书在版编目（CIP）数据

人体解剖生理学 / 张绪恕，盛胜兰，杨帆主编 .
重庆：重庆大学出版社，2025. 7. --（高等职业教育医学卫生类专业系列教材）. -- ISBN 978-7-5689-5332-0

Ⅰ. R324

中国国家版本馆 CIP 数据核字第 2025BT4585 号

人体解剖生理学

RENTI JIEPOU SHENGLIXUE

主　编　张绪恕　盛胜兰　杨　帆
副主编　朱方敏　胡春光　陈文婷　夏明红

策划编辑：袁文华
责任编辑：杨育彪　　版式设计：袁文华
责任校对：谢　芳　　责任印制：赵　晟

*

重庆大学出版社出版发行
社址：重庆市沙坪坝区大学城西路 21 号
邮编：401331
电话：(023) 88617190　88617185（中小学）
传真：(023) 88617186　88617166
网址：http://www.cqup.com.cn
邮箱：fxk@cqup.com.cn（营销中心）
全国新华书店经销
重庆升光电力印务有限公司印刷

*

开本：889mm×1194mm　1/16　印张：16.25　字数：482 千
2025 年 7 月第 1 版　　2025 年 7 月第 1 次印刷
印数：1—3 000
ISBN 978-7-5689-5332-0　定价：69.00 元

BIANWEIHUI 编委会

主　编　张绪恕　盛胜兰　杨　帆

副主编　朱方敏　胡春光　陈文婷　夏明红

编　委（排名不分先后）

张绪恕（黄冈职业技术学院）

盛胜兰（黄冈职业技术学院）

杨　帆（黄冈职业技术学院）

朱方敏（天门职业学院）

金　莉（天门职业学院）

孔　凡（黄冈市荣军优抚医院）

杨弘道（哈尔滨二四二医院）

胡春光（黄冈职业技术学院）

夏明红（黄冈职业技术学院）

陈文婷（黄冈职业技术学院）

刘金兰（黄冈职业技术学院）

黄　颖（黄冈职业技术学院）

汪俊闻（黄冈职业技术学院）

叶　岚（黄冈职业技术学院）

李　丹（黄冈职业技术学院）

陈　婷（黄冈职业技术学院）

李重阳（河南中博科技有限公司）

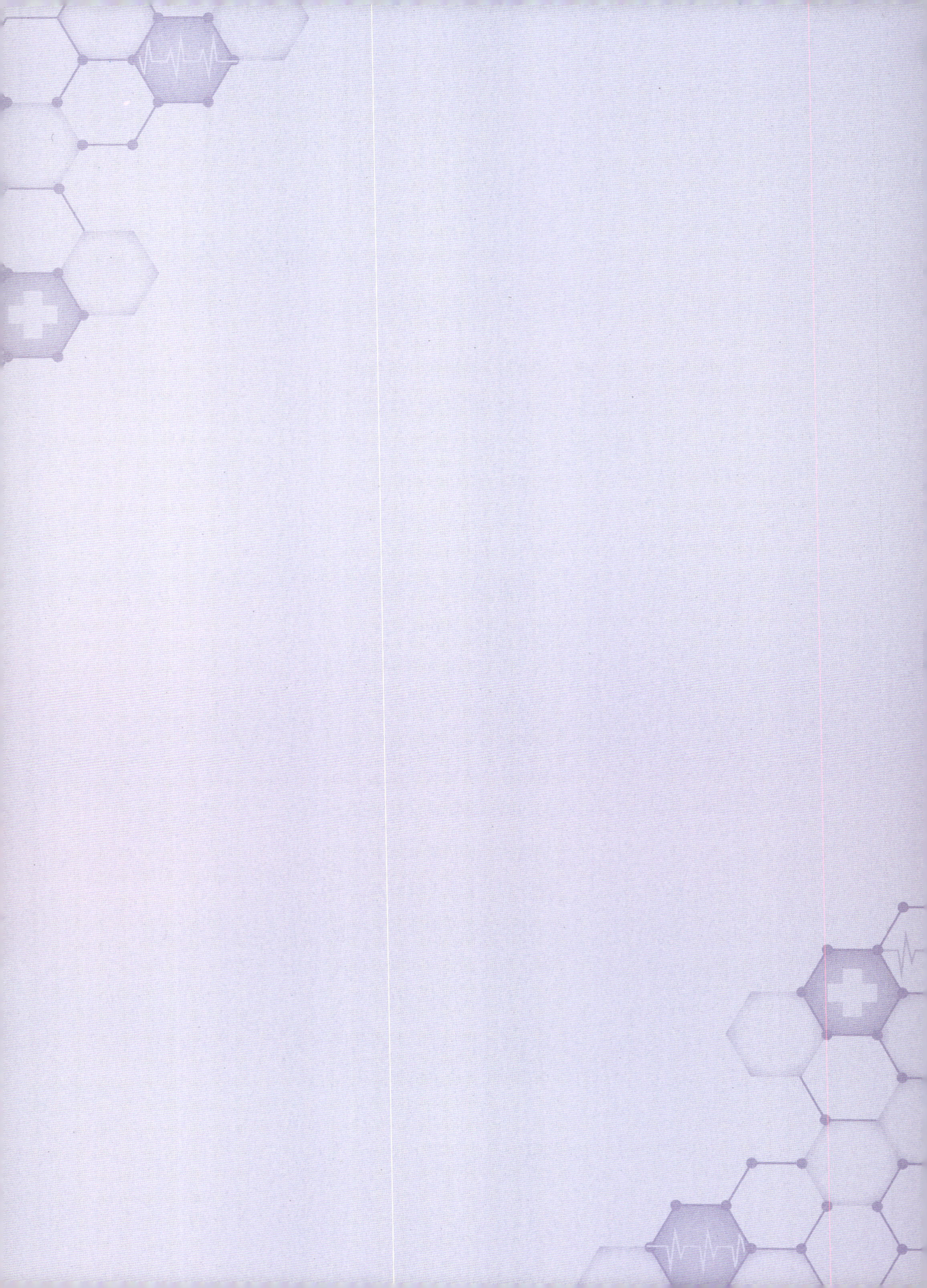

QIANYAN 前言

为了深入贯彻落实教育部《职业院校教材管理办法》《“十四五”职业教育规划教材建设实施方案》等文件要求，我们组建了一支由高校、医院、企业专家共同参与的编写团队，秉承继承和创新理念，坚持以基础知识为专业服务原则，对接高等职业教育课程标准，精心组织编写了这本《人体解剖生理学》教材。本书主要包括人体解剖学和人体生理学两部分，分为绪论、细胞结构及功能、各系统器官结构及功能共十四章，旨在为检验、药学、康复、口腔等相关医学专业的学生提供一本兼具科学性、实用性与时代性的专业基础教材，助力职业教育培育高素质技术技能人才。

立德树人是职业教育的根本任务，它是人体解剖生理学教材编写的基石和灵魂。本书通过对人体结构与生理机能的详细阐述和深入探究，让学生领悟到生命的奥秘与神奇，激发学生对生命的敬畏之心和关爱之情，培养学生严谨的科学态度、职业道德及社会责任感。在阐述知识的过程中，注重引导学生树立正确的世界观、人生观和价值观，使学生在掌握专业知识的同时，成长为德才兼备的新时代人才。

本书具有以下鲜明特色：

1. 内容系统全面且精练：涵盖了人体解剖学与生理学两部分内容，从细胞、组织、器官到系统，详细阐述了人体的正常形态结构与生理功能，内容编排遵循由浅入深、循序渐进的原则，既保证知识的完整性，又突出重点和难点，便于学生理解和掌握。

2. 紧密结合临床实践：引入临床案例，将理论知识与临床实践有机结合，使学生在案例中正确地解读出需要学习的知识和技能，提高学生的临床思维能力和解决实际问题的能力，为今后从事相关工作奠定坚实基础。

3. 融入线上资源：充分利用现代信息技术，配套了丰富的线上资源。这些资源包括配套教学课件 PPT、线上习题、3D 数字人体模型等，有助于提升学生学习本门课程的兴趣，巩固课堂学习效果，满足学生多样化的学习需求，也符合新时代职业教育数字化教材建设的趋势。本书教学课件 PPT 等更多配套资源可至重庆大学出版社官网下载。

4. 引入前沿新知识：在保持经典内容的基础上，关注学科前沿动态和行业新发展，及时更新书中内容，使学生接触到最新知识信息，拓宽学生视野，培养学生的创新意识和探索精神。

本书编写时汇聚了一批长期从事人体解剖生理学教学的专业教师，他们以其丰富的教学经验和深厚的专业知识，精心撰写每一个章节。本书编写过程中，得到了医疗卫生行业专家和学者的鼎力支持和无私帮助，他们提供了宝贵的意见和建议，使本书得到进一步的完善和提升。本书编写时参考了相关的权威教材和学术文献，博采众长，融会贯通，并经历多轮审核与校对，力求使本书达到较高的学术水平。此外，重庆大学出版社和湖北大信博文图书发行有限公司为本书的编写给予了热心帮助，河南中博科技有限公司给予了大力支持——授权提供 3D 数字人体模型，使得本书在呈现形式上更加新颖和生动，在此表示衷心感谢！

衷心希望这本书能够成为职业院校学生学习人体解剖生理学的得力助手，帮助学生开启医学智慧之门。

由于编者水平有限，书中难免会存在一些不足的地方，期待广大师生在使用过程中提出批评意见和建议，以便后期不断修订和完善，共同推动职业教育教材建设的发展，为培养更多适应新时代需求的高素质技术技能人才贡献力量。

张绪忠　盛胜兰　杨帆

2025 年 7 月

MULU 目录

第十三章 内分泌系统

第十四章 生殖系统

参考文献

第一章 绪论

学习目标

1. 素质目标：具有热爱医学、敬畏生命、心怀大爱等医学生必备的职业素养。

2. 知识目标：掌握人体解剖学常用术语，人体体液及其组成、内环境与稳态。熟悉人体生理功能的调节。

3. 能力目标：具有良好的人际沟通能力，能够运用人体解剖生理学的基本原理分析生理活动规律，能够运用人体解剖学基本术语说出人体各器官的位置。

人体解剖生理学（human anatomy and physiology）是高等医学院校各专业一门非常重要的专业基础课程。它揭示了人体正常结构和生命活动的各种现象及规律，对医学生学习临床疾病的诊断和治疗起着不可替代的作用。因此，医学生必须学好人体解剖生理学，为后续学习病理学、药理学以及临床各科课程奠定基础。在绪论中，我们将介绍人体解剖生理学研究的对象和任务，生命活动的基本特征，内环境及其稳态，并阐述人体生理功能的调节，人体解剖生理学常用的概念及术语等内容。

第一节　概　述

一、人体解剖生理学的概念

人体解剖生理学包括人体解剖学和人体生理学两部分。人体解剖学主要研究人体各器官的形态结构、位置及毗邻关系；人体生理学主要研究人体生命活动的各种现象及其功能活动规律，两门学科有机融合，逐步形成了人体解剖生理学这门课程。

二、人体解剖生理学与医学的关系

人体解剖生理学是医学的重要组成部分，是连接基础医学与临床学科的一门重要桥梁学科。只有掌握正常人体的形态结构和生理功能，才能更好地理解病理状态下人体形态结构和功能的变化，从而为后续专业课程的学习打下基础。例如，药学专业的同学只有先掌握了血压的形成机制，才能够更好地理解降血压药物的作用机制；针灸推拿专业的同学只有掌握了人体的基本结构与方位术语，才能够为后续学习人体腧穴的定位打下基础。人体解剖生理学研究的不断深入，药物研发、临床诊疗、康养护理等各医学领域将得到不断发展。

三、学习人体解剖生理学的基本方法

（一）学习人体解剖生理学的观点

1. 局部与整体统一　人体是一个有机的统一整体，各细胞组织与器官系统都是这个整体的一部分。人体解剖生理学的内容绝大多数是从器官系统水平及细胞分子水平的实验研究中获得。我们在学习每一系统的结构与功能时，一定要注意与人体其他各部分的联系，否则就会导致管中窥豹的结果。

2. 结构与功能统一　结构与功能是正常人体密不可分的两个方面，二者互相影响。结构是功能活动的物质基础，而功能活动则是结构的运动形式。结构异常，可导致人体功能活动异常；相反，长期的功能改变，又可引起结构发生改变。因此，学习本门课程时，要建立结构与功能统一的认识观，用辩证思维的方法学习、理解和记忆教学内容。

3. 人体外环境与内环境统一　人体生存的环境包括外环境和内环境。外环境是指人体与外界相通的一切环境，主要包括自然环境和社会环境两部分，健康和谐的外环境是人体生存与发展的重要前提；内环境是指体内细胞直接生活的体内环境，内环境保持稳定的状态是生命活动的重要保证，相关内容将在本章第二节阐述。

4. 二维平面与立体空间统一　我们在学习人体解剖生理学时，教材及教学课件中提供参考的一些细胞、组织与器官的图谱等学习资料显示的是二维平面结构，然而同一细胞、组织与器官的形态结构从不同切面和角度观察并不是完全相同的。因此，观察二维平面结构时，要具备抽象思维能力和空间想象力，在二维平面的基础上建立起立体的空间结构模型，从而加深对人体细胞、组织、器官整体结构的认识。

5. 理论与实践统一　理论来源于实践，又指导实践。人体解剖生理学是一门理论与实践并重的专业基础课，学习时，既要认真学好理论课程，全面掌握人体的形态结构与功能，又要重视实践课程的学习，培养动手能力。此外，要注意将人体解剖生理学知识与后续课程的学习、临床实践学习及日常生活联系起来，学以致用，提高运用所学的基础知识分析、解决问题的能力。

（二）生理学研究层面

人体解剖生理学主要包含解剖学和生理学两个部分内容，解剖学主要学习正常人体形态结构，而生理学则主要阐明人体细胞、器官、系统的功能。因此，学习生理学时，我们主要从细胞分子层面、器官和系统层面、整体层面进行研究。

1. 细胞分子水平研究　细胞是构成人体的最基本的结构与功能单位，细胞的生理特性决定着器官的生理功能。例如，肌肉的收缩是因为肌细胞具有收缩功能，腺体分泌腺液是因为腺细胞具有分泌功能。因此，可以从细胞水平上进行细胞生理特性的研究。随着分子生物学的飞速发展，特别是实验技术的突飞猛进，人们对细胞分子水平的研究也越发深入。例如，心脏之所以能搏动，是因为肌细胞中含有特殊的蛋白质，而这些蛋白质由特定基因编码后合成。因此，细胞和分子水平的研究是探讨各种生理机制和揭示细胞生理特性不可或缺的手段。

2. 器官和系统水平研究　器官和系统水平的研究主要是为了阐明各器官和系统的生理功能，以及调节这些功能的因素。在进行器官水平研究时，可以采用离体实验、在体实验等方法。开展在体实验时，必须严格控制实验条件，即在保持体内多种因素不变的情况下，改变某一因素时，观察对该器官功能活动的影响。例如，观察血糖浓度对肾脏排尿量的影响时，可给麻醉状态下的狗或兔静脉注射 50% 葡萄糖溶液 20 mL，然后测定动物血糖水平和单位时间内的尿量。生理学上对器官和系统水平的研究为临床疾病的诊断和治疗提供了依据。

3. 整体水平研究　整体水平研究是指以完整的机体为研究对象，研究机体内各器官、系统之间的相互联系和影响，以及外界环境变化对机体生理功能的影响。人体的生理活动是体内各器官、系统的生理功能相互协调、相互制约的过程。尽管上述的细胞分子水平、器官和系统水平的研究在一定程度上阐明了生理活动的机制，但不能反映体内多器官、多系统之间的相互联系和相互影响，更不能阐明社会、环境、心理因素对躯体活动和内脏活动的影响。从现代生物－心理－社会医学模式来看，以完整机体作为研究对象的整体水平研究十分重要。

第二节　人体解剖学的基本术语

一、人体的组成

人体是一个构造十分复杂的有机体，细胞是组成人体的最基本的结构和功能单位。人体的细胞数以亿计，且细胞形态和结构各异，其中，一些形态结构相似、功能相近的细胞与细胞间质有机地组合在一起，形成特定的结构，称为组织。人体的基本组织包括上皮组织、结缔组织、肌组织和神经组织四种，不同组织的形态结构存在明显差异。几种不同的组织组合形成具有一定形态和功能的结构，称为器官，如脑、心、肺、胃等。由若干个功能相关的器官组合起来，共同完成某一方面的生理功能，称为系统。人体有九大系统，包括运动系统、呼吸系统、消化系统、泌尿系统、生殖系统、脉管系统、感觉器官、神经系统、内分泌系统。各系统既相对独立又彼此联系，形成密不可分的有机整体。

二、人体的分部

人体从整体层面上可分为头、颈、躯干和四肢四大部分，头分为面部和颅部；颈分为颈部和项部；躯干分为胸部、腹部、背部、盆部和会阴等部分；四肢分为上肢和下肢，上肢又分为肩、臂、前臂和手四部分，下肢又分为臀、大腿、小腿和足四部分。

三、解剖学的基本术语

（一）解剖学姿势

解剖学应用术语示意模型

为了准确描述人体结构的形态和毗邻关系，必须采用国际通用的统一标准和描述术语。其中，人体方位的确定是基于解剖学姿势，解剖学姿势是指身体直立，两眼平视正前方，上肢下垂于躯干两侧，掌心向前，双足并立，足尖向前的姿势。在描述人体结构时，无论研究对象以何种方式放置，都要按照此标准进行描述（图 1-2-1）。

（二）轴与面

1. 轴　为了准确描述人体组织器官的位置关系，常采用一些假想线来进行定位，称为轴。目前，常采用垂直轴、矢状轴、冠状轴这 3 种相互垂直的轴来表示。

（1）垂直轴：呈上下方向，与人体长轴平行并与地平面相垂直的轴。

（2）矢状轴：呈前后方向，与冠状轴和垂直轴相互垂直的轴。

（3）冠状轴：呈左右方向，与矢状轴和垂直轴相互垂直的轴。

2. 面　以轴为基准，展开形成面，解剖学常用的面有 3 种，相互间呈垂直关系。

（1）矢状面：沿前后方向，将人体纵切为左、右两部分，其断面即矢状面。在人体正中线上的矢状面称为正中矢状面。

（2）冠状面：沿左右方向，将人体纵切为前、后两部分，其断面即冠状面。

（3）水平面：与地平面平行，将人体横切为上、下两部分的断面即为水平面（图 1-2-2）。

女性整体数字人

人体的轴和面

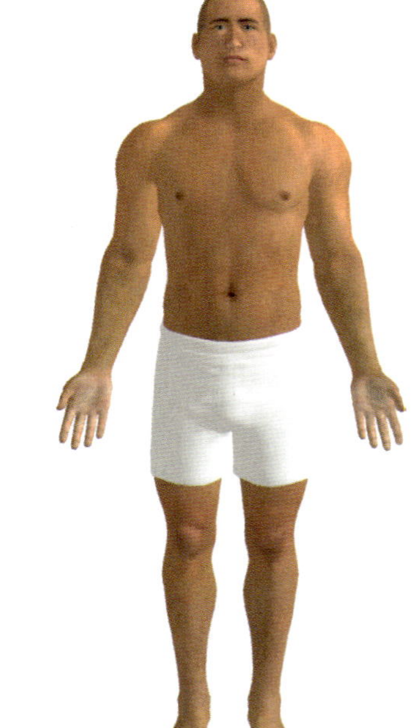

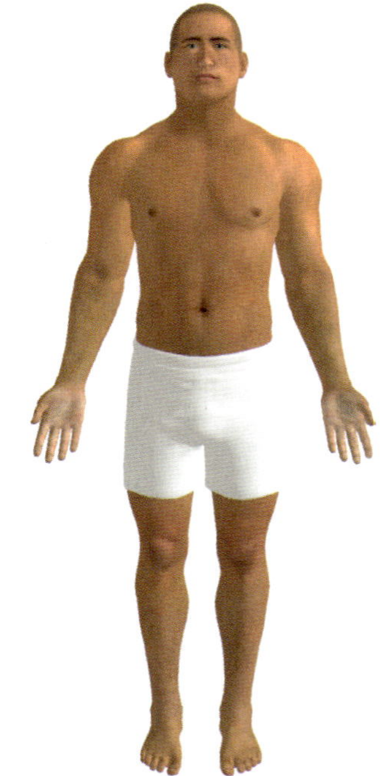

图 1-2-1　解剖学姿势

图 1-2-2　人体的轴与面

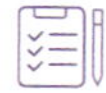

（三）方位术语

1. 上和下　在进行位置高低的描述时，常用上和下表示，近头顶者为上，近足底者为下。

2. 前和后　在对前和后进行判断时，要遵循近腹面者为前，又称腹侧；近背面者为后，又称背侧。如颈部气管在前，食管在后。

3. 内和外　在描述与空腔相互位置关系时，常用内和外进行表示，即近内腔者为内，远内腔者为外。如盆腔内、外等。

4. 内侧和外侧　在描述各部位与正中面相对距离的位置关系时，常用内侧和外侧进行表示，即距人体正中矢状面近者为内侧，远离正中矢状面者为外侧。如锁骨位于肩峰的内侧，肩峰位于锁骨的外侧。

5. 浅和深　在描述与皮肤表面相对距离关系时，常用浅和深进行表示，近体表者为浅，远体表而近中心者为深。如肋骨位于浅表，气管位于深部。

6. 近侧和远侧　常用于对四肢的描述，凡距肢体根部近者为近侧，远离肢体根部者为远侧。

（四）常用的生理学概念

1. 刺激与反应　刺激（stimulus）是指能引起机体发生反应的内、外环境变化的因素。按照性质不同，刺激可分为物理刺激（如声、光、电、机械、温度等）、化学刺激（如酸、碱等各种化学物质）以及生物刺激（如病毒、细菌、支原体、衣原体等）。此外，社会、精神、心理因素的变化作为刺激对人类健康的影响也越来越受到重视。刺激能否引起反应，主要与刺激作用的强度以及时间有关。

反应（response）是指机体受到刺激后所发生的某种功能活动的变化。反应包括兴奋和抑制两种形式。组织接受刺激后由相对静止状态转为活动状态，或活动由弱变强，称为兴奋（excitation），反之即为抑制（inhibition）。

2. 兴奋性　兴奋性（excitability）是指机体或组织对刺激发生反应的能力和特性，是生命活动的基本特征之一。不同类型的组织细胞其兴奋性也存在差异，组织细胞兴奋性的高低可以用阈值进行衡量。阈值是指引起组织产生兴奋的最小刺激强度。如刺激强度高于阈值称为阈上刺激，反之，称为阈下刺激。组织的兴奋性与阈值呈反变关系，即阈值越小，说明组织的兴奋性越高；阈值越大，说明组织的兴奋性越低。通常情况下，人体内的神经、肌肉、腺体这三种组织的兴奋性比较高，称为可兴奋组织。

第三节　人体内环境及其稳态

人体的一切生命活动都是在一定的环境中进行的。人体生命活动的环境有内环境和外环境之分。人体的细胞数以亿计，其中绝大多数细胞并不直接与外环境接触，这些细胞直接接触并赖以生存的环境称为内环境。

一、内环境

人体内的所有液体总称为体液（body fluid），约占成人体重的 60%。体液可分为细胞内液和细胞外液两部分，约有 2/3 的体液分布在细胞内，称为细胞内液；其余的 1/3 体液分布在细胞外，称为细胞外液，包括血浆、组织液、淋巴液和脑脊液等。细胞外液是人体内细胞生存和活动的直接环境，称为内环境。体内某些液体，如胃、肠道、汗腺管、尿道、膀胱内的液体，都是与外环境连通的，此部分液体不属于内环境的范畴。

二、稳态

内环境的化学成分和理化性质（如温度、pH、渗透压等）在一定范围内保持相对稳定的状态，称为稳态（homeostasis）。所谓保持相对稳定，是指内环境的状态并不是静止不变的，而是在各种生理活动的调节下达到动态平衡的一种相对恒定的状态。例如，在正常情况下，体温维持在 36 ～ 37 ℃（腋温），血浆 pH 值维持在 7.35 ～ 7.45，水、电解质及营养成分等都保持在相对恒定的水平。内环境稳态具有十分重要的生理意义，一旦出现失衡，机体会通过多种途径进行调节，一旦调节出现异常或稳态不能恢复时，就会影响新陈代谢，导致机体疾病的发生，甚至危及生命。因此，稳态是保证机体生命活动正常进行的必要条件。

第四节　人体生理功能的调节

人体是一个非常复杂的生物体，由九大系统构成，各系统之间互相联系，紧密配合，通过不断调节来促使机体适应内、外环境的变化，从而维持机体的正常运行，这种过程称为生理功能的调节（regulation）。其主要调节方式有以下 3 种：神经调节（nervous regulation）、体液调节（humoral regulation）和自身调节（auto-regulation）。这些调节活动既可以单独存在，也可以相互配合，协同完成，共同维持机体内环境的相对稳定。

一、人体功能的调节

（一）神经调节

人体内很多的生理活动都是由神经系统的功能调节来实现的，这种依靠神经系统进行生理调节的方式称为神经调节。神经调节是人体最主要的调节方式。神经调节的基本方式是反射（reflex）。反射是指在中枢神经系统的参与下，机体对环境刺激做出的规律性应答反应。反射的结构基础是反射弧（reflex arc），它由感受器、传入神经、神经中枢（反射中枢）、传出神经和效应器 5 个部分组成。感受器感受内、外环境变化的刺激，并将这种刺激转化成电信号（神经冲动），经过传入神经传至相应的神经中枢，中枢对传入信息进行分析处理，发出传出信号，通过传出神经传至效应器，引起效应器活动的变化（图 1-4-1）。例如，当某人看到食物或者进食时，唾液腺就会分泌增加，这个过程就是神经调节。

神经调节的特点是反应迅速、调节精确、作用短暂。神经反射包括非条件反射（unconditioned reflex）和条件反射（conditioned reflex）两种。非条件反射是与生俱来的，其反射中枢基本上位于大脑皮层以下较低部位，反射弧相对固定，非条件反射是生物体进化的产物。条件反射是指后天获得的建立在非条件反射基础上的一种高级神经活动，它与个体的生活经历有关，不同个体所形成条件反射的种类及数量亦不相同。巴甫洛夫做过一个有趣的实验：他观察到给狗喂食时，狗有唾液分泌，这属于非条件反射，此时食物是非条件刺激；不给食物，让狗单纯听到铃声，它不分泌唾液，铃声为无关刺激；若让狗每次进食时都听到同样的铃声，反复多次地进行强化以后，单纯给予铃声刺激，狗也会分泌唾液，此时铃声从无关刺激转变为条件刺激，属于条件反射。研究发现，条件反射的刺激与反应之间的关系具有可变性，若不加以强化，则可逐渐消退。

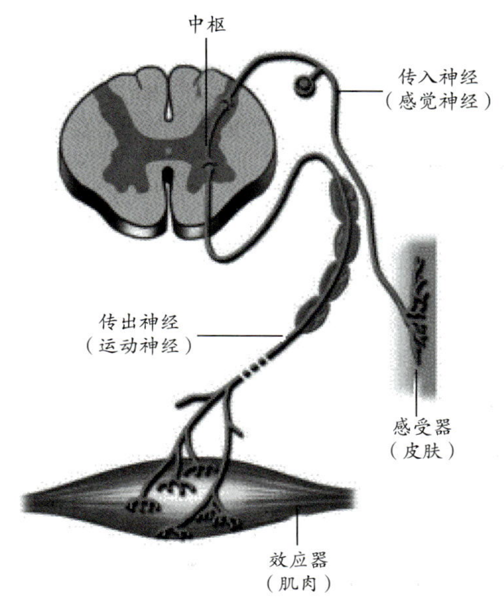

图 1-4-1　反射弧模式图

（二）体液调节

体液调节是指机体某些组织细胞分泌的特殊化学物质，通过体液途径到达靶细胞上的相应受体并影响靶细胞生理活动的一种调节方式。这种特殊的化学物质可以是激素，如甲状腺素、胰岛素、糖皮质激素，也可以是某些组织细胞产生的特殊化学物质，如白细胞介素（简称白介素）、生长因子、趋化因子、组胺，或者是组织细胞代谢所产生的某些代谢产物，如 CO_2、NO、H^+。与神经调节相比，体液调节作用缓慢、广泛、持久，方式相对恒定。它对人体生命活动的调节和自身稳态的维持起着十分重要的作用。

体液调节的类型有全身性体液调节、局部性体液调节和神经 - 体液调节 3 种。

1. 全身性体液调节　全身性体液调节是指内分泌细胞分泌的激素通过血液循环调节全身多部位组织器官生理活动的一种调节。例如，甲状腺激素、胰岛素的作用就属于全身性体液调节。

2. 局部性体液调节　局部性体液调节是指某些组织细胞所产生的一些特殊化学物质（如组胺、细胞因子等）或代谢产物（如乳酸、腺苷、CO_2 等），通过组织液扩散到邻近的组织、细胞并调节它们的活动。例如，组织细胞产生的酸性代谢物引起的局部血管舒张就属于局部性体液调节。

3. 神经 - 体液调节　在体内，神经调节与体液调节两者之间是互相配合、彼此协调的，人体的内分泌细胞、内分泌组织或内分泌腺的分泌活动大多受神经系统的支配和调节。这种接受来自神经和体液的双重调节的过程称为神经 - 体液调节（图 1-4-2）。例如，胃壁细胞的泌酸活动，一方面，接受神经系统的直接调节；另一方面，还受到胃窦、十二指肠黏膜 G 细胞分泌胃泌素的调节，胃泌素间接作用于壁细胞引起胃酸分泌。

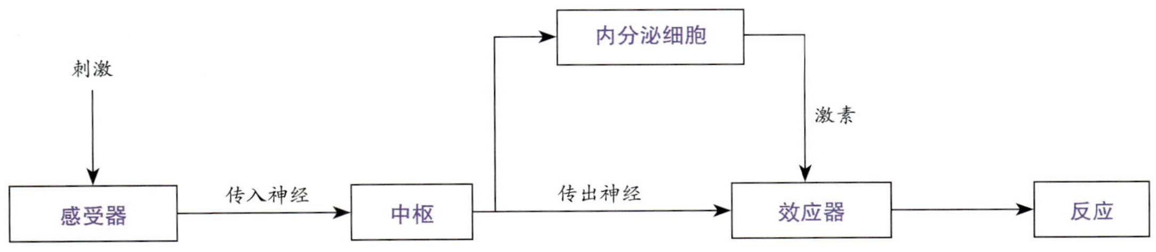

图 1-4-2　神经调节和神经 - 体液调节示意图

（三）自身调节

自身调节是指某些细胞或组织器官凭借自身内在特性，不依赖神经调节和体液调节，对内环境变化产生特定适应性反应的过程。例如，随着全身动脉血压在一定范围内升高或降低时，肾小球入球小动脉可通过相应的舒缩活动来改变血流阻力，使肾血流量保持相对稳定，从而维持肾功能的正常进行。

自身调节的特点：调节强度较弱，影响范围小，灵敏度较低，调节常局限于某些器官或组织细胞内，但对于该器官或组织细胞生理活动的功能调节仍具有一定的意义。

二、人体功能调节控制系统

人体内存在许多不同类型的复杂控制系统，它们精密地调节着人体生命活动。控制系统可分为非自动控制系统、反馈控制系统和前馈控制系统。非自动控制系统是一个开环系统，其控制部分的活动不受受控部分活动的影响，此系统在体内并不多见，下面主要介绍反馈控制系统和前馈控制系统。

（一）反馈控制系统

反馈控制系统又称为自动控制系统，是调节人体生理功能的最主要的控制系统，人体生理功能的三大调节方式，主要是通过反馈控制系统完成的。反馈控制系统是一种闭合环路，其工作原理是：控制部分发出指令（控制信息），指示受控部分进行活动，受控部分的活动可被一定的感受装置（监测装置）接受，进而产生反馈信息，送回控制部分，控制部分再根据反馈信息，改变自身活动，发出调整指令，再次传到受控部分，如此反复，最终使受控部分活动达到最佳效果。例如，体温调定点设置在 37 ℃左右，体液 pH 的调定点设置在 7.35 ～ 7.45 等，机体通过反馈系统保证正常生理活动的有序进行（图 1–4–3）。

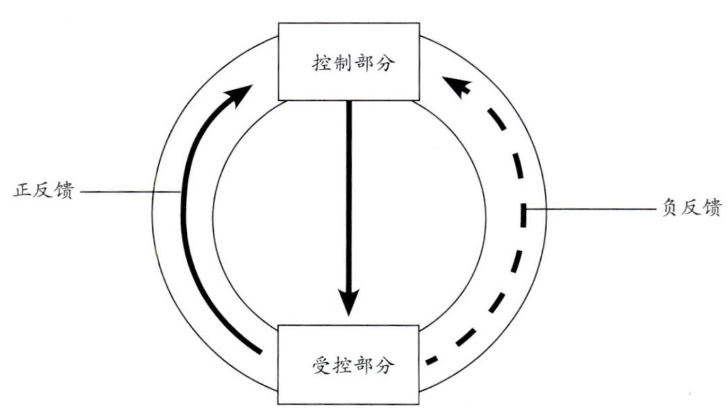

图 1–4–3　反馈控制系统示意图

1. 负反馈控制系统　负反馈控制系统是一个闭环的控制系统。人体内的反馈调节多为负反馈（negative feedback），负反馈是指反馈信息通过反馈调节产生的生理效应与原控制信息产生的生理效应相反。例如，当动脉血压降低时，通过反射活动，使血压回升；同理，当动脉血压升高时，可通过反射改变心血管的活动，使血压回落，从而维持血压的相对稳定。负反馈调节的意义是使机体处于一种稳定状态。正常机体内，血糖浓度、pH、循环血量、渗透压等都是通过负反馈作用来完成的。

2. 正反馈控制系统　正反馈控制系统也是闭环控制系统，是指反馈信息通过反馈调节产生的生理效应与原控制信息产生的生理效应一致。正反馈（positive feedback）远不如负反馈多见，其意义在于某些生理功能一旦发动，就促使其迅速加强直至完成。例如，膀胱中的尿液充盈到一定程度时，可刺激膀胱壁上的牵张感受器，后者发出冲动经传入神经传至排尿中枢，排尿中枢通过整合、比较、分析后，再经传出神经引起逼尿肌的收缩、内括约肌的舒张，使尿液进入后尿道。此时尿液还可刺激后尿道的感受器，进一步加强排尿中枢的活动，使排尿反射进一步加强，直至尿液排尽为止。又如，正常分娩过程中，子宫收缩导致胎头下降并扩张宫颈，宫颈受到牵张可进一步加强宫缩，使胎头继续下降，此时宫颈进一步受到牵张，宫颈的牵张再次加强宫缩，如此反复，直至胎儿娩出。

（二）前馈控制系统

除上述的负反馈和正反馈控制系统外，机体内还存在着另一种调控机制，即前馈控制系统。

在自动控制理论中，前馈控制系统是利用输入或扰动信号（前馈信号）的直接控制作用构成的开环控制系统。当控制部分发出信号，指令受控部分进行某一活动时，受控部分不发出反馈信号，而是由某一监测装置在受到刺激后发出前馈信号作用于控制部分，使其及早做出适应性反应，及时地调控受控部分的活动。前馈控制系统可以避免负反馈调节时矫枉过正产生的波动和反应的滞后现象，使调节控制更快、更准确。例如，人在参加赛跑前，尽管信号枪还没响起，但是通过前馈调节，参赛者已出现心率加快、心输出量增加、肺通气量增大、肾上腺素分泌增加等一系列反应，以提前适应赛跑时机体血供和耗氧量增加的需要。由此可见，这种前馈活动意义十分重大，它使机体的调节控制更富有预见性和适应性。

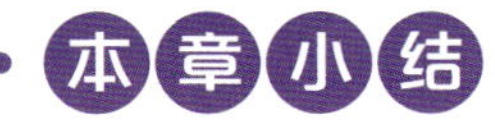

本章重点阐述了人体解剖生理学的概念、研究方法，人体内环境及其稳态的概念和意义，人体生理功能调节的分类及意义，负反馈调节在人体生命活动过程中的重要意义，以及人体解剖学的基础术语。其中解剖学姿势、轴与面、基本方位术语是学好本门课程的重要基础知识；人体内环境与稳态、生理功能的调节是理解生命现象的重要基础知识。

思考与练习

1. 何为解剖学姿势？人体方位术语有哪些？试举例说明。
2. 什么是负反馈？其临床意义有哪些？
3. 简述人体的三大调节方式及其特点。

（张绪恕）

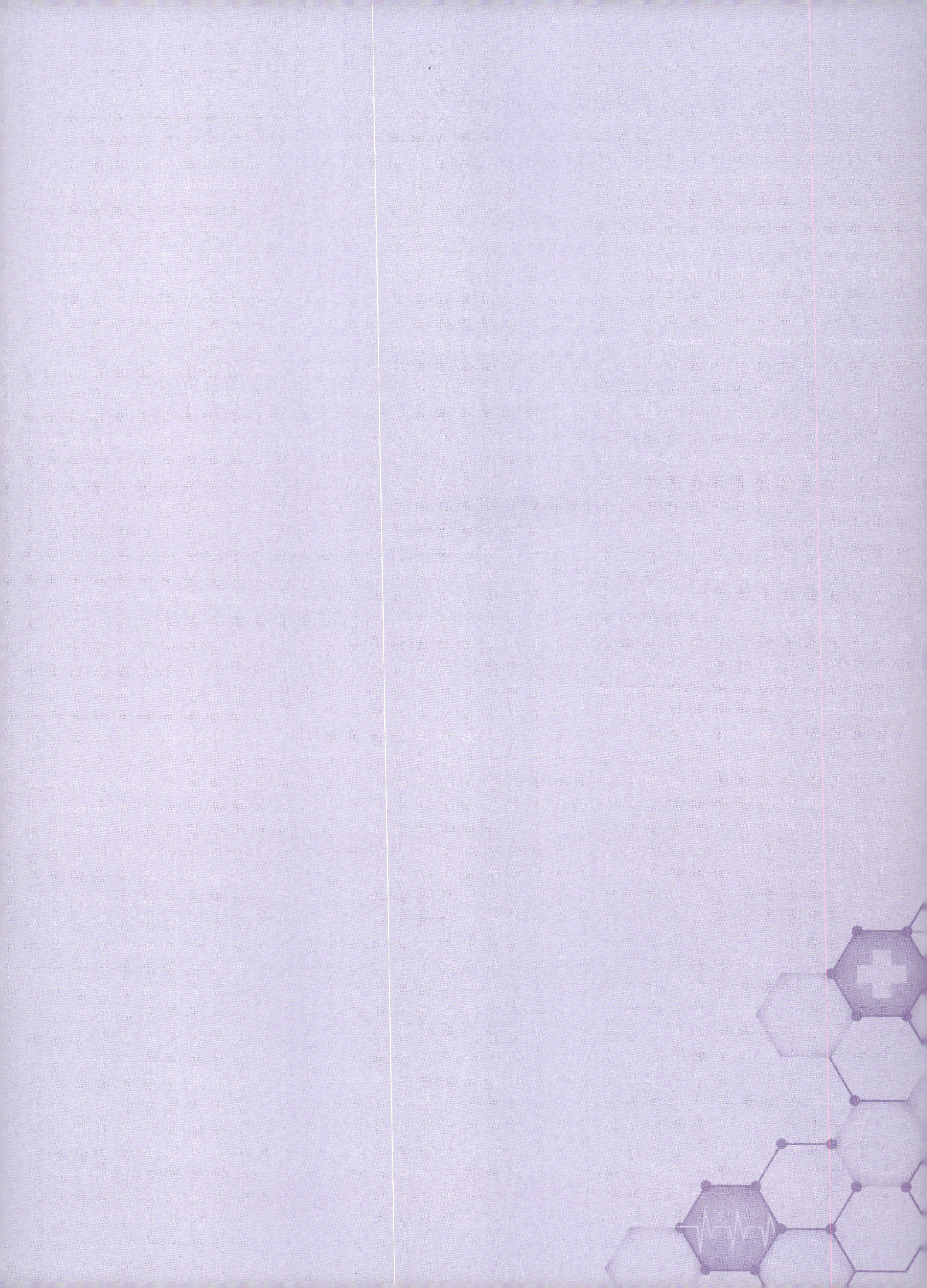

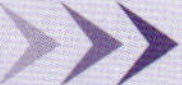

第二章
细　胞

学习目标

1. 素质目标：具有热爱科学、求真务实的精神。

2. 知识目标：掌握细胞的构成、分子结构模型、物质的跨膜转运方式、静息电位、动作电位的概念，动作电位的特点。熟悉细胞质的组成及功能、受体的概念及特点、动作电位的传导。

3. 能力目标：能阐述静息电位和动作电位产生的机制。

案例导学

小明在生命科技馆看到了一张彩色的细胞图，于是自己照着图片的样子画了下来，并标明了各种结构的名称：细胞膜、细胞质、细胞核、核糖体、线粒体、高尔基复合体、内质网、溶酶体等。他对这些结构非常感兴趣，但又不清楚它们的功能。

请思考：如果小明问到你，你会怎样解答？

第一节　细胞的基本结构

细胞是人体结构和功能的基本单位。人体内大约有 10^{14} 个细胞，细胞的基本结构包括细胞膜、细胞质和细胞核 3 部分（图 2-1-1）。

细胞的结构组成

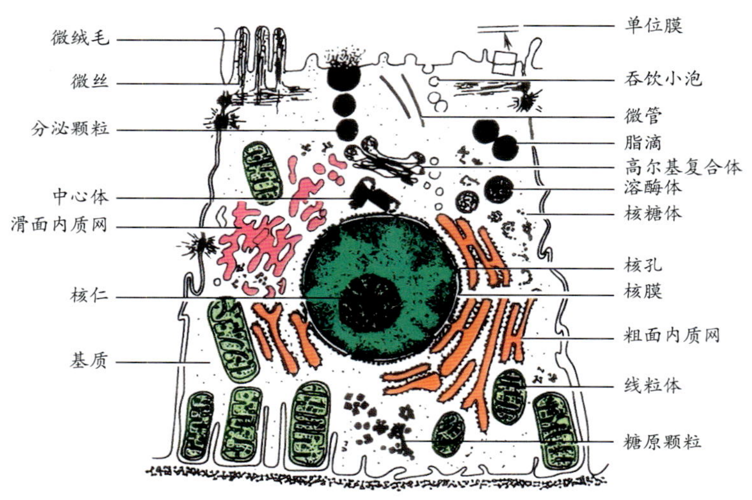

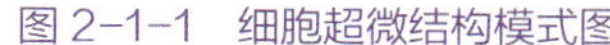
图 2-1-1　细胞超微结构模式图

一、细胞膜

细胞膜（plasma membrane）是细胞最外层的一层薄膜结构，厚 7 ～ 8 nm。细胞膜与细胞内的各种细胞器膜结构及组成基本相同，主要由脂质、蛋白质和少量糖类组成。目前，我们普遍采用液态镶嵌模型学说解释细胞膜分子结构。该学说认为，膜的基本结构以液态脂质双分子层为基架，不同结构和功能的蛋白质镶嵌其中，糖类分子可与脂质、蛋白质结合后附着于膜的表面（图 2-1-2）。膜在正常情况下具有一定的流动性，其主要原因是脂质双分子层在体温条件下可自行移动。细胞膜的功能主要是通过膜蛋白来实现的，根据膜蛋白在膜中的存在形式，可分为表面蛋白和整合蛋白。糖类常作为一种分子标记发挥受体或抗原的作用。

细胞膜示意模型

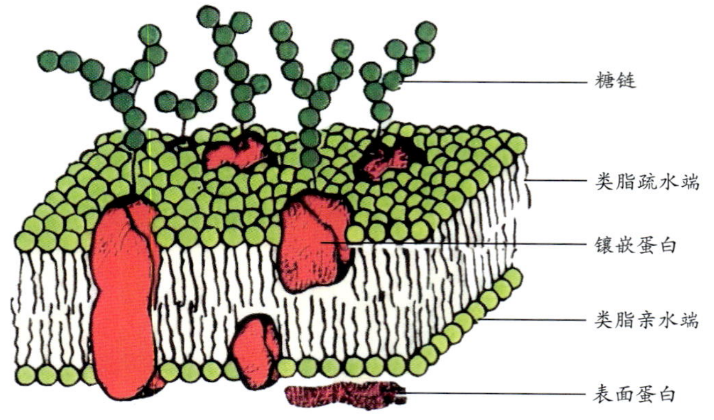

图 2-1-2　细胞膜的基本结构——液态镶嵌模型

细胞膜既可作为细胞的屏障，将细胞与周围环境隔开，又是细胞与周围环境进行物质和信息交换的通道，物质的跨膜转运、细胞的生物电活动、药物与细胞受体蛋白的结合等都与细胞膜有着紧密的联系。

二、细胞质

细胞质（cytoplasm）是指存在于细胞膜与细胞核之间的物质，它是细胞新陈代谢的重要场所，包括基质、细胞器和包含物 3 部分。

（一）基质

基质（matrix）呈液态，是细胞质的基本成分，内含多种可溶性酶、糖、无机盐和水等。基质参与细胞的各种功能以及细胞形态的维持。

（二）细胞器

细胞器（organelle）是细胞质中具有一定形态和功能的结构，主要有以下几种类型：

1. 核糖体　核糖体（ribosome）主要由核糖体 RNA（rRNA）和蛋白质共同构成，是蛋白质合成的主要场所，可根据 mRNA 指令将氨基酸合成需要的蛋白质。

2. 线粒体　线粒体（mitochondrion）也是一种重要的细胞器，内含各种酶和辅酶，其通过氧化磷酸化可合成三磷酸腺苷（ATP），为细胞各项功能提供能量，细胞生命活动 80% 的能量都由线粒体提供（图 2-1-3）。

3. 内质网　内质网（endoplasmic reticulum）是由生物膜构成的互相连通的片层隙状或小管状三维网状膜系统（图 2-1-4），一方面，构成细胞内物质运输的通路；另一方面，为细胞内各种各样的酶反应提供广阔的反应面积。内质网分为两类：一类为粗面内质网，附着有核糖体，主要功能是合成与分泌蛋白质；另一类为滑面内质网，无核糖体附着，主要参与糖原代谢、脂类代谢和其他多种代谢过程。

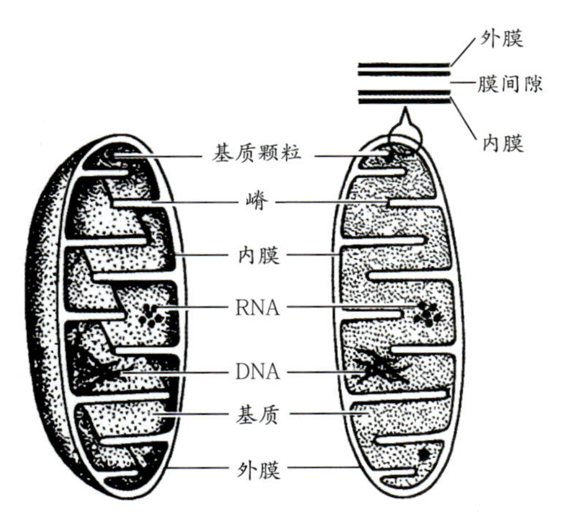

图 2-1-3　线粒体结构示意图

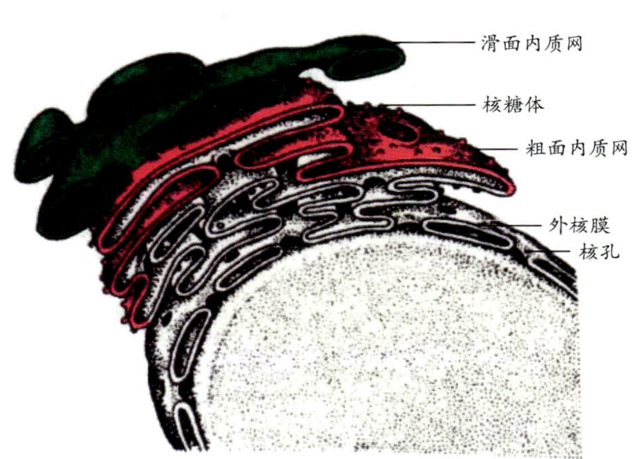

图 2-1-4　内质网结构示意图

线粒体超微结构

4. 高尔基复合体　高尔基复合体（Golgi complex）由膜性的多层扁平囊泡及其周围成簇囊泡组成。其主要功能是对内质网合成的蛋白质作进一步的分类加工、修饰和浓缩，最后形成分泌泡和溶酶体。

5. 溶酶体　溶酶体（lysosome）是由一层单位膜包围而成的，呈球形或卵圆形，内含多种酸性水解酶。其主要功能是进行内源性和外源性物质的消化，还参与机体某些生理活动和发育过程。

6. 过氧化物酶体　过氧化物酶体（peroxisome）是由一层单位膜包裹而成的圆形或卵圆形小体，内含多种氧化酶。其主要功能是对细胞吸收或产生的各种物质进行氧化。

（三）包含物

包含物是细胞质中没有代谢活性，却有特定形态的结构。包含物可以是贮存的能源物质，如糖原颗粒、脂滴；也可以是细胞产物，如分泌颗粒、黑素颗粒或残余体。包含物在细胞的生命活动中起储存能量、传递信息等作用。

三、细胞核

细胞核（nucleus）是细胞遗传物质储存、复制和转录的场所，是细胞生命活动的最高控制中心。人体细胞除成熟红细胞外，都有细胞核。一个细胞通常只有一个核，部分细胞可有双核或多核。细胞核一般由核膜、核仁、染色质和核基质四部分组成（图 2-1-5）。

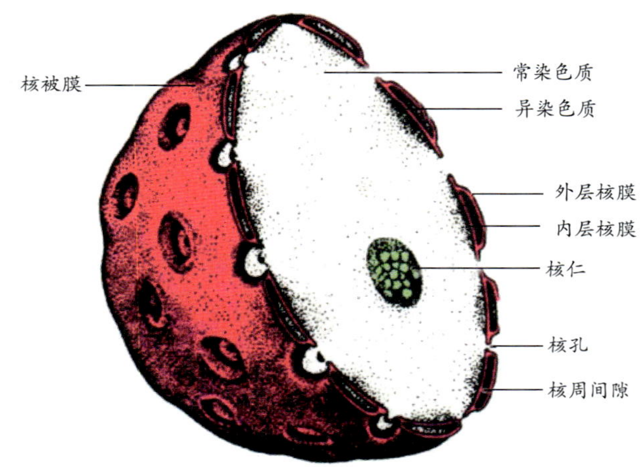

图 2-1-5　细胞核结构示意图

（一）核膜

核膜（nuclear membrane）是包裹核内容物的双层膜结构。核膜的功能主要是保护核内容物，稳定细胞核的形态，调节细胞核和细胞质之间的物质交换，参与蛋白质、核酸等生物大分子的合成等。

（二）核仁

光镜下，核仁（nucleolus）呈均匀海绵状球体，无膜包裹，呈网络结构。通常一个细胞有 1 ～ 2 个核仁，部分细胞可有多个。核仁由 DNA、RNA、蛋白质和酶类等组成。其功能与细胞内蛋白质的合成密切相关，是核糖体合成蛋白质的重要装配场所。

（三）染色质和染色体

染色质（chromatin）和染色体（chromosome）内含人体的遗传密码，其组成成分均为核酸和蛋白质。它们属同一物质，只是在细胞不同时相时表现为不同形态。染色质呈细网状，经高度凝集后形成染色体。

（四）核基质

核基质（nuclear matrix）又称为核骨架，是真核细胞核内除去核膜、核纤层、染色质、核仁后存在的一个由纤维蛋白构成的网架。核基质的主要功能是维持细胞的形态结构，是基因转录加工的场所，同时也参与染色体的构建等。

第二节 细胞的基本功能

一、细胞膜的物质转运功能

人体新陈代谢过程中，细胞需要不断地从细胞外液中摄取 O_2 和营养物质，同时将代谢产物 CO_2、尿酸、乳酸等排出，细胞膜有转运这些物质的功能。对于理化性质不同的物质，细胞膜有多种不同的跨膜转运机制。

（一）单纯扩散

单纯扩散（simple diffusion）是指脂溶性小分子物质从细胞膜高浓度一侧向低浓度一侧转运的过程，常见的物质有 O_2、CO_2、N_2、尿素、乙醇、甘油等。单纯扩散是一种简单的物理扩散，不需要载体的参与，也不需要消耗细胞自身的能量。影响单纯扩散的主要因素取决于膜两侧的物质浓度差和细胞膜对该物质的通透性。浓度差越大，通透性越高，单位时间内物质扩散的量就越多。

（二）易化扩散

易化扩散（facilitated diffusion）是指非脂溶性的小分子物质或带电离子在膜蛋白质的帮助下，顺浓度差和（或）电位差进行的跨膜转运过程。依据膜蛋白不同，可将易化扩散分为载体易化扩散和通道易化扩散两种类型。

1. 载体易化扩散 载体易化扩散是指水溶性小分子物质如葡萄糖、氨基酸等通过载体蛋白顺浓度梯度进行的跨膜转运过程（图 2-2-1）。

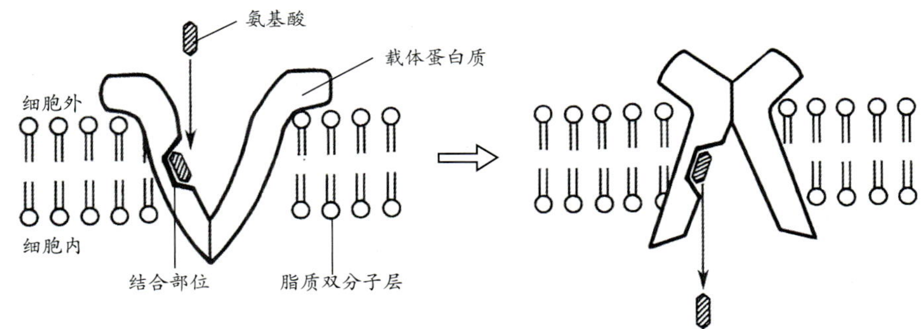

（a）载体蛋白质在膜的一侧与被转运物质结合　（b）载体蛋白质在膜的另一侧与被转运物质分离

图 2-2-1 载体易化扩散示意图

载体易化扩散的特点：①特异性：各种载体仅能识别和结合具有特定化学结构的底物，载体与被转运物质之间具有结构的特异性；②饱和性：由于载体及结合位点数量有限，因此，当底物浓度不断增加时，底物的扩散速度便达到最大值，不再随底物浓度的增加而扩散增加；③竞争性抑制：化学结构相似的两种物质如果都经同一载体转运，一种物质转运增多，另一种物质的转运就会减少。

2. 通道易化扩散 通道易化扩散是指各种带电离子通过通道蛋白顺浓度梯度和（或）电位梯度进行的跨膜转运。通道贯穿于细胞膜脂质双分子层。通道蛋白中央有亲水性孔道，通道开放时，离子经孔道由高浓度一侧向低浓度一侧扩散，离子通过时无须与通道蛋白结合，故离子转运速度极快（每秒达 $10^6 \sim 10^8$ 个）（图 2-2-2）。

离子通道具有两个重要特性：①选择性：每一种通道只对一种或几种离子的通透性较大，而对其他类型离子的通透性很小或无通透性。根据通道的选择性，可将其分为 Na^+ 通道、K^+ 通道、Ca^{2+} 通道、Cl^- 通道等；②门控特性：大部分通道蛋白分子内部有一些起“闸门”样作用的可移动结构或化学基团，引起通道的开放与关闭，这一过程称为门控（图 2-2-3）。静息状态下，大部分离子通道呈关闭状态，但在受到刺激后，通道可开放。

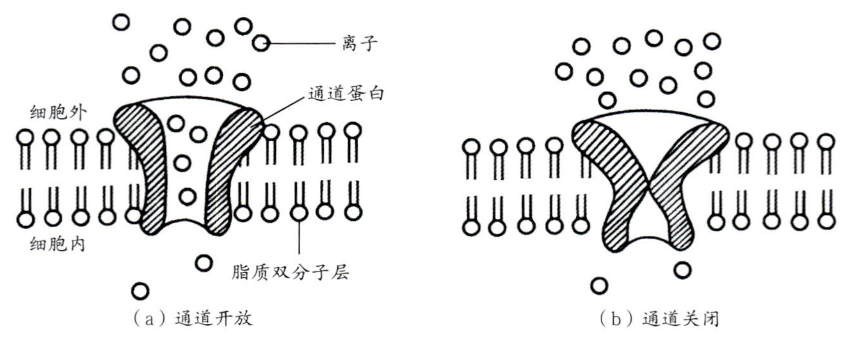

图 2-2-2　通道易化扩散示意图

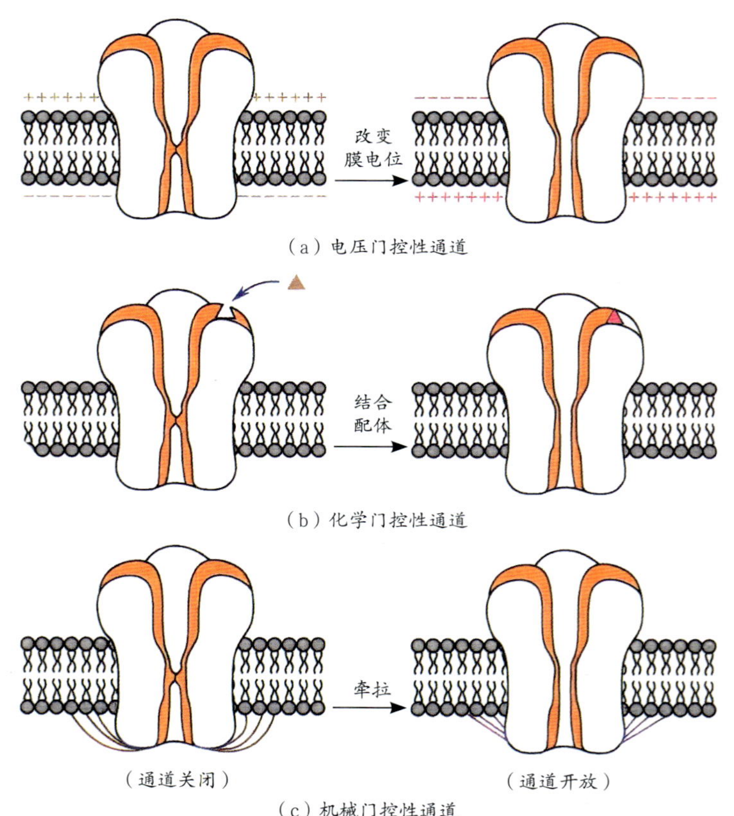

图 2-2-3　离子通道门控特性示意图

门控通道可分为 3 种类型：①电压门控通道：可通过膜电位变化控制其开放或关闭，如神经元上的 Na^+ 通道；②化学门控通道：可通过化学物质控制其开放或关闭，如骨骼肌细胞终板膜上的乙酰胆碱受体；③机械门控通道：可通过机械刺激控制其开放或关闭，如耳蜗内毛细胞膜上的 K^+ 通道。

（三）主动转运

主动转运（active transport）是指有些离子或小分子物质需要借助膜蛋白的作用进行逆浓度梯度和（或）电位梯度的跨膜转运过程。主动转运又分为原发性主动转运和继发性主动转运。

1. 原发性主动转运　原发性主动转运（primary active transport）是指细胞直接利用代谢产生的能

量将物质逆浓度和（或）电位梯度进行的跨膜转运。介导这一过程的膜蛋白称为离子泵，离子泵具有 ATP 酶的活性，可以分解 ATP 使之释放能量，并利用此能量进行逆向跨膜转运。细胞膜上有多种离子泵，如钠－钾泵、钙泵、质子泵等，最主要的是钠－钾泵。

钠－钾泵（简称钠泵）实际上是一种 Na^+-K^+ 依赖式 ATP 酶。正常状态下，细胞内 K^+ 浓度为细胞外液中的 30 倍以上，而细胞外液中的 Na^+ 浓度为细胞内的 10 倍以上。这种细胞内外 Na^+、K^+ 浓度分布不均衡的特点是维持细胞正常兴奋性的离子基础。当细胞内 Na^+ 浓度升高或细胞外 K^+ 浓度升高时，钠泵即被激活。钠泵每分解 1 分子 ATP 所释放的能量，可以逆浓度梯度将 3 个 Na^+ 移至细胞外，同时将 2 个 K^+ 移入细胞内（图 2-2-4）。钠泵的主要功能是形成和维持 Na^+、K^+ 在细胞膜内、外的浓度差，Na^+、K^+ 在细胞膜内、外的分布差异是细胞生物电产生的基础，也是其他物质继发性主动转运的动力。

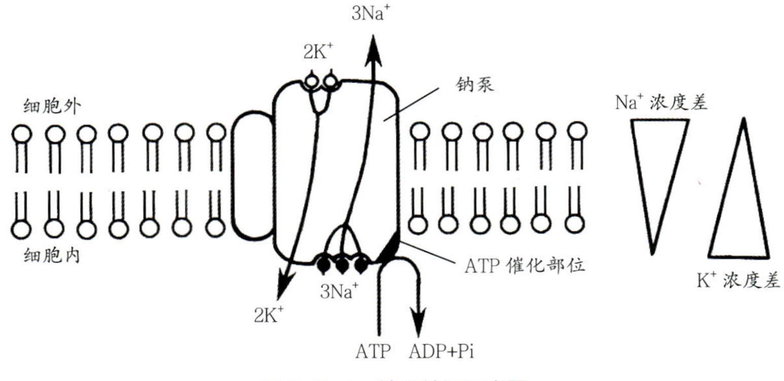

图 2-2-4　钠泵转运示意图

2. 继发性主动转运　有些物质主动转运并不需要 ATP 分解直接供能，而是利用原发性主动转运所形成的离子浓度梯度，机体在这些离子顺浓度梯度扩散的同时将其他物质逆浓度梯度和（或）电位梯度转运，这种转运过程称为继发性主动转运（secondary active transport）（图 2-2-5）。

继发性主动转运可分为两种类型：一种是同向转运，是指被转运的物质或离子都朝着相同方向转运，例如，葡萄糖、氨基酸在小肠黏膜上皮细胞和肾小管上皮细胞的转运，甲状腺上皮细胞的聚碘过程等。另一种是逆向转运，是指被转运的物质或离子都朝着相反方向转运，例如，心肌细胞的 Na^+-Ca^{2+} 交换过程等。

（四）入胞和出胞

大分子物质或物质团块进出细胞时，首先被细胞膜包围形成囊泡，再通过膜包裹、膜融合和膜离断等过程完成跨膜转运（图 2-2-6）。

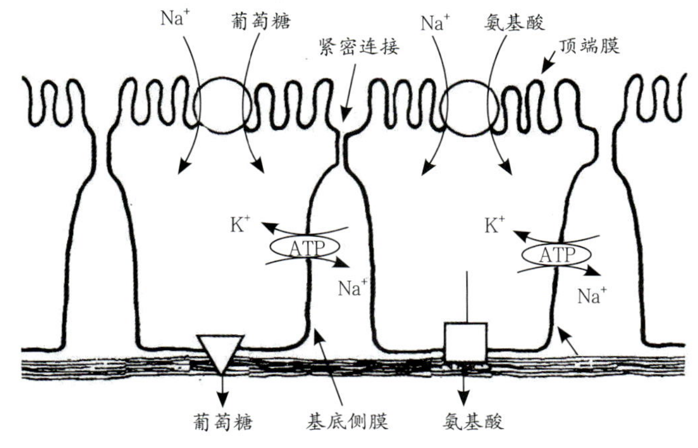

图 2-2-5　继发性主动转运示意图

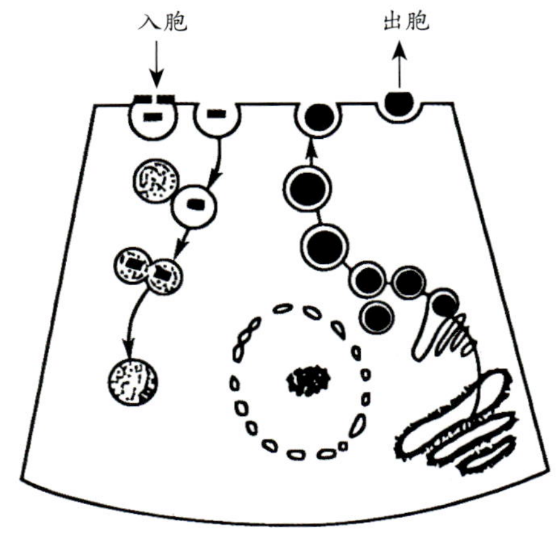

图 2-2-6　入胞和出胞过程示意图

1. 入胞　入胞（endocytosis）是指细胞外的大分子物质或物质团块如细菌、死亡细胞和细胞碎片等被细胞膜包裹后，以囊泡形式进入细胞内的过程，包括吞噬和吞饮两种形式。固态物质如细菌、病毒、异物颗粒等进入细胞的过程称为吞噬，如中性粒细胞、单核细胞、巨噬细胞等；液态物质进入细胞的过程称为吞饮，吞饮可发生于体内几乎所有的细胞。

2. 出胞　出胞（exocytosis）是指胞质内的大分子物质以分泌囊泡的形式排出细胞的过程。出胞主要见于细胞的各种分泌活动，如神经纤维末梢释放神经递质、外分泌腺细胞排放酶原颗粒和黏液、内分泌腺细胞分泌激素等过程。

二、细胞的受体功能

细胞的信号转导是指细胞兴奋或抑制信息在细胞间或细胞内转换和传递，并产生生物效应的过程。信号转导是机体生命活动中生理功能调节的基础。

受体是指一类存在于细胞膜、细胞质、细胞核上能与某些生物活性物质（如激素、神经递质或某些药物）特异性识别、结合并产生效应的特殊大分子物质。受体的化学本质通常是蛋白质。凡能与受体发生特异性结合的化学物质统称为配体。受体按分布的部位不同可分为膜受体、胞质受体和核受体。膜受体又分为 G 蛋白偶联受体、酶联受体和离子通道型受体。受体的基本功能包括识别和结合配体，跨膜信号转导，产生相应的生理效应。

第三节　细胞的生物电现象

所有活细胞，无论在安静状态下还是活动状态下都伴随着生物电现象，称为生物电（bioelectricity）。生物电是细胞各种功能活动的基础。临床上一些检查如心电图、脑电图和肌电图等正是基于细胞的生物电现象，医务人员根据生物电的变化评估和诊断疾病。

生物电现象由细胞膜两侧不同离子跨膜扩散产生，又称为跨膜电位（transmembrane potential）。细胞的跨膜电位主要包括两种表现形式，即细胞安静状态下的静息电位和受到刺激时产生的动作电位。

知识链接

生物电现象的发现

公元前 300 多年，亚里士多德已经观察到电鳐在捕食时可使水中的动物麻痹，但是人类直到 18 世纪才逐步认识到动物放电的现象。

1758 年，英国科学家卡文迪许偶然间看到一本关于古罗马时代科学文化的书，书上说，大黑鱼接触到病人的腿部时，病人会有发麻的感觉。卡文迪许心想："难道这大黑鱼身上带电？"于是他设法弄了条大黑鱼，把它埋在潮湿的沙滩里。然后，他在这条鱼上面接上一个莱顿瓶，果然，莱顿瓶冒出了火花！就这样，卡文迪许成为第一个用科学的方法证明了生物电存在的人。

一、静息电位

（一）静息电位及相关概念

静息电位（resting potential，RP）是指细胞在安静状态下，存在于细胞膜内、外两侧的电位差。静息电位是一切生物电产生或变化的基础。测量显示膜内电位低于膜外电位，如果把膜外电位设为 0，膜内电位则为负值，静息电位用膜内电位负值来表示。不同的细胞静息电位不同，但大都在 -100 ～ -10 mV，例如，骨骼肌细胞静息电位约为 -90 mV，神经细胞静息电位约为 -70 mV，红细胞静息电位约为 -10 mV 等（图 2-3-1）。

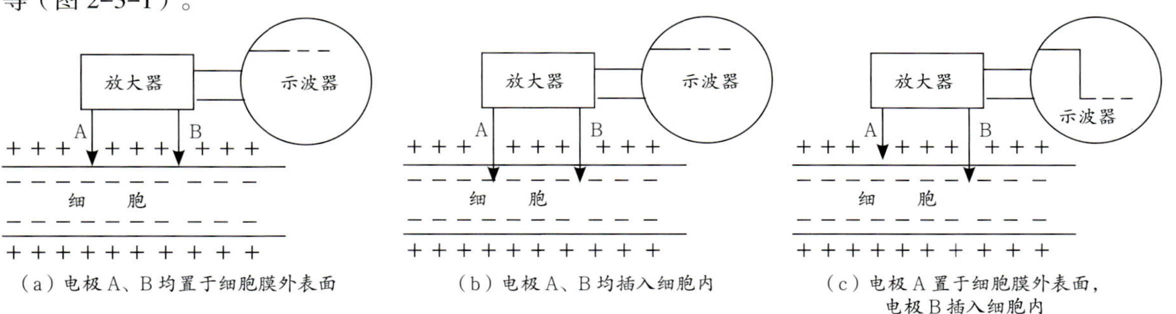

图 2-3-1　静息电位测定示意图

细胞在安静状态下膜外带正电、膜内带负电的状态，称为极化（polarization）。以静息电位为基准，若膜内电位向负值减小的方向变化，称为去（除）极化（depolarization）；若膜内电位向负值增大的方向变化，称为超极化（hyperpolarization）；膜两侧的电位由内负外正变为内正外负时，称为反极化（reverse polarization）；细胞去（除）极化或反极化后，再恢复到极化状态，称为复极化（repolarization）。极化状态与静息电位是同一现象的两种表述方式，它们都是细胞处于静息状态的标志。极化状态表达的是膜两侧电荷分布的情况，静息电位表达的是膜两侧的电位差。

（二）静息电位的产生机制

细胞膜内、外两侧离子分布不均匀及细胞膜对各种离子的通透性不同，是形成静息电位的主要原因。静息状态时，细胞膜上由于钠泵活动造成细胞膜内、外离子的差异性分布，细胞外液的 Na^+ 浓度约为细胞内液的 10 倍，而细胞内液的 K^+ 浓度约为细胞外液的 30 倍。同时，静息状态时，细胞膜对 K^+ 的通透性大，对 Na^+ 的通透性小，而对有机负离子（A^-）通透性几乎为 0。因此，部分 K^+ 可顺浓度差向膜外扩散，而 A^- 留在细胞膜内，从而导致细胞膜外侧带正电荷，内侧带负电荷。由于 K^+ 不能无限制地外流，先扩散到膜外的 K^+ 形成的电场力会阻碍 K^+ 的继续外流，随着 K^+ 外流的不断增加，电场阻力也不断增大，当推动 K^+ 外流的浓度差驱动力与电场阻力平衡时，此时 K^+ 的净流量等于 0，这时细胞膜内、外两侧就形成了一个相对稳定的电位差，即静息电位，又称为 K^+ 电 - 化学平衡电位。

另外，钠泵的主动转运可维持细胞膜内、外两侧 Na^+ 和 K^+ 的浓度差，为静息电位的形成奠定了基础。

二、动作电位

（一）动作电位的概念和特点

动作电位（action potential，AP）是指细胞受到有效刺激后，膜电位在静息电位基础上产生的一次迅速、可扩布的电位变化。动作电位的产生是细胞兴奋的标志。以神经细胞为例，先给予细胞一个有效刺激后，神经细胞膜电位由 -70 mV 去极化达到阈电位水平，随后迅速去极化达 +30 mV，此动作电位的上升支称为去极相，其中由 0 mV 上升到 +30 mV 的过程称为反极化，0 mV 以上部分称为超射。之后膜电位由 +30 mV 迅速下降至接近静息电位水平，构成动作电位的下降支，称为复极相。上升支和下降支共同形成尖锋状的电位变化称为锋电位（spike potential），锋电位是动作电位的主体，是动作电位的标志。锋电位之后，神经细胞膜电位出现的微小、缓慢而连续的波动称为后电位（after-potential）（图 2-3-2）。

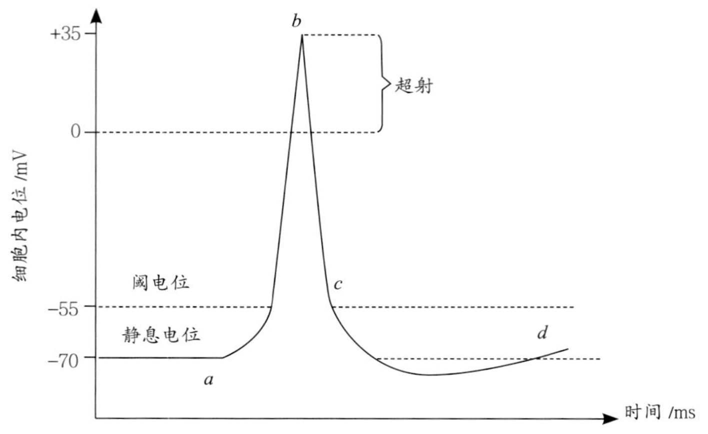

ab：动作电位上升支；bc：动作电位下降支；abc：锋电位；cd：后电位

图 2-3-2 神经纤维动作电位示意图

动作电位具有以下特点：①“全或无”现象：刺激未达到阈强度时，细胞不会有动作电位的发生；动作电位一旦发生，其幅度将达到最大，不会再因刺激强度的增加而改变；②不衰减性传导：细胞膜某一部位产生的动作电位可以不衰减地传导至整个细胞膜，而且其幅度和波形在传播过程中始终保持不变；③脉冲式发放：由于细胞兴奋存在绝对不应期，连续刺激所产生动作电位不会完全融合，而呈现为脉冲式发放。

（二）动作电位的产生机制

动作电位的形成与细胞膜的通透性及离子的跨膜流动有关。当细胞受到一次有效刺激后，首先导致细胞膜局部去极化，膜上部分 Na^+ 通道开放，少量 Na^+ 顺浓度差流入细胞内，细胞膜局部去极化。当 Na^+ 内流使膜去极化达到某临界值（阈电位）时，就会引起膜上的电压门控性 Na^+ 通道大量开放，细胞外的 Na^+ 顺着电－化学梯度快速大量内流，膜内电位迅速升高，出现正电位，从而形成动作电位的上升支。当膜内正电位增大形成的阻止 Na^+ 内流的电场力与促使 Na^+ 内流的浓度差驱动力达到平衡时，此时膜电位达到新的平衡，即 Na^+ 电－化学平衡电位。当动作电位上升支达到顶点后，Na^+ 通道迅速失活而关闭，Na^+ 停止内流，K^+ 通道开放，K^+ 顺着电－化学梯度快速外流，膜内电位迅速下降，重新恢复到原来的静息电位水平，形成动作电位的下降支。细胞每发生一次动作电位，都会使膜内、外离子的分布发生改变，这将激活细胞膜上的钠泵，将进入细胞内的 Na^+ 泵出，将细胞外的 K^+ 泵入，从而恢复细胞的静息电位。

（三）动作电位的产生条件

动作电位是细胞接受有效刺激后引起的，有效刺激是指能使细胞产生动作电位的阈刺激或阈上刺激。单个的阈下刺激不能触发动作电位。

1. 阈电位　阈电位（threshold potential，TP）是指能使膜上的 Na^+ 通道突然大量开放，触发动作电位产生的临界膜电位。细胞膜去极化只要达到阈电位就能触发动作电位。一般来说，阈电位的绝对值比静息电位要低 10 ～ 20 mV，二者的距离大小可影响细胞的兴奋性，如果距离增大，则细胞的兴奋性下降。

2. 局部电位　细胞受到单个阈下刺激时，细胞膜 Na^+ 通道少量开放，去极化幅度较小，尚无法达到阈电位水平，不能触发动作电位，这种较小幅度的去极化电位变化称为局部电位（local potential，LP）（图 2-3-3）。

局部电位的特点：①无“全或无”现象，局部电位的幅度与阈下刺激强度成正比；②电紧张性扩布，局部电位的幅度随传播距离延长而减小，呈衰减性传播；③总和效应，多个阈下刺激相继或同时可引起局部电位叠加，当达到阈电位时可触发动作电位图（图 2-3-3）。

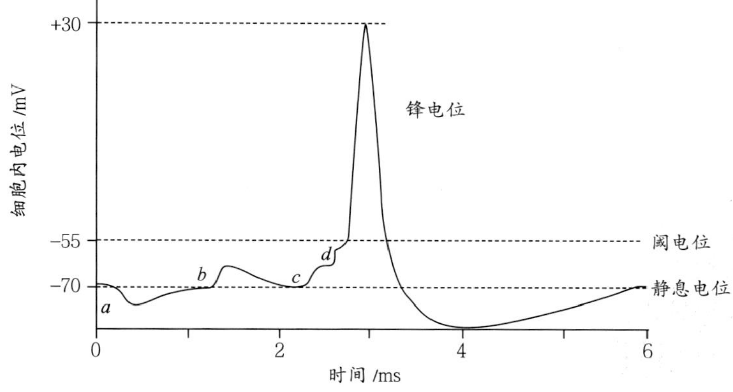

a：超极化；*b*：局部电位；*c*、*d*：局部电位的总和

图 2-3-3 刺激引起的超极化、局部电位、局部电位总和及阈电位

（四）动作电位的传导

动作电位一旦触发，就会迅速向周围扩布，直至传遍整个细胞。动作电位在同一细胞上的扩布过程称为传导（conduction），沿着神经纤维传导的动作电位称为神经冲动。

动作电位的传导机制，以无髓神经纤维为例，当神经纤维于某点受刺激后产生动作电位，该兴奋部位呈现内正外负的反极化状态，而它相邻的未兴奋部位为内负外正的极化状态，此时，兴奋部位和未兴奋部位之间存在电位差，从而导致电荷移动，产生局部电流。

局部电流流动使相邻的未兴奋部位细胞膜发生去极化，当去极化达到阈电位水平时，膜上的 Na^+ 通道突然大量开放，Na^+ 快速内流，从而触发动作电位。

骨骼肌、心肌和无髓神经纤维传导机制相同，但有髓神经纤维的动作电位传导不同，有髓神经纤维的轴突被胶质细胞反复包绕成髓鞘，髓鞘不连续，轴突每隔一段距离就有一个裸露区，称为郎飞结。髓鞘具有绝缘性，动作电位只能从一个郎飞结跳跃到下一个郎飞结，这种传导方式称为跳跃式传导。因此，有髓神经纤维动作电位的传导速度相较无髓神经纤维快得多，有髓神经纤维最高的传导速度可达到 100 m/s 以上，而很多无髓神经纤维的传导速度不到 1 m/s。

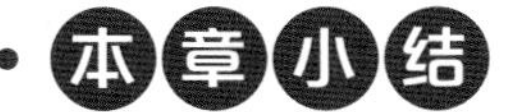

本章小结

1. 细胞由细胞膜、细胞质和细胞核 3 部分构成。细胞质是指存在于细胞膜与细胞核之间的物质，它是细胞新陈代谢的重要场所，包括基质、细胞器和包含物 3 部分。细胞器包括核糖体、线粒体、内质网、溶酶体等。细胞核是细胞遗传物质储存、复制和转录的场所，是细胞生命活动的最高控制中心。细胞核一般由核膜、核仁、染色质和核基质 4 部分组成。

2. 物质的跨膜转运方式有单纯扩散、易化扩散、主动转运、入胞和出胞。单纯扩散不需要载体的参与，不需要消耗能量。易化扩散是指非脂溶性的小分子物质或带电离子在膜蛋白的帮助下，顺浓度差和（或）电位差进行的跨膜转运过程，分为载体易化扩散和通道易化扩散两种。主动转运是指离子或小分子物质需要借助膜蛋白的作用进行逆浓度梯度和（或）电位梯度的跨膜转运，分为原发性主动转运和继发性主动转运。原发性主动转运直接消耗 ATP，依赖泵蛋白；继发性主动转运间接利用 ATP。

3. 受体是指一类存在于细胞膜、细胞质、细胞核上能与某些生物活性物质（如激素、神经递质或某些药物）特异性识别、结合并产生效应的特殊大分子物质。受体的化学本质通常是蛋白质。细胞的跨膜电位包括静息电位和动作电位。静息电位是指细胞在安静状态下，存在于细胞膜内、外两侧的电位差。动作电位是指细胞受到有效的刺激后，膜电位在静息电位基础上产生的一次迅速的、可扩布的电位变化。动作电位的产生是细胞兴奋的标志。动作电位特点包括“全或无”现象、不衰减性传导和脉冲式发放。动作电位一旦触发，就会迅速向周围扩布，直到传遍整个细胞。动作电位在同一细胞上的扩布过程称为传导，沿着神经纤维传导的动作电位称为神经冲动。

思考与练习

1. 细胞膜的功能有哪些？
2. 简述原发性主动转运和继发性主动转运的区别。
3. 简述动作电位的概念、特点及产生机制。

（夏明红）

第三章

基本组织

学习目标

1. 素质目标：具有求真务实的学习态度、科学的思维能力和求知精神。

2. 知识目标：掌握被覆上皮的分类、各类上皮的结构特点及分布，疏松结缔组织的结构特点和成分，肌组织、神经组织的结构特点和分类。熟悉腺上皮和腺的概念，骨骼肌的微细结构。了解上皮组织的特殊结构，神经纤维的分类和功能，神经末梢的概念和分类。

3. 能力目标：能够辨认人体各部结构的组织成分，能够在显微镜下辨认四大组织的组成和结构。

案例导学

患者，男，35 岁。因被石头砸伤左臂出现疼痛、流血、活动受限而入院。入院后检查左臂可见一处约 6.0 cm×3.0 cm 开放性创口，渗血不止，压痛明显，可触及骨擦感，患肢活动受限，末梢触觉麻木。经 X 光检测显示：左侧肱骨开放性骨折。患者予以清创、手术及对症治疗，3 个月后活动基本恢复正常。

请思考：该患者有哪些组织受损？

人体有四大基本组织，即上皮组织、结缔组织、肌组织和神经组织。四大组织有机结合构成人体的各器官系统。

第一节　上皮组织

上皮组织简称上皮，由大量密集排列的上皮细胞和少量的组织间质构成。

一、上皮组织的种类

上皮组织根据其功能，可分为被覆上皮、腺上皮和特殊上皮。被覆上皮具有保护、吸收、分泌和排泄功能，腺上皮具有分泌功能，构成腺（器官）。特殊上皮是一些少量特化的上皮细胞，如具有收缩功能的肌上皮细胞。

（一）被覆上皮

被覆上皮覆盖在人体体表或贴附于体内各种管、腔及囊内表面，也就是通常所说的上皮。根据细胞的层数，被覆上皮可分为单层上皮、复层上皮。

1. 单层上皮　根据细胞的形状，单层上皮可分为单层扁平上皮、单层立方上皮、单层柱状上皮和假复层纤毛柱状上皮（图 3-1-1）。

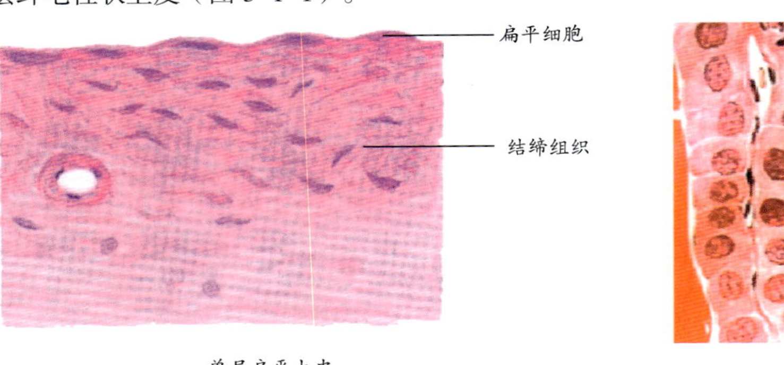

单层扁平上皮

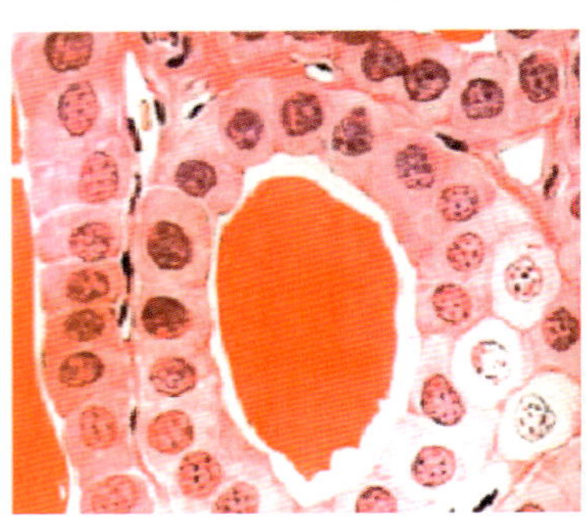

单层立方上皮

上皮组织和细胞的分类

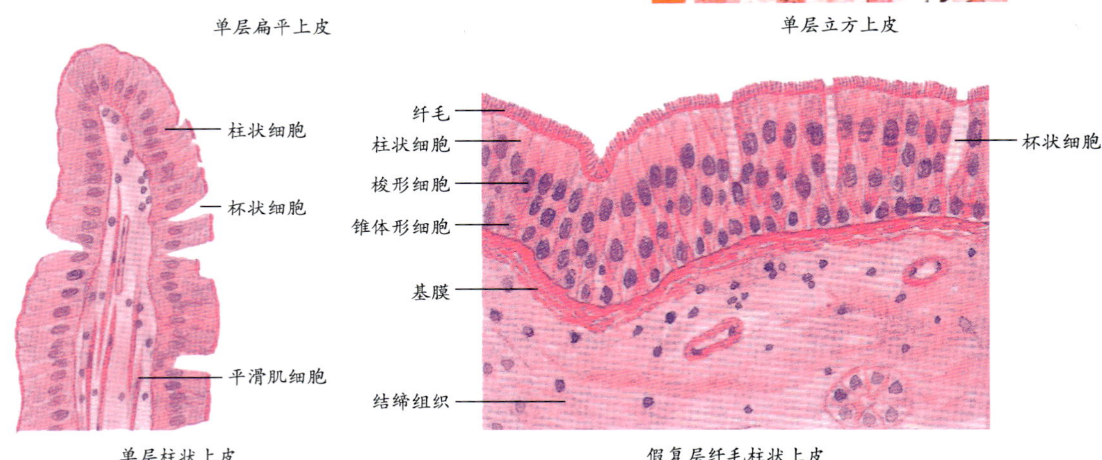

单层柱状上皮　　假复层纤毛柱状上皮

图 3-1-1　单层上皮

（1）单层扁平上皮：由一层扁平细胞构成。表面观：细胞多边形，核椭圆形，位于中央；垂直切面观：细胞扁薄细长，核扁圆形。

衬于心脏、血管和淋巴管腔内面的单层扁平上皮称为内皮，薄而表面光滑，利于血液的流动及物质交换。衬于胸膜、腹膜和心包膜表面的单层扁平上皮称为间皮，能分泌浆液，减少器官活动之间的摩擦。

（2）单层立方上皮：由一层近似立方形细胞构成。垂直切面观：细胞立方形，核圆形，居中。主要分布在甲状腺滤泡和肾小管，具有分泌和吸收功能。

（3）单层柱状上皮：由一层柱状细胞构成。垂直切面观：细胞柱状形，核椭圆形，靠近基底部。主要分布于胃肠、胆囊、子宫和输卵管等处，具有分泌、吸收功能。小肠腔面的柱状细胞间还散在分布有类似高脚酒杯的杯状细胞，杯状细胞可分泌黏液，有润滑和保护上皮的功能。

（4）假复层纤毛柱状上皮：由多种细胞构成，有梭形细胞、柱状细胞、杯状细胞和锥形细胞，这些细胞大小、形态、高矮不同，细胞核不在同一水平，看似多层，实则一层，所有细胞的基底面均附于基膜上。主要分布于呼吸道腔面，柱状细胞游离面有纤毛，可协调摆动，将吸入的灰尘和细菌推送至咽部随痰排出。

2. 复层上皮　根据最表层上皮的形状，复层上皮可分为复层扁平上皮、变移上皮（图 3-1-2）。

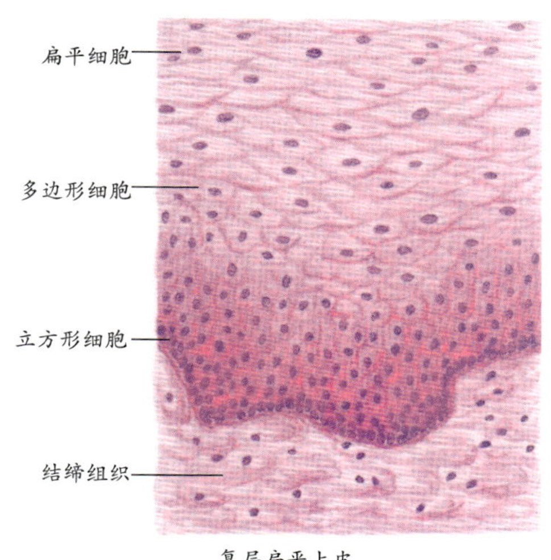

复层扁平上皮

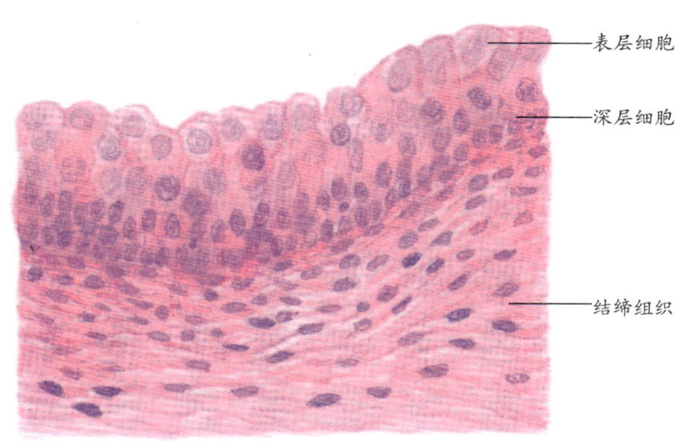

变移上皮

图 3-1-2　复层上皮

（1）复层扁平上皮：由多层细胞构成，最表层的细胞多为扁平形，近似鱼鳞状，又称为复层鳞状上皮。基底层为低矮柱细胞，具有细胞分裂功能。中间数层为多边形细胞，再向上为数层扁平细胞。主要分布于皮肤表层、口腔、食管、阴道等处，具有耐摩擦及增生修复能力。

（2）变移上皮：由多层细胞构成。细胞的层数和形状随着器官的状况改变而变化，也称为移行上皮。多分布于排尿管道中。

（二）腺上皮

腺上皮主要以分泌功能的腺细胞构成，以腺上皮为主要成分形成的器官称为腺。腺分为两类：一类腺的分泌物通过导管排出的，称为外分泌腺，如汗腺、唾液腺等；另一类腺无导管，分泌物直接进入周围的血液中，称为内分泌腺，如甲状腺、肾上腺等。

知识链接

上皮的更新和修复

上皮细胞具有再生修复能力。正常生理情况下，上皮细胞不断衰老、死亡和脱落，上皮内的干细胞可通过分裂增生以补充和更新衰老死亡的细胞，此为生理性再生。病理情况下（当上皮组织受到损伤和炎症等损害时），周围未受损的上皮细胞可分裂增生形成新的上皮并修复受损部位，即病理性再生。

二、上皮组织的特殊结构

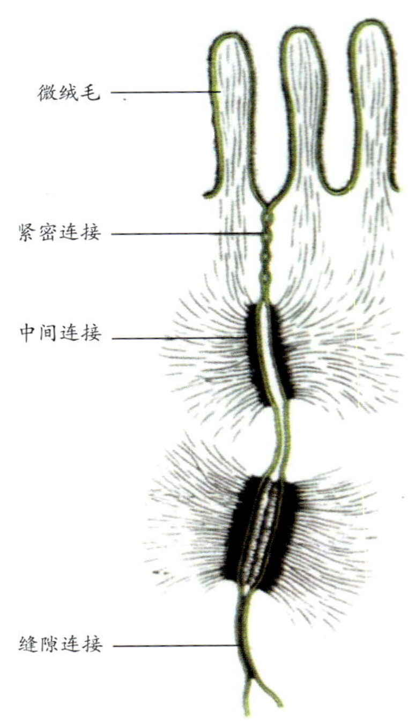

图 3-1-3 微绒毛与细胞连接模式图

上皮细胞有游离面、基底面和侧面 3 个面，3 面常形成一些与其功能相适应的特殊结构（图 3-1-3）。

（一）游离面

1. 微绒毛　微绒毛是指上皮细胞的细胞膜和部分细胞质向游离面形成的微细指状突起，电镜下可见。微绒毛可增加细胞膜的表面积，增强吸收能力。小肠和肾小管上皮细胞的微绒毛更长且多，形成了光镜下的刷状缘。

2. 纤毛　纤毛是上皮细胞的细胞膜和部分细胞质向游离面形成的细长突起，较微绒毛粗长，光镜下可见。纤毛可进行同步性、节律性、方向性的摆动，有利于黏附在上皮的灰尘、颗粒和分泌物的排出，常见于呼吸道和输卵管的上皮细胞。

（二）侧面

上皮细胞侧面形成特殊的细胞连接，如紧密连接、中间连接、桥粒和缝隙连接，将相邻细胞连接紧密，具有屏障作用，可防止外来物质进入和阻止组织液的丢失。

（三）基底面

上皮细胞的基底面与深层结缔组织之间有一层薄膜，称为基膜。基膜对上皮细胞有支持、连接和固定的作用。基膜为半透膜，上皮细胞还可通过基膜与结缔组织进行物质交换。

知识链接

水　疱

皮肤分为表皮和真皮两层，表皮为复层扁平上皮，真皮为结缔组织。表皮与真皮之间为基膜，基膜使表皮与真皮紧密连接在一起。基膜结构异常可导致表皮与真皮分离，形成表皮下水疱或大疱。

第二节　结缔组织

结缔组织在体内分布广泛，具有支持、连接、营养、保护和运输等功能。

一、结缔组织的种类

结缔组织由大量的细胞间质（细胞外基质）和少量的细胞构成。细胞间质包括无定形的基质、组织液和丝状形的纤维。广义的结缔组织分为固有结缔组织、软骨、骨、血液和淋巴等，但通常所说的结缔组织即狭义的结缔组织，主要是指固有结缔组织，包括疏松结缔组织、致密结缔组织、网状组织和脂肪组织。

二、固有结缔组织

（一）疏松结缔组织

疏松结缔组织细胞种类多，纤维较少，排列疏松，又称为蜂窝组织。该组织在体内分布广泛，器官间、组织间和细胞间都有分布（图 3-2-1）。

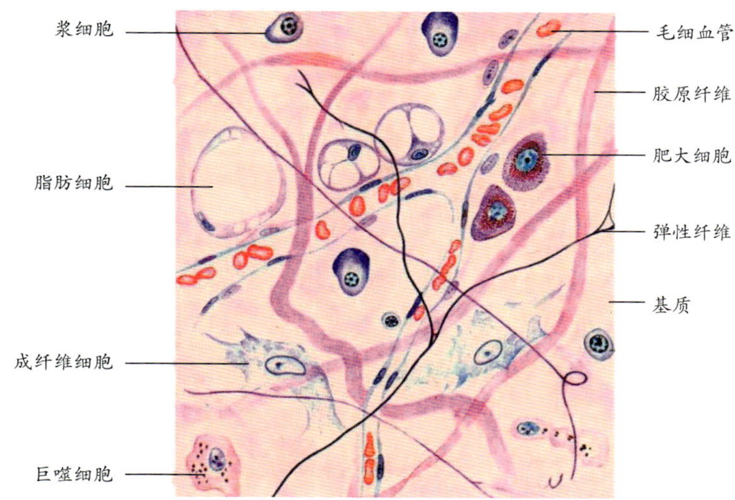

图 3-2-1　疏松结缔组织铺片

1. 细胞

（1）成纤维细胞：疏松结缔组织中最主要的细胞。细胞扁平多突起；核大，卵圆形，染色浅；细胞质丰富，弱嗜碱性。成纤维细胞在组织损伤时，合成纤维和基质，促进创伤愈合。

（2）浆细胞：胞体呈圆形或卵圆形；胞核为圆形，多偏于细胞一侧；胞质丰富，嗜碱性，核旁有一浅染区。浆细胞为活化的 B 淋巴细胞，可分泌抗体，参与体液免疫应答。

（3）巨噬细胞：来自血液中的单核细胞。细胞形态多样；核较小，呈肾形；细胞质丰富，嗜酸性，内含溶酶体和吞噬颗粒。巨噬细胞具有吞噬作用，常伸出细长的伪足包围抗原，吞噬并溶解。还可分泌多种生物活性物质，参与调节免疫应答。

（4）肥大细胞：常分布在机体易接触外来抗原的部位。细胞较大，圆形或卵圆形；核圆且小，居中；胞质含异染性的嗜碱性颗粒。颗粒释放组胺、白三烯参与过敏反应，释放肝素参与抗凝血反应。

（5）脂肪细胞：体积大，呈圆形或卵圆形，胞质充满脂肪滴，将细胞核挤压到一侧，苏木精－伊红染色（HE 染色）脂滴被溶解成空泡状。脂肪细胞能合成和存储脂肪。

知识链接

过敏反应

机体受到过敏原（花粉、药物等）刺激后，浆细胞分泌抗体免疫球蛋白 E（IgE），与肥大细胞表面 IgE 受体结合，机体即处于致敏状态。机体第二次接触这些物质后，肥大细胞受到刺激脱颗粒释放组胺、白三烯等物质可使毛细血管扩张、平滑肌收缩和腺体分泌增多等，机体出现过敏反应，例如，在皮肤上形成红肿块即荨麻疹；肺内细支气管平滑肌痉挛，腺体分泌增多，形成哮喘。

2. 纤维

（1）胶原纤维：数量最多，新鲜时呈白色，又称为白纤维。HE 染色着红色，呈波浪性，交织成网。

胶原纤维韧性大，抗拉力强。

（2）弹性纤维：新鲜时呈黄色，又称为黄纤维。HE 染色着淡红色，较细，交织成网。弹性纤维富有弹性，即在外力牵拉下弹性纤维可拉长，除去外力后恢复原状。

（3）网状纤维：分支多，交织成网。HE 染色不着色，镀银染色成黑色，故又称为嗜银纤维。主要分布于网状组织中，构成支架。

3. 基质　基质为生物大分子构成的无定形胶状物，无色透明。其中的生物大分子（糖胺多糖和蛋白多糖）构成有微孔的分子筛，可阻止大于微孔的大分子物质、细菌和肿瘤等通过，起到屏障作用。

（二）致密结缔组织

致密结缔组织中纤维居多，细胞较少，纤维排列紧密。主要分布于肌腱、韧带、真皮和器官的被膜等处，起到支持、连接和保护功能（图 3-2-2）。

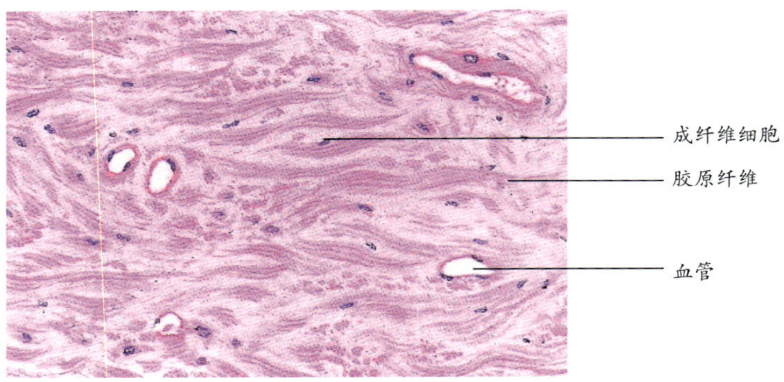

图 3-2-2　致密结缔组织

（三）脂肪组织

脂肪组织由大量的脂肪细胞构成。主要分布于皮下、网膜和系膜等处，起到维持保温、产生热量和保护等功能（图 3-2-3）。

（四）网状组织

网状组织由网状细胞和网状纤维构成，主要分布于造血器官如骨髓、脾等处，为血细胞发生和淋巴细胞发育提供适宜的微环境（图 3-2-4）。

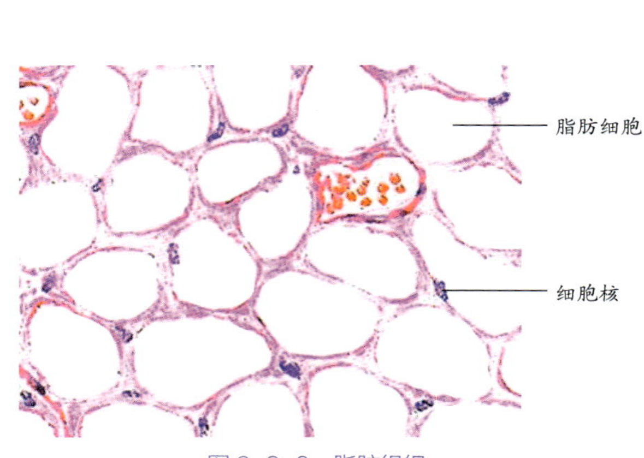

图 3-2-3　脂肪组织

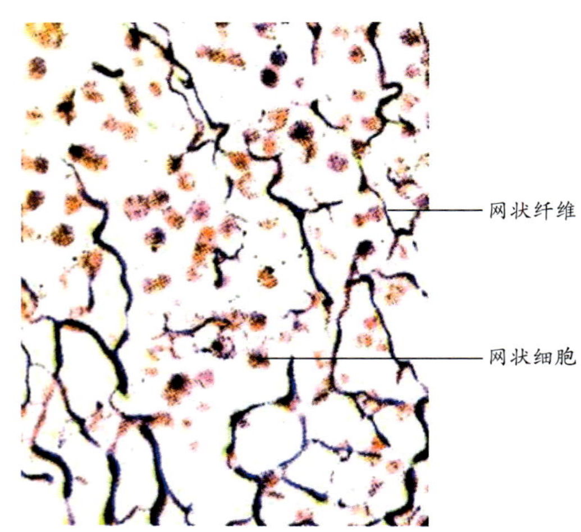

图 3-2-4　网状组织

第三节　肌组织

一、肌组织的种类

肌组织由具有收缩功能的肌细胞（肌纤维）构成。根据肌纤维的结构特点，分为横纹肌（骨骼肌、心肌）和平滑肌。骨骼肌受意识支配，为随意肌；心肌和平滑肌不受意识支配，为不随意肌（图 3-3-1）。

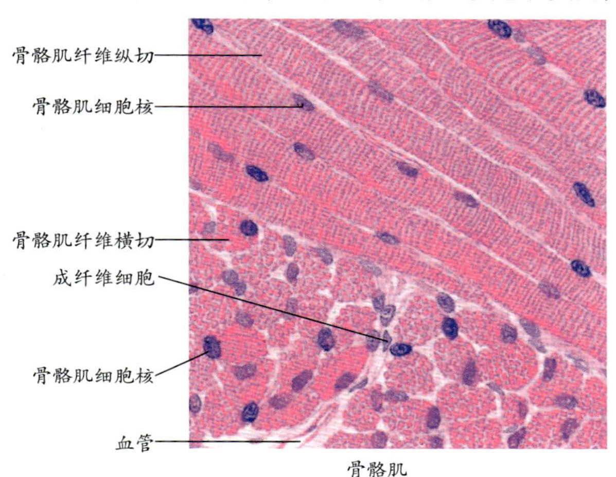

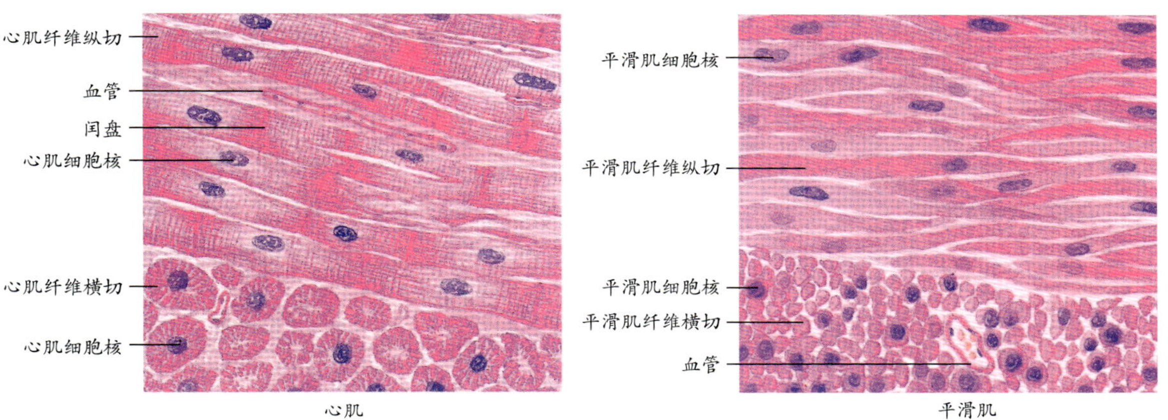

图 3-3-1　三种肌组织的管径结构

1. 骨骼肌纤维　骨骼肌纤维附着于骨骼上，呈细长圆柱状，多核细胞，核扁椭圆形，位于肌膜下方。纵切面见大量明暗相间的横纹。

2. 心肌纤维　心肌纤维分布于心壁，呈短柱状，有分支，多为单核细胞，核卵圆形，位于中央。纵切面也有横纹，较骨骼肌少。

3. 平滑肌纤维　平滑肌纤维位于内脏、血管壁，呈长梭形，单核细胞，核位于中央。

二、骨骼肌的微细结构及收缩功能

（一）骨骼肌的微细结构

1. 肌原纤维和肌节　骨骼肌在纤维光镜下呈横纹，因其细胞质有大量明带（I 带）和暗带（A 带）

相间的肌原纤维。明带中央可见有一条暗线，为Z线，两条相邻Z线之间的一段肌原纤维为肌节，肌节是肌原纤维的功能和结构的基本单位（图3-3-2）。

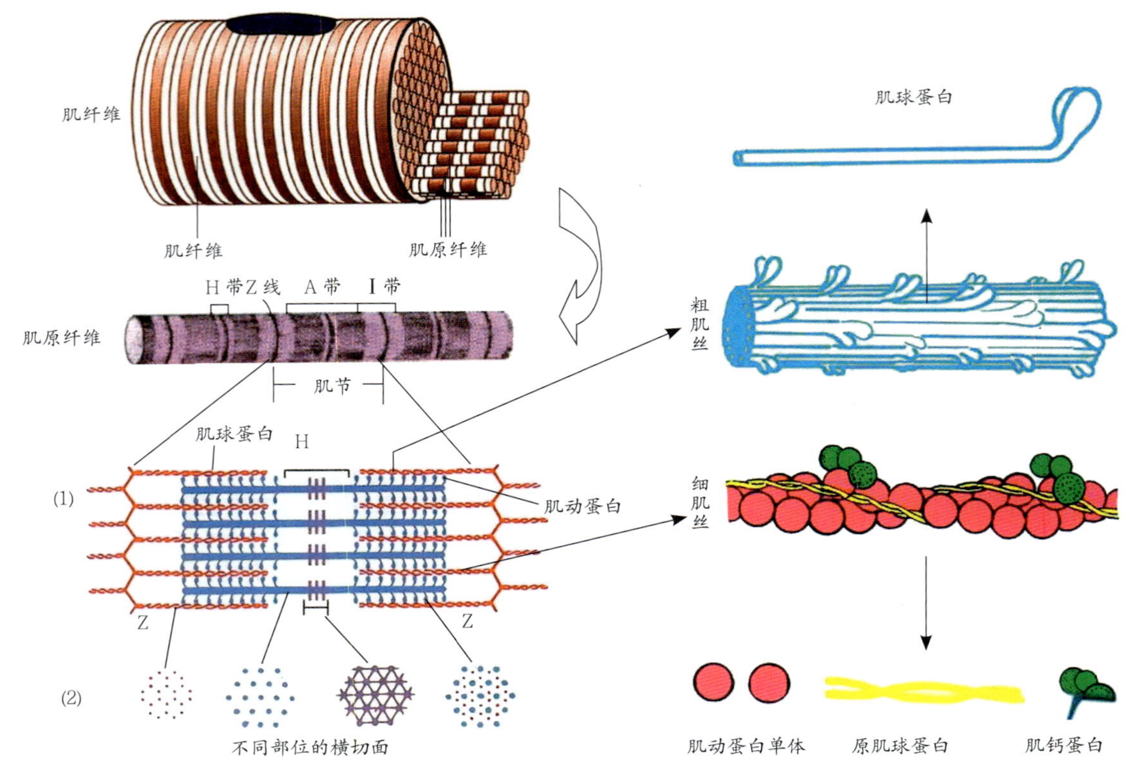

图3-3-2 骨骼肌的超微结构和分子结构模式图

肌原纤维由粗肌丝和细肌丝构成。粗肌丝由暗带中央的M线固定，两端游离。细肌丝一端附着于Z线，一端游离。暗带既有粗肌丝又有细肌丝，明带只有细肌丝。暗带中央部分只有粗肌丝，故暗带中央有一较明的窄带H带。

2. 肌丝　粗肌丝由肌球蛋白分子构成，形似豆芽，有头和杆。头部暴露在外即横桥，有ATP酶活性，可与肌动蛋白结合，发生屈伸运动。细肌丝由肌动蛋白、原肌球蛋白和肌钙蛋白构成。肌动蛋白构成细肌丝的主干，原肌球蛋白可掩盖肌动蛋白上与肌球蛋白的结合点，肌钙蛋白可与 Ca^{2+} 结合，引起肌肉收缩。

肌丝滑行示意模型

3. 肌管系统　骨骼肌纤维有横小管和纵小管两种肌管系统。肌膜垂直陷入细胞内形成管状结构，为横小管。肌纤维内特化的滑面内质网平行包绕肌纤维，为纵小管，又称为肌质网。纵小管末端膨大，形成终池，可储存和释放 Ca^{2+}，与横小管相连，形成三联体。

（二）骨骼肌的收缩机制

目前认为，骨骼肌收缩机制可用肌丝滑行学说解释。当肌细胞收缩时，运动神经末梢的神经冲动传递给肌膜，沿横小管、三联体兴奋终池，将肌质网 Ca^{2+} 释放到肌质内，与肌钙蛋白结合，引起原肌球蛋白位移，肌球蛋白得以和肌动蛋白结合。ATP酶被激活，释放能量，肌球蛋白的头发生屈伸运动，拉动细肌丝向粗肌丝滑行，肌小节缩短，肌细胞收缩。收缩完毕，Ca^{2+} 重吸收回肌质网，肌球蛋白和肌动蛋白分离，肌细胞舒张。

第四节　神经组织

神经组织由神经细胞和神经胶质细胞构成。神经细胞是神经系统的形态和结构单位，又称为神经元，具有接受刺激、整合信息和传递神经冲动的功能。神经胶质细胞起支持、保护、营养和绝缘的作用。

一、神经元

（一）神经元的结构

神经元形态多样，主要由胞体和突起两部分构成（图 3-4-1）。

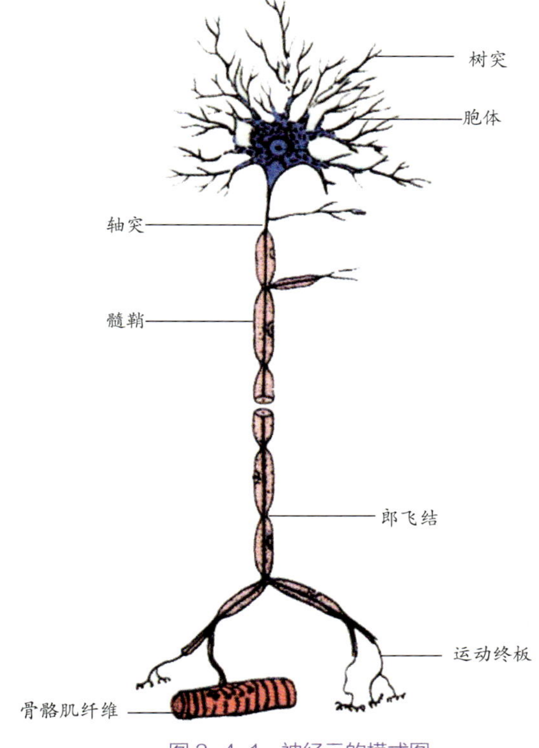

图 3-4-1　神经元的模式图

全身神经整体

1. 胞体　胞体是神经元的代谢和营养中心，主要集中于中枢神经系统和神经节。细胞膜为可兴奋膜；细胞核大而圆，着色浅；细胞质内细胞器丰富，有尼氏体和神经原纤维特征性结构（图 3-4-2）。

（1）尼氏体：呈颗粒状或斑块状，嗜碱性，可合成机体所需的结构蛋白、神经递质所需的酶类和神经递质。

（2）神经原纤维：呈丝状，在胞质内交织成网，并伸入到突起中，构成神经元的细胞骨架。

2. 突起　神经元的突起分为树突和轴突两种。

（1）树突：呈树枝状分布，一个神经元可有一个或多个树突。树突的功能是接受神经冲动并传向胞体。

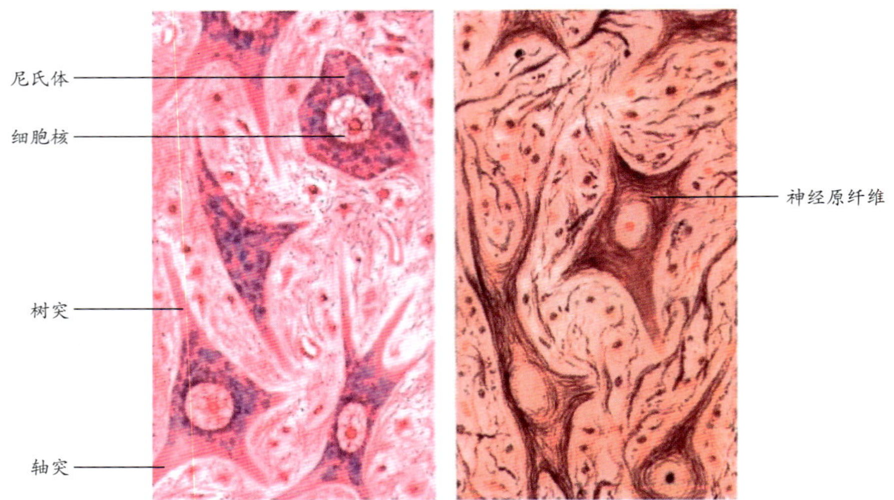

图 3-4-2　脊髓运动神经元显微照片

（2）轴突：呈细索状，通常每个神经元只有一个轴突。末端有分支，形成轴突终末。轴突可将神经冲动从胞体传至终末。

（二）神经元的分类

神经元根据突起的多少分为双极神经元、假单极神经元和多极神经元；根据功能分为感觉神经元、运动神经元和中间神经元；根据释放的神经递质分为胆碱能神经元、去甲肾上腺素能神经元和肽能神经元等。

二、神经胶质细胞

神经胶质细胞数目多于神经元。中枢神经系统的神经胶质细胞有四种，其中星形胶质细胞参与构成血 - 脑屏障；少突胶质细胞包卷轴突形成髓鞘；小胶质细胞具有吞噬功能；室管膜细胞分布于脑室和脊髓中央管，参与脑脊液的形成。

周围神经系统的神经胶质细胞有施万细胞和卫星细胞。施万细胞构成髓鞘，卫星细胞位于神经节内包裹胞体，又称为被囊细胞。

三、神经纤维

神经纤维由神经元轴突及包绕它的神经胶质细胞构成。神经纤维的功能是传递神经冲动，根据胶质细胞是否形成髓鞘，分为有髓神经纤维和无髓神经纤维。

有髓神经纤维的髓鞘是髓鞘形成细胞呈同心圆包卷轴突形成，呈节段性，具有绝缘性。中间无髓鞘缩窄部分为郎飞结。神经纤维传导神经冲动的方式是由一个郎飞结到下一个郎飞结，呈跳跃式传导。无髓神经纤维无髓鞘和郎飞结，只能沿轴膜传导，故传导速度慢。

周围神经系统中功能相似的神经纤维聚集在一起称为神经。

四、神经末梢

神经末梢为周围神经纤维的终末部分，按功能分为感觉神经末梢和运动神经末梢。

（一）感觉神经末梢

感觉神经末梢为感觉神经元周围突终末部分，常与周围其他组织形成感受器。感受器接受内、外刺激转化为神经冲动，传入中枢。根据有无被囊包绕，分为游离神经末梢和有被囊神经末梢。

游离神经末梢为神经纤维终末部分的裸露细支，分布于表皮、角膜的上皮细胞之间，感受冷、热、轻触和痛的刺激。

有被囊神经末梢为神经纤维终末部分外包绕结缔组织而成。种类较多，常见的有 3 种：触觉小体，分布于皮肤真皮乳头层，感受触觉；环层小体，分布于皮下组织、肠系膜和关节囊等处，感受压觉和振动觉；肌梭，分布于骨骼肌，为本体感受器，感受骨骼肌的伸缩状态。

（二）运动神经末梢

运动神经末梢为运动神经元长轴突分布于骨骼肌和腺体的终末部分，支配肌纤维的收缩与腺体的分泌，与周围其他组织常形成效应器。位于骨骼肌的神经末梢终末部分呈葡萄状与骨骼肌建立突触连接，形成运动终板。

杏林育英

刻苦钻研，追求卓越——首位发现树突功能之人

张香桐（1907—2007 年），河北正定人，神经生理学家，中国科学院院士。张香桐从小家境贫困，14 岁才上小学，但他仅用 2 年时间就完成小学学业，以第四名的优异成绩毕业。北京大学毕业后，张香桐自学法语、德语，自荐攻读耶鲁大学博士学位，仅用 3 年时间就获得了博士学位。

20 世纪 50 年代初，人们对于树突的功能了解甚少。为了开展树突功能实验，张香桐整整 4 个月日夜颠倒地奔波于纽约和纽黑文两个城市，学习高尔基氏银染法。最终用电刺激大脑皮层表面等方法，首次发现神经元树突电位，被认为是“历史上第一个阐述了树突上突触连接重要性的人”。

在日常生活中，张香桐也时刻思考着课题，他对“光强化效应”的发现就来自开灯和关灯现象。

1992 年，国际神经网络学会授予张香桐终身成就奖。

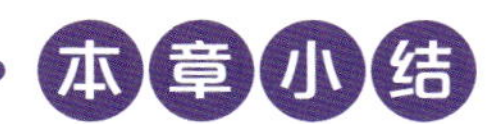

人体有四大基本组织，即上皮组织、结缔组织、肌组织和神经组织。上皮组织分为被覆上皮和腺上皮。被覆上皮包括单层上皮和复层上皮。疏松结缔组织由细胞、纤维和基质构成。肌组织分为骨骼肌、心肌和平滑肌。神经组织由神经细胞和神经胶质细胞构成。神经细胞主要由胞体和突起两个部分构成。突起分为树突和轴突。

思考与练习

1. 简述被覆上皮的分类及分布。
2. 简述疏松结缔组织的组成及其各自的功能。
3. 简述肌组织的分类及各类的结构特点。

（金莉）

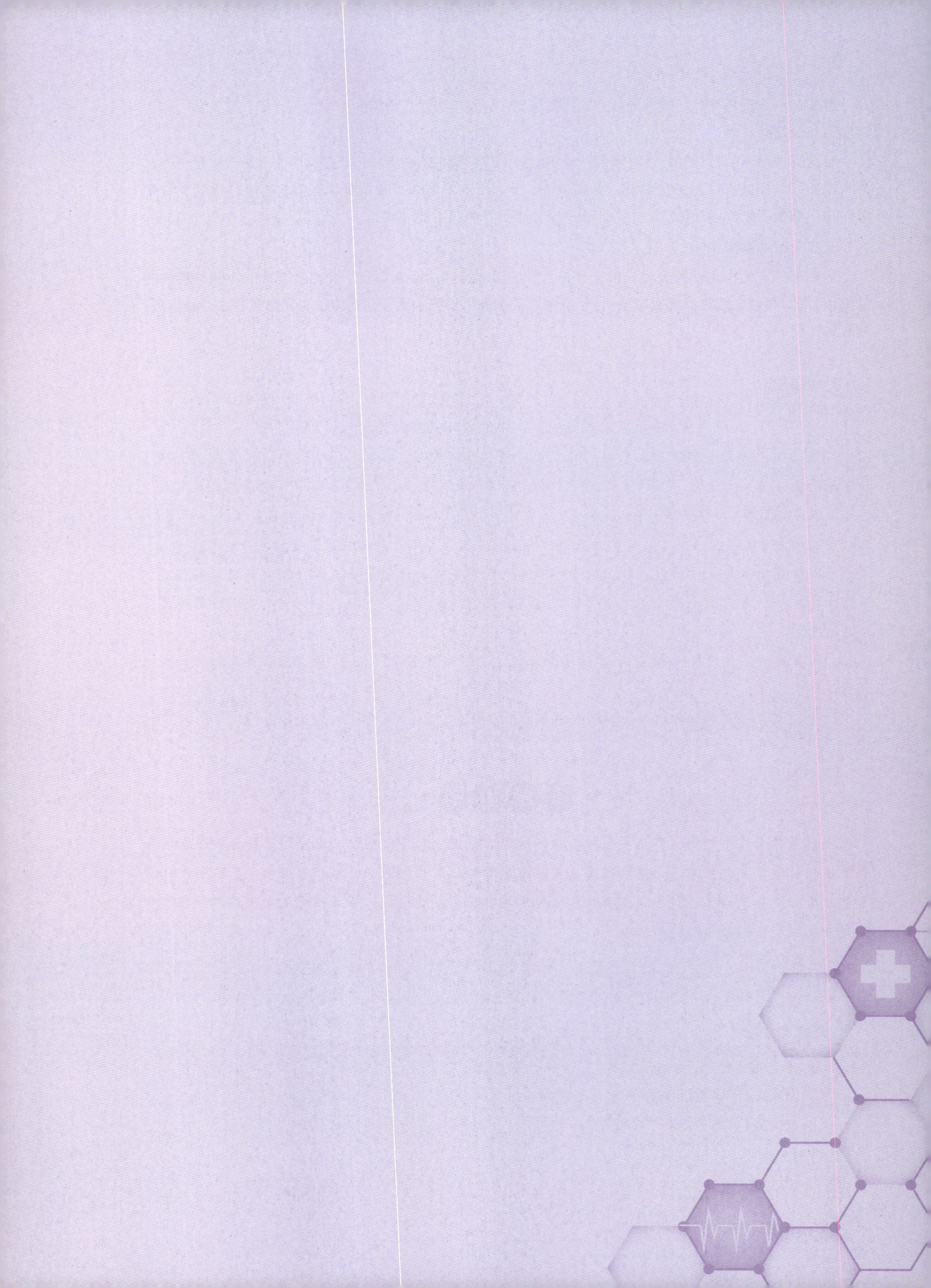

第四章

运动系统

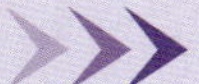

学习目标

1. 素质目标：养成敬畏生命、关爱病人的职业道德。

2. 知识目标：掌握骨的形态、分类及构造，椎骨的形态及连结，四肢骨的组成及其连结，全身主要的骨性标志，头颈肌、躯干肌、四肢肌的名称、位置和作用。熟悉骨的化学成分和物理特性。

3. 能力目标：能描述运动系统的结构和功能；能在活体上正确指认常见体表标志。

案例导学

患者，男，55 岁，因“腰痛伴右下肢疼痛 3 天”入院。3 天前搬重物后出现腰痛，同时伴有右下肢放射性疼痛，咳嗽、打喷嚏时症状加重，弯腰活动明显受限。辅助检查：CT 检查显示 L_4—L_5 椎间隙狭窄。临床诊断：腰椎间盘突出症。

请思考： 1. 椎间盘位于何处，由哪些结构组成？

2. 椎间盘突出症发生的机理。

运动系统由骨、骨连结和骨骼肌 3 部分组成，对人体起运动、支持和保护作用。骨和骨连结合称为骨骼，构成人体的支架。骨骼肌跨过关节附着于关节两端的骨表面。在神经系统的支配下，以骨连结为枢纽，骨骼肌收缩牵拉其所附着的骨，产生运动。

运动系统

体表标志是指在体表可以看到或摸到的某些肌肉的外形和骨的突起，体表标志在临床上具有重要的意义，它是内脏器官位置、神经和血管走向的辅助判定依据。

第一节　骨与骨连结

一、概述

（一）骨

成人有 206 块骨，按部位可分为躯干骨、颅骨和四肢骨 3 部分（图 4-1-1）。

1. 骨的形态和分类　按照形态，骨可分为长骨、短骨、扁骨和不规则骨。

（1）长骨：呈管状，多位于四肢，两端膨大称为骺，中部细长称为骨干，内部的空腔称为骨髓腔。长骨多具有支持和杠杆作用。

（2）短骨：一般呈立方体状，分布于手腕和足的后部，如手的腕骨和足的跗骨等。

（3）扁骨：呈板状，主要参与构成体腔的壁，如颅的顶骨、躯干的胸骨等，对体内器官起保护作用。

（4）不规则骨：形状不规则，如椎骨、颞骨等。

2. 骨的构造　骨主要由骨膜、骨质和骨髓 3 部分构成（图 4-1-2）。

（1）骨膜（periosteum）：由致密结缔组织构成，含有丰富的血管、神经和大量的成骨细胞，对骨的营养、生长及损伤后的修复有重要的作用。

（2）骨质（bony substance）：分为骨密质和骨松质。骨密质分布于所有骨的外表面，由紧密排列的骨板构成。骨松质分布于长骨的两端和其他类型骨的内部，由骨小梁构成，呈海绵状。

（3）骨髓（bone marrow）：填充于骨髓腔和骨松质内，可分为红骨髓和黄骨髓。胎儿和婴幼儿的

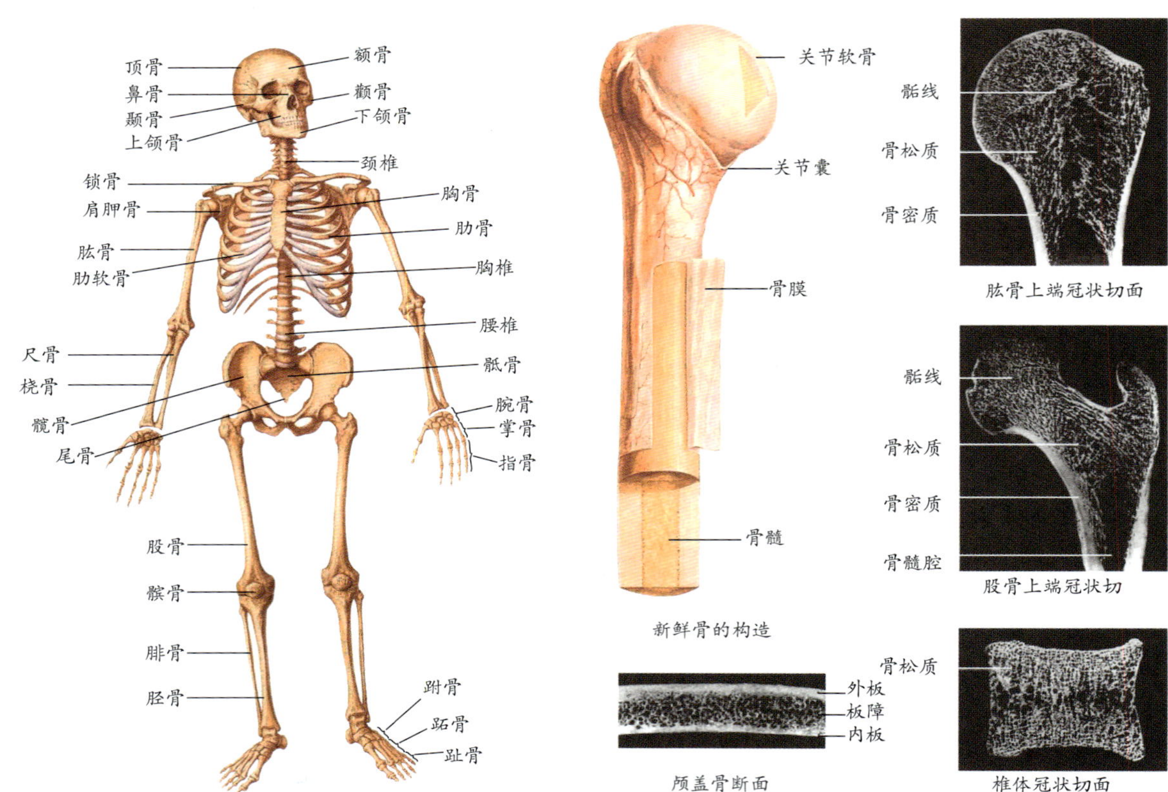

图 4-1-1　人体的骨骼　　图 4-1-2　骨的构造

骨髓都是红骨髓，具有造血功能。6岁前后，长骨骨髓腔内的红骨髓逐渐被脂肪组织替代，成为黄骨髓，暂时丧失造血功能。但髂骨、胸骨等处的红骨髓，仍然终生保存。

3. 骨的化学成分和物理特性 骨由无机质和有机质组成。无机质主要是钙盐，使骨具有硬度和脆性；有机质主要是胶原纤维和黏多糖，使骨具有韧性和弹性。年幼者骨的有机质占比相对较高，韧性大，易变形；老年人骨的无机质占比相对较高，脆性增加，容易骨折。

（二）骨连结

骨和骨之间的连结称为骨连结。按骨连结的方式不同，可分为直接连结和间接连结两种。

1. 直接连结 骨与骨之间借纤维结缔组织、软骨或骨直接连结，连结较牢固，不能活动或仅能进行少许活动。

2. 间接连结 骨和骨之间借膜性的结缔组织囊相连，在相对骨面之间有腔隙，这种连结称为间接连结，又称为滑膜关节或关节（joint or articulation），一般具有较大的活动性。

（1）关节的基本结构：关节面、关节囊和关节腔（图4-1-3）。

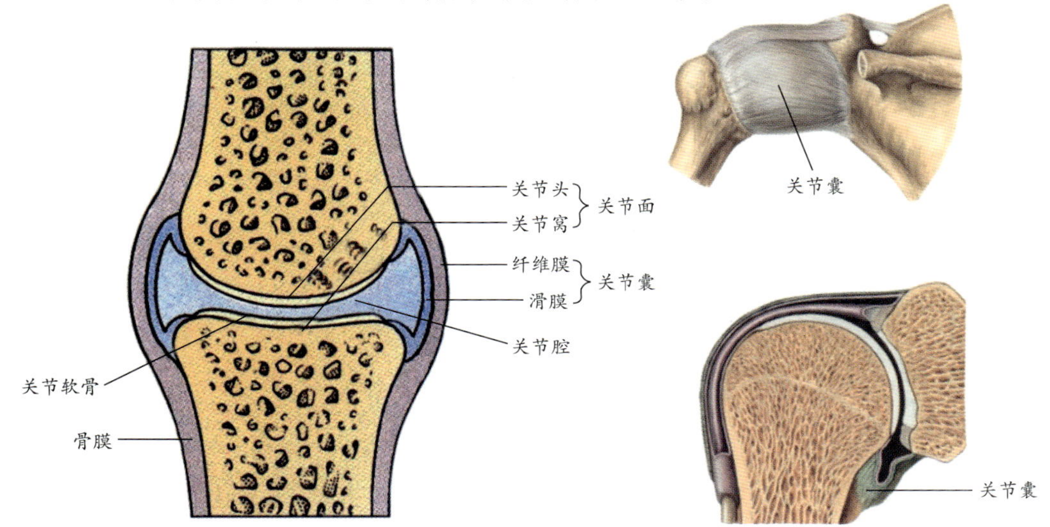

图4-1-3 关节的基本结构

①关节面（articular surface）：参与构成关节各骨的相对面。关节面上覆盖一薄层关节软骨，其表面光滑有弹性，可减少运动时的摩擦，并有缓冲外力的冲击作用。

②关节囊（articular capsule）：分为内外两层，外层为纤维膜，由致密结缔组织构成，厚而坚韧；内层为滑膜，由疏松结缔组织构成，薄而柔软，并能分泌滑液。

③关节腔（articular cavity）：关节软骨与滑膜围成的密闭腔隙，内含少量滑液，有润滑作用。腔内为负压，有助于关节的稳固性。

（2）关节的辅助结：某些关节除具有上述基本结构外，还另有一些辅助结构，以增加关节连结的稳固性和运动的灵活性，如韧带、关节盘、关节唇等。

（3）关节的运动形式：根据运动轴的方位不同，关节的运动基本形式有以下4种。

①屈和伸：关节围绕冠状轴进行的运动。一般将两骨之间夹角变小称为屈，反之则称为伸。

②内收和外展：关节围绕矢状轴进行的运动。将骨向正中矢状面靠拢称为内收，反之则称为外展。

③旋转：关节围绕垂直轴进行的运动。将骨的前面转向内侧称为旋内，反之则称为旋外。

④环转：骨的近端在原位转动，远端作圆周运动，是屈、内收、伸、外展相结合的连续运动。

二、躯干骨及其连结

躯干骨包括椎骨、胸骨和肋，借骨连结构成脊柱和胸廓。

（一）脊柱

脊柱位于人体背部的正中，由椎骨（vertebra）所构成，椎骨在幼年期有 32 ～ 33 块，分别为颈椎 7 块、胸椎 12 块、腰椎 5 块、骶椎 5 块及尾椎 3 ～ 4 块。成年后，5 块骶椎和 3 ～ 4 块尾椎分别融合成 1 块骶骨和 1 块尾骨。

1. 椎骨

（1）椎骨的一般形态：椎骨由前方的椎体和后方的椎弓组成（图 4-1-4）。椎体呈矮圆柱状，椎弓是附在椎体后方的弓形骨板。椎弓与椎体相连处较细，称为椎弓根，其上、下缘分别为椎上、下切迹，相邻椎骨的椎上、下切迹围成的孔称为椎间孔。椎弓向后的突起，称为棘突；向两侧的突起，称为横突，向上、下各发出 1 对上关节突和下关节突。

椎骨间的连结

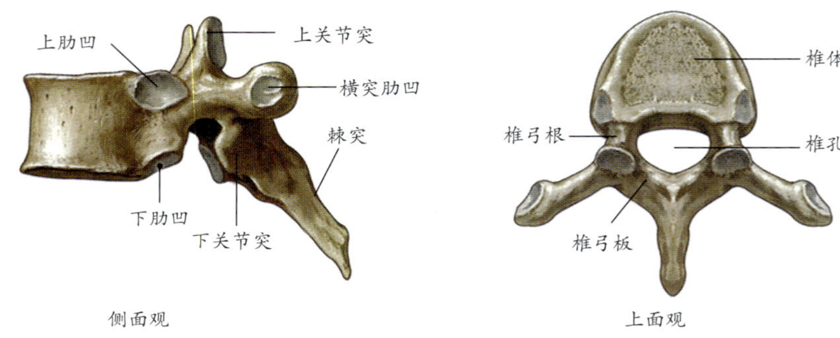

图 4-1-4 椎骨

（2）各部椎骨的特点。

①颈椎（cervical vertebra）：椎体较小，横突根部有一孔称为横突孔，棘突末端分叉（第 7 颈椎除外）（图 4-1-5）。第 1 颈椎又称为寰椎，呈环形，无椎体、棘突和上关节突。第 2 颈椎又称为枢椎，椎体上方伸出一指状突起称为齿突。第 7 颈椎又称为隆椎，棘突较长，低头时易在体表触及，可用来确认椎骨的序数。

颈椎（第 6、7 颈椎有变异现象，均有双横突孔）

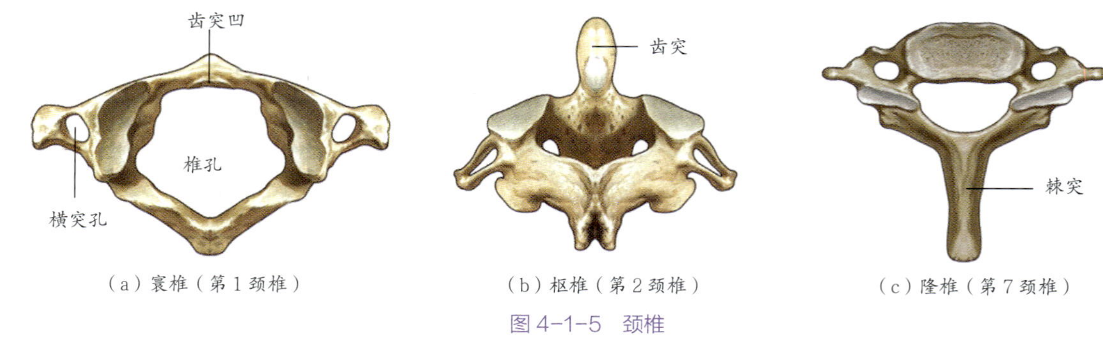

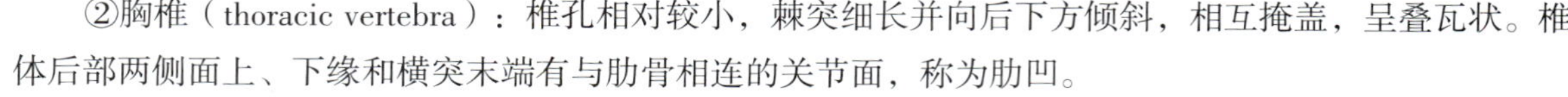

（a）寰椎（第 1 颈椎）　（b）枢椎（第 2 颈椎）　（c）隆椎（第 7 颈椎）

图 4-1-5 颈椎

②胸椎（thoracic vertebra）：椎孔相对较小，棘突细长并向后下方倾斜，相互掩盖，呈叠瓦状。椎体后部两侧面上、下缘和横突末端有与肋骨相连的关节面，称为肋凹。

③腰椎（lumbar vertebrae）：椎体粗大，棘突呈板状，水平后伸，间隙较宽（图 4-1-6）。

颈椎、胸椎、腰椎

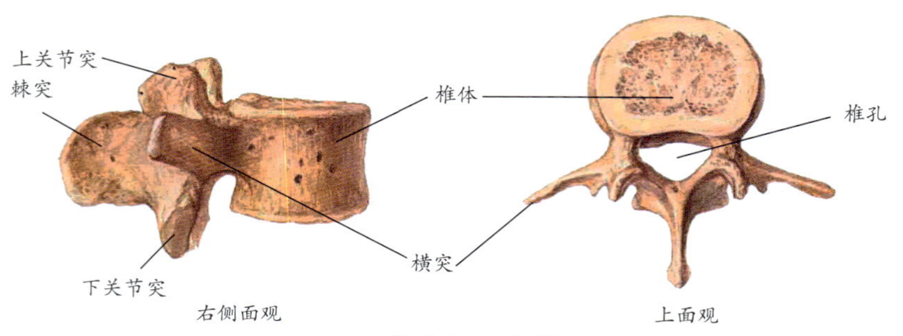

图 4-1-6 腰椎

④骶骨（sacrum）：呈倒三角形（图 4-1-7），底朝上。骶骨底前缘突出称为骶骨岬，骶骨前面有 4 对骶前孔；背侧面凸向后，中线处有骶正中嵴，两侧有 4 对骶后孔。骶骨尖向下与尾骨相连。

⑤尾骨（coccyx）：由 3 ～ 4 块尾椎融合而成（图 4-1-7），形体较小，上接骶骨，下端游离。

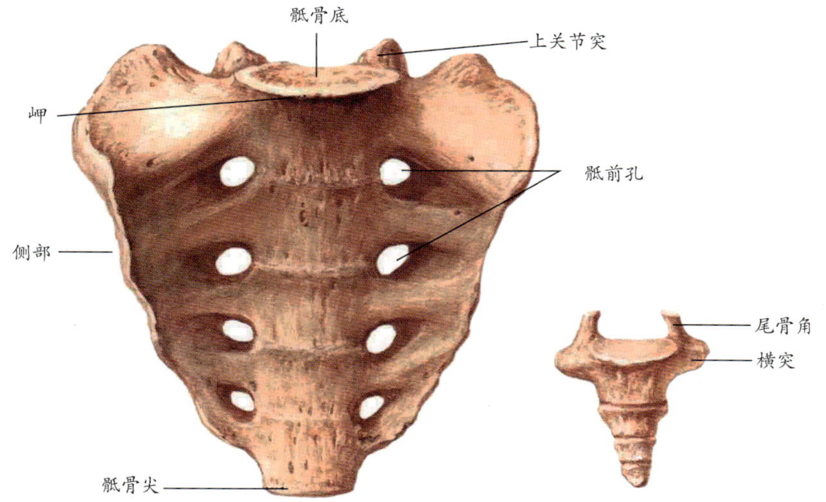

图 4-1-7　骶骨与尾骨

2. 椎骨的连结　相邻椎骨借椎间盘、韧带和关节等结构相连。

（1）椎间盘（intervertebral disc）：连结相邻两个椎体间的纤维软骨盘，由髓核和纤维环构成（图 4-1-8）。髓核位于椎间盘的中央稍偏后，为柔软而富有弹性的胶状物。纤维环环绕在髓核周围，由数层同心圆排列的纤维软骨环构成，质坚韧，牢固连结相邻椎体，保护和限制髓核向外膨出。当纤维环破裂时，髓核易向后外侧脱出，突入椎管或椎间孔，压迫脊髓或脊神经根，临床上称为椎间盘突出症，多发生于腰部。

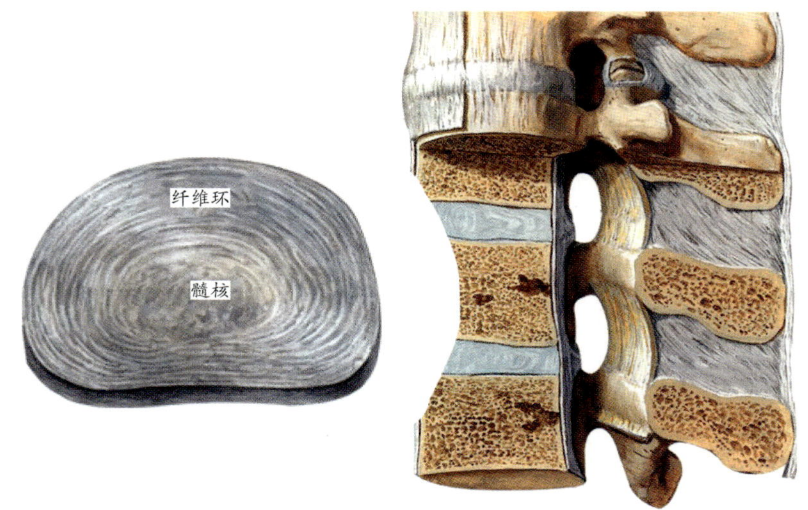

图 4-1-8　椎间盘

（2）韧带：连结椎骨的韧带有长、短两类（图 4-1-9）。

①长韧带：有 3 条。前纵韧带位于椎体及椎间盘前面，有限制脊柱过度后伸的作用；后纵韧带位于椎体及椎间盘的后面，有限制脊柱过度前屈的作用；棘上韧带附着于各棘突末端。

②短韧带：连结于相邻的两个椎骨之间，有 2 条。在椎弓板之间有黄韧带，与椎弓板共同围成椎管的后壁；在棘突之间有棘间韧带。

（3）关节：连结椎骨的关节有关节突关节和寰枢关节。关节突关节由相邻椎骨的上、下关节突构成，属于微动关节。寰枢关节由寰椎和枢椎组成，以齿突为轴可做旋转运动。

脊柱整体观

3. 脊柱的整体观　从前面整体观察，椎体自上而下逐渐增大，至骶骨以下又逐渐缩小（图 4-1-10）。从侧面整体观察，可见脊柱有 4 个生理性弯曲，即颈曲、胸曲、腰曲和骶曲。其中，颈曲和腰曲凸向前，胸曲和骶曲凸向后。脊柱的生理弯曲增大脊柱的弹性，有利于维持身体平衡，缓和重力对人体重要器官的冲击。

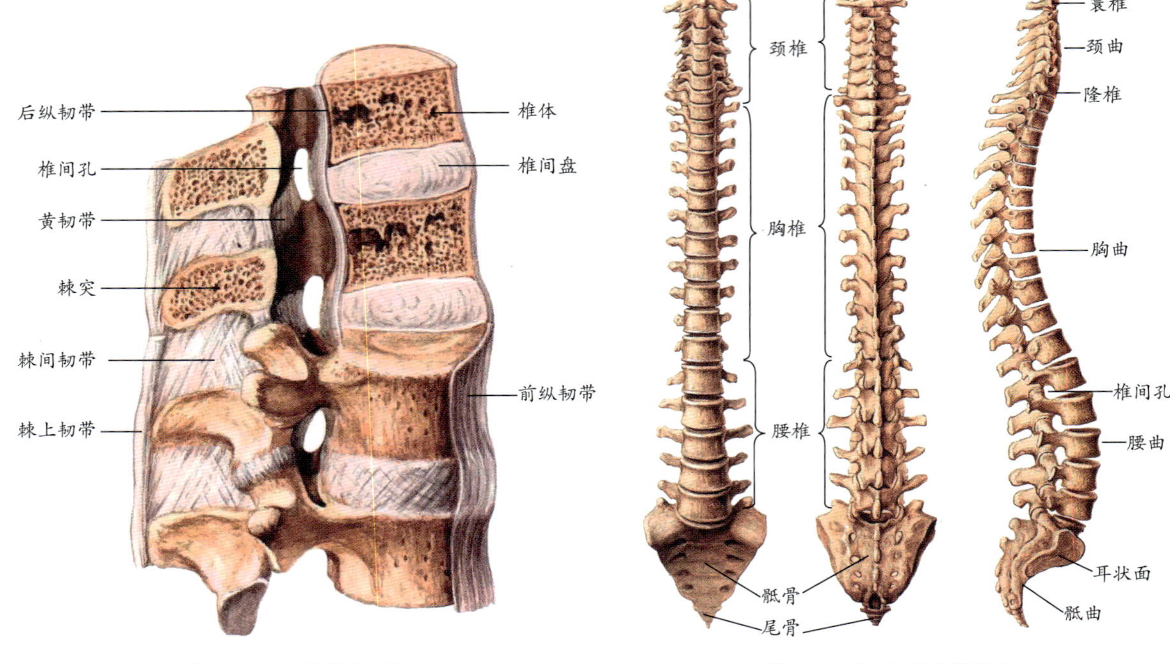

图 4-1-9　脊柱的韧带

图 4-1-10　脊柱的整体观

（二）胸廓

胸廓前面观

胸廓由 12 块胸椎、12 对肋和 1 块胸骨连结而成（图 4-1-11），具有支持和保护胸、腹腔内的脏器和参与呼吸运动等功能。

1. 肋　肋（rib）包括肋骨和肋软骨两部分，共 12 对。上 7 对肋前端借肋软骨与胸骨相连，第 8 ～ 10 对肋软骨前端逐个与其上一条肋软骨相连，形成肋弓，第 11、12 对肋骨前端游离，称为浮肋。

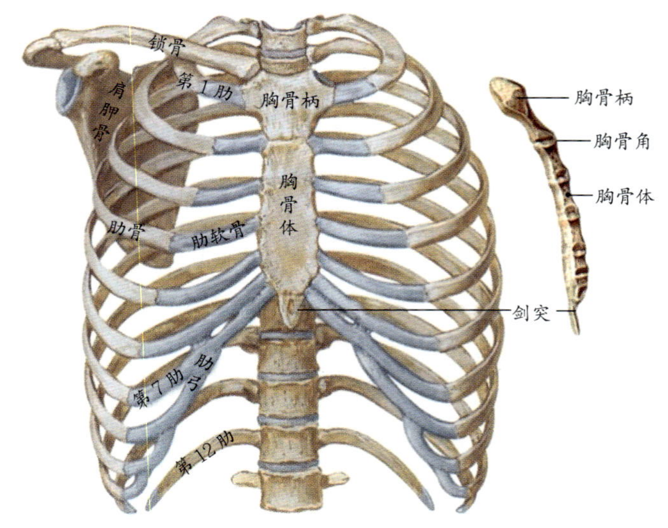

图 4-1-11　胸廓

2. 胸骨　胸骨（sternum）位于胸前壁正中，由胸骨柄、胸骨体和剑突 3 部分组成（图 4-1-11）。胸骨柄上缘中间微凹，称为颈静脉切迹。柄体相连处稍向前凸，称为胸骨角，其两侧接第 2 对肋软骨，体表可触及，临床上以此作为肋骨序数计数标志。剑突窄而薄，末端游离，形态变化较大，为一重要的骨性标志。

3. 胸廓的形态　胸廓呈前后略扁的圆锥形。胸廓上口较小，由第 1 胸椎体、第 1 肋和胸骨柄上缘围成。胸廓下口较大，由第 12 胸椎体、第 12 肋、第 11 肋前端、肋弓和剑突围成。两侧肋弓之间的夹角称为胸骨下角，相邻两肋之间的间隙称为肋间隙。

4. 胸廓的功能　胸廓除具有支持和保护胸、腹腔脏器的功能外，还具有重要的参与呼吸运动的功能。吸气时，在肌的作用下，肋前端上提，胸骨抬高并前移，肋体向外扩展，胸廓前后径和横径都增大，胸腔的容积扩大；呼气时则相反。

三、颅骨及其连结

（一）颅的组成

成人颅（skull）由 23 块颅骨组成（不包括 3 对听小骨），可分为脑颅和面颅（图 4-1-12）。

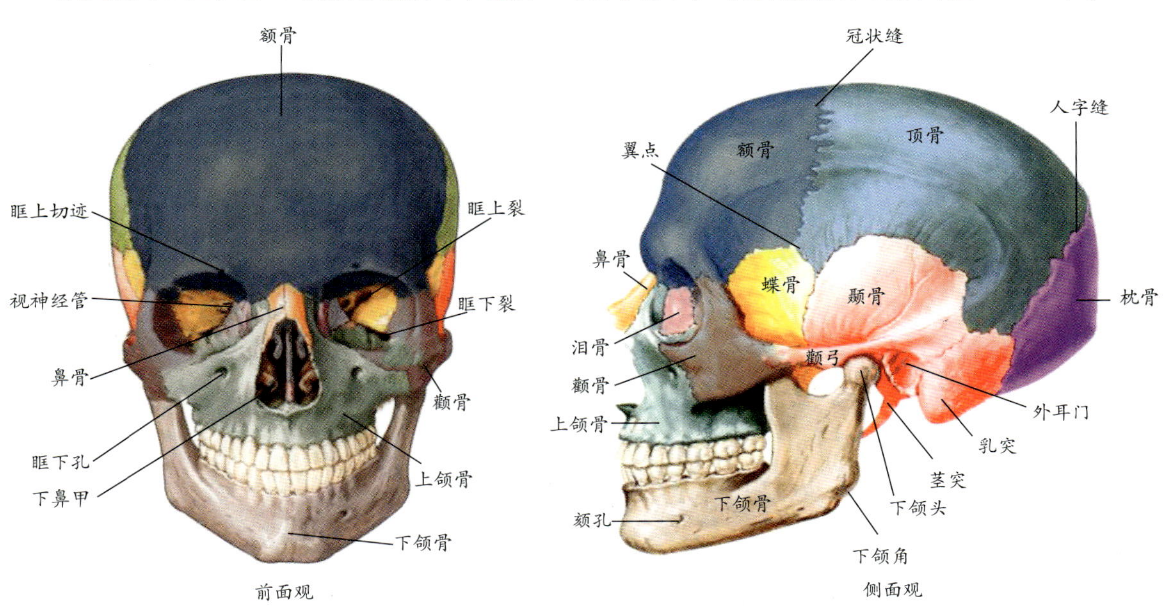

图 4-1-12　颅（前面观、侧面观）

颅骨（分色染）

脑颅骨有 8 块，包括不成对的额骨、枕骨、蝶骨和筛骨，以及成对的颞骨和顶骨。面颅骨共 15 块，其中成对的有上颌骨、腭骨、颧骨、鼻骨、泪骨和下鼻甲，不成对的有犁骨、下颌骨和舌骨。

颅骨（示额窦、上颌窦、筛窦、蝶窦）

（二）颅的整体观

1. 颅的顶面观　颅顶有 3 条缝。位于额骨与顶骨之间的称为冠状缝，两顶骨之间的称为矢状缝，顶骨与枕骨之间的称为人字缝。

新生儿颅骨因骨化尚未完成，颅顶各骨间保留一定面积的结缔组织膜，称为颅囟，其中较大的位于矢状缝的前、后方，分别称为前囟和后囟。前囟一般于一岁半左右闭合，后囟于出生后不久即闭合。

2. 颅的侧面观　颅的侧面中部有外耳门，后下方的突起称为乳突，自外耳门向前有一骨梁称为颧弓，颧弓上方大而浅的凹陷为颞窝。颞窝的内侧壁由额骨、顶骨、颞骨和蝶骨 4 骨共同构成，汇合处呈“H”形，称为翼点，此处骨质薄弱，其内有脑膜中动脉前支经过，外伤或骨折时，易损伤该血管，引起颅内出血（图 4-1-12）。

3. 颅的前面观　颅的上方两侧为眶腔，容纳眼；中部有骨性鼻腔（图 4-1-12）。

（1）眶：呈四面锥体形，尖向后内方，经视神经管与颅中窝相通。底向前外，其上、下缘分别称为眶上缘和眶下缘。眶有4个壁，上壁的外侧部有容纳泪腺的泪腺窝，内侧壁的下部近前缘处有泪囊窝。

（2）骨性鼻腔：正中有骨性鼻中隔，将鼻腔分为左、右两部分，前方共同的开口称为梨状孔，后方的开口称为鼻后孔，鼻腔外侧壁自上而下有3个突起，分别称为上鼻甲、中鼻甲和下鼻甲，鼻甲下方的腔隙，分别称为上鼻道、中鼻道和下鼻道，在上鼻甲和蝶骨体之间的浅窝称为蝶筛隐窝。

鼻腔周围的颅骨内，有含气空腔称为鼻旁窦，包括上颌窦、额窦、筛窦和蝶窦。各窦均位于同名骨内，对发音共鸣和减轻颅骨重量起到一定的作用。

4. 颅底外面观　颅底外面凹凸不平，分为前、后两部分（图4-1-13）。后部正中有一个大孔称为枕骨大孔，其两侧有隆起的枕髁。枕骨大孔后方正中的突起称为枕外隆凸，其两侧横向的隆起为上项线。

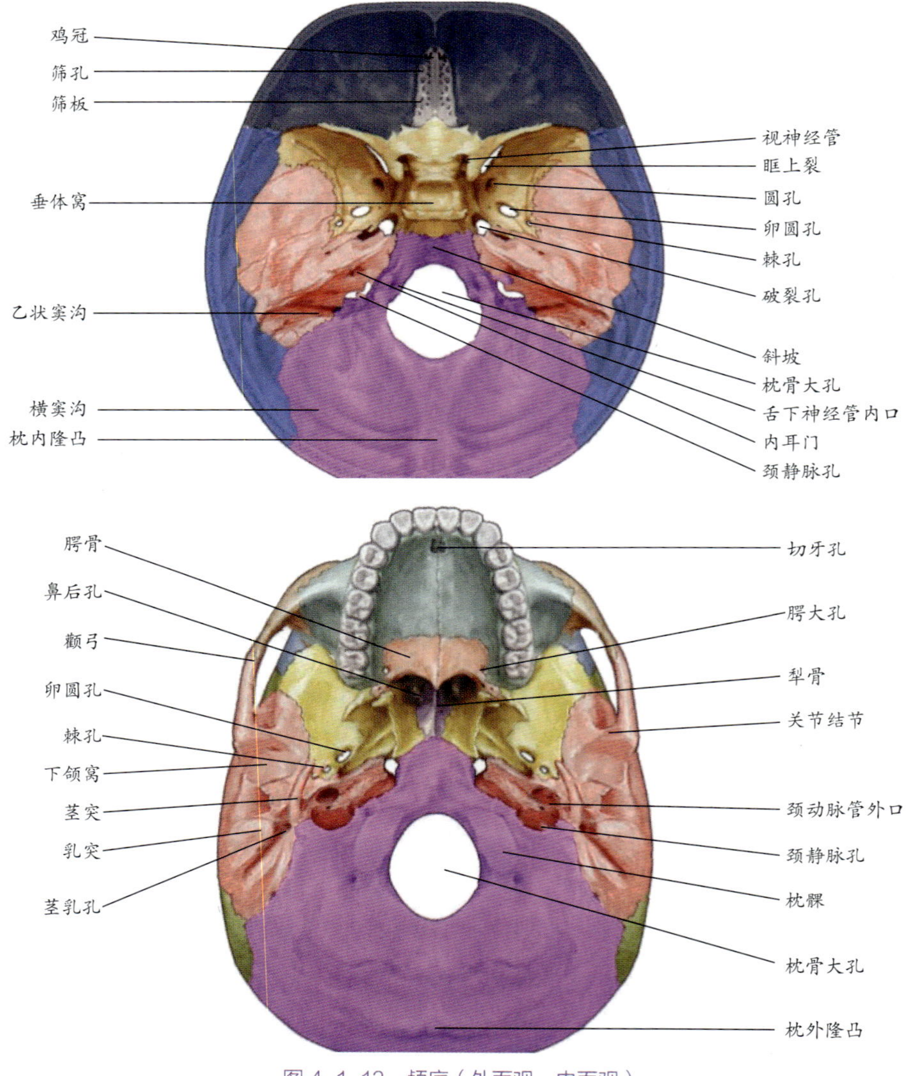

图4-1-13　颅底（外面观、内面观）

5. 颅底内面观　颅底由前向后有3个窝，呈阶梯状排布，分别为颅前窝、颅中窝和颅后窝（图4-1-13）。

（1）颅前窝：正中有一向上突起称为鸡冠，其两侧的水平骨板即筛板，筛板上有许多小孔，称为筛孔。

（2）颅中窝：中央部可见马鞍形的结构，称为蝶鞍。蝶鞍的正中有容纳垂体的垂体窝，前方是横行的交叉前沟，此沟向两侧通向视神经管。

（3）颅后窝：位置最低，中央是枕骨大孔，向下与椎管相续。枕骨大孔的外侧有颈静脉孔，颞骨岩部后面中央稍内侧是内耳门，向外通入内耳道。

四、四肢骨及其连结

（一）上肢骨及其连结

1. 上肢骨　上肢骨包括锁骨、肩胛骨、肱骨、桡骨、尺骨和手骨（图 4-1-14）。

（1）锁骨（clavicle）：呈“～”形，位于胸廓前上部两侧。内侧端粗大称为胸骨端，与胸骨柄相连；外侧端扁平称为肩峰端，与肩峰相关节。

（2）肩胛骨（scapula）：为三角形扁骨，附于胸廓后外侧，可分为两面、三缘和三角。前面微凹陷称为肩胛下窝；后面上方有一横位的骨嵴称为肩胛冈，肩胛冈外侧端向前外侧伸展的一扁平突起，称为肩峰，是重要的骨性标志。上缘的外侧端有一呈曲指状的突起，称为喙突。上角在内上方，平对第 2 肋；下角对应第 7 肋或第 7 肋间隙；外侧角膨大，有一微凹朝外的关节面称为关节盂。

（3）肱骨（humerus）：位于上臂，分为一体和两端。上端半球形的膨大称为肱骨头，与肩胛骨的关节盂构成肩关节。上端外侧的突起称为大结节；前面较小的突起称为小结节，上端与肱骨体交界处称为外科颈，此处易发生骨折。

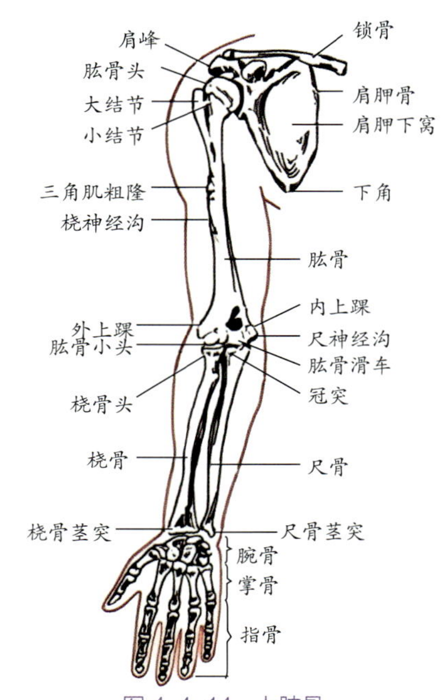

图 4-1-14　上肢骨

肱骨体外侧面中部有较大隆起的粗糙面，称为三角肌粗隆。后面有一条由内上斜向外下的浅沟，称为桡神经沟。

肱骨下端略向前弯曲，前后扁而左右宽，有两个关节面：内侧的关节面形如滑车，称为肱骨滑车，与尺骨相关节；外侧的关节面呈半球形，称为肱骨小头，与桡骨相关节。滑车与小头前上方各有一窝，称为冠突窝和桡窝。滑车的后上方有一个大窝，称为鹰嘴窝。下端两侧各有一突起，分别称为内上髁和外上髁。内上髁后面有尺神经沟，有尺神经经过。

（4）尺骨（ulna）：位于前臂的内侧。上端粗大，下端细小。上端有两个朝向前的明显突起，上方大者称为鹰嘴，下方小者称为冠突，二者间的半月形关节面称为滑车切迹。在滑车切迹的下外侧有一小关节面称为桡切迹。在冠突下方有一粗糙隆起称为尺骨粗隆。下端有球形的尺骨头，其后内侧有向下的突起称为尺骨茎突。

（5）桡骨（radius）：位于前臂的外侧，上端细小，下端粗大。上端有圆柱形的桡骨头，头的周缘为环状关节面，和尺骨桡切迹相关节。头下方变细为桡骨颈，颈下方前内侧有突出的桡骨粗隆。下端外侧向下突出，称为桡骨茎突。

（6）手骨：由腕骨、掌骨和指骨组成。

①腕骨：有 8 块，由桡侧向尺侧，近侧排列为手舟骨、月骨、三角骨、豌豆骨；远侧排列为大多角骨、小多角骨、头状骨和钩骨。

手关节

②掌骨：有 5 块，从桡侧向尺侧为第 1 ～ 5 掌骨。

③指骨：共 14 块，拇指为两节，其余 3 节，由近侧向远侧依次称为近节指骨、中节指骨和远节指骨。

2. 上肢骨的连结

（1）肩关节（shoulder joint）：由肱骨头与肩胛骨的关节盂构成（图 4-1-15）。关节盂小而浅，

边缘附有盂唇。在关节囊的前方、后方和上方均有肌腱和韧带加强，而前下方较薄弱，故肩关节脱位时，以前下方脱位最为常见。

肩关节是全身运动幅度最大、最灵活的关节，可作屈、伸、内收、外展、旋内、旋外和环转运动。

（2）肘关节（elbow joint）：由肱骨下端与尺骨、桡骨上端构成。肘关节包括 3 个关节：肱尺关节由肱骨滑车与尺骨的滑车切迹构成，肱桡关节由肱骨小头与桡骨头上关节面构成，桡尺近侧关节由桡骨头环状关节面与尺骨桡切迹构成。3 个关节包在一个关节囊内（图 4-1-16）。关节囊的前、后壁薄而松弛，两侧有副韧带加强（桡侧副韧带和尺侧副韧带）。肘关节可做前屈、后伸运动。

肩关节

肘关节

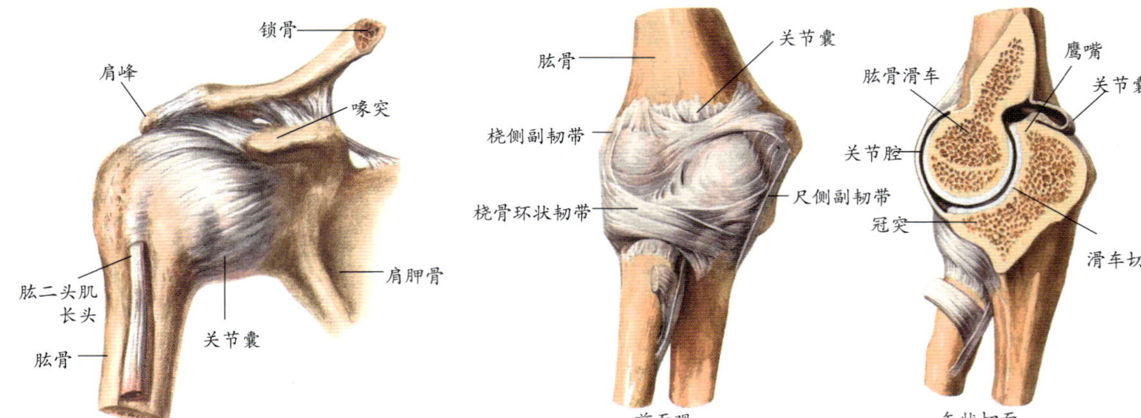

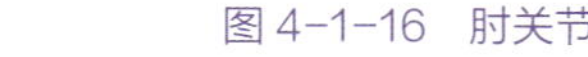

图 4-1-15　肩关节

图 4-1-16　肘关节

（3）桡腕关节：又称为腕关节（wrist joint），由桡骨腕关节面和尺骨头下方的关节盘共同构成关节窝，与手舟骨、月骨和三角骨近侧关节面共同组成的关节头相关节。桡腕关节可作屈、伸、收、展和环转运动。

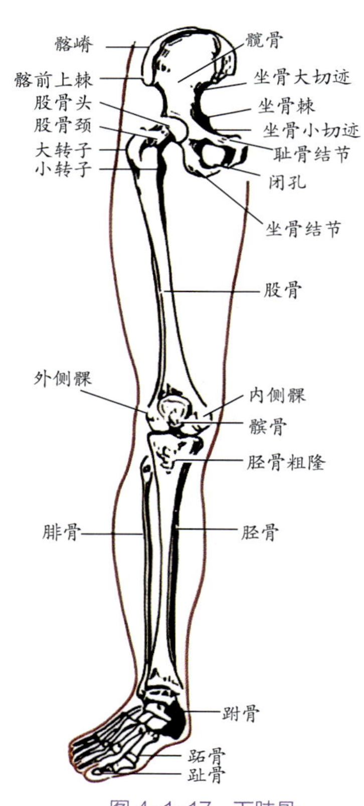

图 4-1-17　下肢骨

（二）下肢骨及其连结

下肢骨包括髋骨、股骨、髌骨、胫骨、腓骨和足骨（图 4-1-17）。

1. 下肢骨

（1）髋骨（hip bone）：为不规则扁骨，由髂骨、耻骨和坐骨融合而成。3 骨结合处的外侧有一个深窝，称为髋臼，与股骨头共同形成髋关节。耻骨与坐骨连结围成一大孔，称为闭孔。髋臼内的周边部是半月形关节面，称为月状面。髋臼下缘有小缺口，称为髋臼切迹。

①髂骨（ilium）：构成髋骨的后上部，分为体和翼两部分。髂骨上缘称为髂嵴，髂嵴的前后突起分别为髂前上棘和髂后上棘，它们的下方各有一个突起，分别称为髂前下棘和髂后下棘。髂嵴外缘距髂前上棘 5 ～ 7 cm 处向外侧突出，称为髂结节。髂骨翼内面平滑稍凹，称为髂窝，其下界为弓状线。

②坐骨（ischium）：构成髋骨后下部，分为体和支两部分。坐骨体较厚，构成髋臼的后下部，自体向后下延续为坐骨支，其后下为粗大的坐骨结节。髂后下棘与坐骨结节之间有一个三角形突起，称为坐骨棘，其上方较大的缺口称为坐骨大切迹，下方较小的称为坐骨小切迹。

③耻骨（pubis）：为髋骨的前下部，分体和上、下两支。耻骨

上、下支移行处的内侧有一个椭圆形的粗糙面，称为耻骨联合面。耻骨上支的前面有一处突起，称为耻骨结节。

（2）股骨（femur）：位于股部，是人体最长的长骨，可分为体和上、下两端，上端有伸向内上方呈球状的股骨头，股骨头外下方的较细部分，称为股骨颈。颈与体交界处的外侧，有粗糙隆起称为大转子，向后内侧的隆起称为小转子。下端左、右膨大并向后突出，形成内侧髁和外侧髁，两髁之间的深窝称为髁间窝。两髁的关节面在前面相连，与髌骨相连结称为髌面，两髁侧面上方分别有较小的突起称为内上髁和外上髁。

（3）髌骨（patella）：人体最大的籽骨，包埋于股四头肌腱内，为三角形的扁平骨。底朝上，尖向下，前面粗糙，后面为光滑的关节面，与股骨的髌面相对，参与膝关节的构成。

（4）胫骨（tibia）：三棱形粗大的长骨，位于小腿内侧，可分为一体和两端。上端膨大，形成内侧髁和外侧髁，参与构成膝关节。两髁之间的骨面隆凸称为髁间隆起。下端内侧有伸向下的骨突，称为内踝。

（5）腓骨（fibula）：细长，位于小腿部的后外侧，也分为一体和两端。上端膨大称为腓骨小头，在皮肤表面可以触及，下端稍膨大，称为外踝。

知识链接

神奇的胫骨

胫骨承担全身的重量，它的承受能力超过人体重量的数倍。据测定，骨的抗压能力比花岗岩高 25 倍。胫骨上端、股骨下端及髌骨构成膝关节，由于胫骨上端的宽度几乎与股骨下端相等，这一结构特点增强了膝关节的稳定性。胫骨后外侧的腓骨不直接参与负重，其功能为对胫骨有固定作用。

（6）足骨：包括跗骨、跖骨和趾骨 3 部分。

①跗骨：属于短骨，位于足骨的近侧部，共 7 块。由后向前排成 3 列，后列上部为距骨、后列下部为跟骨，中列为足舟骨，前列由内侧向外侧依次为内侧楔骨、中间楔骨、外侧楔骨和骰骨。

②跖骨：位于足骨的中间部，共 5 块，由内侧向外侧依次为第 1 ～ 5 跖骨。

③趾骨：共 14 块，其分部和名称与手指骨相同。

2. 下肢骨的连结

（1）髋骨的连结：两侧髋骨的后部借骶髂关节、韧带与骶骨相连；前部借耻骨联合互相连接（图 4-1-18）。

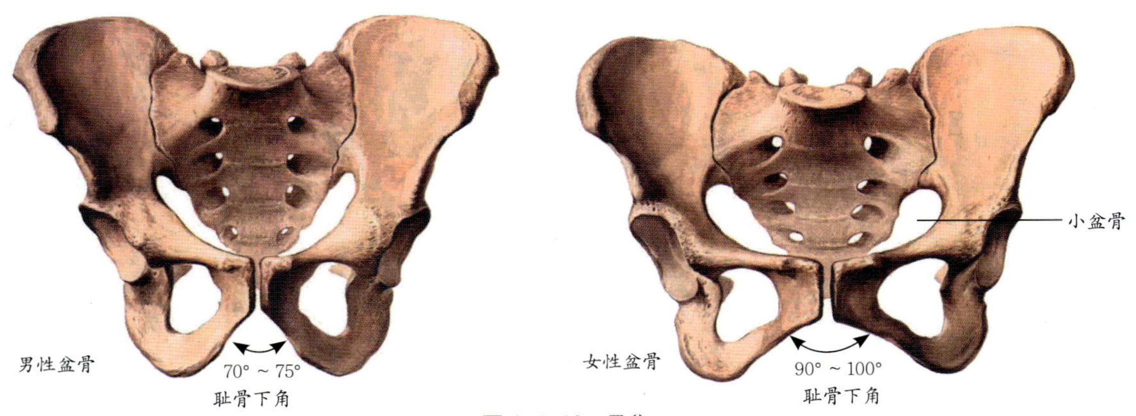

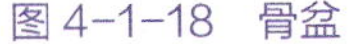

图 4-1-18　骨盆

骨盆径线

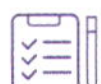

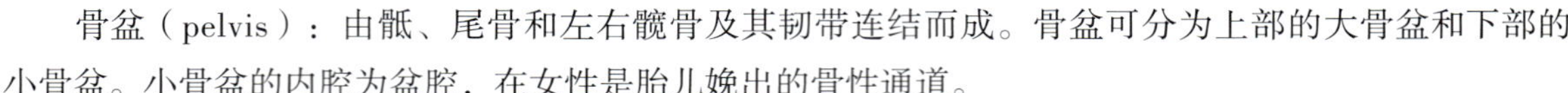

骨盆的韧带

骨盆（pelvis）：由骶、尾骨和左右髋骨及其韧带连结而成。骨盆可分为上部的大骨盆和下部的小骨盆。小骨盆的内腔为盆腔，在女性是胎儿娩出的骨性通道。

髋关节

（2）髋关节（hip joint）：由股骨头与髋臼构成（图 4-1-19）。髋臼深，包绕股骨头，从而保障髋关节的稳定。关节囊厚而坚韧，周围有韧带加强，可限制髋关节过度后伸，对维持人体的直立姿势有重要作用。髋关节可做屈、伸、内收、外展、旋转运动。

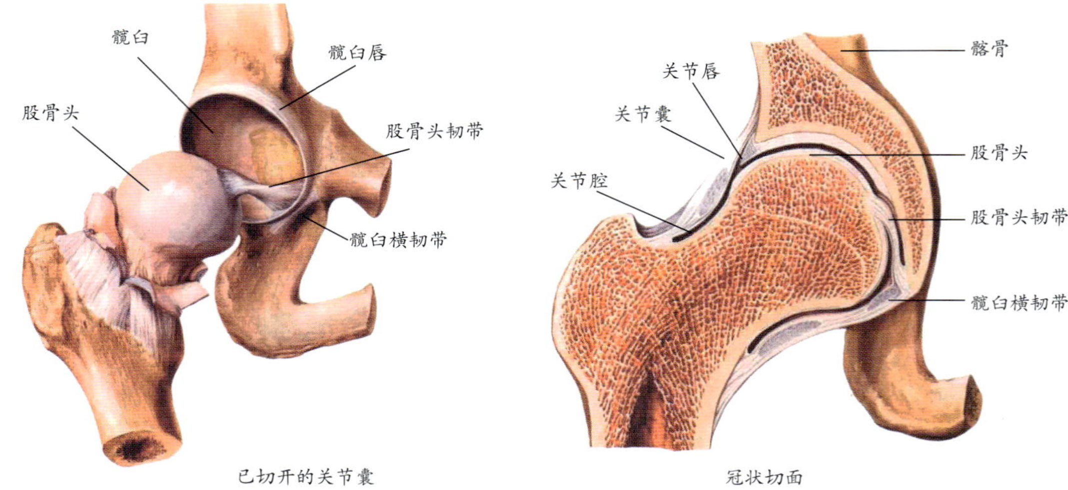

图 4-1-19 髋关节

（3）膝关节（knee joint）：由股骨下端、胫骨上端以及髌骨构成，为人体最大且构造最复杂的关节（图 4-1-20）。

膝关节

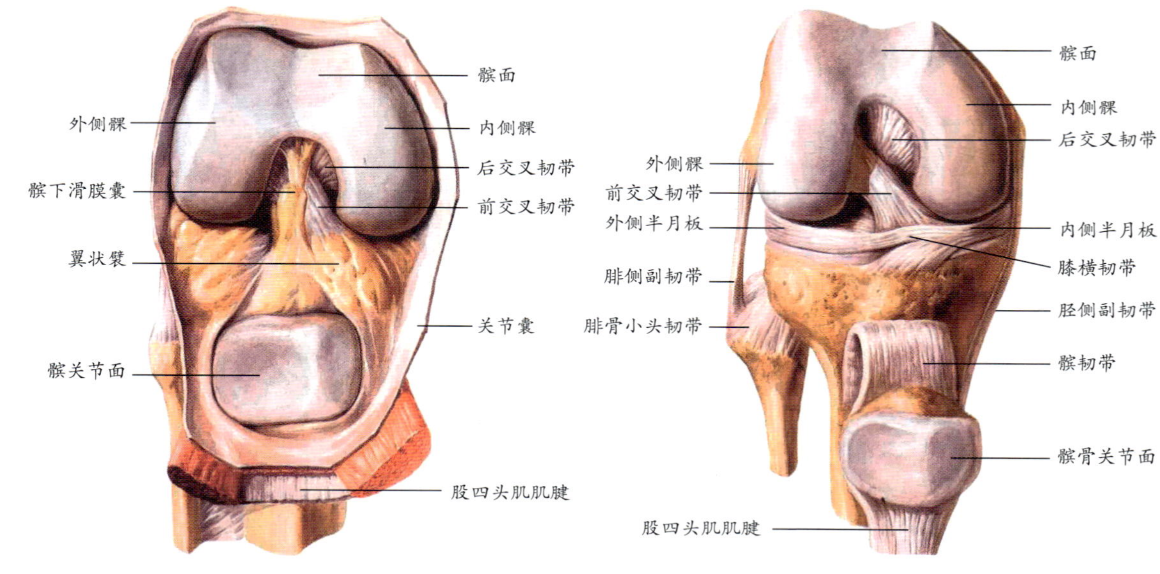

图 4-1-20 膝关节

膝关节的关节囊薄而松弛，附着于各骨关节软骨的周缘。关节囊的周围有韧带加固，前方的称为髌韧带，内侧有胫侧副韧带，外侧为腓侧副韧带。膝关节内有前、后交叉韧带，牢固地将股骨和胫骨连结在一起，防止胫骨向前、后移位。

踝关节周围韧带

膝关节的关节内有由纤维软骨构成的半月板。内侧半月板大而薄，呈“C”形，外侧半月板较小，呈“O”形。半月板具有一定的弹性，能缓冲重力，起到保护关节面的作用。

膝关节主要做屈、伸运动，半屈位时，还可做小幅度的旋内、旋外运动。

（4）距小腿关节：由胫、腓骨下端的关节面与距骨滑车构成，又名踝关节。关节囊前后较薄，两

侧较厚，并有韧带加强。胫侧副韧带为一强韧的三角形韧带，位于关节的内侧。腓侧副韧带位于关节的外侧。由于外侧韧带较薄弱，当足突然过度内翻时，关节易发生扭伤。

踝关节可做屈（跖屈）及伸（背屈）运动。足尖向上，足与小腿间的角度变小称为背屈；反之，足尖向下，足与小腿间的角度变大称为跖屈。

（5）足弓：由跗骨、跖骨以及足底的韧带、肌腱等共同构成的一个凸向上方的弓。

足弓的主要功能是使重力从踝关节经距骨向前分散到跖骨小头，向后传向跟骨，以保证人直立时足底支撑的稳固性，还可保护足底的血管和神经免受压迫。

第二节 骨骼肌

一、概述

骨骼肌（muscle）的分布广泛，全身有600多块，约占人体重量的40%。每块肌都是一个独立的器官，都有一定的形态结构，有丰富的血液供应，并受神经支配执行一定的功能。

（一）肌的形态

骨骼肌按形态可分为长肌、短肌、扁肌和轮匝肌4类（图4-2-1）。

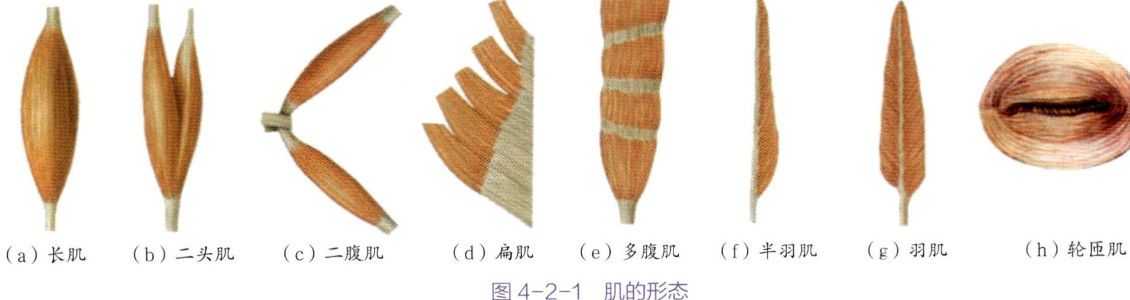

全身骨骼（男）

图4-2-1 肌的形态

1. 长肌 长肌呈长梭形或长带状，多分布于四肢，收缩时可产生较大幅度的运动。

2. 短肌 短肌较短小，多分布于躯干的深层，收缩时运动幅度较小。

3. 扁肌 扁肌扁薄宽阔，又称为阔肌，多分布于躯干的浅层，收缩时除运动躯干外，还有保护内脏的作用。

4. 轮匝肌 轮匝肌呈环形，位于孔、裂的周围，收缩时可关闭孔、裂。

（二）肌的构造

骨骼肌由肌腹和肌腱构成。肌腹呈红色，由肌纤维构成，是肌的收缩部分；肌腱色白而坚韧，由致密结缔组织构成，位于肌的两端并附着于骨，无收缩功能，起固定作用。长肌的肌腱多呈条索状，又称为腱索，扁肌的肌腱呈薄膜状，又称为腱膜。

（三）肌的辅助装置

骨骼肌的辅助结构主要有筋膜、滑膜囊和腱鞘。

1. 筋膜 筋膜（fascia）分为浅筋膜和深筋膜两种。

（1）浅筋膜：位于真皮下，又称为皮下筋膜，由疏松结缔组织构成，内含脂肪组织、血管和神经等。

（2）深筋膜：位于浅筋膜深面，又称为固有筋膜，由致密结缔组织构成，遍布全身且互相连续。

2. 滑膜囊　滑膜囊（synovial bursa）为封闭的结缔组织扁囊，内有滑液，多位于肌腱或韧带与骨面相接触处，以减少运动时的摩擦，增加运动的灵活性。

3. 腱鞘　腱鞘（tendinous sheath）为包裹于活动幅度大而频繁的肌腱外的鞘管内，如腕、踝、手指和足趾等处。腱鞘分为内、外两层，外层为纤维层，内层为滑膜层，鞘内含少量滑液，使肌腱能在鞘内自由滑动。

二、头颈肌

（一）头肌

头肌分为面肌和咀嚼肌两部分（图 4-2-2）。

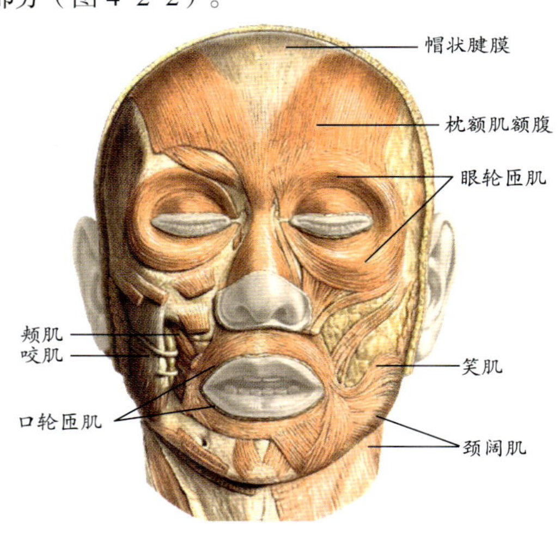

图 4-2-2　头肌

颞下颌关节

面肌为扁薄的皮肌，起于颅骨，止于面部皮肤，收缩时牵动面部皮肤产生各种表情，故又称为表情肌，主要有枕额肌、眼轮匝肌和口轮匝肌等。

咀嚼肌位于颞下颌关节的周围，参与咀嚼运动，主要有咬肌和颞肌等。

（二）颈肌

颈肌位于颅和胸廓之间，主要有胸锁乳突肌。

胸锁乳突肌位于颈部外侧的浅层，起于胸骨柄和锁骨的内侧端，斜向后上，止于颞骨乳突。胸锁乳突肌一侧收缩，使头向同侧偏屈，面转向对侧；两侧同时收缩，使头后仰。

三、躯干肌

躯干肌包括背肌、胸肌、膈、腹肌和会阴肌。

（一）背肌

背肌为位于躯干后面的肌群，可分为浅、深两群。浅群多为阔肌，主要有斜方肌、背阔肌等，深群主要有竖脊肌（图 4-2-3）。

1. 斜方肌　斜方肌（trapezius）位于项部及背上部，为三角形扁肌，左、右两侧合起来为斜方形。上部肌束收缩，可上提肩胛骨；下部肌束收缩，可下降肩胛骨；全肌收缩，牵拉肩胛骨向脊柱靠拢。

2. 背阔肌　背阔肌（latissimus dorsi）为全身最大的扁肌，位于背下部、腰部及胸侧壁。该肌收缩时使肩关节内收、旋内和后伸。当上肢上举被固定时，躯体可做引体向上动作。

3. 竖脊肌　竖脊肌（erector spinae）纵列于斜方肌、背阔肌的深面和脊椎棘突的两侧，一侧收缩使脊柱侧屈，两侧同时收缩使脊柱后伸和仰头，对维持人体的直立姿势具有重要作用。

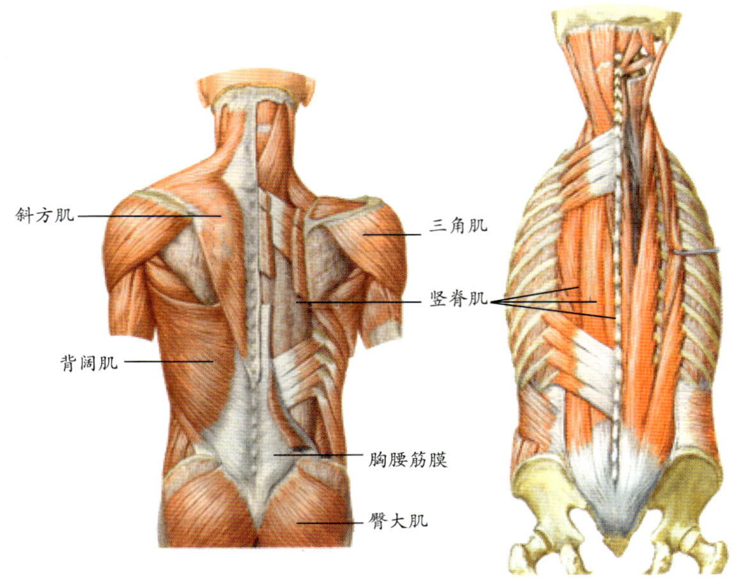

图 4-2-3　背肌

（二）胸肌

1. 胸大肌　胸大肌（pectoralis major）位置表浅，呈扇形覆盖于胸壁前部（图 4-2-4）。收缩时可使肩关节内收、旋内和前屈。上肢固定时，可上提躯干。

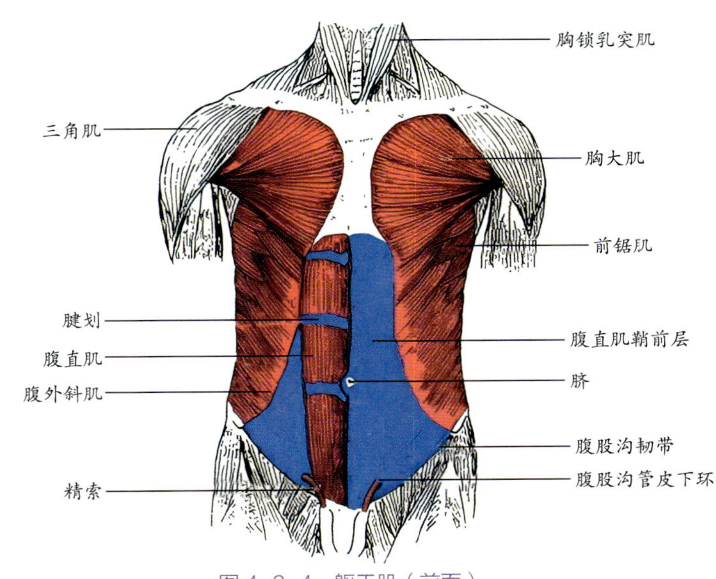

图 4-2-4　躯干肌（前面）

躯干肌（前面）

2. 前锯肌　前锯肌（serratus anterior）紧贴于胸外侧壁（图 4-2-4），收缩时拉肩胛骨向前并紧贴胸廓；下部肌束收缩使肩胛骨下角旋外，协助上肢上举。

3. 肋间肌　肋间肌位于肋间隙内，分为浅、深两层。浅层称为肋间外肌，收缩时可提肋，使胸腔前后径及横径扩大，以助吸气；深层称为肋间内肌，收缩时降肋助呼气。

（三）膈

膈位于胸、腹腔之间，为向上膨隆的扁肌（图 4-2-5）。膈周围为肌部，各部肌束向中央集中移行于中心腱。

膈上有 3 个孔：①主动脉裂孔，有主动脉和胸导管通过；②食管裂孔，位于主动脉裂孔左前上方，有食管和迷走神经通过；③腔静脉孔，位于主动脉裂孔右前上方，有下腔静脉通过。

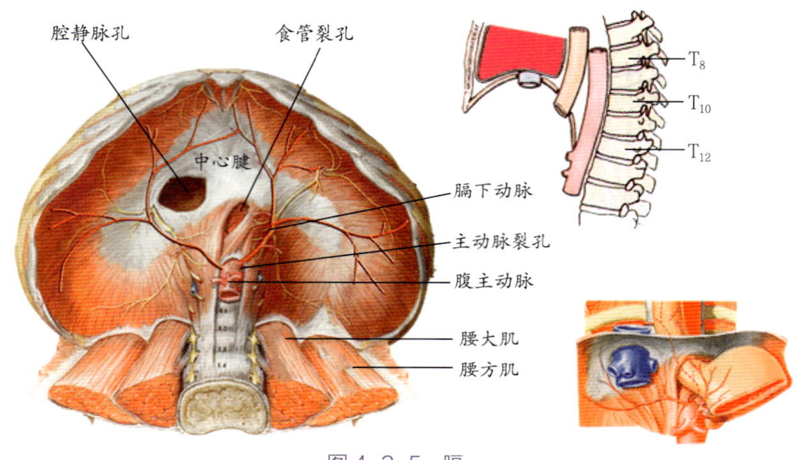

图 4-2-5 膈

膈为主要的呼吸肌，收缩时膈顶下降，胸腔容积扩大，助吸气；舒张时膈顶上升，胸腔容积缩小，助呼气。膈与腹肌同时收缩，可增加腹压，协助排便、呕吐和分娩等活动。

（四）腹肌

腹肌位于胸廓下口与骨盆上缘之间（图 4-2-4），参与腹壁的组成，主要包括腹外斜肌、腹内斜肌、腹横肌和腹直肌。其中，腹外斜肌、腹内斜肌和腹横肌由浅入深成层排列，肌纤维相互交错，其腱膜包裹腹直肌，形成腹直肌鞘。腹直肌呈带状，位于腹前壁正中线两侧的腹直肌鞘内。腹直肌肌束方向呈纵行，全长有 3 ～ 4 条横行的腱性结构，称为腱划。

腹肌保护、支持腹腔脏器，收缩时增加腹压，协助完成排便、分娩、呕吐和咳嗽等活动；也可使脊柱做前屈、侧屈和旋转运动。

（五）会阴肌

会阴肌是指封闭小骨盆下口的诸肌，其中主要有肛提肌、会阴浅横肌、会阴深横肌和尿道括约肌，支持和承托盆腔脏器。

知识链接

产后会阴康复的重要性

孕妇在妊娠分娩期间，胎儿通过阴道时，会对阴道壁产生压迫，可损伤产妇的会阴神经和盆底肌肉。这种损伤不仅给产妇带来不适和疼痛感，影响产妇的基本生理功能，严重时还会导致产妇出现子宫脱落、尿失禁、阴道扩张等临床常见的盆底功能障碍症状。因此，产后及时进行会阴肌功能的康复十分重要。

四、四肢肌

四肢肌包括上肢肌和下肢肌。上肢肌细小，数目较多，与上肢执行复杂灵活的劳动功能相适应；下肢肌数目较少，但粗壮有力，与下肢支持体重和行走功能相适应。

（一）上肢肌

上肢肌包括肩肌、臂肌、前臂肌和手肌（图 4-2-6）。

1. 肩肌　肩肌分布在肩关节周围，主要有三角肌。三角肌呈三角形，肌束从前、后和外侧三面包围肩关节，收缩时使肩关节外展。

2. 臂肌　臂肌分布在肱骨周围，主要作用于肘关节，分为前、后两群。

（1）前群：主要有肱二头肌，位于臂前部浅层，主要作用是屈肘关节。

（2）后群：主要有肱三头肌，位于臂后部，主要作用是伸肘关节。

3. 前臂肌　前臂肌分布在桡、尺骨周围，分为前、后两群，主要运动腕关节、指骨间关节。前群共有 9 块肌，包括屈肌和旋前肌，后群共有 10 块肌，包括伸肌和旋后肌。

4. 手肌　手肌位于手掌，主要运动手指。手肌与前臂的长肌共同作用，使手能执行一系列的重要功能，如抓、捏、握持、夹、提等。

（二）下肢肌

下肢肌包括髋肌、大腿肌、小腿肌和足肌（图 4-2-7）。

1. 髋肌　髋肌分布于髋关节周围，主要运动髋关节，分为前、后两群。

（1）前群：主要有髂腰肌，由腰大肌和髂肌组成，主要作用是使髋关节前屈和旋外。下肢固定时，可使躯干前屈。

（2）后群：主要位于臀部，有臀大肌、臀中肌、臀小肌和梨状肌等。臀大肌大而肥厚，使髋关节后伸并外旋，在人体直立时，固定骨盆，防止躯干前倾。臀大肌是肌内注射最常选的部位。

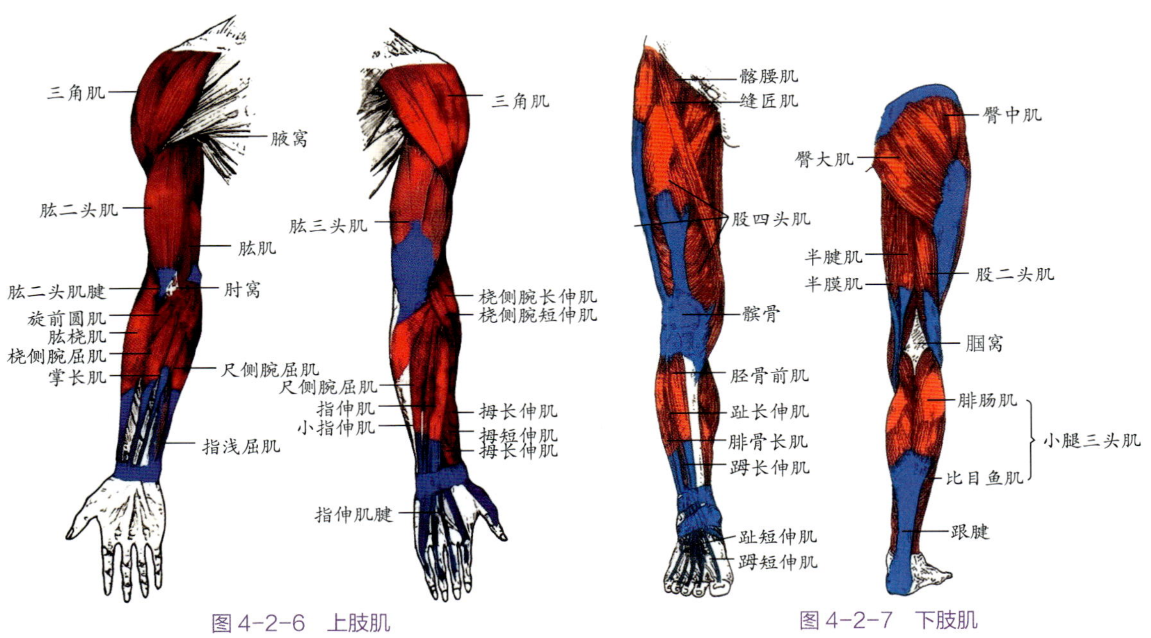

图 4-2-6　上肢肌　　　图 4-2-7　下肢肌

2. 大腿肌　大腿肌分布在股骨周围，分为前群、内侧群和后群。

（1）前群：位于股骨前方，有缝匠肌和股四头肌。缝匠肌是全身中最长的肌，呈长扁带状，可屈髋关节和膝关节。股四头肌是全身体积最大的肌，有 4 个头，向下合并形成一强大肌腱，包绕髌骨，并向下延续为髌韧带，止于胫骨粗隆，作用是屈髋关节和伸膝关节。

（2）内侧群：位于大腿内侧，主要作用是内收髋关节。

（3）后群：位于大腿后部，共 3 块肌，外侧的是股二头肌，内侧的是半腱肌和半膜肌，可伸髋关节和屈膝关节。

3. 小腿肌　小腿肌分布在胫、腓骨周围，分为前群、外侧群和后群。

（1）前群：位于小腿前方，作用是使足背屈、足内翻及伸趾。

（2）外侧群：位于腓骨外侧，作用是使足跖屈和足外翻。

（3）后群：位于小腿后方，分为浅、深两层。浅层有小腿三头肌，由腓肠肌和比目鱼肌组成，肌腹膨大，向下形成强大的跟腱，止于跟骨。小腿三头肌可提足跟，使足跖屈；站立时，能固定踝关节和膝关节，防止身体向前倾倒。深层有 3 块肌，能使足跖屈、足内翻及屈趾。

4. 足肌　足肌可分为足背肌和足底肌。足背肌的作用是伸趾，足底肌的作用是屈趾和维持足弓。

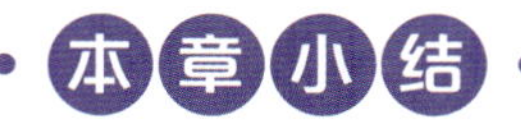

1. 运动系统由骨、骨连结和骨骼肌组成。成人骨有 206 块，每块骨均由骨膜、骨质、骨髓构成，包括躯干骨（椎骨、胸骨、肋骨）、颅骨（脑颅骨、面颅骨）、四肢骨（上肢骨、下肢骨）。上肢骨包括锁骨、肩胛骨、肱骨、桡骨、尺骨和手骨；下肢骨包括髋骨、股骨、髌骨、胫骨、腓骨和足骨。

2. 骨骼肌是躯体运动的动力，每块肌由肌腹和肌腱构成。筋膜、滑膜囊和腱鞘是运动辅助结构。根据躯体运动的需要，有规律地分群、分组配布。骨骼肌包括头颈肌、躯干肌、四肢肌。头肌分为面肌和咀嚼肌两部分；颈肌位于颅和胸廓之间，主要有胸锁乳突肌；躯干肌包括背肌、胸肌、膈、腹肌和会阴肌；四肢肌包括上肢肌和下肢肌，上肢肌包括肩肌、臂肌、前臂肌和手肌，下肢肌包括髋肌、大腿肌、小腿肌和足肌。

思考与练习

1. 颈椎、胸椎、腰椎各有何特点？
2. 做右下腹部手术切口，由浅入深会经过腹壁哪些结构？
3. 上肢肌有哪些，各有何作用？

（朱方敏）

第五章

呼吸系统

学习目标

1. 素质目标：具有敬畏生命、无私奉献的精神。

2. 知识目标：掌握呼吸系统的组成，肺通气的动力、阻力，胸膜腔负压形成的原理及生理意义；熟悉呼吸系统各部分的结构特点、气体交换的过程。

3. 能力目标：能描述呼吸系统的组成、位置及形态；能理解呼吸运动的原理和气体交换的过程；能分析常见呼吸系统疾病发生的原因。

案例导学

患者，男，12 岁，因“呼吸困难 10 分钟”入院。患者 10 分钟前进食时突发剧烈咳嗽，呼吸急促。其母亲判断孩子喉咙有异物，立即捶其背部，孩子情况稍有缓解。但随后患者又开始咳嗽，并出现呼吸困难，遂紧急送往医院。临床诊断：右侧支气管异物阻塞。

请思考： 1. 为什么异物易落入右侧支气管？

2. 气道异物阻塞应如何处理？请解释其原理。

呼吸系统由呼吸道及肺组成（图 5-1-1）。呼吸道作为气体进出肺的通道，包括鼻、咽、喉、气管、主支气管以及各级支气管。医学上将鼻、咽、喉称为上呼吸道，将气管、主支气管及各级支气管称为下呼吸道。肺是进行气体交换的器官，由肺实质与肺间质组成。呼吸系统的主要功能为吸入氧气（O_2），排出二氧化碳（CO_2），保持机体内环境中 O_2 与 CO_2 含量的相对稳定，从而维护生命活动的正常进行。若呼吸过程受阻，将引发内环境紊乱，严重时甚至危及生命。此外，呼吸系统还参与了非呼吸功能，如发音、嗅觉、内分泌、协助血液循环以及参与体内部分物质代谢等。

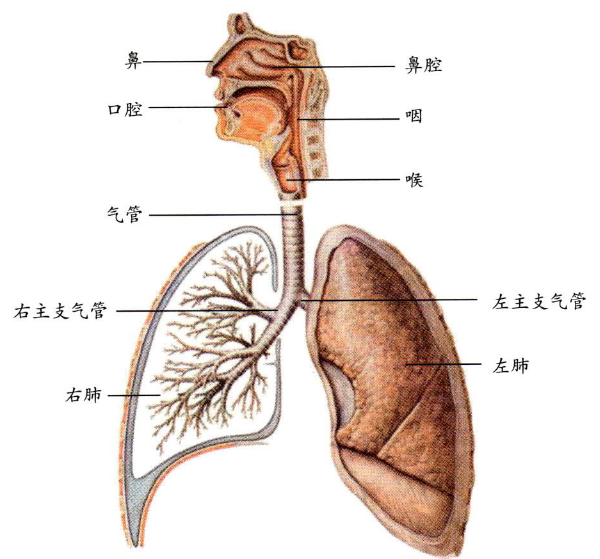

图 5-1-1　呼吸系统的组成

第一节 呼吸系统的解剖结构

一、呼吸道

（一）鼻

呼吸系统全貌

鼻是呼吸道的起始部，由外鼻、鼻腔和鼻旁窦3部分组成。鼻是嗅觉器官，同时具备辅助发音功能。

1. 外鼻　外鼻位于面中部，呈三棱锥形，易受外伤。上部以骨为支架，下部以软骨为支架，外表面覆盖皮肤，内表面衬有黏膜。鼻上端较窄，称为鼻根。中央隆起部称为鼻梁，鼻梁两侧称为鼻背。下端较突，称为鼻尖。鼻尖向两侧膨出，称为鼻翼。

鼻尖和鼻翼处的皮肤较厚，富含皮脂腺和汗腺，与深部皮下组织和软骨膜连接紧密，易发生疖肿。故发炎时，局部肿胀压迫神经末梢可引起较剧烈的疼痛。

2. 鼻腔　鼻腔为两侧面颅之间的腔隙，以骨和软骨为支架，内衬皮肤和黏膜。鼻腔被鼻中隔分为左右两腔，前有鼻孔与外界相通，后连通于鼻咽部，每侧鼻腔又分鼻前庭和固有鼻腔。

鼻前庭位于鼻腔前部，内衬皮肤，生有鼻毛，具有滤过作用。鼻前庭由皮肤与软骨膜直接相连，易发生疖肿，发炎时可引起剧烈疼痛。固有鼻腔位于鼻腔后部，内衬黏膜，外侧壁自上而下有上、中、下3个鼻甲，各鼻甲下方分别为上、中、下3个鼻道（图5-1-2）。

中、上鼻道有鼻旁窦开口，下鼻道有鼻泪管开口。鼻腔黏膜可分为嗅部和呼吸部，具有嗅觉及温暖、湿润、净化吸入空气的作用。

3. 鼻旁窦　鼻旁窦是鼻腔周围颅骨内含气的空腔，与鼻腔相通。因其黏膜通过各窦口与鼻腔黏膜相连，故鼻腔发炎时，可蔓延至鼻旁窦引起鼻窦炎。鼻旁窦共有4对，包括上颌窦、筛窦、额窦和蝶窦（图5-1-3）。各窦大小和形态各异，且常有发育变异。其中最大的是上颌窦，位于上颌骨内，开口位置较高，发炎、化脓时易造成窦内积脓。额窦位于额骨内，筛窦位于筛骨内，蝶窦位于蝶骨内。

鼻旁窦有助于调节吸入空气的温度和湿度，同时对发音具有共鸣作用。

鼻旁窦开口

图5-1-2　头部正中矢状面断面

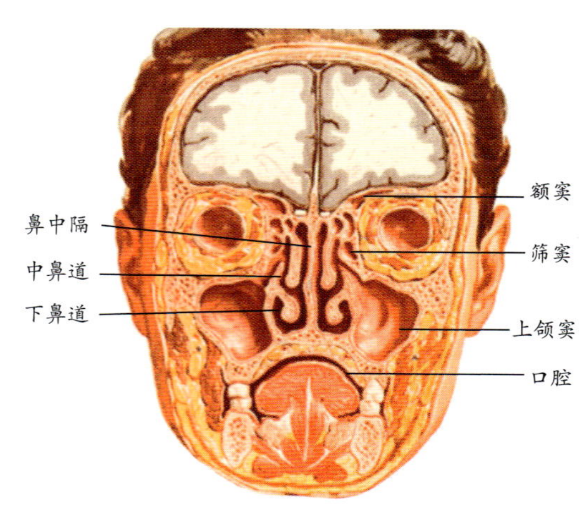

图5-1-3　头部冠状断面

知识链接

危险三角区

危险三角区，是指两侧口角至鼻根连线所划定的三角形区域。之所以得名"危险三角"，原因在于此区域静脉血管丰富，与大脑中的静脉血管直接相连，而这些血管缺乏防止血液逆流的瓣膜。因此，当此区域皮肤或黏膜遭受感染时，细菌、病毒等病原体可以通过血液进入大脑，引发脑膜炎、脑脓肿等严重并发症。

日常生活中，必须高度重视鼻部危险三角区皮肤和黏膜的保护，避免任何形式的损伤和感染。严禁随意挤压三角区的疖肿或黑头，以防止感染和炎症的扩散。当危险三角区出现疼痛、红肿等症状时，应立即就医，避免潜在的恶化风险。

（二）咽

咽位于第 1 ～ 6 颈椎的前方，上起颅底，下续于食管，是呼吸系统与消化系统的共有通道。咽是肌性管道，上宽下窄、前后略扁，其前壁不完整，自上而下与鼻腔、口腔及喉腔相通。因此，将咽划分为鼻咽、口咽和喉咽 3 个部分（图 5-1-4）。

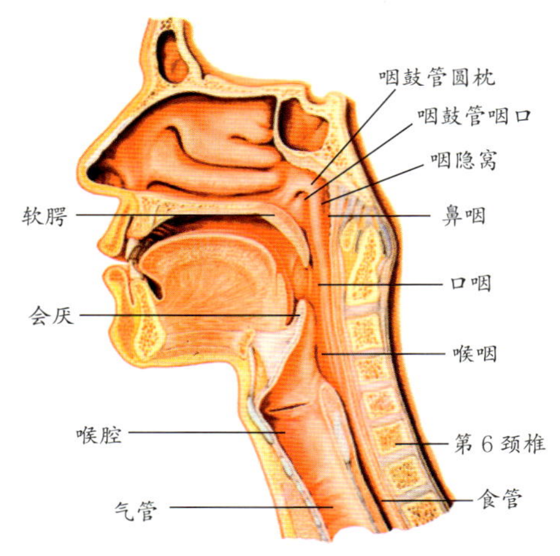

图 5-1-4　咽腔正中矢状断面

1. 鼻咽　鼻咽位于鼻腔后部，通过鼻后孔与鼻腔相连。鼻咽两侧下鼻甲后端约 1 cm 处有一漏斗状开口，称为咽鼓管咽口，鼻咽可通过此通道与中耳鼓室相通。若咽部遭受感染，细菌可以通过此通道扩散至中耳，导致中耳炎。

2. 口咽　口咽位于口腔后部，前方借咽峡与口腔相通，向上与鼻咽部相连，向下连通喉咽部。

3. 喉咽　喉咽位于咽部最下端，通过喉口与喉腔相通，是咽部最狭窄的部分。喉咽上起会厌软骨上缘平面，下平第 6 颈椎下缘与环状软骨下缘平面，并向下延续至食管。

知识链接

鼻咽癌

鼻咽癌是一种发生在鼻咽部的恶性肿瘤，主要发生在鼻咽部的顶前壁和咽隐窝部位。这两个区域由于解剖结构和生理特点，更易受致癌因素影响。顶前壁黏膜上皮敏感，易受环境影响发生恶性病变，且周围淋巴组织丰富，易引发免疫反应，增加患癌风险。咽隐窝易藏污纳垢，从而诱发炎症，后壁淋巴结组织丰富，易受致癌物质影响发生转移。此外，鼻咽癌还可能发展至颅底和颈部淋巴结。

鼻咽癌症状多样，早期不易察觉，其发生与多种因素相关，如遗传、环境、EB 病毒感染等。早期的诊断和治疗对提高治愈率至关重要，治疗方法包括放疗、化疗和手术。为预防鼻咽癌，应保持良好的生活习惯，如戒烟限酒、饮食均衡、避免长时间暴露于污染环境中，并定期进行体检和筛查。

（三）喉

喉位于第 4 ～ 6 颈椎前部正中，上接舌骨，下连气管，是呼吸道的一部分，同时具备发音功能。喉以喉软骨为支架，借助喉肌、韧带及纤维组织形成锥形管腔状结构，内衬黏膜（图 5-1-5）。

喉软骨连结

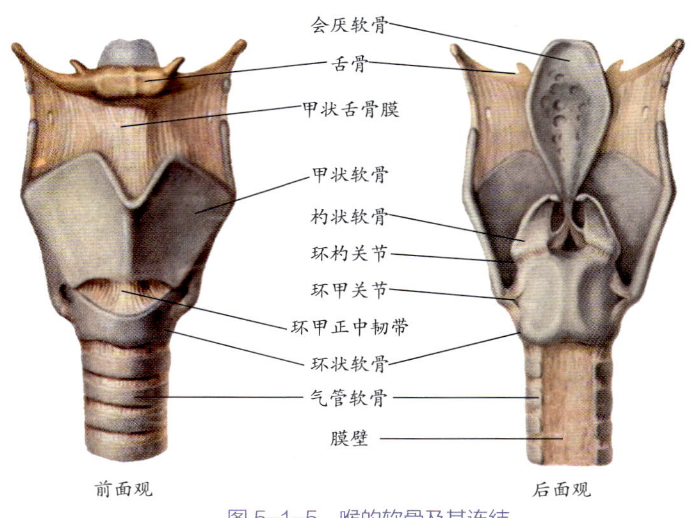

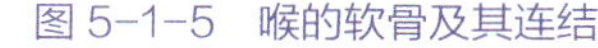
图 5-1-5　喉的软骨及其连结

1. 喉软骨　喉软骨主要包括不成对的会厌软骨、甲状软骨、环状软骨和成对的杓状软骨，它们共同构成喉壁支架。

（1）会厌软骨：位于喉上端，上宽下窄，形似树叶。吞咽时，喉部上升，会厌覆盖喉口，防止食物进入喉腔。

（2）甲状软骨：位于环状软骨上方，是最大的喉软骨，由左右两块四边形软骨板相连而成，构成喉的前外侧壁。两板相连处称为前角，其上部正中向前隆起，形成喉结，成年男性尤为明显。

（3）环状软骨：位于甲状软骨下方，形如指环，后部有四方形的环状软骨板，与喉软骨共同构成环甲、环杓两组关节。环状软骨为呼吸道中唯一完整的软骨环，可保持呼吸道通畅。

（4）杓状软骨：位于环状软骨的后上方，呈三棱锥形。

2. 喉腔　喉腔为喉的内腔，自上而下分为喉前庭、喉中间腔和声门下腔 3 部分。喉前庭与咽相通，空间较为宽敞。喉中间腔有两对前后方向的黏膜皱襞，上方的一对称为前庭襞，其间的裂隙称为前庭裂；下方的一对称为声襞，其间的裂隙称为声门裂，为喉腔中最狭窄的部位。声襞、声韧带及声带肌共同组成声带，是重要的发音结构。当气流通过声门裂时，声带振动产生声音。声门下腔位于声门裂以下，因黏膜下组织疏松，炎症时易发生水肿，易导致急性喉阻塞。

（四）气管和支气管

气管和支气管作为喉与肺之间的气体通道，以“C”形软骨环为支架，其缺口朝后，借助环韧带、平滑肌形成封闭的气管壁（图 5-1-6）。

气管壁柔软且富有弹性，能支持呼吸道保持开放，也能随呼吸过程进行扩张与收缩。气管壁由内向外依次为黏膜、黏膜下层和外膜。黏膜上皮通常为假复层纤毛柱状上皮细胞层，黏膜和黏膜下层内含有大量的黏液细胞和杯状细胞，它们能分泌黏液，以保持呼吸道湿润，同时还能黏附空气中的微粒和细菌，借助黏膜层上皮细胞的纤毛有节律地向咽部摆动，将黏附物以痰液的形式排出体外或被吞咽。

1. 气管　气管位于颈前部正中，食管的前方，上接环状软骨下缘，沿颈部正中下行至胸腔，于胸骨角平面分为左、右主支气管。

2. 支气管　支气管是指气管分出的各级分支。其中一级分支为主支气管，左右各一，经肺门入肺。

左主支气管细而长、近水平位，其上方有主动脉弓跨过，后方与食管交叉。右主支气管粗而短、近垂直位，因此，气管异物更容易坠入右主支气管。

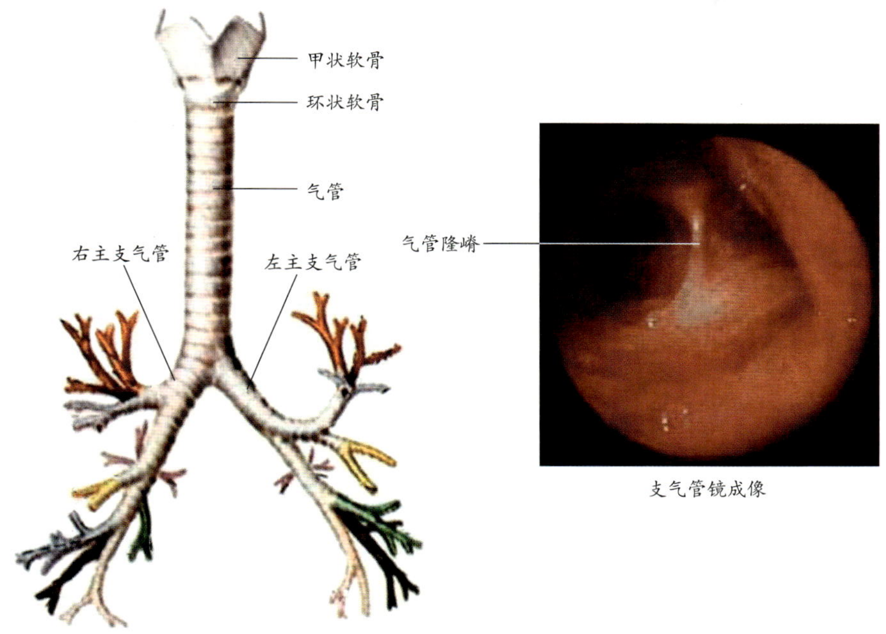

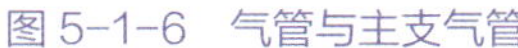
图 5-1-6 气管与主支气管

支气管树整体观

二、肺

（一）肺的位置和形态

肺位于胸腔内，纵隔两侧左右各一，质地柔软且富有弹性。每侧肺表面都有深入肺内的裂隙，是肺叶的分界。左肺被左肺斜裂分为上、下两叶，下叶邻肝左叶、胃底和脾。右肺被右肺水平裂和右肺斜裂分为上、中、下 3 叶，下叶邻肝右叶。

肺呈半圆锥形，由于膈的右侧比左侧高，以及心脏位置偏左，故右肺较宽短，左肺较狭长，其形态可分为一尖、一底、两面和三缘（图 5-1-7、图 5-1-8）。

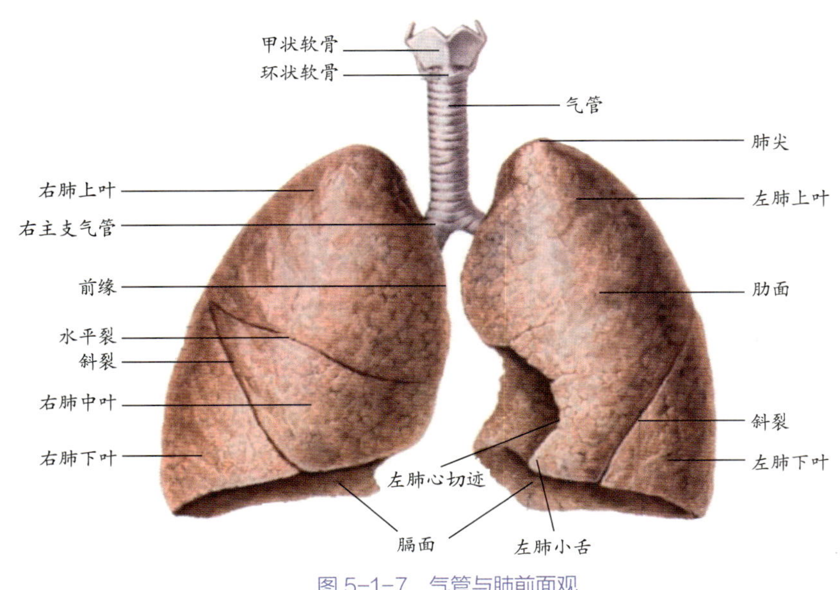

图 5-1-7 气管与肺前面观

肺的形态

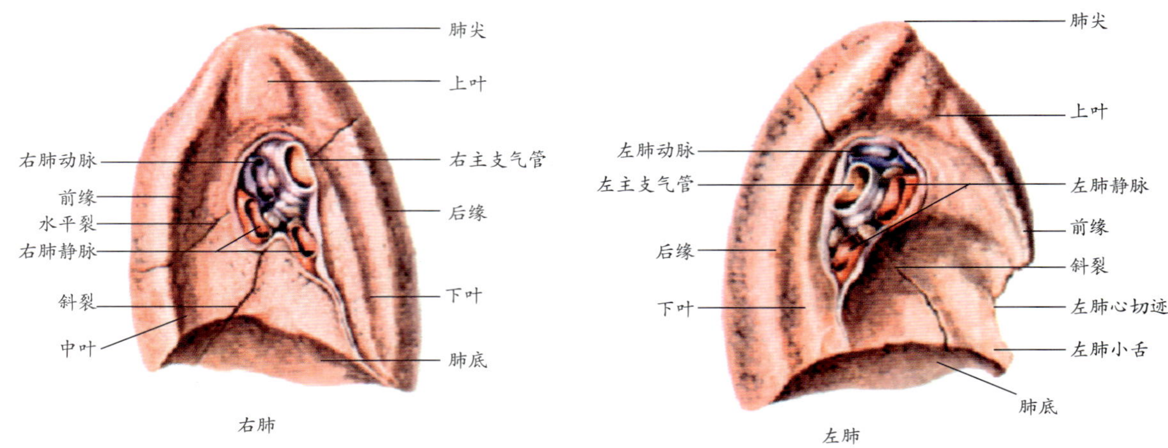

图 5-1-8 肺内侧面

1. 一尖 肺尖位于肺的上部，呈钝圆形，向上延伸至胸廓上口，并突出至颈根部。其体表投影在锁骨内侧 1/3 段上方 2 ～ 3 cm 处。

2. 一底 肺底位于膈上方，与膈相贴，呈向上凹陷状，又称为膈面。

肺根的结构

3. 两面 包括肋面和纵隔面。肺的前面、外侧面和后面与肋和肋间肌相贴，统称为肋面。肺的内侧面与纵隔相贴，称为纵隔面。纵隔面中部有一凹陷处称为肺门，是主支气管、肺动脉、肺静脉、神经和淋巴管的出入口。上述结构被结缔组织所包绕，称为肺根。

4. 三缘 包括前缘、后缘和下缘。前缘和下缘锐利，后缘则呈钝圆形。左肺前缘下部的凹陷称为心切迹。

（二）肺内组织结构

肺组织由肺实质和肺间质构成。肺表面可见呈锥体形的肺小叶，其大小不等，由结缔组织分隔，尖端朝向肺门，小叶底端多朝向肺表面。肺小叶由每个细支气管及其分支和所属的肺组织构成，是肺的基本结构和功能单位。

1. 肺实质 肺实质包括肺内各级支气管和肺泡，是肺的主要功能区域，根据其功能不同分为导气部和呼吸部。左、右主支气管在肺门处入肺后，反复分支呈树枝状，称为支气管树，其分级包括肺叶支气管、肺段支气管、小支气管、细支气管、终末细支气管、呼吸性细支气管、肺泡管、肺泡囊和肺泡（图 5-1-9）。

（1）导气部：主要由肺叶支气管、肺段支气管、小支气管、细支气管以及终末细支气管等组成，负责传送气体。随着支气管管径逐渐变小，软骨逐渐消失，平滑肌逐渐增多，到终末细支气管时，平滑肌形成完整的环形。呼吸时，平滑肌的收缩和舒张可改变气管口径，从而影响气道阻力。

（2）呼吸部：主要由呼吸性细支气管、肺泡管、肺泡囊和肺泡等组成，负责气体交换。肺泡为多面形、有开口的半球状囊泡，成人约有 3 亿～ 4 亿个肺泡，总面积可达 100 m^2。肺泡壁极薄，由肺泡上皮和基膜构成。肺泡上皮由 Ⅰ 型肺泡细胞和 Ⅱ 型肺泡细胞组成，Ⅰ 型肺泡细胞数量较多，呈扁平状，无增殖能力，是气体交换的主要场所；而 Ⅱ 型肺泡细胞数量较少，呈圆形或立方形，分散于 Ⅰ 型肺泡之间，能够分泌表面活性物质，从而降低肺泡表面张力、稳定肺泡（图 5-1-10）。

除了肺泡，呼吸部还包括肺泡隔和呼吸膜等结构。肺泡隔是相邻肺泡之间的结缔组织隔，富含毛细血管、淋巴管和弹性纤维等，为气体交换提供支持。呼吸膜又称为气血屏障，包括肺泡表面液体层、肺泡上皮细胞层、基底膜、基质层、毛细血管基膜和内皮层等 6 层结构（图 5-1-11），仅 0.5 μm 厚，有利于肺泡内气体和血液内气体迅速进行交换。

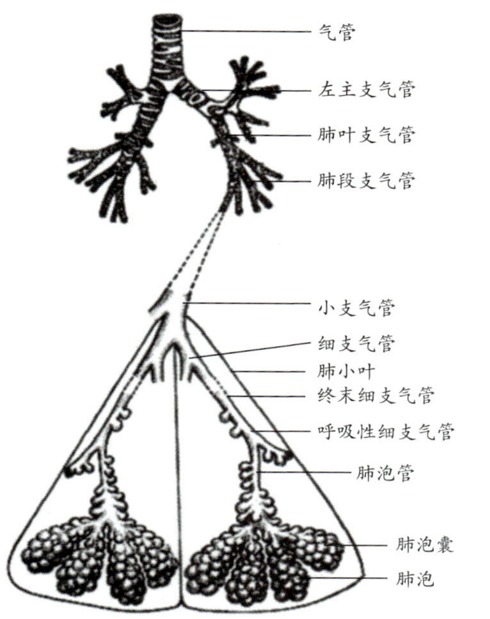

图 5-1-9　肺内结构模式图

图 5-1-10　肺泡结构模式图

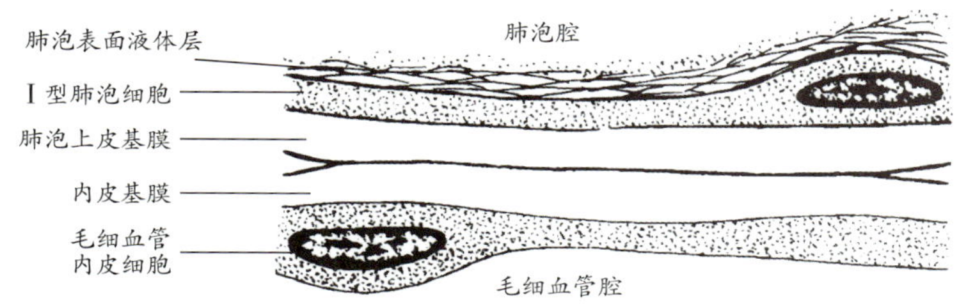

图 5-1-11　呼吸膜示意图

2. 肺间质　肺间质位于肺泡之间，包括结缔组织、淋巴管、神经纤维及血管等，为肺实质提供支持和营养。

（1）肺的血管：按功能分为功能性血管和营养性血管。功能性血管包括肺循环中的肺动脉和肺静脉，与支气管伴行入肺后反复分支形成毛细血管网包绕在肺泡壁上，使肺泡与肺毛细血管内血液之间可以进行气体交换。营养性血管包括体循环中的支气管动脉和支气管静脉。

（2）肺的淋巴管：肺的淋巴管丰富，包括深、浅两组淋巴丛，深淋巴丛与支气管树和肺血管分支伴行，浅淋巴丛位于胸膜深侧。

三、胸膜与纵隔

胸膜是覆盖在肺表面和胸壁内面薄而光滑的浆膜，可分为脏胸膜与壁胸膜两部分。脏胸膜紧贴于肺表面，壁胸膜衬贴于胸壁内面、膈上面和纵隔两侧。脏、壁胸膜之间的潜在空间称为胸膜腔，胸膜腔内呈负压，仅含少量起润滑作用的浆液，以减少呼吸过程中的摩擦。胸膜腔的最低点称为肋膈隐窝，呈半环形，胸膜炎症的渗出液常积聚于此，炎症粘连也易在此发生。

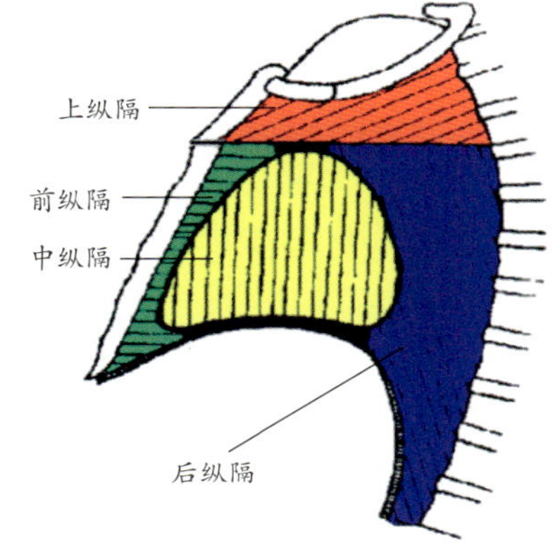

图 5-1-12　纵隔的分区

纵隔

纵隔是胸腔内的两侧纵隔胸膜之间所有器官、结构和组织的总称，包括心脏、大血管、食管、气管、胸腺和淋巴结等（图 5-1-12）。纵隔呈矢状位，前界为胸骨，后界为脊柱胸段，两

侧为纵隔胸膜，上界为胸廓上口，下界为膈。以胸骨角水平面为界将纵隔分为上纵隔和下纵隔。下纵隔又以心包为界，分为前、中、后纵隔。正常情况下，纵隔位于胸腔正中偏左，当一侧发生气胸时，纵隔向对侧移位。

第二节　呼吸过程

呼吸是机体与环境之间进行气体交换的过程。呼吸全过程主要包括 3 个环节，分别为：①外呼吸，为肺毛细血管血液与环境之间进行气体交换的过程，包括肺通气与肺换气；②气体在血液中的运输，此环节作为外呼吸与内呼吸之间的重要纽带，主要涉及 O_2 和 CO_2 在血液中的有效运输；③内呼吸，即组织换气，是组织毛细血管血液与组织细胞之间进行气体交换的过程。这 3 个环节共同构成了呼吸的完整过程，确保了机体与外部环境之间进行气体交换（图 5-2-1）。

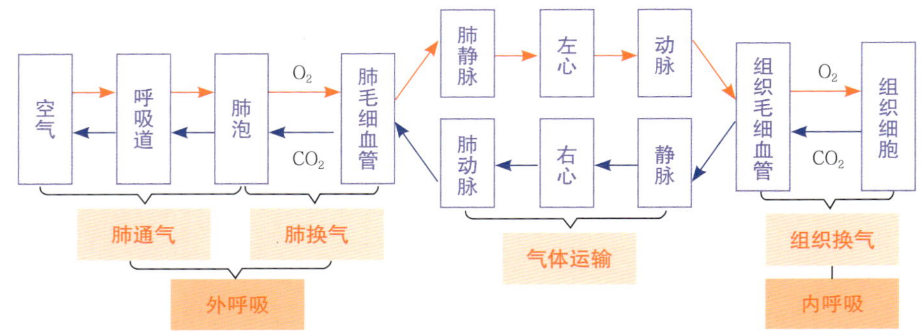

图 5-2-1　呼吸全过程示意图

一、肺通气

肺通气是指肺泡与外界环境之间进行气体交换的过程。实现肺通气的结构包括呼吸道、肺泡、胸廓和胸膜腔等。在肺通气的过程中，呼吸肌的收缩和舒张，使胸腔容积发生改变，驱动氧气随吸气进入体内，二氧化碳则随呼气排出体外，从而维持了人体内环境的相对稳定。而气体能否进出肺取决于肺通气的动力和阻力间的相互作用，只有当肺通气的动力克服肺通气的阻力时，才能实现肺通气。

（一）肺通气的动力

在自然呼吸条件下，大气压为一常数，气体能否进出肺取决于肺内压的变化，而肺内压的变化又取决于肺容积的变化。肺是一个弹性器官，但其本身不具有主动扩大和缩小的能力，肺容积的变化由胸廓的扩大与缩小产生。通过呼吸运动中呼吸肌的收缩和舒张，引起胸廓容积改变，肺容积改变，形成了肺内压与大气压之间的压力差，从而推动气体从压力高处流向压力低处，使气体能进出肺。可见，肺内压与大气压之间的压力差是肺通气的直接动力，而呼吸肌收缩和舒张所引起的呼吸运动是实现肺通气的原动力。

1. 呼吸运动　由呼吸肌的收缩与舒张引起的胸廓运动称为呼吸运动，包括吸气运动和呼气运动。引起呼吸运动的肌肉统称为呼吸肌。主要的吸气肌是膈肌和肋间外肌，主要的呼气肌是肋间内肌和腹肌。此外，还有一些辅助吸气肌，如胸锁乳突肌、斜角肌、胸大肌等。

（1）呼吸运动的过程：平静状态下，吸气运动主要通过膈肌和肋间外肌的收缩引起，是一个主动过程。当膈肌收缩时膈穹窿下移，胸腔上下径增大；当肋间外肌收缩时肋骨上提，胸腔前后径和左右径增大。膈肌和肋间外肌的收缩使得胸廓容积增大，继而引起肺扩张，肺容积增大，肺内压下降。当肺内压低于外界大气压时，气体进入肺，完成吸气运动。平静呼气时，呼气肌不参与运动，主要由膈肌和肋间外肌的舒张完成，是一个被动过程。当膈肌和肋间外肌舒张时，膈穹窿、肋骨和胸骨回位，肺依靠自身的回缩力而回位，促使胸廓和肺容积缩小，肺内压增大至高于大气压时，气体排出肺，完成呼气运动（图 5-2-2）。

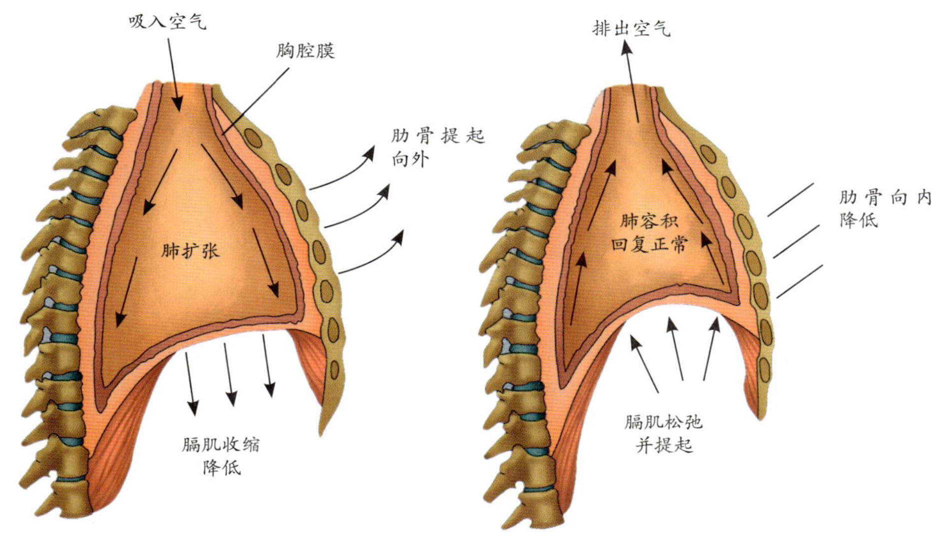

图 5-2-2　呼吸运动示意图

（2）呼吸运动的形式。

①平静呼吸和用力呼吸：按呼吸运动的频率和深浅不同，呼吸运动可分为平静呼吸和用力呼吸。机体在安静状态下，平稳而均匀的呼吸称为平静呼吸，呼吸频率为 12 ～ 18 次 / 分。机体在运动或劳动时，加深加快的呼吸称为用力呼吸，又称为深呼吸。用力呼吸时，除呼吸肌加强收缩与舒张外，还有辅助呼吸肌的参与，使得胸廓扩大和缩小的幅度进一步增大，促使进出肺的气体量增加。由于用力呼吸时，吸气肌、呼气肌和辅助呼吸肌都参与了呼吸运动，因此其吸气和呼气都是主动过程。

②腹式呼吸和胸式呼吸：按参与呼吸运动的呼吸肌主次不同，呼吸运动可以分为胸式呼吸和腹式呼吸。以肋间外肌舒缩活动为主的呼吸运动称为胸式呼吸，主要表现为胸壁起伏明显。以膈肌舒缩活动为主的呼吸运动称为腹式呼吸，主要表现为腹壁起伏明显。一般情况下，正常成年人的呼吸运动呈胸腹混合式呼吸，肋间外肌和膈肌同时参与。当胸部或腹部活动受限时，会出现某种单一的呼吸形式。例如，妊娠晚期的女性，腹膜炎、严重腹水、腹腔有巨大肿块患者，由于膈肌活动受限，主要表现为胸式呼吸；而胸腔积液、胸膜炎、肋骨骨折等患者，由于胸廓活动受限，主要表现为腹式呼吸，因此临床上观察呼吸形式可以辅助诊断某些疾病。婴幼儿由于胸廓尚未发育成熟，肋骨趋于水平且不易上提，胸腔不易扩大，故以腹式呼吸为主。

2. 肺内压　肺泡内的压力称为肺内压。在呼吸运动过程中，肺内压随胸腔容积的变化而变化（图 5-2-3）。平静吸气时，肺容积随着胸廓的逐渐扩大而增大，肺内压随之降低，当其低于大气压 1 ～ 2 mmHg 时，空气经呼吸道进入肺内。随着肺内气体量的增加，肺内压也逐渐升高，至吸气末时等于大气压，吸气暂停。平静呼气时，肺容积随着胸廓的逐渐缩小而相应减小，肺内压随之升高，当其高于大气压 1 ～ 2 mmHg 时，肺泡内的气体经呼吸道排出体外。随着肺泡内气体的逐渐减少，肺内压也逐渐降低，至呼气末时等于大气压，呼气暂停。用力呼吸或呼吸道阻塞时，肺内压波动幅度增大。可见，肺内压在呼吸运动过程中是呈周期性变化的，与呼吸运动的缓急、深浅、呼吸道是否畅通等有关。

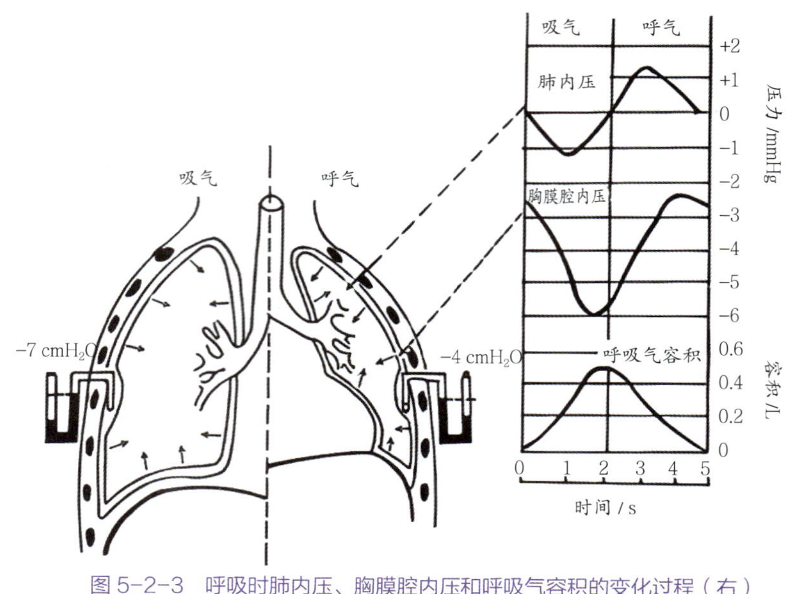

图 5-2-3 呼吸时肺内压、胸膜腔内压和呼吸气容积的变化过程（右）以及胸膜腔内压直接测量的示意图（左）

知识链接

人工呼吸

人工呼吸是一种紧急情况下为了维持生命所必需的呼吸功能而采取的急救措施，主要用于各种原因导致的呼吸停止或呼吸困难的患者，如溺水、窒息、药物过量等。人工呼吸的目的是通过人工的方法改变肺内压，形成肺内压与大气压之差，从而维持肺通气，以促进患者自主呼吸恢复。

人工呼吸包括正压法和负压法。①正压法：通过加压送气到肺内，使肺内压高于大气压，肺和胸廓扩张从而产生吸气；停止加压后，胸廓回位产生呼气，如用人工呼吸机和口对口人工呼吸。②负压法：即人为地使胸廓扩张，使肺内压低于大气压，从而产生吸气，如举臂压胸法。

在实施人工呼吸时，首先要保持呼吸道通畅，否则操作将是无效的。人工呼吸的基本步骤：先打开患者气道，使其畅通无阻，接着捏住患者鼻子，防止空气从鼻腔逸出，随后嘴对嘴吹气，使患者胸部隆起，最后，松开捏住鼻子的手，让患者自行呼气。这个过程需要反复进行，直到患者恢复自主呼吸。在实施过程中，操作者需要保持头脑冷静、动作迅速且操作准确。此外，如果患者心跳停止，还需要配合胸外心脏按压等急救措施。

3. 胸膜腔内压　肺与胸廓在结构上并不相连，肺通过胸膜腔的耦联作用而随胸廓进行扩大或缩小活动。胸膜腔是由脏层胸膜和壁层胸膜构成的密闭而潜在的腔隙，无气体，内有少量浆液（图 5-2-4）。胸膜腔内浆液约有 10 μm 厚，有两方面的作用：一是在两层胸膜之间起润滑作用，可减少呼吸运动时两层胸膜之间的摩擦；二是通过液体分子的内聚力，使两层胸膜互相紧贴在一起，从而保证肺能随胸廓的容积变化而扩大和缩小。胸膜腔内的压力称为胸膜腔内压，简称胸内压。胸膜腔内压随呼吸运动而产生周期性变化。在平静呼吸过程中，由于胸膜腔内压始终低于大气压，若将大气压视为零，则胸膜腔内压又称为胸膜腔负压，简称胸内负压。

胸膜腔内压的形成与肺和胸廓的自然容积不同有关。在人的生长发育过程中，胸廓生长速度大于肺，胸廓的自然容积远大于肺的自然容积，而脏层和壁层胸膜又紧贴在一起，因此，肺总是处于一定程度的被动扩张状态。此外，由于肺是弹性器官，被扩张的肺所产生的弹性回缩力会使肺趋于缩小，以恢复其自然容积（图 5-2-5）。可见，胸膜腔内压的形成与两种方向相反的力有关：一是肺内压，使肺泡扩张；二是肺回缩力，使肺泡缩小。因此，胸膜腔内实际承受的压力为

胸膜腔内压 = 肺内压 – 肺回缩力

在吸气末或呼气末，气流停止，此时肺内压都等于大气压，上式可改写为

胸膜腔内压 = 大气压 – 肺回缩力

若将大气压视为零，则

胸膜腔内压 =– 肺回缩力

可见，胸膜腔内压的大小主要由肺回缩力所决定，其数值也随呼吸过程的变化而变化。

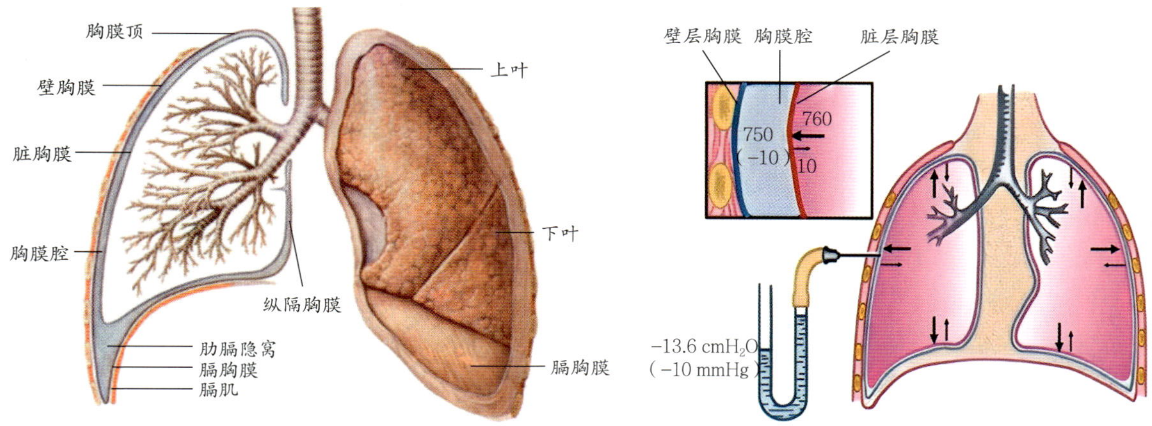

图 5-2-4　胸膜和胸膜腔示意图　　图 5-2-5　胸膜腔负压形成示意图

胸内负压的维持具有重要的生理意义：①可使肺总是处于扩张状态而不萎陷，并使肺能随胸廓的变化而变化；②加大了胸膜腔内腔静脉、胸导管等内、外压力差，从而有利于静脉血和淋巴液的回流。由于胸膜腔负压形成的前提是胸膜腔必须保持密闭性，因此当胸膜受损时，气体将顺压力差进入胸膜腔内而造成胸内负压减小或消失，造成肺不张，形成气胸，严重时可危及生命。

（二）肺通气的阻力

肺通气过程中遇到的阻力称为肺通气的阻力，包括弹性阻力和非弹性阻力。弹性阻力包括肺弹性阻力和胸廓弹性阻力，是平静呼吸时的主要阻力，约占肺通气总阻力的 70%。非弹性阻力包括气道阻力、惯性阻力和黏滞阻力，约占总阻力的 30%，其中又以气道阻力为主。

1. 弹性阻力　物体对抗外力作用所引起变形的力称为弹性阻力。弹性阻力的大小可用顺应性来表示，即指弹性组织在外力的作用下发生变形的难易程度，与弹性阻力呈反变关系。若弹性组织容易扩张，则顺应性大，弹性阻力小；若弹性组织不易扩张，则顺应性小，弹性阻力大。机体各种组织都具有弹性，故肺和胸廓可视为弹性组织。

（1）肺弹性阻力：包括肺弹性回缩力和肺泡内液 – 气界面的表面张力，前者约占肺弹性阻力的 1/3，后者约占肺弹性阻力的 2/3。

弹性回缩力：肺组织内含有弹力纤维和胶原纤维等弹性成分。当肺扩张时，这些纤维由于牵拉而产生回缩力。在一定范围内，肺扩张得越大，其弹性回缩力越大，肺的弹性阻力越大。

肺泡表面张力：肺泡的内表面覆有一层薄的液体，与肺泡内气体形成液 – 气界面。由于液体分子之间存在内聚力，从而在肺泡内液 – 气界面上产生了使液体表面缩小的力，即肺泡表面张力（图 5-2-6）。肺泡表面张力具有使肺泡回缩至最小面积的作用，表面张力越大，肺泡越不容易扩张。但正常情况下，肺泡并未萎缩，这是因为液 – 气界面之间存在肺泡表面活性物质。肺泡表面活性物质是由肺泡Ⅱ型上皮细胞合成并分泌的一种复杂的脂蛋白混合物，主要脂质成分为二棕榈酰卵磷脂（DPPC）。其生理意义：

①降低肺泡表面张力，减弱液体分子之间的内聚力，减少吸气阻力，有利于肺的扩张。②防止肺水肿，减少肺间质和肺泡内组织液的生成，有利于肺泡处气体的交换。③维持肺泡的稳定性，肺泡缩小时，其密度增大，降低表面张力作用加强，防止肺泡萎缩；反之，防止肺泡过度膨胀。

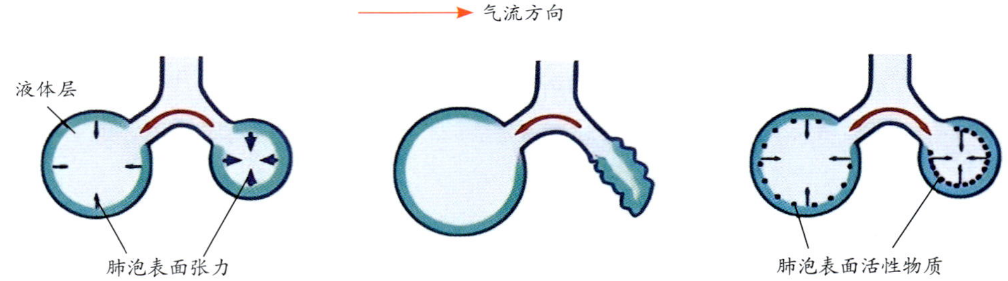

图 5-2-6 肺泡表面张力和表面活性物质示意图

胎儿发育 30 周左右才有肺泡表面活性物质的分泌，分娩前分泌达高峰。临床上有些早产儿，因肺泡Ⅱ型细胞尚未发育成熟，缺乏肺表面活性物质，导致肺泡表面张力增大，出生时会发生肺不张现象，出现新生儿呼吸窘迫综合征，甚至死亡。

综上所述，肺的弹性阻力包括肺弹性回缩力和肺泡表面张力，它是吸气的阻力，也是呼气的动力。当肺弹性纤维被破坏时，吸气阻力减小而呼气阻力增大，使肺泡气不易呼出，不利于肺通气。当肺泡表面活性物质缺乏时，吸气阻力增大而呼气阻力减少，肺不易扩张。因此，不利于吸气而有利于呼气。

（2）胸廓弹性阻力：源于胸廓的弹性成分，胸廓弹性的方向随胸廓所处的位置不同而改变。胸廓处于自然位置时，肺容量相当于肺总容量的 67% 左右，此时胸廓无变形，不表现弹性回缩力。平静呼气末，肺容量小于肺总容量的 67%，胸廓被牵引向内而缩小，胸廓的弹性回缩力向外，是吸气的动力、呼气的阻力；吸气末，肺容量大于肺总容量的 67% 时， 胸廓被牵引向外而扩大，其弹性回缩力向内，成为吸气的阻力、呼气的动力。由于因胸廓弹性阻力增大而使肺通气发生障碍的情况较为少见，因此临床意义相对较小。

2. 非弹性阻力　非弹性阻力为动态阻力，包括气道阻力、惯性阻力和黏滞阻力。正常情况下，以气道阻力为主，占总非弹性阻力的 80% ～ 90%，后两种阻力较小，可忽略不计。气道阻力是气体流经呼吸道时气体分子之间和气体分子与气道间的摩擦力。影响气道阻力的因素主要有呼吸道的半径、气流速度和气流形式等，其中，气道半径的大小是影响气道阻力最重要的因素。临床上支气管哮喘患者发作时，由于支气管痉挛，管径变小，很容易出现呼吸困难。

（三）肺通气功能的评价

肺通气的过程受呼吸肌的活动、肺和胸廓的弹性特征以及气道阻力等多种因素的影响。肺通气功能的测定不仅可以明确患者是否存在肺通气功能障碍，还能鉴定肺通气功能障碍的程度。肺容量和肺通气量能够比较客观地反映肺的通气功能，故常作为衡量肺通气功能的指标。

1. 肺容积　肺容积是指不同状态下肺所容纳的气体量，包括潮气量、补吸气量、补呼气量和残气量 4 部分。

（1）潮气量：每次呼吸时吸入或呼出的气体量称为潮气量。正常成年人平静呼吸时，潮气量为 400 ～ 600 mL，平均约 500 mL。潮气量可随呼吸强弱而变化，运动时最大可达肺活量的大小。

（2）补吸气量：平静吸气末再尽力吸气，所能增加的吸入气体量称为补吸气量。正常成人的补吸气量为 1 500 ～ 2 000 mL。补吸气量是吸气量的最大储备量，是衡量通气储备的一个重要指标。

（3）补呼气量：平静呼气末再尽力呼气，所能增加的呼出气体量称补呼气量。正常成人的补呼气量为 900 ～ 1 200 mL。补呼气量是呼气量的最大储备量，反映呼气储备能力的大小。

（4）残气量：最大呼气末仍存留于肺内不能再被呼出的气体量称为残气量。正常成人的残气量为1 000 ～ 1 500 mL。残气量的存在可以避免肺泡在低肺容积条件下发生塌陷。支气管哮喘和肺气肿患者因呼气困难而使残气量增加。

2. 肺容量　肺容量是指肺容积中两项或两项以上的联合气体量，因此肺容量之间可以有重叠。

（1）深吸气量：从平静呼气末做最大吸气时所能吸入的气体总量称为深吸气量。深吸气量等于补吸气量与潮气量之和，是衡量最大通气潜力的一个重要指标。

（2）功能残气量：平静呼气末尚留存于肺内的气体量称为功能残气量。功能残气量等于补呼气量与残气量之和，正常成人约为 2 500 mL。

（3）肺活量：最大吸气后再做最大呼气，所能呼出的气量称为肺活量。肺活量是潮气量、补吸气量和补呼气量三者之和，其大小有较大的个体差异，与身材、性别、年龄、体位、呼吸强弱有关。正常成年男性平均约为 3 500 mL，女性约为 2 500 mL。肺活量可反映一次通气的最大能力，是检测和衡量肺静态通气功能的一项重要指标。但由于肺活量测定不限制呼气时间，一些肺通气功能障碍的患者，可以通过延长呼气时间，使测得的肺活量与正常值相差不大。因此，肺活量作为反映肺功能的指标有一定缺陷。

（4）用力呼气量：尽力最大吸气后再尽力尽快地呼气，在一定时间内所能呼出的气体量称为用力呼气量，也称为时间肺活量。正常成人第 1、2 和 3 秒末的呼出气量分别占肺活量的 83%、96% 和 99%，其中第 1 秒末的用力呼气量意义最大。由于限制了呼气时间，因此能反映出呼吸阻力的变化，是衡量肺通气功能的一项较理想的指标。

（5）肺总量：肺所能容纳的最大气体量称为肺总量，等于肺活量与残气量之和。其大小与性别、年龄、身材、体位、运动锻炼有关。正常成年男性约为 5.0 L，女性约为 3.5 L。肺容积和肺容量示意图如图 5-2-7 所示。

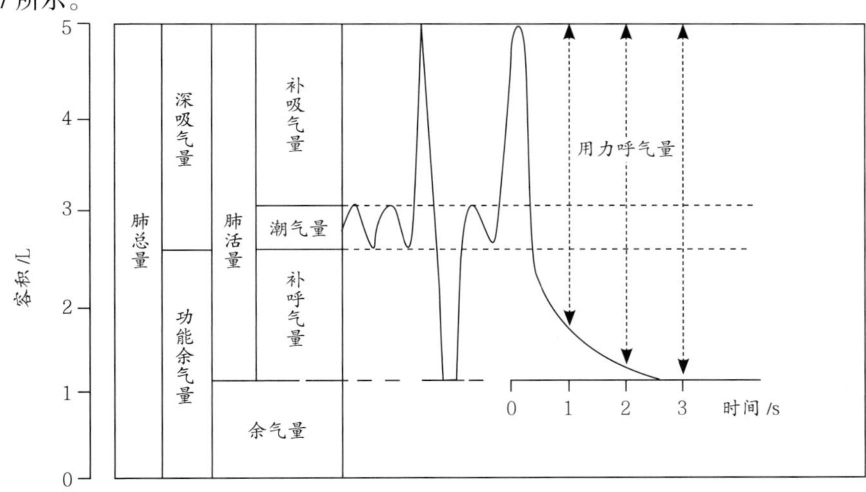

图 5-2-7　肺容积和肺容量示意图

3. 肺通气量和肺泡通气量

（1）每分通气量：指每分钟吸入或呼出的气体总量，等于潮气量和呼吸频率的乘积。正常成年人平静呼吸时，呼吸频率为 12 ～ 18 次 / 分，潮气量约为 500 mL，每分钟通气量约为 6 ～ 9 L。肺通气量因性别、年龄、身材和活动量的不同而有差异。随着呼吸频率的变化，或潮气量的变化，每分钟通气量也会相应增加或减少。劳动或剧烈运动时，每分钟通气量增大，可达 70 L/min。

（2）肺泡通气量：指每分钟吸入肺泡的新鲜空气量。在通气过程中，每次吸入的气体都有一部分留在鼻至终末细支气管之间的呼吸道内，不参与肺泡与血液之间的气体交换，这部分气体容积称为解剖无效腔，正常成人约为 150 mL。进入肺泡的气体也可因血流在肺内分布不均而不能全部与血液进行气体交换，未能进行气体交换的这部分肺泡容积称为肺泡无效腔。健康人平卧时，肺泡无效腔约为零。肺泡无效腔与解剖无效腔一起合称为生理无效腔。由于无效腔的存在，肺通气的气体并没有全部进行气体交换，因此肺通气量不能全面反映气体交换的状况，为了计算真正有效的气体交换量，可以用肺泡通气量来表示，即

肺泡通气量 =（潮气量 − 无效腔气量）× 呼吸频率

潮气量和呼吸频率的变化对肺通气量和肺泡通气量有不同的影响。对肺换气效率而言，深而慢的呼吸比浅而快的呼吸效率更高（表 5-2-1）。

表 5-2-1 不同呼吸形式的肺通气量和肺泡通气量比较

呼吸形式	呼吸频率 /(次 · min^{-1})	潮气量 /mL	每分钟通气量 /(mL · min^{-1})	肺泡通气量 /(mL · min^{-1})
深慢呼吸	6	1 000	6 000	（1 000−150）×6 = 5 100
平静呼吸	12	500	6 000	（500−150）×12 = 4 200
浅快呼吸	24	250	6 000	（250−150）×24 = 2 400

肺通气的正常进行对于人体的健康至关重要，如果肺通气受到阻碍，会导致人体缺氧和二氧化碳潴留，从而引发一系列症状，如呼吸困难、咳嗽、胸闷等。因此，保持呼吸道的通畅，加强呼吸肌的锻炼，避免长时间处于密闭环境或吸入有害气体等，都是维护肺通气功能的重要措施。

此外，对于患有呼吸系统疾病，如慢性阻塞性肺疾病、哮喘等的患者来说，他们的肺通气功能可能会受到不同程度的损害。对于这些患者，除了积极治疗原发病，还需要通过合理的呼吸训练、氧疗等手段来改善和维持肺通气功能，提高生活质量。

二、呼吸气体的交换

呼吸气体的交换包括肺换气和组织换气。

（一）呼吸气体交换的原理

肺换气和组织换气是以扩散方式进行的。气体分子从分压高处向分压低处净转移的过程称为气体扩散。气体扩散的动力是气体分压差，扩散的方向总是从分压高处向分压低处进行。

在混合气体中，每种气体所产生的压力称为分压。即某气体分压 = 混合气体的总压力 × 该气体占混合气体容积的百分比。某气体在两个区域之间的压力差称为分压差。由于 O_2 和 CO_2 在空气、肺泡、血液和组织细胞的分压有所不同（表 5-2-2），因此，在分压差的驱动下，O_2 从外界环境进入肺泡，然后扩散入血液，最后到组织细胞；CO_2 则从组织细胞扩散进入血液，然后到肺泡，最后被排到外界空气中。

表 5-2-2 不同环境下的 O_2 和 CO_2 分压（单位：mmHg）

分压	海平面大气	肺泡气	动脉血	静脉血	组织液
O_2 分压	159	102	100	40	30
CO_2 分压	0.3	40	40	46	50

（二）气体交换过程

1. 肺换气　由于肺泡气的 O_2 分压大于静脉血中的 O_2 分压，而肺泡气的 CO_2 分压小于静脉血中的 CO_2 分压，因此，当静脉血流经肺泡周围毛细血管时，肺泡气中的 O_2 便在分压差的作用下扩散进入

肺泡周围的毛细血管；同时静脉血中的 CO_2 则在分压差的作用下扩散进入肺泡（图 5-2-8）。随着肺泡毛细血管血液从静脉端流向动脉端，使血液中的 O_2 分压逐渐升高，CO_2 分压则逐渐降低，静脉血变成了动脉血，完成肺换气。

2. 组织换气　由于组织细胞代谢不断消耗 O_2 并产生 CO_2，因此，组织细胞中的 O_2 分压远低于毛细血管中血液的 O_2 分压，而 CO_2 分压远高于毛细血管中血液的 CO_2 分压。当动脉血流经组织毛细血管时，O_2 顺其分压差从血液向组织液和细胞扩散，CO_2 则由组织液和细胞向血液扩散（图 5-2-8）。随着组织毛细血管血液从动脉端流向静脉端，血液中的 O_2 分压逐渐降低，CO_2 分压则逐渐升高，动脉血变成了静脉血，完成组织换气。

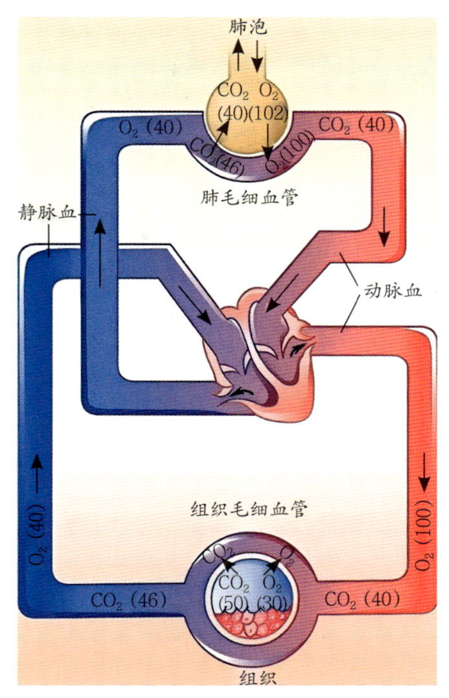

（图中数字代表气体分压，单位为 mmHg）

图 5-2-8　气体交换示意图

（三）影响肺换气的因素

肺换气的效率受到多种因素的影响，包括气体扩散速率、呼吸膜的厚度和面积、通气 / 血流比值等。当这些因素发生变化时，都可能影响肺换气的正常进行，导致气体交换障碍，进而影响人体的呼吸功能和健康状况。

1. 气体扩散速率　气体扩散速率是指单位时间内气体扩散的量。气体扩散速率与分压差、温度、溶解度、气体扩散面积成正比，与气体分子量的平方根成反比。而气体交换时 O_2 分压差约为 CO_2 的 10 倍，但由于静脉血和肺泡气中 CO_2 的溶解度为 O_2 溶解度的 20 倍，综合来看 CO_2 的扩散速度仍比 O_2 快。因此，临床上肺换气障碍时，缺氧的同时也常出现 CO_2 潴留的现象。

2. 呼吸膜的厚度和面积　肺泡与肺毛细血管之间进行气体交换的结构称为呼吸膜，是肺换气的结构基础。呼吸膜的总厚度约为 0.2 ～ 1 μm，透气性较好，使气体分子很容易扩散通过。气体扩散速度与呼吸膜厚度呈反比，与呼吸膜的面积成正比。临床上，肺充血、肺纤维化、肺水肿等可使呼吸膜厚度增加，肺不张、肺实变、肺气肿、肺叶切除等则使呼吸膜面积减小，这些情况都会降低气体扩散的速率，影响肺换气而导致呼吸困难。

3. 肺通气 / 血流比值　肺泡通气量（V_A）与肺血流量（Q）之间的比值称为通气 / 血流比值。正常成年人安静状态下肺泡通气量约为 4.2 L，肺血流量约为 5 L，V_A/Q 比值约为 0.84。此时，通气与血流匹配最适当，气体交换速率最高。而无论 V_A/Q 比值增大或减小，气体交换速率都会下降，造成缺 O_2 或 CO_2 潴留，导致呼吸困难。

三、气体在血液中的运输

气体在血液中的运输是实现肺换气和组织换气的重要环节。O_2 和 CO_2 在血液中的运输有物理溶解和化学结合两种形式。由于 O_2 和 CO_2 的溶解度较低，因此物理溶解的量较少，大部分都是以化学结合形式运输的。但是化学结合的前提是，气体必须先物理溶解于血中，才能发生化学结合。同样，气体释放时也必须先从化学结合状态变为物理溶解状态。因此，化学结合与物理溶解总是处于动态平衡。

（一）氧的运输

1. 物理溶解　氧气物理溶解是氧气直接溶解在血浆和组织液中，物理溶解的量与 O_2 分压成正比。正常情况下，O_2 在血液中物理溶解的量很少，仅占血液 O_2 总运输量的 1.5%。

2. 化学结合　氧气化学结合是氧气与红细胞内的血红蛋白（Hb）分子上的 Fe^{2+} 结合，形成氧合血红蛋白（HbO_2），占氧气总运输量98.5%。O_2与血红蛋白可以结合，也可以解离，即该反应是可逆的，并且反应过程非常迅速，不需要酶的催化。此过程可表示为：

$$Hb + O_2 \underset{O_2\text{分压低（组织）}}{\overset{O_2\text{分压高（肺）}}{\rightleftharpoons}} HbO_2$$

反应的方向取决于O_2分压的高低。当血液流经O_2分压高的肺部时，血红蛋白与O_2结合，形成氧合血红蛋白；当血液流经O_2分压低的组织时，氧合血红蛋白与O_2迅速解离，释放出O_2形成去氧血红蛋白。氧合血红蛋白呈鲜红色，去氧血红蛋白呈紫蓝色。动脉血含氧合血红蛋白较多，故呈鲜红色；静脉血含去氧血红蛋白较多，故呈暗紫色。当血液中去氧血红蛋白含量超过50 g/L时，在毛细血管丰富的表浅部位如口唇、甲床、皮肤黏膜等处就会出现青紫色，这种现象称为发绀。发绀通常是人体缺氧的标志，但也有例外，如高原性红细胞增多症患者，由于血红蛋白总量较多，血液中的去氧血红蛋白可达50 g/L以上，虽出现发绀，但机体并不一定缺氧。另外，缺氧也不一定发绀，如CO中毒患者，由于CO与血红蛋白的亲和力是O_2的200多倍，CO中毒时形成大量的一氧化碳血红蛋白（HbCO），导致机体严重缺氧，口唇呈樱桃红色，但并不出现发绀症状。

（二）二氧化碳的运输

1. 物理溶解　CO_2在血液中物理溶解度比O_2大，血液中以物理溶解形式运输的CO_2约占血液中CO_2总运输量的5%。

2. 化学结合　CO_2主要以化学结合的形式运输（图5-2-9），此方式约占CO_2总运输量的95%。CO_2化学结合的形式主要是碳酸氢盐和氨基甲酸血红蛋白，两者分别占CO_2总运输量的88%和7%。

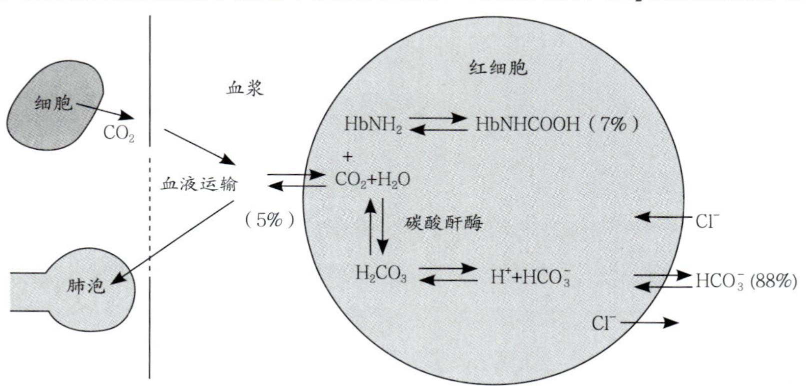

图5-2-9　血液中CO_2运输示意图

（1）结合成碳酸氢盐（HCO_3^-）。

从组织扩散进入血液中的CO_2首先溶解于血浆中。其中一小部分CO_2在血浆中生成HCO_3^-，并与Na^+结合生成$NaHCO_3$；而绝大部分CO_2扩散进入红细胞内，在红细胞内高浓度的碳酸酐酶的催化下发生以下反应：

$$CO_2 + H_2O \underset{\text{碳酸酐酶}}{\overset{\text{碳酸酐酶}}{\rightleftharpoons}} H_2CO_3 \rightleftharpoons HCO_3^- + H^+$$

细胞内生成的HCO_3^-小部分与K^+结合形成$KHCO_3$，大部分扩散入血浆与Na^+结合生成$NaHCO_3$。与此同时，Cl^-由血浆扩散进入红细胞，以维持红细胞内、外的电荷平衡，这一现象称为氯转移。该反应是可逆的，且需要酶的参与。在肺部，该反应向相反的方向进行。

（2）结合成氨基甲酸血红蛋白。

进入红细胞中的CO_2有小部分与Hb分子上的自由氨基（-NH）结合生成氨基甲酸血红蛋白（HbNHCOOH）。这一反应迅速可逆、不需酶的催化，其反应方向取决于CO_2分压。

第三节　呼吸运动的调节

呼吸运动是整个呼吸过程的基础，其调节涉及多系统协同，确保呼吸运动平稳、高效和适应性。呼吸运动是呼吸肌的节律性舒缩活动，受到中枢神经的自主性和随意性的双重控制。例如，呼吸节律起源于呼吸中枢，其深度和频率随机体内、外环境的改变而发生相应变化，从而保持内环境中 O_2 和 CO_2 含量的相对稳定。

一、呼吸中枢

中枢神经系统内产生和调节呼吸运动的神经细胞群称为呼吸中枢，主要分布在大脑皮质、脑桥、延髓和脊髓等部位。大量的动物实验和临床资料证明，不同部位的呼吸中枢对呼吸产生和调节的作用不同。正常的呼吸节律是各级呼吸中枢相互协调、配合的结果。脑干内有关呼吸核团和在不同平面横切脑干后的呼吸变化示意图如图 5-3-1 所示。

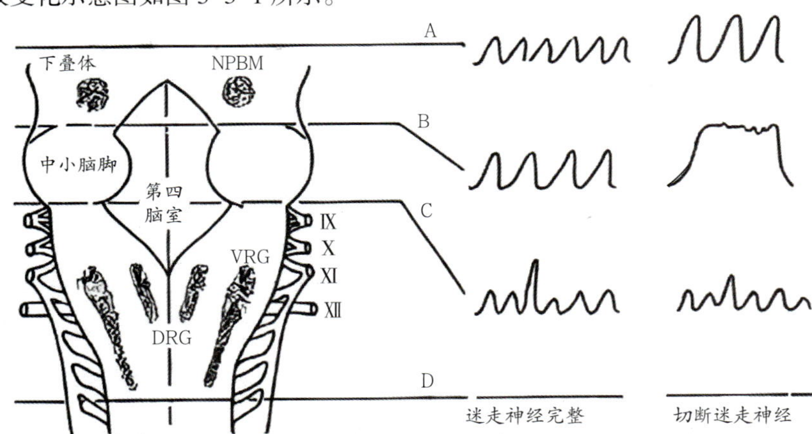

DRG：背侧呼吸组；VRG：腹侧呼吸组；NPBM：臂旁内侧核

A：脑桥平面以上；B：脑桥中、上部之间；C：延髓与脑桥之间；D：延髓与脊髓之间

图 5-3-1　脑干内有关呼吸核团（左）和在不同平面横切脑干后的呼吸变化（右）示意图

1. 脊髓　脊髓是呼吸的初级中枢，负责联系高位脑和呼吸肌。动物实验中，若在延髓和脊髓之间横断，则呼吸立即停止，并不再恢复，说明呼吸节律不是在脊髓产生的，而是来源于脊髓以上的脑组织。

2. 低位脑干　自主呼吸由低位脑干调节。

动物实验中，若在中脑和脑桥之间横断，呼吸节律无明显变化，表明呼吸节律产生于低位脑干。实验资料证明，延髓是呼吸的基本中枢。延髓的呼吸神经元主要集中在背侧和腹侧两组神经核团内，分别称为背侧呼吸组和腹侧呼吸组。背侧呼吸组主要含吸气神经元，下行神经纤维投射至脊髓颈、胸段，支配膈肌和肋间外肌运动神经元，兴奋时产生吸气运动。腹侧呼吸组主要含吸气神经元，下行神经纤维投射至脊髓胸段，支配肋间内肌和腹壁肌运动神经元，兴奋时引起主动呼气。

动物实验中，若在脑桥中、上部之间横断，呼吸并不停止，但呼吸运动将变慢、变深，如再切断双侧颈迷走神经，吸气明显延长。这一结果表明，脑桥中、上部存在呼吸调整中枢，抑制吸气活动，促使吸气转化为呼气。若保留延髓和脑桥的正常联系，动物可维持正常的呼吸节律，说明脑桥也是维持节律性呼吸的重要部位。

3. 高位中枢　呼吸还受脑桥以上中枢部位的影响，如大脑皮层，边缘系统、下丘脑等部位的调节作用。尤其是大脑皮层可通过皮层脊髓束和皮层脑干束在一定限度内随意控制呼吸运动神经元的活动，调节呼吸频率和深度，并能通过条件反射进行改变。

二、呼吸运动的反射性调节

呼吸中枢接受多种感受器的传入冲动，反射性地引起呼吸频率和深度发生改变，实现对呼吸的调节。调节呼吸运动的反射有肺牵张反射、化学感受性呼吸反射、呼吸肌本体感受性反射和防御性呼吸反射等。

（一）肺牵张反射

由肺扩张或缩小引起的吸气抑制或吸气兴奋的反射称为肺牵张反射或黑－伯反射。肺牵张反射是一种负反馈调节机制，其意义是阻止吸气过深、过长，促使吸气转为呼气，使呼吸频率增加。肺牵张反射包括肺扩张反射和肺缩小反射两种表现形式。

1. 肺扩张反射　肺充气或扩张时抑制吸气的反射称为肺扩张反射。感受器位于气管至细支气管的平滑肌中，是一种牵张感受器，阈值低，属于慢适应感受器。吸气时，呼吸道和肺扩张，肺牵张感受器兴奋，迷走神经的传入冲动增加，抑制吸气，使吸气转为呼气。

肺扩张反射的意义是能及时抑制吸气，加速吸气和呼气的交替，使呼吸变浅、变快。当切断迷走神经后，吸气延长、加深，呼吸变慢。

2. 肺缩小反射　肺强烈缩小时引起吸气的反射称为肺缩小反射。感受器同样位于气道平滑肌内，传入神经也在迷走神经干中。呼气时，肺缩小，对牵张感受器的刺激减弱，传入神经冲动减少，吸气中枢再次兴奋，开始新的呼吸周期。肺缩小反射在较强的收缩肺时才出现，其在平静呼吸调节中意义不大，但对阻止呼气过深和肺不张等可能起一定作用，还可能与气胸时发生的呼吸增强有关。

（二）化学感受性呼吸反射

动脉血或脑脊液中的 O_2、CO_2 和 H^+ 浓度的改变，可通过刺激化学感受器，反射性地引起呼吸运动变化，称为化学感受性呼吸反射。其意义是通过化学感受器调节呼吸，维持内环境中 CO_2 分压、O_2 分压和 H^+ 浓度的相对稳定。

1. 化学感受器　按所在部位的不同，化学感受器可分为外周化学感受器和中枢化学感受器两种。

（1）外周化学感受器：颈动脉体和主动脉体为外周化学感受器。它们可以感受血液中 CO_2 分压、O_2 分压和 H^+ 浓度的变化。当血液中的 CO_2 分压升高、O_2 分压降低或 H^+ 浓度升高时，外周化学感受器产生兴奋，冲动经由神经传入延髓呼吸中枢，反射性地引起呼吸运动加深、加快和血液循环的变化。相对而言，颈动脉体对呼吸的调节作用远大于主动脉体。

（2）中枢化学感受器：中枢化学感受器位于延髓腹外侧浅表部位。中枢化学感受器的有效刺激是脑脊液和局部细胞外液中的 H^+ 浓度，它对 H^+ 浓度的增高非常敏感，而不是 CO_2。但血液中的 H^+ 不易通过血－脑屏障，故血液 pH 的变化对中枢化学感受器的直接作用不大。但血液中的 CO_2 能迅速通过血脑屏障，在脑脊液碳酸酐酶的作用下，与 H_2O 结合成 H_2CO_3，继而解离出 H^+ 和 HCO_3^-，使脑脊液 H^+ 浓度增加，从而刺激中枢化学感受器，引起呼吸中枢兴奋，呼吸运动增强。中枢化学感受器对 H^+ 浓度变化非常敏感，对缺氧的刺激不敏感，对 CO_2 的敏感性比外周化学感受器高，但反应潜伏期较长。

2. CO_2、低 O_2 和 H^+ 对呼吸的影响

（1）CO_2 对呼吸的影响；CO_2 是调节呼吸的最重要的生理性化学因素。动脉血液中保持一定浓度的 CO_2 分压，呼吸中枢才能保持正常的兴奋性。例如，人在过度通气后，由于呼出较多的 CO_2，使动脉血中的 CO_2 分压下降，减弱了对化学感受器的刺激，使呼吸中枢的兴奋减弱，可出现呼吸运动的减慢或暂停现象，直到机体代谢产生的 CO_2 使动脉血液中的 CO_2 分压升高至正常水平，才会恢复正常呼吸。

适当增加吸入气体中的 CO_2 浓度（不超过 4%），可使呼吸加深、加快。但超过一定的限度（8% ～ 10%）则对中枢有毒性作用，出现头昏、头痛，甚至昏迷等 CO_2 麻醉症状。

CO_2 刺激呼吸是通过两条途径实现的：一是刺激中枢化学感受器，使延髓呼吸神经元兴奋，导致呼吸加深、加快；二是刺激外周化学感受器，反射性地引起呼吸加深、加快。由于 CO_2 能自由通过血脑屏障，使脑脊液中 H^+ 浓度增加，因此可间接刺激中枢化学感受器，引起延髓呼吸神经元兴奋，导致呼吸加深加快。这两条途径以前者为主，约占总效应的 80%。

（2）低 O_2 对呼吸的影响：低 O_2 对呼吸的影响有两条途径：一是刺激外周化学感受器，对呼吸产生兴奋，使呼吸加深、加快；二是直接作用于呼吸中枢，抑制呼吸，并且这种抑制作用可随低 O_2 程度的加重而加强。不同程度的低 O_2 对呼吸的影响也不同，轻度低 O_2 时，来自外周化学感受器的传入冲动对呼吸中枢的兴奋作用在一定程度上能抵消低 O_2 对呼吸中枢的抑制作用，最终使呼吸中枢兴奋，呼吸运动加强。但在严重低 O_2 时，来自外周化学感受器的兴奋作用不足以抵消低 O_2 对呼吸中枢的抑制作用，导致呼吸运动减弱甚至停止。

（3）H^+ 对呼吸的影响：H^+ 对呼吸的影响主要是通过刺激外周化学感受器实现，其次是刺激中枢化学感受器来实现。由于 H^+ 不易透过血－脑屏障，因此，限制了血液中的 H^+ 对中枢化学感受器的作用。当动脉血中的 H^+ 增加时，可引起呼吸加深、加快；反之则抑制呼吸。

综上所述，在自然呼吸情况下，CO_2、O_2 和 H^+ 在呼吸调节中相互影响、相互作用。CO_2 对呼吸的刺激作用最强，H^+ 的作用次之，低 O_2 的作用最弱。在探讨它们对呼吸的调节时，需进行全面的动态观察和分析，才能得出正确的结论。

3. 呼吸肌本体感受性反射　呼吸肌是骨骼肌，其本体感受器是肌梭。当肌梭受到牵张刺激而兴奋时，冲动经背根传入脊髓中枢，反射性地引起受牵拉的肌肉收缩，呼吸运动增强，称为呼吸肌本体感受性反射。该反射在维持正常呼吸运动中起一定作用，尤其在运动状态或气道阻力加大时，反射性地加强呼吸肌的收缩力，克服气道阻力，以维持正常肺通气功能。

4. 防御性呼吸反射　呼吸道黏膜在受到机械性或化学性刺激时，会触发一系列对人体具有保护作用的呼吸反射，称为防御性呼吸反射。

（1）咳嗽反射；咳嗽反射的感受器主要分布在喉部、气管以及支气管的黏膜中。主支气管及以上的部位对机械性刺激具有较高的敏感性，而二级支气管以下的部位则对化学性刺激更为敏感。这些刺激信号通过迷走神经中的传入纤维传导至延髓。

在咳嗽过程中，首先会出现短促的深吸气动作，随后声门紧闭，呼气肌强烈收缩，使得胸膜腔内压和肺内压均迅速上升。随后，突然开放声门，由于此时胸膜腔内压与肺内压之间存在较大的压差，导致肺泡内的气体高速冲出，同时清除气道中的分泌物或异物。

（2）喷嚏反射：喷嚏反射是一种由于鼻黏膜受到刺激而引发的防御性反射。其传入神经为三叉神经。在喷嚏反射发生时，其动作与咳嗽反射相似，但有所不同的是，在喷嚏过程中，腭垂会下降，舌部会压向软腭，而非声门关闭。此时，气体主要从鼻腔急速喷出，以清除鼻腔内的刺激物。

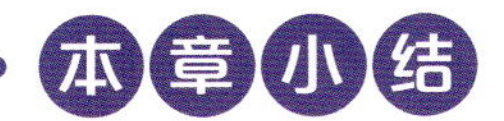

1. 呼吸系统是生命体与环境之间进行气体交换的重要桥梁，它的结构与功能紧密相关，共同维持着生命的正常运行。

2. 呼吸系统包括上呼吸道和下呼吸道两部分。上呼吸道主要包括鼻、咽、喉和气管，它们共同构成了气体进入肺部的通道。而下呼吸道则主要由肺和支气管组成，负责气体的交换和运输。这种结构上的层次性和分工合作，使得呼吸系统能够高效地完成其生理功能。

3. 呼吸系统的主要功能是进行气体交换，将氧气吸入体内，并将二氧化碳排出体外。这一过程依赖于肺部的肺泡与血液之间的气体交换。此外，呼吸系统还具有调节酸碱平衡、维持体温和防御功能等重要作用。这些功能的实现，离不开呼吸系统各组成部分的协同作用。

思考与练习

1. 简述 O_2 从鼻至肺泡隔毛细血管所经过的途径。
2. 影响肺换气的因素有哪些？
3. 简述血中的 CO_2 增多、低 O_2 和 pH 降低对呼吸的影响及机制。

（陈文婷）

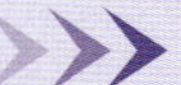

第六章

消化系统

学习目标

1. 素质目标：具有热爱医学事业、敬畏生命、无私奉献的精神。

2. 知识目标：掌握消化系统的组成及各器官的主要解剖结构，胸腹部标志线及分区，各段消化管的主要特点，消化液的作用；熟悉消化管平滑肌的一般生理特性，消化管运动的主要形式，糖、脂肪、蛋白质的吸收机制，腹膜的主要作用。

3. 能力目标：能描述消化系统的组成和主要解剖结构；能阐述消化液的作用；能理论联系生活。

案例导学

患者，女，45 岁。5 年前出现上腹部不适，自行服用奥美拉唑后，情况有所缓解。近来上腹部不适症状加重，出现恶心、反酸、食欲不振。查体：脉搏 92 次 / 分，呼吸 14 次 / 分，血压 120 / 80 mmHg，听诊心肺无异常，上腹压痛（+），肝脾肋下未触及。遂行胃十二指肠镜检查，以协助进一步诊断。

请思考： 1. 进行胃、十二指肠镜检查时，需要经过哪些解剖结构？

2. 进行胃、十二指肠镜检查时，需要注意哪些事项？

第一节　概　述

一、消化系统的组成

消化系统（digestive system）是将摄取的食物进行机械性和化学性消化，吸收营养物质，并将食物残渣排出体外的系统。消化系统由消化管和消化腺组成（图 6-1-1）。

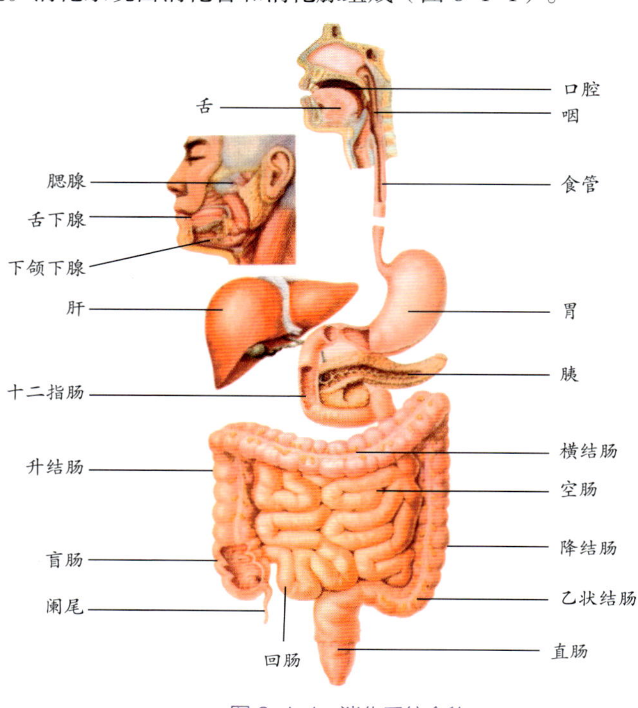

图 6-1-1　消化系统全貌

消化系统全貌

消化管是指从口腔到肛门的管道，包括口腔、咽、食管、胃、小肠（十二指肠、空肠和回肠）和大肠（盲肠、阑尾、结肠、直肠和肛管）。临床上通常把从口腔到十二指肠的一段称为上消化道，空肠及以下的部分称为下消化道。

消化腺（digestive gland）主要包括口腔腺、肝、胰和消化管壁内的许多小腺体。按消化腺体积的大小和位置不同，分为大消化腺和小消化腺两种。大消化腺位于消化管壁外，成为一个独立的器官，所分泌的消化液经导管流入消化管腔内，如大唾液腺、肝和胰。小消化腺分布于消化管壁内，位于黏膜层或黏膜下层，如唇腺、颊腺、舌腺、食管腺、胃腺和肠腺等。

二、消化管壁的一般结构

除口腔和咽外，消化管壁由内向外一般可分为黏膜层、黏膜下层、肌层和外膜 4 层结构（图 6-1-2）。

（一）黏膜层

黏膜层位于管壁的最内层，是消化管进行消化吸收的重要结构，也是消化管道结构差异最大的部分。黏膜自内向外由上皮、固有层和黏膜肌层组成。

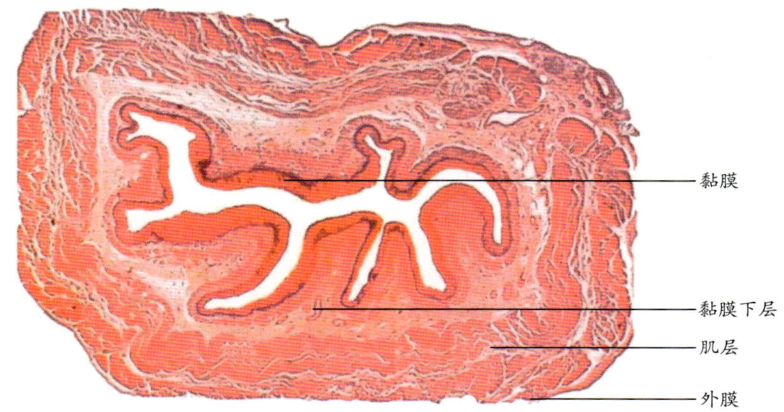

图 6-1-2　消化管壁的一般结构模式图

1. 上皮　上皮位于消化管的腔面，上皮的类型因其所在的位置不同而有差异。口腔、咽、食管和肛管齿状线以下均为复层扁平上皮，有保护功能；胃、小肠、大肠和肛管齿状线以上为单层柱状上皮，有消化和吸收功能。

2. 固有层　固有层位于上皮深层，由结缔组织构成，内含小消化腺、血管、淋巴管和淋巴组织，是机体进行体液免疫与细胞免疫的重要场所。

3. 黏膜肌层　黏膜肌层为薄层平滑肌，平滑肌的收缩和舒张可以改变黏膜的形态，促进腺分泌物的排出和血液、淋巴的运行，有助于食物消化和营养物质的吸收。

（二）黏膜下层

黏膜下层由结缔组织构成，内含较大的血管、淋巴管和黏膜下神经丛。

（三）肌层

肌层除口腔、咽、食管上段的肌肉和肛门处为骨骼肌外，其余大部分为平滑肌。肌层一般可分为内环行和外纵行两层。肌肉的收缩和舒张会导致消化管蠕动，使消化液与消化管内的食物充分混合，并不断将食物向远端推进。

（四）外膜

外膜位于消化管壁的最外层，分为纤维膜或浆膜。

三、消化管平滑肌的一般生理特性

1. 兴奋性　消化管平滑肌的兴奋性较骨骼肌低，收缩的潜伏期、收缩期和舒张期所占的时间均比骨骼肌长很多，且变异性也较大。食物在消化道内停留较长时间，有利于消化吸收。

2. 自律性　离体的消化道平滑肌置于适宜的人工环境内仍能自动地进行节律性收缩和舒张。

3. 紧张性　消化道平滑肌经常保持一种微弱的持续收缩状态，即具有一定的紧张性。平滑肌的紧张性能使消化道各部分（如胃、肠等）保持一定的形状和位置，还能使消化道腔内经常保持一定的基础压力，有助于消化液向食物中渗透。

4. 伸展性　消化道良好的伸展性可使消化道容纳几倍于其原初容积的食物，而消化道内压力却不明显升高。

5. 敏感性　消化道平滑肌对不同刺激的敏感性不同，对电刺激不敏感，而对食物的机械牵拉、温度和化学性刺激却特别敏感。这一特性可促进消化腺分泌及消化道运动，有助于食物的消化。

四、胸腹部标志线及分区

内脏大部分器官在胸、腹、盆腔内的位置相对固定，除因年龄、性别、体型和功能状态等因素影响器官位置外，各种病理因素也可使器官位置发生变化。掌握内脏器官的正常位置，对临床诊断检查，有着重要的意义。为了描述胸腔、腹腔内各器官的位置及其体表投影，通常在胸腹部体表确定一些标志线和体表分区（图 6-1-3）。

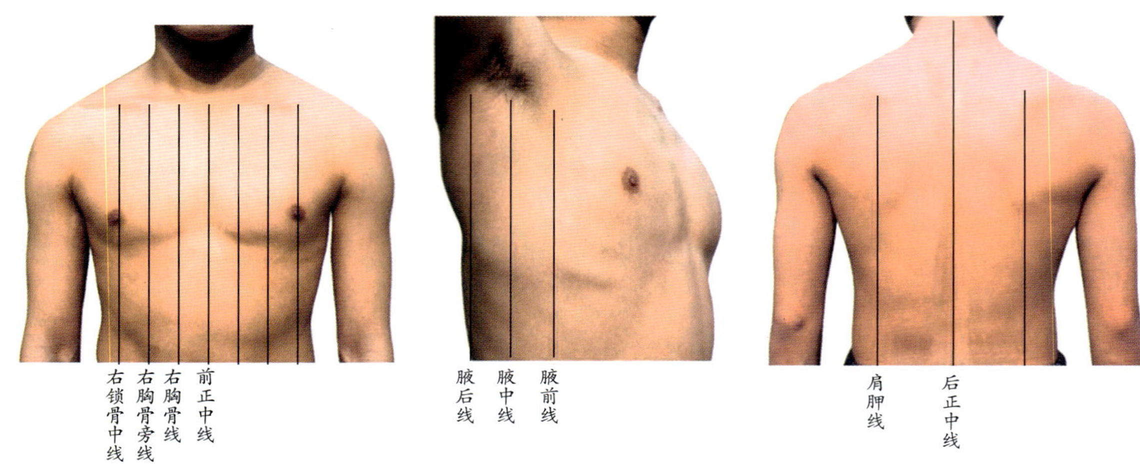

图 6-1-3 标志线

（一）胸部标志线

（1）前正中线：沿身体前面正中所作的垂直线。

（2）胸骨线：沿胸骨最宽处的外侧缘所作的垂直线。

（3）锁骨中线：经锁骨中点向下所作的垂直线。

（4）胸骨旁线：在胸骨线与锁骨中线之间连线的中点所作的垂直线。

（5）腋前线：沿腋前襞所作的垂直线。

（6）腋后线：沿腋后襞所作的垂直线。

（7）腋中线：通过腋前、后线之间连线的中点所作的垂直线。

（8）肩胛线：经肩胛骨下角所作的垂直线。

（9）后正中线：经身体后面正中线即沿各椎骨棘突所作的垂直线。

（二）腹部分区

为了便于描述腹腔脏器的位置，可将腹部划分成若干区域。临床上常用的是 4 分区法，通过脐各作一水平面和矢状面，将腹部分为左上腹、右上腹、左下腹和右下腹 4 个区。另外，还有一种 9 分区法，即通过两侧肋弓最低点（或第 10 肋的最低点）所作的肋下平面和通过两侧髂结节所作的结节间平面将腹部分成上腹部、中腹部和下腹部，再由经两侧腹股沟韧带中点所作的两个矢状面，将腹部分成 9 个区域，包括上腹部的腹上区和左、右季肋区，中腹部的脐区和左、右腹外侧（腰）区，下腹部的腹下区和左、右腹股沟（髂）区（图 6-1-4）。

腹腔干及其分支

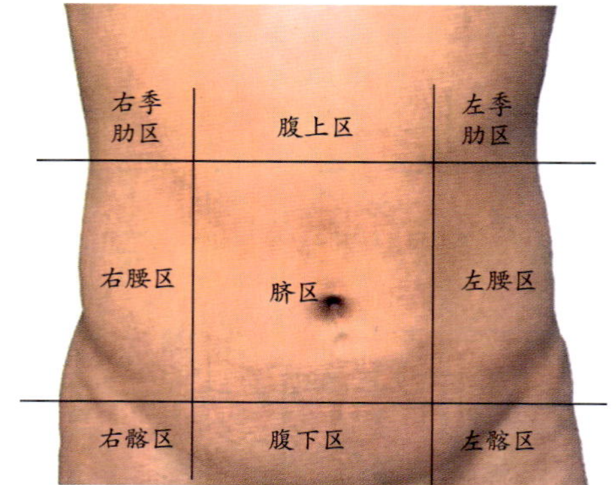

图 6-1-4 腹部分区

第二节　消化系统的解剖结构

一、消化管

（一）口腔

口腔（oral cavity）是消化管的起始部，其前壁为上、下唇，侧壁为颊，上壁为腭，下壁为口腔底。口腔向前经口唇围成的口裂通向外界，向后经咽峡与咽相通（图 6-2-1）。

整个口腔借上、下牙弓和牙龈分为前外侧部的口腔前庭和后内侧部的固有口腔，当上下颌牙列咬合时，口腔前庭可借最后一个磨牙后方的间隙与固有口腔相通。

1. 口唇　口唇（oral lips）分为上唇和下唇。口唇外面为皮肤，中间为口轮匝肌，内面为黏膜。口唇的游离缘是皮肤与黏膜的移行部，称为唇红，其内含皮脂腺。唇红是体表毛细血管最丰富的部位之一，正常情况下呈红色，当缺氧时则呈绛紫色，临床称为发绀。

2. 颊　颊（cheek）构成口腔的两侧壁，其构造与唇相似，自外向内分别由皮肤、颊肌、颊脂体和口腔黏膜构成。在上颌第 2 磨牙牙冠相对的颊黏膜上有腮腺管乳头，其上有腮腺管开口。

3. 腭　腭（palate）构成固有口腔的上壁，分隔鼻腔与口腔。腭分为硬腭和软腭两部分。硬腭位于腭的前 2/3，主要由骨腭及表面覆盖的黏膜构成。软腭位于腭的后 1/3，主要由腭腱膜、腭肌、腭腺、血管、神经和黏膜构成。软腭的前部分呈水平位，后部分斜向后下称为腭帆。腭帆后缘游离，其中部有垂向下方的突起，称为腭垂或悬雍垂。自腭帆两侧各向下方分出两条黏膜皱襞，前方的一对为腭舌弓，后方的一对为腭咽弓。两弓间的三角形凹陷区称为扁桃体窝，窝内容纳腭扁桃体。腭垂、腭帆游离缘、两侧的腭舌弓及舌根共同围成咽峡，它是口腔和咽之间的狭窄部，也是二者的分界（图 6-2-2）。

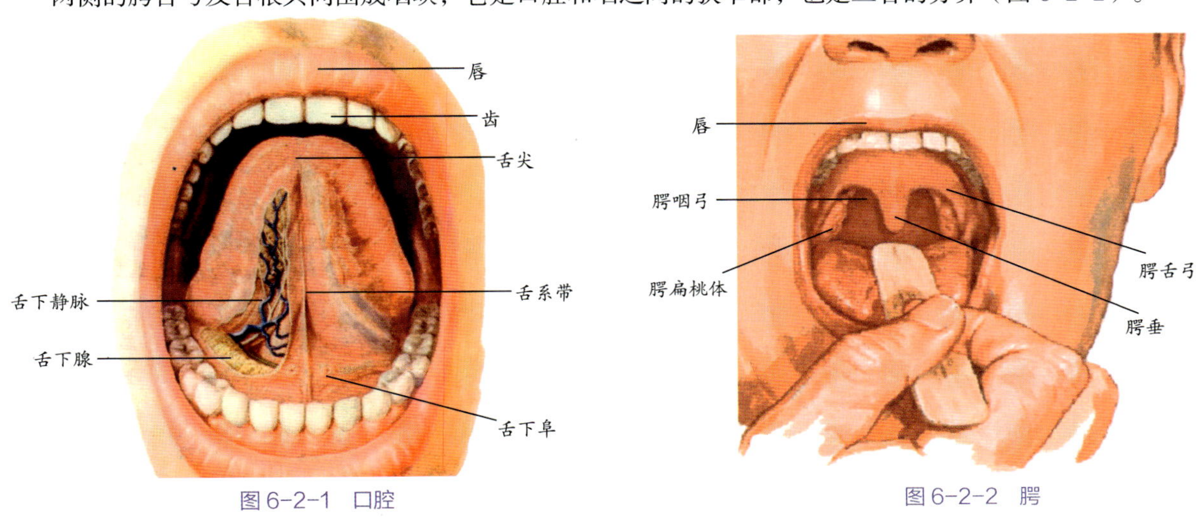

图 6-2-1　口腔

图 6-2-2　腭

4. 牙　牙（teeth）是人体内最坚硬的器官，镶嵌于上、下颌骨的牙槽内，分别排列成上牙弓和下牙弓。具有咀嚼食物和辅助发音等作用。

人的一生中，先后有两组牙发生，第一组称为乳牙，第二组称为恒牙。乳牙一般于出生后 6 个月开始萌出，3 岁左右出齐，共计 20 颗，上、下颌各 10 颗。6 岁左右，乳牙开始脱落并逐渐更换成恒牙。恒牙中，首先长出第一磨牙，除第三磨牙外，其他各恒牙约在 14 岁出齐。

5. 舌　舌（tongue）是位于口腔底的肌性器官，分为舌体和舌根两部分，二者之间在舌背以“V”形界沟为界。舌体占舌的前 2/3，为游离活动部分，其前端为舌尖，舌根占舌的后 1/3，以舌肌固定于舌骨和下颌骨等处。舌体背面黏膜呈淡红色，其表面有许多小的突起，统称为舌乳头。舌乳头分为丝状乳头、菌状乳头、叶状乳头和轮廓乳头 4 种。丝状乳头数量最多，呈白色天鹅绒状，主要司一般感觉；菌状乳头呈钝圆形，色红，分散于丝状乳头之间而稍大；轮廓乳头一般有 7 ～ 9 个，体形最大，排列在界沟前方；叶状乳头为退化结构。除了丝状乳头，其余 3 种均含有味蕾，有味觉功能。舌有协助咀嚼、吞咽、感受味觉和发音等功能（图 6-2-3）。

舌（背面）

舌下面

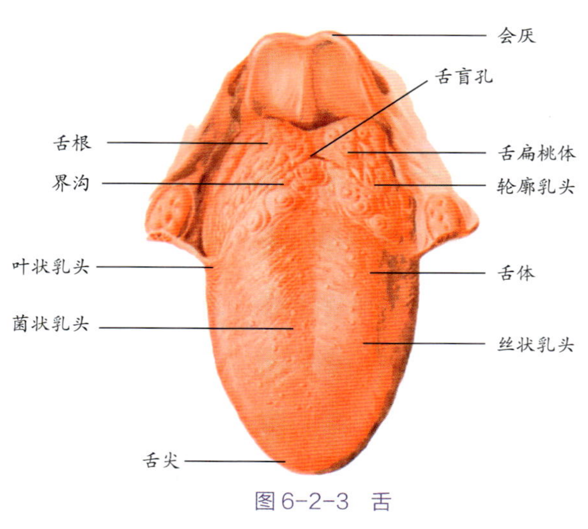

图 6-2-3　舌

知识链接

巴氏刷牙法

巴氏刷牙法又称为龈沟清扫法或水平颤动法，它是美国牙科协会推荐的一种有效去除龈缘附近及龈沟内菌斑的方法。具体操作如下：

1. 选择软毛牙刷，将牙刷与牙长轴呈 45° 并指向根尖（上颌牙向上，下颌牙向下），轻微加压，水平颤动 3 ～ 5 下。

2. 将牙刷向牙冠方向转动，刷洗到每个具体牙面，包括外侧、内侧和咬合面。

3. 每次刷牙至少 3 分钟，每天至少早晚各刷 1 次。

（二）咽

咽（pharynx）是消化和呼吸的共用通道，具体内容详见呼吸系统章节。

（三）食管

食管（esophagus）是前后扁平的肌性管状器官，是消化管各部中最狭窄的部分，全长约 25 cm。食管上端在第 6 颈椎体下缘平面与咽相接，下端约平第 11 胸椎体高度与胃的贲门连接。食管可分为颈部、胸部和腹部。颈部长约 5 cm，自食管起始端至平对胸骨颈静脉切迹平面的一段；胸部最长，为 18 ～ 20 cm，位于胸骨颈静脉切迹平面至膈食管裂孔之间；腹部最短，仅 1 ～ 2 cm，自食管裂孔至贲门。

食管全长有 3 处生理性狭窄：第一处狭窄为食管的起始处，相当于第 6 颈椎体下缘水平，距中切牙约 15 cm；第二处狭窄为食管与左主支气管交叉处，相当于第 4、第 5 胸椎体之间水平，距中切牙约 25 cm；第三处狭窄为食管通过膈的食管裂孔处，相当于第 10 胸椎水平，距中切牙约 40 cm。上述狭窄部是异物滞留和食管肿瘤的好发部位，也是进行食管插管时要注意的部位（图 6-2-4）。

（四）胃

胃（stomach）是消化管各部中最膨大的部分，上连食管，下续十二指肠。成人胃的容量约 1 500 mL。胃除了有受纳食物和分泌胃液的作用，还具有内分泌功能。

1. 胃的位置和形态　胃是消化管中最膨大的部分，呈囊袋状。上接食管，下连十二指肠。中度充盈时胃大部分位于左季肋区，小部分位于腹上区。

胃分为入、出两口，大、小两弯，前、后两壁，以及四部（图 6-2-5）。胃的入口称为贲门，出口称为幽门，胃的贲门和幽门位置比较固定，贲门位于第 11 胸椎左侧，幽门约在第 1 腰椎右侧。胃小弯凹向右上方，其最低点弯度明显折转处称为角切迹，是胃体与幽门部在胃小弯的分界。胃大弯大部分凸向左下方。胃在空虚时有明确的前后壁，充盈时不明显。胃可分为贲门部、胃底、胃体和幽门部 4 部。贲门部为贲门附近的部分；胃底是贲门左上方膨出的部分，内含吞咽时进入的空气，胃 X 线检查时可见气泡；胃体为胃底与角切迹平面之间的部分；幽门部为角切迹平面与幽门之间的部分。幽门部又可分为幽门管和幽门窦。幽门窦通常位于胃的最低部，胃溃疡和胃癌多发生于胃的幽门窦近胃小弯处。

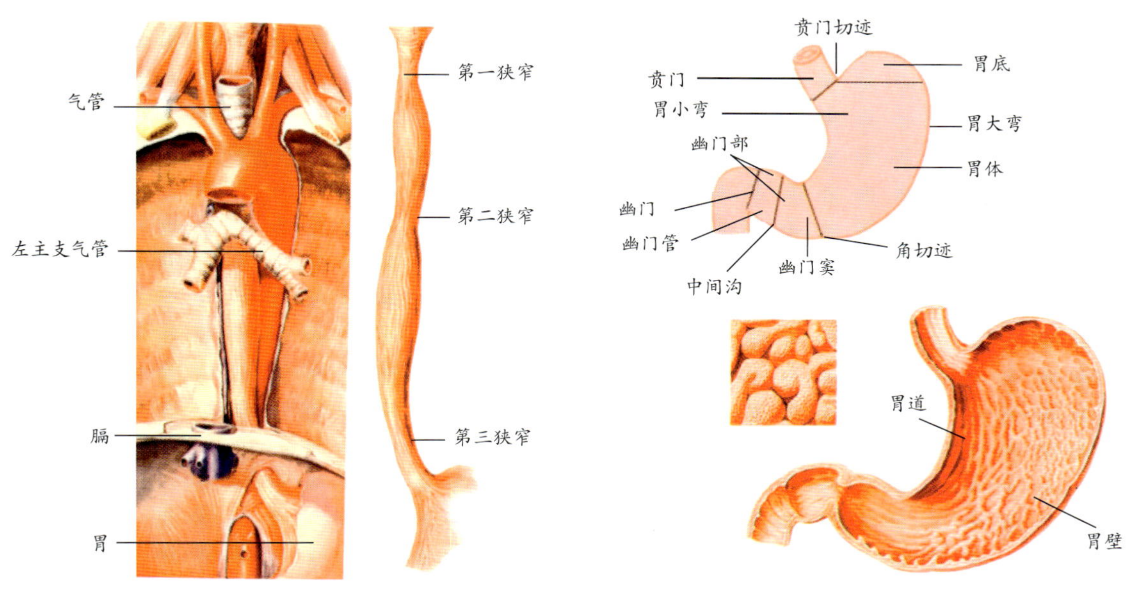

图 6-2-4　食管

图 6-2-5　胃的结构

2. 胃壁的结构　胃壁可分为黏膜层、黏膜下层、肌层和外膜 4 层（图 6-2-6）。

（1）黏膜层：胃黏膜柔软，胃空虚时可形成许多皱襞，充盈时变平坦。沿胃小弯处有较恒定的纵行皱襞，襞间的沟称为胃道。在食管与胃交接处的黏膜上，有一呈锯齿状的环形线，称为食管胃黏膜线，该线是胃镜检查时鉴别病变位置的重要标志。在幽门处黏膜形成环形的皱襞称为幽门瓣，突向十二指肠腔内，有阻止胃内容物进入十二指肠的功能。胃黏膜分为上皮、固有层和黏膜肌层 3 层。黏膜层上皮为单层柱状上皮，可分泌含高浓度碳酸氢根离子的黏液，覆盖于上皮表面，从而形成一层凝胶保护层，对胃黏膜具有保护作用。固有层内有大量紧密排列的管状腺，主要为胃底腺、贲门腺和幽门腺。胃底腺主要由主细胞、壁细胞和颈黏液细胞组成。主细胞又称为胃酶细胞，能分泌胃蛋白酶原。壁细胞又称为泌酸细胞，壁细胞可合成分泌盐酸和内因子。

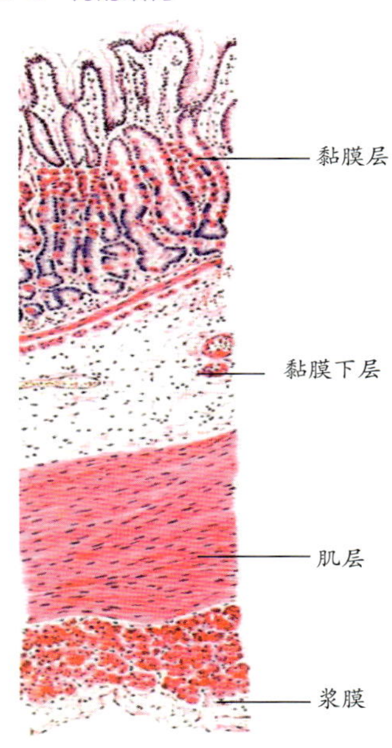

图 6-2-6　胃壁的结构

（2）黏膜下层：由疏松结缔组织构成，内有丰富的血管、淋巴管和神经丛。

（3）肌层：肌层较厚，由外纵、中环、内斜 3 层平滑肌构成。环行肌环绕于胃的全部，在幽门处较厚的称为幽门括约肌，有延缓胃内容物排空和防止肠内容物逆流至胃的作用。

（4）外膜：外膜为浆膜。临床上常将胃壁的 4 层一起称为全层，将肌层和浆膜两层合称为浆肌层。

知识链接

口　饲

对于不能经口进食的患者，医务人员需用胃管给患者灌入流质食物，以保证营养的摄入。临床上给成年人插入胃管时，一般从切牙开始计算长度，通常先用胃管比量出切牙至下颌角的距离，再加上下颌角到剑突尖的距离，即为切牙至贲门的大致距离。插至 40 cm 时到达贲门，插至 60 cm 时接近幽门，插至 75 cm 时到达十二指肠降段至十二指肠大乳头的开口处。通常胃管上已标有这 3 个刻度。对小孩或体格较高的患者则应按实际测量情况相应增减。

（五）小肠

小肠（small intestine）是消化管中最长的一段，平均长 5 ～ 7 m。上起胃幽门，下续盲肠，分为十二指肠、空肠和回肠 3 个部分。小肠是进行消化和吸收的重要器官，且具有某些内分泌功能。

1. 十二指肠　十二指肠（duodenum）介于胃与空肠之间，全长约 25 cm。十二指肠是小肠中长度最短、管径最大、位置最深且最为固定的部分。呈“C”形，包绕胰头（图 6-2-7），可分为上部、降部、水平部和升部。

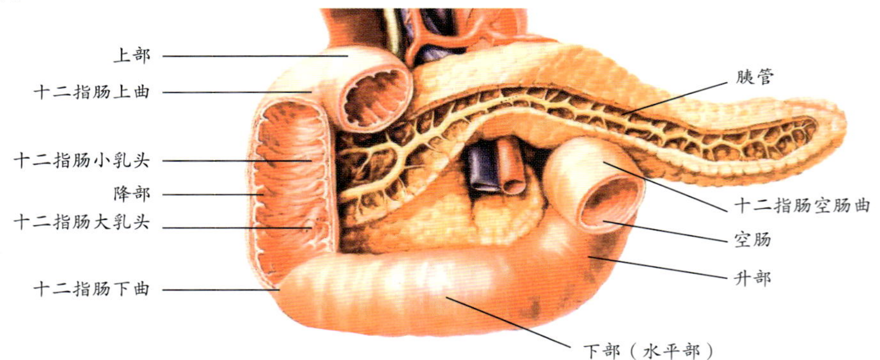

图 6-2-7　十二指肠和胰

（1）上部：上部近侧与幽门相连接的一段肠管，其肠壁薄，管径大，黏膜面光滑平坦，无环状襞，临床常称此段为十二指肠球，是十二指肠溃疡及穿孔的好发部位。

（2）降部：降部后内侧壁上圆形隆起称为十二指肠大乳头，为肝胰壶腹的开口处。在大乳头上方（近侧）1 ～ 2 cm 处，有时可见到十二指肠小乳头，它是副胰管的开口处。

（3）水平部：横过下腔静脉和第 3 腰椎体的前方，至腹主动脉前方。

（4）升部：十二指肠与空肠转折处形成的弯曲称为十二指肠空肠曲。十二指肠空肠曲的上后壁被一束肌纤维和结缔组织构成的十二指肠悬肌连于膈右脚。十二指肠悬肌和包绕于其下段表面的腹膜皱襞共同构成十二指肠悬韧带，又称为 Treitz 韧带，是手术中确定空肠起始部的重要标志。

2. 空肠与回肠　空肠（jejunum）和回肠（ileum）之间无明显分界线，一般将小肠的近侧 2/5 称为空肠，远侧 3/5 称为回肠。外观上，空肠管径较大，管壁较厚，血管较多，颜色较红，呈粉红色；而回肠管径较小，管壁较薄，血管较少，颜色较浅，呈粉灰色。

3. 小肠壁的结构　小肠黏膜和黏膜下层有许多环形皱襞，其上有大量的小肠绒毛（图 6-2-8），极大地增加了小肠的吸收面积。

绒毛由上皮和固有层向肠腔突起形成，是小肠黏膜特有的结构。绒毛上皮主要由吸收细胞和杯状细胞组成。吸收细胞数量最多，呈高柱状，其游离面有密集的微绒毛，大大增加了小肠的表面积；杯状细胞数量较少，能分泌黏液，润滑和保护肠黏膜。

绒毛的轴心为疏松结缔组织，含有毛细淋巴管（又称中央乳糜管）、丰富的毛细血管和散在的平滑肌纤维。小肠吸收的氨基酸和葡萄糖进入毛细血管，乳糜微粒则进入中央乳糜管。平滑肌纤维的收缩能促使绒毛进行伸缩活动，有利于营养物质的吸收和转运。

（六）大肠

大肠（large intestine）是消化管的下段，全长 1.5 m，分为盲肠、阑尾、结肠、直肠和肛管 5 部分（图 6-2-9）。大肠的主要功能为吸收水分、维生素和无机盐，并将食物残渣形成粪便，排出体外。除直肠、肛管和阑尾外，结肠和盲肠在外形上具有 3 种特征性结构，即结肠带、结肠袋和肠脂垂。

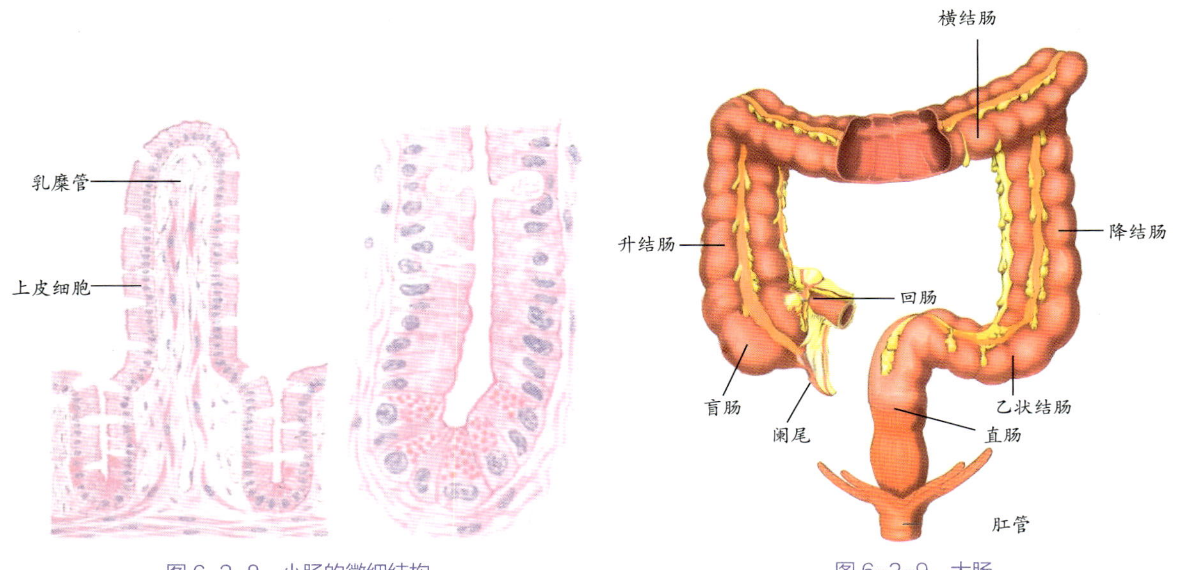

图 6-2-8　小肠的微细结构　　图 6-2-9　大肠

肠的组成和外形

1. 盲肠　盲肠（cecum）是大肠的起始部分，位于右髂窝内，长 6 ～ 8 cm，其体表投影在腹股沟韧带外侧半的上方。回肠末端凸向盲肠的上、下两个半月形的皱襞称为回盲瓣（图 6-2-9），可阻止小肠内容物过快地流入盲肠，以便食物在小肠内充分消化吸收，还可防止盲肠内容物逆流回小肠。

2. 阑尾　阑尾（vermiform appendix）是从盲肠下端后内侧壁向外延伸的一条细管状器官，因外形酷似蚯蚓，故又称为蚓突（图 6-2-10）。阑尾根部较固定，多数在回盲口的后下方约 2 cm 处开口于盲肠，尖端为游离盲端，游动性较大。阑尾根部的体表投影点，通常在右髂前上棘与脐连线的中、外 1/3 交点处，称为麦氏点（McBurney 点）。急性阑尾炎时，此处有明显压痛。

3. 结肠　结肠（colon）是介于盲肠与直肠之间的一段大肠，整体呈“M”形，位于空、回肠周围，将其包绕。结肠分为升结肠、横结肠、降结肠和乙状结肠 4 部分。

4. 直肠　直肠（rectum）是消化管位于盆腔下部的一段，直肠并不直，从矢状面观察有两个明显的弯，分别称为直肠骶曲和直肠会阴曲。从冠状面上观察，也有 3 个突向侧方的弯曲，但不恒定（图 6-2-11）。当进行直肠镜、乙状结肠镜检查时，要注意这些弯曲部位，以免损伤肠壁。直肠上端与乙状结肠交接处管径较细，向下肠腔显著膨大称为直肠壶腹，直肠内面有 3 个直肠横襞，有阻挡粪便下移的作用。

盲肠和阑尾

直肠和肛管

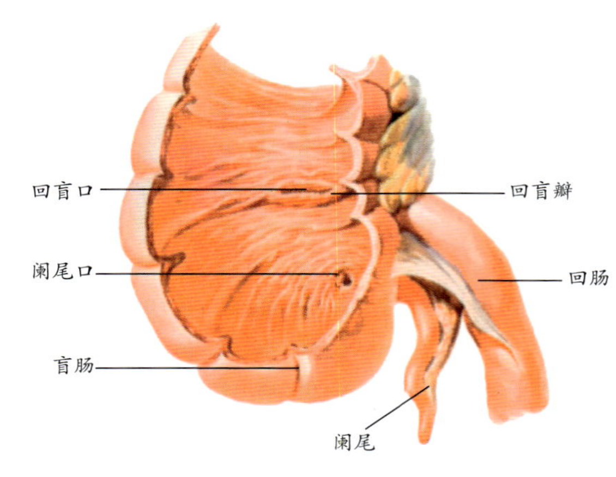

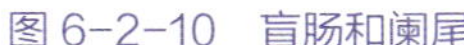
图 6-2-10 盲肠和阑尾

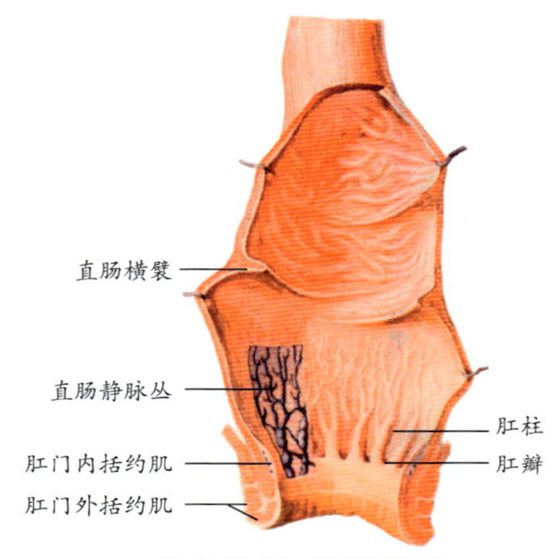

图 6-2-11 直肠和肛管

5. 肛管 肛管（anal canal）上界为直肠穿过盆膈的平面，下界为肛门。肛管被肛门括约肌所包绕，平时处于收缩状态，有控制排便的作用。肛管内面有 6 ～ 10 条纵行的黏膜皱襞，称为肛柱，肛柱下端彼此借半月形黏膜皱襞相连，称为肛瓣。通常将各肛柱上端的连线称为肛直肠线，即直肠与肛管的分界线；将连接各肛柱下端与各肛瓣边缘的锯齿状环行线称为齿状线，它是皮肤与黏膜的分界线，也是内痔和外痔的分界线。

肛管周围有肛门内、外括约肌和肛提肌等，肛门内、外括约肌在排便的控制上有着重要作用。

知识链接

阑尾容易发炎的解剖因素

阑尾炎是最常见的外科急腹症，阑尾炎好发的因素很多，常见的解剖因素如下：

（1）阑尾肠腔细小狭窄，阑尾壁内含有大量的淋巴组织，淋巴组织肿大，易致管腔变窄。

（2）阑尾腔内容易形成粪石并阻塞肠腔。

（3）阑尾末端游离，活动度大，在肠道运动失调时，可能因弯曲和移位而影响管腔通畅，致腔内压力增大。

（4）阑尾由终末动脉供血，很容易因为阑尾肿大而导致血运障碍。

二、消化腺

（一）口腔腺

口腔腺（oral gland）主要有腮腺、下颌下腺和舌下腺 3 对大唾液腺（图 6-2-12）。腮腺位于外耳道的前下方，其导管开口于颊黏膜上，平对上颌第二磨牙。下颌下腺位于下颌骨体的内面。舌下腺位于口底黏膜的深面。下颌下腺和舌下腺的导管均开口于口腔底部。

（二）肝

肝（liver）是人体最大的消化腺，也是人体内最大的实质性器官。肝的功能极为复杂，它是机体新陈代谢最活跃的器官，不仅参与蛋白质、脂类、糖类和维生素等物质的合成、转化与分解，还参与激素、药物等物质的转化和解毒。肝还具有分泌胆汁，吞噬、防御以及在胚胎时期造血等重要功能。

1. 肝的位置和形态 肝大部分位于右季肋区和腹上区，小部分位于左季肋区，有一小部分露出于剑突之下，直接与腹前壁相接触。当腹上区和右季肋区遭到暴力冲击或肋骨骨折时，肝可能被损伤而破裂。

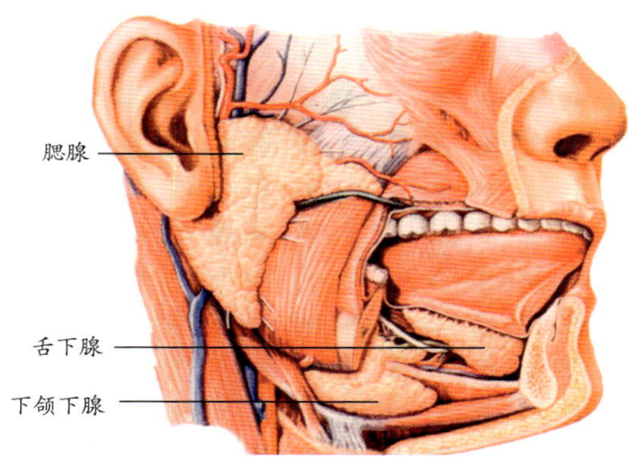

图 6-2-12　唾液腺

大唾液腺

肝呈不规则楔形，可分为上、下两面，前、后、左、右 4 缘（图 6-2-13）。与膈相对的部分称为膈面，借镰状韧带将肝于膈面分为左、右两叶。肝的脏面，借“H”形的沟、裂和窝将肝分为 4 个叶：肝左叶位于肝圆韧带裂和静脉韧带裂的左侧，即左纵沟的左侧；肝右叶位于胆囊窝与腔静脉沟的右侧，即右纵沟的右侧；方叶位于肝门之前、肝圆韧带裂与胆囊窝之间；尾状叶位于肝门之后、静脉韧带裂与腔静脉沟之间。肝左、右管，肝固有动脉左、右支，肝门静脉左、右支和神经、淋巴管出入的地方称为第一肝门（the first porta hepatis）。

肝门静脉及其属支

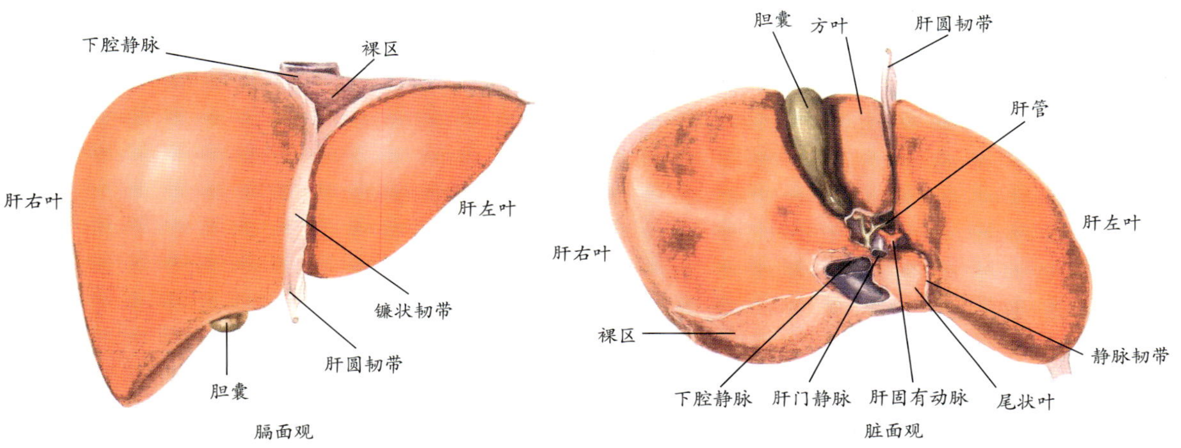

图 6-2-13　肝

2. 肝的微细结构　肝脏主要由肝细胞构成，肝细胞呈多边形，体积较大；细胞核呈圆形，位于细胞的中央，有时可见双核。胞质内有丰富的线粒体、内质网和溶酶体等细胞器。肝小叶（hepatic lobule）是肝的基本结构和功能单位，成人约有 50 万～100 万个肝小叶，肝小叶呈棱柱体，中央是一条沿其长轴走行的中央静脉，周围有呈放射状排列的肝板（肝索）、肝血窦、窦周隙和胆小管（图 6-2-14）。

（1）中央静脉：位于肝小叶中央，由许多肝血窦在肝小叶中央汇成，管壁不完整。

（2）肝板：由单排肝细胞组成的立体板状结构。在切片中，肝板的断面呈索状，称为肝索。滑面内质网具有合成胆汁，参与脂肪代谢，灭活固醇类激素及解毒等多种功能。溶酶体能消化分解肝细胞吞饮的物质、退化的细胞器等，对肝细胞结构的更新和细胞正常功能的维持起着重要作用。

（3）肝血窦：位于肝板之间，血窦腔大而不规则。窦壁由内皮细胞围成，通透性较大，有利于肝细胞和血液之间的物质交换。窦腔内还含有肝巨噬细胞，能吞噬血液中的细菌、异物和衰老的红细胞等。

（4）胆小管：由相邻肝细胞细胞质膜局部凹陷而形成的微细管道。胆小管位于肝板内，相互交织成网。肝细胞合成的胆汁直接分泌入胆小管，从肝小叶中央流向周边，汇入门管区的小叶间胆管。

（5）肝门管区：为相邻几个肝小叶之间的结缔组织小区，其中可见 3 种伴行的管道，即小叶间动脉、小叶间静脉和小叶间胆管。

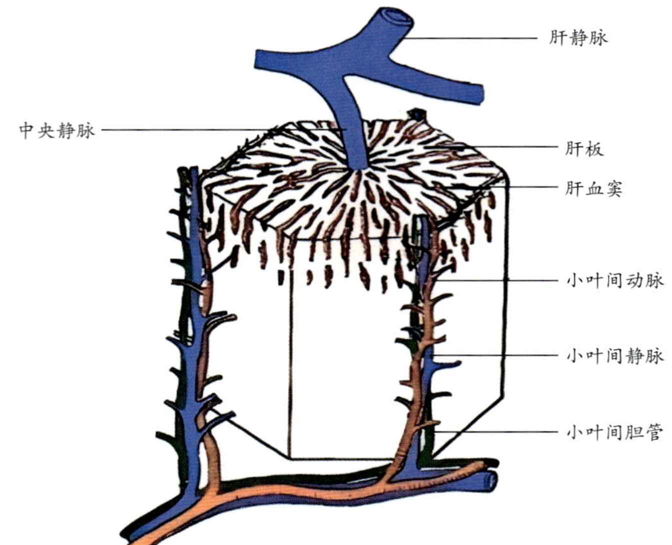

图 6-2-14 肝小叶模式图

肝小叶的构造

3. 肝外胆道系统 肝外胆道系统是指肝门之外的胆道系统，包括胆囊和输胆管道（肝左管、肝右管、肝总管和胆总管）。这些管道与肝内胆道一起，将肝分泌的胆汁输送到十二指肠腔（图 6-2-15）。

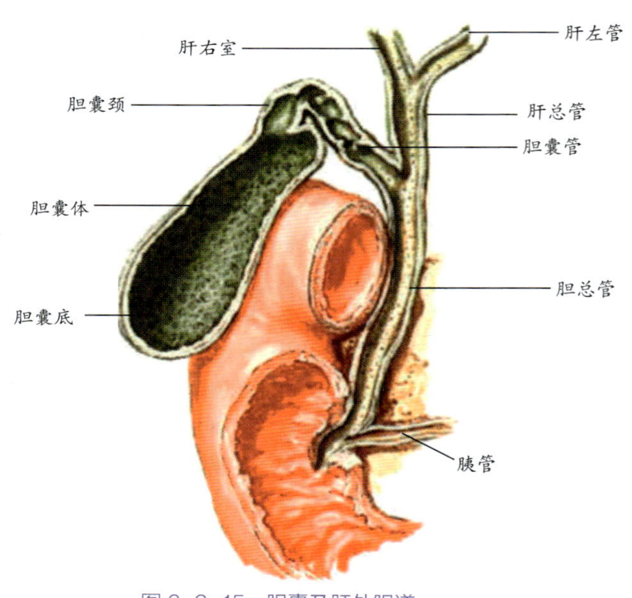

图 6-2-15 胆囊及肝外胆道

胆囊及输胆管道

肝内管道

（1）胆囊（gallbladder）：位于肝下面的胆囊窝内，为贮存和浓缩胆汁的囊状器官，呈梨形，容量 40 ～ 60 mL。胆囊分胆囊底、胆囊体、胆囊颈、胆囊管 4 部分。胆囊底的体表投影位于右腹直肌外缘或右锁骨中线与右肋弓交点附近，当胆囊病变时，该处可有明显压痛。胆囊管、肝总管和肝的脏面围成的三角形区域称为胆囊三角，或称 Calot 三角，三角内常有胆囊动脉通过，该三角是胆囊手术中寻找胆囊动脉的标志。

（2）输胆管道：包括肝左管、肝右管、肝总管和胆总管。肝左、右管出肝门后汇合成肝总管，肝总管再与胆囊管汇合成胆总管。胆总管下行斜穿十二指肠降部的后内侧壁，在壁内与胰管汇合形成略膨大的肝胰壶腹（Vater 壶腹），开口于十二指肠大乳头。

知识链接

肝胆外科之父——吴孟超

吴孟超是中国肝胆外科创始人之一。他最先提出“五叶四段”的肝脏解剖学理论，在国内首创“常温下间歇肝门阻断”切肝法，率先突破了人体中肝叶手术的禁区，建立了完整的肝脏海绵状血管瘤和小肝癌的早期诊治体系。他较早地应用肝动脉结扎法和肝动脉栓塞法治疗中晚期肝癌，创立了常温下无血切肝术、肝癌复发再切除和肝癌二期手术等技术。他在中晚期肝癌的基因免疫治疗、肝癌疫苗、肝移植等方面取得了重大进展，并首先开展腹腔镜下肝切除和肝动脉结扎术。

40多年来，他一共施行肝癌手术8 000余例，术后5年生存率达38.1%。小肝癌（小于5 cm）手术1 000余例，手术5年生存率达79.8%（其中小于3 cm小肝癌已达85.3%），患者存活最长达36年。

（三）胰

胰（pancreas）是人体的第二大消化腺，由外分泌部和内分泌部组成。

1. 胰的位置与形态　胰是一个长条状的腺体，质地柔软，呈灰红色，位于腹上区和左季肋区，横置于第1～2腰椎体前方，并紧贴于腹后壁。胰可分头、颈、体、尾4部分，各部之间无明显界限。头、颈部在腹中线右侧，胰头被十二指肠呈“C”字形包绕；尾部在腹中线左侧，触及脾门。胰管位于胰实质内，主胰管由胰尾到胰头，最终与胆总管汇合成肝胰壶腹。

2. 胰的功能　胰的外分泌部（腺细胞）能分泌胰液，内含多种消化酶（如胰蛋白酶、胰脂肪酶及胰淀粉酶等），有分解和消化蛋白质、脂肪和糖类等作用；内分泌部即胰岛（pancreatic islets），成人胰岛总数约有十万至百万个，散在于胰实质内，其中胰尾部较多。胰岛主要由A、B、D、PP细胞构成，其中A细胞约占总细胞的20%，分布于胰岛的外周，可分泌胰高血糖素，促进糖原分解，从而升高血糖；B细胞约占总数的70%，多分布于胰岛的中央部，分泌胰岛素，其作用为降低血糖；D细胞约占总数的5%，分泌生长激素释放抑制因子，其作用是抑制A细胞和B细胞的分泌功能；PP细胞数量很少，目前功能尚未达成共识，有观点认为，PP细胞可分化成A细胞和B细胞。

第三节　各段消化管的消化

消化（digestion）是指食物在消化管内被分解为可吸收的小分子物质（如葡萄糖、甘油、脂肪酸和氨基酸等）的过程。消化的方式分为两种，一种是机械性消化，通过口腔和消化管的运动，将食物碾碎，使其与消化液充分混合，并将其不断向消化管远端推进的过程；另一种是化学性消化，通过各种消化酶把食物中大分子物质分解为可吸收的小分子物质。

消化过程开始于口腔，但口腔仅具有简单的消化功能，食物的消化主要在胃和小肠中完成，大肠无重要消化功能。

一、口腔内消化

食物通过咀嚼和唾液中酶的作用初步消化，与唾液混合形成食团为吞咽做准备。

（一）咀嚼和吞咽

咀嚼是指咀嚼肌按一定顺序收缩和舒张所组成的复杂节律性动作。咀嚼的主要作用是通过切割、磨碎对食物进行加工，并与唾液混合形成食团，便于吞咽，为食物的下一步消化做准备。

吞咽是指食团由舌背推动，经咽、食管进入胃的过程，由一系列高度协调的反射活动组成。根据食团在吞咽时经过的解剖结构，可将吞咽动作分为 3 个时期，分别为口腔期、咽期和食管期。

食管是食物被吞咽入胃的必经通道。在食团的刺激下，消化管的平滑肌按顺序收缩和舒张，并向前推进的波形运动称为蠕动。蠕动是各段消化管都存在的一种运动方式。

虽然在解剖学上食管下端近贲门处并不存在括约肌，但存在一段长约 3 ～ 5 cm 的高压区，能阻止胃内容物逆流进入食管，起到类似生理性括约肌的作用，故将其称为食管下括约肌（LES）。当 LES 内压降低或胃内压增高时，将导致胃内容物反流进入食管，可刺激和损伤食管黏膜，从而引发反流性食管炎。

（二）唾液及其作用

唾液（saliva）是由唾液腺分泌的近乎中性（pH 为 6.6 ～ 7.1）、无色、无味的低渗或等渗液体。正常成年人唾液分泌量每天可达 1 ～ 1.5 L，其中水分约占 99%，有机成分主要为黏蛋白、免疫球蛋白、唾液淀粉酶及溶菌酶等，无机成分主要有 Na^+、K^+、Ca^{2+}、Cl^- 等。

唾液的主要作用：①湿润口腔和溶解食物，有利于咀嚼和吞咽，并引起味觉；②唾液淀粉酶可将食物中的淀粉分解为麦芽糖，这也是淀粉类食物在口腔内咀嚼时产生甜觉的原因；③唾液中的溶菌酶具有杀菌作用，唾液也可以清除口腔内的食物残渣，稀释和中和有毒物质，保护口腔；④排泄某些进入体内的重金属、氰化物和狂犬病毒等。

二、胃内消化

食团在胃内经过机械性和化学性消化成为食糜，之后在胃的运动下，食糜逐次、少量地通过幽门进入十二指肠。

（一）胃液及其作用

胃液是由胃腺分泌的、无色透明的酸性液体，pH 为 0.9 ～ 1.5，正常成年人每日分泌量为 1.5 ～ 2.5 L。胃液的主要成分包括水、盐酸、HCO_3^-、Na^+、K^+、胃蛋白酶原、内因子和黏液等。

1. 盐酸　盐酸由胃底腺壁细胞分泌，也称为胃酸。盐酸的分泌量与壁细胞的数量和功能状态相关。

胃酸的生理作用：①杀灭随食物进入胃内的细菌，维持胃和小肠内的菌群状态；②激活胃蛋白酶原为胃蛋白酶，并为胃蛋白酶提供适宜的酸性环境；③使食物中的蛋白质变性而易于水解；④随食糜进入小肠后促进胰液、胆汁和小肠液的分泌；⑤有利于小肠对铁和钙的吸收。

目前认为，H^+ 的分泌是依靠壁细胞顶端分泌小管膜中的质子泵（也称为 H^+ 泵，即 H^+-K^+-ATP 酶）实现的。而质子泵选择性抑制剂（如奥美拉唑）可有效抑制胃酸分泌。

2. 胃蛋白酶原　胃蛋白酶原主要由胃底腺主细胞合成和分泌，无活性，需在盐酸的作用下才能转变成为有活性的胃蛋白酶。胃蛋白酶作用的最适 pH 为 1.8 ～ 3.5，可水解食物蛋白质为际和胨，以及少量的多肽或氨基酸。

3. 内因子　内因子是由壁细胞分泌的一种糖蛋白。内因子可与维生素 B_{12} 结合形成内因子 - 维生素 B_{12} 复合物，避免维生素 B_{12} 被小肠内水解酶破坏，并促进维生素 B_{12} 在回肠末端的吸收。内因子缺乏可引起维生素 B_{12} 吸收障碍，从而导致巨幼细胞性贫血。

4. 黏液和碳酸氢盐　黏液由胃黏膜表面的上皮细胞、泌酸腺、贲门腺和幽门腺的黏液细胞共同分泌，主要成分为糖蛋白。黏液具有较高的黏滞性和形成凝胶的特性，紧密覆盖于胃黏膜表面，起润滑食物的作用，也可以减少粗糙食物对胃黏膜的机械性损伤。

HCO_3^-主要由胃黏膜内的非泌酸细胞分泌，它与胃黏膜表面的黏液共同形成抗胃黏膜损伤的屏障，即胃黏液－碳酸氢盐屏障，避免胃黏膜受胃内盐酸和胃蛋白酶的损伤。

（二）胃的运动

食物在胃内的机械性消化是通过胃的运动来实现的，主要功能是磨碎食物并与胃液混合形成食糜，然后将食糜排入十二指肠。

1. 胃运动的主要形式

（1）紧张性收缩（tonic contraction）：胃壁平滑肌经常处于一定程度的缓慢持续收缩状态。这种运动形式①有利于维持胃的位置、形态；②使胃腔内具有一定的压力，有助于胃液渗入食物，是胃进行其他运动形式的基础；③协助推动食糜进入十二指肠。如果胃的紧张性收缩过低，会引起胃下垂或胃扩张，导致消化功能障碍。

（2）容受性舒张（receptive relaxation）：进食时食物刺激口腔、咽、食管等处的感受器，可反射性引起胃底和胃体平滑肌舒张，是胃特有的运动形式。可使胃腔的容量由空腹时的 50 mL 增大到进食后的 1～2 L，有利于胃容纳和储存大量食物，同时保持胃内压相对稳定。

（3）蠕动：开始于胃的中部，并节律性地向幽门方向推进。有利于磨碎食物并与消化液充分混合，使胃液充分发挥化学性消化作用，并将食糜逐步推入十二指肠。

2. 胃排空　食糜由胃排入十二指肠的过程称为胃排空（gastric emptying），一般发生在食物入胃后5 min 左右。胃的紧张性收缩和胃蠕动是胃排空的动力，当胃运动增强使胃内压高于十二指肠内压且幽门舒张时，则胃运动引起胃排空；反之，则延缓胃排空。

胃排空速度与食物的物理性状及化学组成有关。稀的流质食物比稠的固体食物排空快，小颗粒食物比大块食物排空快。三大营养物质中糖类排空最快，蛋白质次之，脂肪最慢，混合食物需要 4～6 h 才能由胃完全排空。

知识链接

呕　吐

呕吐是指胃或肠内容物被强力挤压后逆行从口腔排出的过程。引起呕吐的原因很多，机械性或化学性刺激作用于舌根、咽部、胃、肠、泌尿生殖器官、视觉和前庭器官（如晕船时）等处的感受器时均可引发呕吐。

呕吐前常有恶心、呼吸急促和心跳加快等表现。呕吐时先深吸气，接着声门和鼻咽通道关闭，胃窦部、膈肌和腹壁肌强烈收缩，胃上部和食管下端舒张，使胃内容物经食管从口腔排出。剧烈呕吐时，十二指肠和空肠上段也强烈收缩，使十二指肠内容物倒流入胃，故呕吐物中有时会混有肠内容物。

呕吐是机体保护性防御反射，呕吐可将胃肠内有害物质排出，但持续、剧烈的呕吐则可导致水、电解质和酸碱平衡紊乱。

三、小肠内消化

小肠是食物消化最主要的部位。食物经过口腔和胃后虽物理性质有较大的改变，但其化学性质改变较小，仍不能被机体吸收。在小肠中，食糜通过小肠运动的机械性消化及胰液、胆汁和小肠液的化学性消化后可转变为可被吸收的小分子物质。

（一）胰液及其作用

胰液是由胰腺分泌的碱性液体，无色、无味，pH 为 7.8 ～ 8.4，成年人每日分泌量为 1 ～ 2 L，胰液的主要成分包括水、HCO_3^-、Cl^-、Na^+、K^+、Ca^{2+}、淀粉酶、脂肪酶、蛋白水解酶等，可经胰腺导管排入十二指肠。

1. 碳酸氢盐　碳酸氢盐由胰腺小导管上皮细胞分泌，主要作用是中和进入十二指肠的胃酸，避免肠黏膜受强酸的侵蚀，同时也为小肠内多种消化酶的活动提供最适宜的 pH 环境。

2. 胰淀粉酶　胰淀粉酶将淀粉水解为糊精和麦芽糖，其作用的最适 pH 为 6.7 ～ 7.0。

3. 胰脂肪酶　胰脂肪酶以活性形式分泌，能将脂肪水解为脂肪酸、一酰甘油和甘油等，其最适 pH 为 7.8 ～ 8.5。

4. 胰蛋白酶原和糜蛋白酶原　正常情况下，这两种酶均以无活性的酶原形式存在于胰腺腺泡和小导管液中，其中胰蛋白酶原含量较多。当胰液进入十二指肠后，肠激酶激活胰蛋白酶原使其变为有活性的胰蛋白酶。胰蛋白酶一旦形成，便以正反馈的形式进行自我激活，胰蛋白酶可同时激活糜蛋白酶原使其变为糜蛋白酶。两者共同作用时，可将蛋白质水解为小分子的多肽和氨基酸。多肽又可被羧基肽酶进一步水解。

胰液中含有消化 3 种主要营养物质（糖、蛋白质和脂肪）的水解酶。因此，胰液是所有消化液中消化能力最强、消化功能最全的一种消化液。

知识链接

急性胰腺炎

急性胰腺炎是临床常见的急腹症之一，是胰酶在胰腺内被激活后引起胰腺组织自身消化、水肿、出血甚至坏死的急性炎症反应。

目前认为，大量饮酒、暴饮暴食是急性胰腺炎的主要诱因。正常情况下，胰液中的消化酶以无活性的酶原形式存在于胰腺，本身不会自我消化。同时，胰腺的腺泡细胞还能分泌胰蛋白酶抑制物，阻止胰酶原的激活。但是，暴饮暴食时，胰液分泌旺盛，胰管内压明显增加，严重者导致胰腺导管或腺泡破裂，胰液溢出。同时，十二指肠乳头水肿和奥狄括约肌痉挛，造成胆汁反流进入胰管，激活胰液中的胰蛋白酶原及磷脂酶 A，导致胰腺自我消化而发生急性胰腺炎。急性胰腺炎的主要表现是餐后突发持续性上腹痛、恶心、呕吐和发热等症状。

（二）胆汁及其作用

胆汁是由肝细胞分泌的黏稠且味苦的有色液体，肝胆汁呈金黄色或橙黄色，pH 约为 7.4；胆囊胆汁因被浓缩而颜色加深，胆汁中碳酸氢盐在胆囊中被吸收而呈弱酸性，pH 约为 6.8。正常成年人每日胆汁分泌量为 0.8 ～ 1.0 L，胆汁中的主要成分包括水、Na^+、K^+、Ca^{2+}、HCO_3^-、胆盐、卵磷脂、胆固醇、胆色素等。胆汁是唯一不含消化酶的消化液。

正常情况下，胆汁中胆盐、胆固醇、卵磷脂保持一定的比例，此状态是维持胆固醇呈溶解状态的必要条件。当胆汁中胆固醇分泌过多或胆盐、卵磷脂合成减少时，胆固醇便从胆汁中析出形成胆固醇结晶或结石，这是形成胆道结石的原因之一。

胆汁的主要作用：①乳化作用：胆汁中的胆盐、胆固醇和卵磷脂等作为乳化剂，降低脂肪的表面张力，使脂肪乳化为脂肪微滴，分散在水溶液中，增加与胰脂肪酶的作用面积，促进脂肪的分解；②运载脂肪，促进脂溶性维生素的吸收：当胆盐达到一定浓度后会聚合形成微胶粒，脂肪分解产物如脂肪酸、甘油一酯及胆固醇等均可渗入到微胶粒中形成混合微胶粒（水溶性复合物），可穿过静水层到达肠黏膜表面，从而促进脂肪分解产物及脂溶性维生素 A、D、E、K 的吸收；③利胆作用：进入小肠的胆盐绝大部分在回肠末端吸收入血，通过门静脉回到肝脏再形成胆汁，这一过程称为胆盐的肠肝循环（enterohepatic circulation）。返回肝脏的胆盐又有刺激肝细胞合成和分泌胆汁的作用，称为胆盐的利胆作用。

（三）小肠液及其作用

小肠液是由十二指肠腺和小肠腺分泌的弱碱性液体，pH 约为 7.6，正常成年人每日分泌量为 1 ～ 3 L。小肠液的主要成分包括水、无机盐、黏蛋白和肠激酶等。

小肠液的主要作用：①中和胃酸，保护十二指肠黏膜；②为多种消化酶提供适宜的 pH 环境；③小肠液中的肠激酶能激活胰蛋白酶原，帮助蛋白质消化；④大量小肠液可稀释消化产物，使其渗透压下降，有利于吸收。

（四）小肠的运动

1. 紧张性收缩　紧张性收缩是指小肠平滑肌具有一定的紧张性，有利于小肠维持一定的形状、位置和内压。是小肠进行其他运动形式的基础。

2. 分节运动　分节运动是一种进食后以环形肌节律性收缩和舒张为主的运动，食糜所在肠管的环形肌以一定距离间隔多点同时收缩或舒张，把食糜分割成许多节段，随后，原来收缩的肠段舒张，而原来舒张的肠段收缩，使食糜原来的节段分成两半，邻近的两半又彼此合并，组成新的节段，如此反复，食糜得以不断分开，又不断混合。分节运动是小肠特有的运动形式。

分节运动的主要作用：①使食糜与消化液充分混合，有利于消化酶对食糜进行化学性消化；②不断挤压肠壁，促进血液和淋巴回流，并加大接触面积，为吸收创造有利条件；③存在由上而下的频率梯度，对食糜的推进起作用，但作用较弱。

3. 蠕动　蠕动可发生在小肠的任何部位，速度较慢。其作用是将经过分节运动作用后的食糜向前推进，到达一个新肠段后再开始新的分节运动。小肠还存在一种行进速度快、传播距离较远的特殊蠕动，称为蠕动冲，它可在数分钟内将食糜从小肠的始端推送到小肠末端，有时可送至大肠。蠕动冲可能由吞咽动作或食糜刺激十二指肠所致，也可见于肠梗阻或肠道感染。

四、大肠的功能

大肠没有重要的消化功能，主要是吸收水分和无机盐，并对食物残渣进行加工形成粪便，储存和排出粪便。

（一）大肠液及其作用

大肠液是由大肠黏膜表面的柱状上皮细胞和杯状细胞分泌的碱性液体，pH 为 8.3 ～ 8.4，正常成年人每日分泌量为 0.6 ～ 0.8 L，主要成分是黏液和 HCO_3^-。主要作用是保护大肠黏膜免受机械损伤和润滑粪便。

（二）大肠内细菌的活动

大肠内有许多细菌，大部分是大肠杆菌和葡萄球菌。大肠内细菌中含有能分解食物残渣的酶。另外，大肠内的细菌还能利用肠内较为简单的物质合成维生素 B 族和维生素 K，并被肠黏膜吸收。

（三）大肠的运动形式

大肠的运动特点是少而慢，对刺激的反应也较慢，这些特点有利于大肠作为粪便的暂时储存场所。

大肠的运动形式有袋状往返运动、分节推进和多袋推进运动以及蠕动和集团蠕动。

1. 袋状往返运动　袋状往返运动由环形肌的无规律收缩引起，使结肠袋内容物向前、后两个方向做短距离的位移但不向前推进。它是大肠在空腹和安静时最常见的一种运动形式。

2. 分节推进和多袋推进运动　环形肌有规律的收缩，将一个结肠袋的内容物推进到邻近肠段的运动，称为分节推进；如果同时发生许多结肠袋收缩，并将其内容物推进到下一段，称为多袋推进。进食后或结肠受到拟副交感药物刺激时，这种运动增多。

3. 蠕动和集团蠕动　蠕动和集团蠕动由一些稳定向前的收缩波组成，使肠内容物向前方推进。大肠还有一种收缩力强、频率较快且前进较远的蠕动形式，称为集团蠕动。

（四）排便

食物残渣在大肠内停留一般超过 10 h，在此期间，食物残渣中的一部分水和无机盐被大肠黏膜吸收，剩余部分则经过结肠内细菌的发酵与腐败作用形成粪便。

正常情况下，粪便主要储存在结肠下部，直肠内没有粪便。粪便进入直肠时，可刺激直肠壁内的压力感受器，冲动沿盆神经和腹下神经传至腰、骶段脊髓的初级排便中枢，并向上传导至大脑皮层，引起便意。如果条件允许，大脑皮层将促进初级排便中枢的活动，使盆神经的传出冲动增强，降结肠、乙状结肠和直肠平滑肌收缩，肛门内括约肌舒张，同时阴部神经的传出冲动减弱，肛门外括约肌舒张，使粪便排出，此为排便反射（defecation reflex）（图 6-3-1）。同时支配腹肌和膈肌的神经也兴奋，腹肌和膈肌收缩，腹压增加，有利于粪便的排出。昏迷或脊髓高位损伤的患者，其初级排便中枢失去大脑皮质的随意控制，可引起大便失禁。

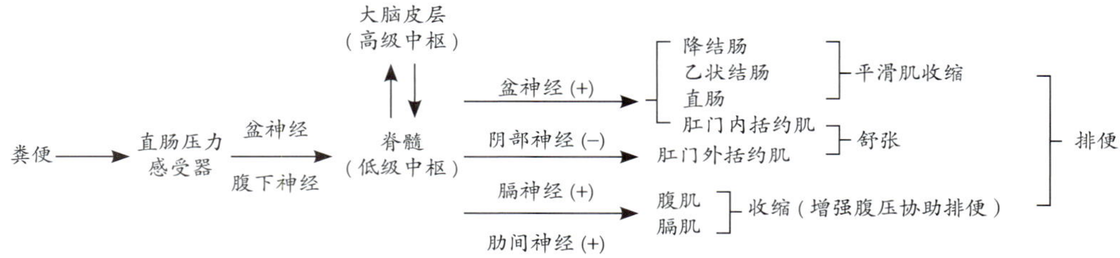

图 6-3-1　排便反射过程图

正常情况下，直肠对粪便的压力刺激具有一定的感觉阈。若经常有意识地抑制排便，可导致其阈值升高，粪便在结肠内停留时间过长，水分被吸收过多而变得干结，不易排出，这就是导致便秘的原因之一。此外，直肠黏膜可因炎症导致敏感性提高，即使肠内只有少量的粪便和黏液，也可引起便意及排便反射，并在便后仍会有未排尽的感觉，此现象称为“里急后重”，常见于肠炎或痢疾。

第四节　吸　收

吸收（absorption）是指小分子物质透过消化管黏膜上皮细胞进入血液和淋巴液的过程。消化管不同部位的吸收能力和吸收速度存在很大差异，这主要与消化管各部位的组织结构、食物被消化的程度和食物停留的时间等因素有关。

一、吸收的部位和途径

口腔和食管几乎没有吸收功能，但某些药物如硝酸甘油可通过舌下含服经口腔黏膜吸收。胃也只可吸收乙醇、少量水分和某些易溶于水的药物，如阿司匹林等。营养物质吸收的主要场所是小肠；糖、蛋白质和脂肪的消化产物大部分在十二指肠和空肠被吸收；维生素 B_{12} 和胆盐在回肠被吸收；大肠主要吸收食物残渣中的水分和无机盐。

小肠之所以成为营养物质吸收的主要部位，主要原因：①小肠的吸收面积大，正常成年人的小肠长 4 ～ 5 m，其黏膜向肠腔突起形成许多环状皱褶，皱褶上有大量的绒毛，绒毛的表面还有一层柱状上皮细胞，其顶端还有大量的微绒毛。环状皱襞、绒毛和微绒毛的存在使小肠的吸收面积比同样长短的简单圆筒面积增加约 600 倍，达到 200 ～ 250 m^2；②糖、蛋白质和脂肪在到达小肠时已被消化为可吸收的小分子物质；③食物在小肠内停留的时间较长，有足够的时间被吸收；④小肠绒毛内含有丰富的毛细血管和毛细淋巴管等结构，加上进食后绒毛的节律性伸缩和摆动，可促进绒毛内血液和淋巴的回流，有利于吸收。

营养物质的吸收主要通过两种途径进入血液或淋巴：①跨细胞途径，即营养物质先通过上皮细胞的顶端膜进入细胞内，再经由细胞的基底侧膜进入血液或淋巴；②细胞旁途径，即营养物质通过相邻上皮细胞间的紧密连接进入细胞间隙，随后进入血液或淋巴。营养物质的吸收机制包括被动转运、主动转运及入胞作用等。

二、小肠内主要营养物质的吸收

（一）糖类的吸收

糖类的主要吸收形式是单糖，只有少量的双糖能被吸收。其中葡萄糖和半乳糖的吸收属于继发性主动转运（secondary active transport），果糖和甘露糖等属于被动转运（passive transport）。

肠道中的单糖主要是葡萄糖，属于继发性主动转运，逆浓度差进行转运，ATP 来自钠泵。在肠黏膜上皮细胞顶端膜上存在 Na^+– 葡萄糖同向转运体，它能选择性地将肠腔的葡萄糖或半乳糖通过黏膜细胞刷状缘转运到细胞内，进入细胞的葡萄糖则以经载体易化扩散的方式离开细胞进入组织间隙，随后进入血液。

（二）蛋白质的吸收

蛋白质经消化分解为氨基酸后几乎全部被小肠吸收。小肠对氨基酸的吸收与葡萄糖相似，也属于继发性主动转运，即通过 Na^+– 氨基酸同向转运体进行转运，最后进入血液。

婴儿的肠上皮细胞可吸收适量未经消化的蛋白质，例如，母亲初乳中的免疫球蛋白 A 可被婴儿完整地吸收进入血液，可提高婴儿对病原体的免疫力。

（三）脂肪的吸收

脂肪的消化产物包括脂肪酸、甘油一酯和胆固醇等，它们大部分是脂溶性的，必须与胆盐形成水溶性混合微胶粒，才能通过小肠黏膜上皮细胞表面的静水层到达上皮细胞，而胆盐则被留在肠腔，运送到回肠后被吸收。

脂肪的吸收有血液和淋巴两种途径：①长链脂肪酸及甘油一酯进入肠上皮细胞后重新合成甘油三酯，并与载脂蛋白结合形成乳糜微粒，乳糜微粒经出胞的方式进入细胞间隙，再扩散进入淋巴循环；②中、短链脂肪酸是水溶性的，可直接扩散出细胞的基底膜侧进入血液。由于饮食中的动、植物油中含长链脂肪酸较多，因此，脂肪的吸收途径以淋巴为主。

（四）水的吸收

正常情况下，每日经胃肠吸收的水分高达 8 L 左右。水跟随溶质分子（特别是 NaCl）吸收时所产生的渗透压梯度而被动吸收，同时细胞膜和细胞间的紧密连接对水的通透性有利于水的被动吸收。

水的主要吸收部位在小肠，大肠可继续吸收小肠后剩余水分。

（五）无机盐的吸收

无机盐只有在溶解状态下才能被吸收。小肠对不同盐类的吸收速率不同，单价碱性盐类如 Na^+、K^+、NH_4^+ 的吸收很快，多价碱性盐类则吸收很慢。

1. 钠的吸收　钠的吸收属于主动转运，通过小肠黏膜上皮细胞基底侧膜上钠泵活动造成细胞内 Na^+ 浓度降低和正电荷减少，肠腔中的 Na^+ 便顺电－化学梯度扩散进入肠上皮细胞内。进入细胞的 Na^+ 又通过基底侧膜上钠泵的活动逆电－化学梯度进入组织间隙，随后进入血液。

2. 铁的吸收　铁的吸收属于主动转运，通过小肠黏膜上皮细胞顶端膜上的二价金属转运体转运进入上皮细胞，进入细胞内的铁，一部分从上皮细胞的基底膜通过主动转运进入血液，其余部分则结合成铁蛋白，储存在细胞内慢慢向血液中释放，以调节铁的吸收量。

Fe^{2+} 比 Fe^{3+} 更容易被吸收，维生素 C 和胃酸中的盐酸能促使食物中 Fe^{3+} 还原成 Fe^{2+}，从而促进铁的吸收。因此，当胃酸分泌减少或胃大部切除时，患者常伴发缺铁性贫血。

3. 钙的吸收　钙的吸收属于主动转运，通过小肠黏膜上皮细胞的钙通道转运钙离子进入上皮细胞，进入细胞内的 Ca^{2+} 迅速与钙结合蛋白结合，以维持细胞内中低水平的游离 Ca^{2+} 浓度，并最终通过位于基底侧膜上的钙泵或 Na^+-Ca^{2+} 交换体转运出细胞，进入血液循环。

4. 负离子的吸收　小肠吸收的负离子主要是 Cl^- 和 HCO_3^-，由钠泵产生的电位差促进肠腔内负离子向细胞内移动。

（六）维生素的吸收

维生素可分为水溶性维生素和脂溶性维生素。水溶性维生素主要以扩散的方式在小肠上段被吸收，但维生素 B_{12} 必须与内因子结合成复合物后才能在回肠末端被吸收。脂溶性维生素 A、D、E、K 的吸收与食物中脂肪吸收的机制相同，因此，当脂肪吸收障碍时，会影响脂溶性维生素的吸收。

第五节　腹　膜

腹膜（peritoneum）是一层由间皮和少量结缔组织构成的薄而光滑的浆膜，覆盖于腹、盆壁内面和腹、盆腔脏器表面。按分布部位的不同，腹膜分为壁腹膜（parietal peritoneum）和脏腹膜（visceral peritoneum）。覆盖在腹、盆壁内表面的称为壁腹膜，覆盖在腹、盆腔各脏器表面的称为脏腹膜（图 6-5-1）。脏腹膜和壁腹膜相互移行，围成的不规则潜在腔隙称为腹膜腔，男性腹膜腔是完全封闭的腔隙，女性腹膜腔借输卵管、子宫和阴道与体外相通。

腹膜从腹壁、盆壁内面移行于器官表面或由一个器官表面移行到另一个器官表面，形成网膜、系膜和韧带等结构。这些腹膜结构对器官起着连结和固定的作用，同时也是血管和神经出入器官的途径。

腹腔和腹膜腔是两个不同的概念。腹腔是小骨盆上口以上的腹壁和膈围成的腔，腹膜腔位于腹腔内，含有少量浆液。

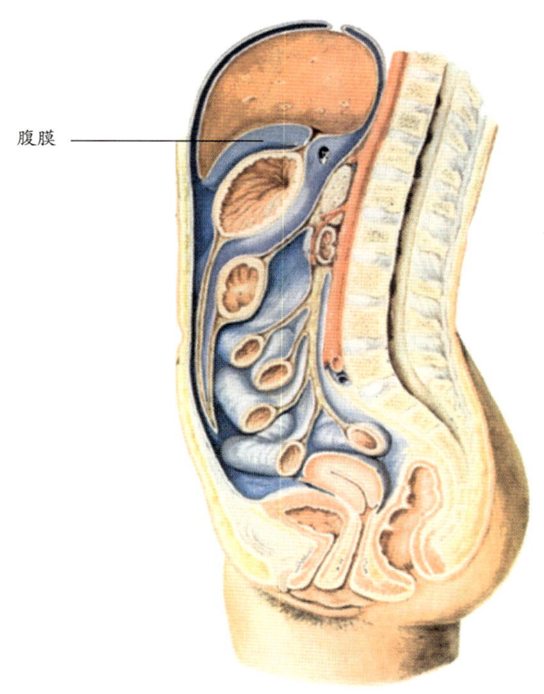

图 6-5-1　女性腹膜腔正中矢状面图

腹膜的主要作用：①分泌少量浆液，起润滑和减少脏器之间摩擦的作用；②有吸收功能，能吸收腹膜腔的液体和空气等，而且上部比下部腹膜的吸收能力强，因此，腹膜炎或腹盆部手术后的患者多采取半卧位，以减少腹膜对毒素的吸收；③有很强的修复和再生能力；④腹膜形成的韧带、系膜等结构对脏器有支持和固定作用。

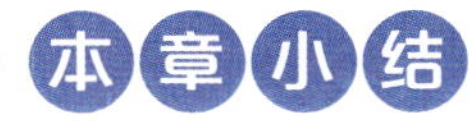

本章小结

消化系统由消化管和消化腺组成。消化管分为上消化道（口腔、咽、食管、胃、十二指肠）和下消化道（空肠、回肠、盲肠、阑尾、结肠、直肠和肛管）。消化腺主要有口腔腺、胃腺、肠腺、肝和胰。

消化系统的基本功能是消化和吸收营养物质，其中小肠是消化与吸收的主要场所。

食物经过口腔的咀嚼和唾液的作用，得到初步的消化，经吞咽最终进入胃内。入胃后的食物，经胃液的化学性消化和胃的机械性消化，逐渐形成食糜。食糜进入小肠后，经胰液、胆汁和小肠液的化学性消化及小肠运动的机械性消化分解为小分子物质，食物的消化产物、水分、无机盐和维生素等主要在小肠中被吸收进入血液或淋巴液。未被消化吸收的食物残渣从小肠进入大肠，经大肠的作用形成粪便排出体外。肝脏是人体最大的腺体，参与蛋白质、脂肪、糖、无机盐和维生素等物质的代谢，还具有分泌胆汁、制造凝血因子及在胚胎时期造血等功能。

腹膜分为壁腹膜和脏腹膜。覆盖在腹、盆壁内表面的称为壁腹膜，覆盖在腹、盆腔各脏器表面的称为脏腹膜。腹膜具有分泌少量浆液、润滑和减少脏器之间摩擦、吸收液体和空气、修复以及支持和固定脏器的作用。

思考与练习

1. 什么是上消化道和下消化道?
2. 简述胃的位置、形态、分部和微细结构。
3. 简述肝的位置、形态和微细结构。
4. 比较消化管不同部位的运动形式有何不同。
5. 为什么小肠能成为人体营养物质吸收的主要部位?

（李丹、叶岚）

第七章

能量代谢与体温

学习目标

1. 素质目标：具有细心、务实、严谨等医学生必备的职业素养。

2. 知识目标：掌握能量代谢的影响因素、体温的正常值及生理性波动；熟悉机体产热散热的方式、体温的调节。

3. 能力目标：具有良好的人际沟通能力，能为发热患者进行物理降温指导。

案例导学

患者，女，27 岁。甲状腺肿大 1 年，近 1 个月出现消瘦、易疲劳、失眠、心悸、发热等症状。入院经检查后诊断为甲状腺功能亢进。

请思考：1. 患者出现上述症状是什么原因造成的？

2. 患者为什么会发热？人体体温是如何调节的？

第一节 能量代谢

在新陈代谢过程中，物质代谢和能量转换是伴随发生、不可分割的。机体的各项生命活动都需要能量来驱动，而能量的获得离不开物质代谢。通常将生物体内物质代谢过程中伴随发生的能量的释放、转移、储存和利用称为能量代谢。

一、机体能量的来源与利用

（一）能量的来源

1. 可利用的能量形式　机体可利用的能量主要来源于食物中糖、脂肪和蛋白质所蕴藏的化学能。当这些营养物质被氧化分解时，碳氢键断裂，释放出其中的化学能。然而，组织细胞在进行各种功能活动时并不能直接利用这种能量形式，所需能量实际上是由高能化合物腺苷三磷酸（ATP）直接提供的。

2. 三大营养物质代谢过程中的能量转换

（1）糖类：糖类是人体最主要、最直接，也是最安全、最经济的能量来源。一般情况下，人体所需能量的 50% ～ 70% 由糖类分解提供。食物中的糖类经消化酶的作用被分解为单糖，主要为葡萄糖，经小肠黏膜吸收进入血液循环后，氧化并供能。糖类在体内的分解代谢途径可因供氧情况的不同分为有氧氧化和无氧酵解两种，由于大多数组织细胞通常有足够的氧供。因此糖的分解供能以有氧氧化为主，而氧供不足时则通过糖的无氧酵解来获得能量。另外，脑功能的维持主要依赖葡萄糖的有氧氧化，因此，脑组织对缺氧极其敏感，在机体缺氧或严重低血糖的情况下，会出现脑功能障碍甚至昏迷。

知识链接

剧烈运动后，肌肉为何会酸疼？

想必很多同学都有过这样的经历，在剧烈运动后的一段时间会出现肌肉酸痛的情况，这是怎么回事呢？

这是因为人在剧烈运动时，机体会出现氧气供应不足的现象，导致糖类发生无氧酵解，致使乳酸产量增多，出现堆积，刺激组织出现酸痛，通常情况下，无需担心，几天后症状就能缓解。但是如果出现持续性的肌肉酸痛就要格外注意了，需要及时治疗，避免出现更大的损伤。

另外，建议大家在运动时要适量，不要过于剧烈。尤其是长期不锻炼的人群，刚开始运动时幅度不能太大，要循序渐进，以免造成运动损伤。因此，在运动前最好充分热身，将身体全部调动起来处于兴奋状态，此时再运动就能降低出现拉伤、损伤的概率。

（2）脂肪：脂肪是机体重要的供能和储能物质，约占体重的 20%，一般情况下，机体所消耗的能量有 30% ～ 50% 来自脂肪。食物中的脂肪经消化分解为脂肪酸和甘油后在小肠吸收。当机体需要时，体内甘油和脂肪酸进一步氧化生成 CO_2 和 H_2O，并释放能量。此外，脂肪在代谢过程中会产生酮体这一中间产物，当机体处于饥饿或者剧烈呕吐等情况时，糖类物质供应不足就会动员脂肪供能，当脂肪大量分解时会导致酮体蓄积，严重时可导致酮症酸中毒，对机体造成严重的危害。因此，当机体能源不足时，要及时补充葡萄糖，防止酮血症的发生。

知识链接

酮症酸中毒

酮症酸中毒是指当处于糖尿病、饥饿、酒精刺激等情况下，机体胰岛素不足或糖分缺乏导致脂肪过多分解，酮体产生过多，引发酸中毒，是一种较常见的酮体生成超出酮体利用能力的代谢性酸中毒。常见的病因有糖尿病、饥饿、酗酒等。酮症酸中毒患者需要及时接受正规治疗，若不及时进行干预、治疗，患者可能出现循环衰竭、昏迷休克等危及生命的严重后果。

（3）蛋白质：食物中摄入的蛋白质被消化、分解为氨基酸，经小肠吸收入血，是体内氨基酸的主要来源，主要用于合成细胞成分以及酶、激素等生物活性物质。生理状态下，人体主要依靠糖和脂肪供能，长期不能进食或过度消耗时，机体则通过分解自身蛋白质来维持基本的生理功能，长期的蛋白质分解可导致消瘦、恶病质。

（二）能量的去路

食物中的各种能源物质在体内氧化分解最终生成代谢终产物 H_2O、CO_2 和尿素等，在代谢过程中释放的能量有 50% 以上直接转化为热能，用于维持体温，其余部分则以化学能的形式储存在 ATP 等高能化合物的高能键中，用于进行各种生理功能活动。ATP 既是机体直接供能物质又是重要的储能物质，其分解时释放的能量，可用于完成人们的日常工作、学习、劳动等活动。当机体氧化释放的能量过剩时，ATP 也能将能量转移给肌酸，生成磷酸肌酸（CP）暂时贮存；当机体大量消耗 ATP 时，磷酸肌酸所贮存的能量再转移到 ADP 分子上，生成 ATP 用以供能（图 7-1-1）。

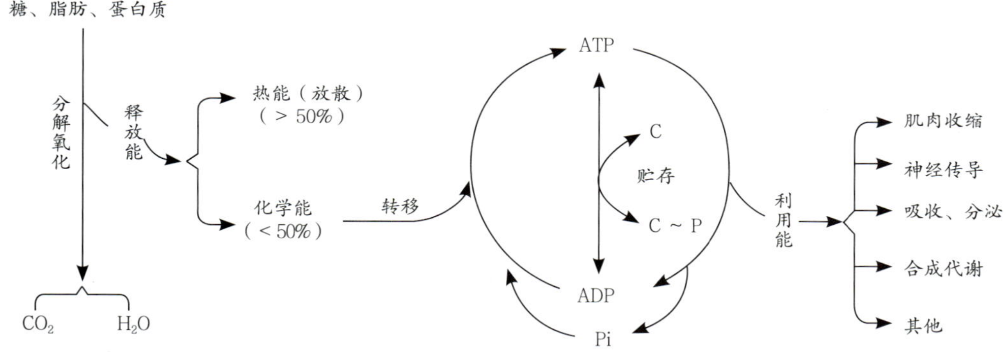

图 7-1-1 能量的释放、转移、贮存和利用

（三）能量平衡

机体的能量平衡是指能量的摄入与能量的消耗之间保持相对平衡的状态。二者是一个动态变化的过程，若在一段时间内，人体体重基本保持不变，则认为此时间段人体的能量达到了“收支”平衡，即这段时间内摄入的能量与消耗的能量基本相等。若摄入食物的能量少于消耗的能量，机体则动用储存的脂肪等能源物质维持代谢，因而出现体重减少，这种现象被称为能量的负平衡；反之，若摄入的能量多于消耗的能量，多余的能量则转变为脂肪组织等储存起来，因而体重增加，称为能量的正平衡。

长期的能量负平衡，会导致机体出现过度消瘦的表现，从而降低机体各方面的抵抗能力；而长期的能量正平衡，会导致肥胖的发生，从而引发多种疾病，如心脑血管疾病、高脂血症、糖尿病等。因此，在日常生活中，人们应根据自身的实际生理状况合理调整营养物质的摄入量，保证机体能量代谢处于平衡水平，从而促进机体的健康发展。

在临床上常用体质指数和腰围作为判断肥胖的简易诊断指标。体质指数（BMI）是指体重（kg）除身高（m）的平方所得之商，体质指数过大主要反映全身性超重和肥胖。在我国，成年人体质指数为24可视为超重界限，28为肥胖界限。主要的计算公式为

$$BMI=体重（kg）/[身高（m）]^2$$

判断的标准：BMI < 18.5 kg/m^2 为营养不良，18.5～24 kg/m^2 为正常，BMI > 28 kg/m^2 为超重或者肥胖。

二、能量代谢的表示方法

通常用能量代谢率作为评价能量代谢水平的指标，能量代谢率是指机体在安静状态下，单位时间内的能量消耗量。根据能量守恒定律，在整个能量转化过程中，机体消耗的蕴藏于能源物质中的化学能和最终转化的热能及所做的外功按能量来折算是完全相等的。因此，在人体安静状态下，测定单位时间内释放的总热量，就可测算出人体单位时间内所消耗的能量。为了避免身高差异的影响，测定能量代谢率时常以体表面积为标准，则无论身材高大或瘦小，每平方米体表面积的产热量是比较接近的。因此，通常以单位体表面积的产热量作为能量代谢率的衡量标准，单位为 $kJ/(m^2 \cdot h)$。

三、影响能量代谢的因素

由于物质代谢与能量代谢是密不可分的，因此，影响物质代谢的因素均能影响机体的能量代谢。影响能量代谢的因素主要有肌肉活动、精神活动、环境温度、食物的特殊动力效应4个方面。

1. 肌肉活动　肌肉活动对能量代谢的影响十分显著，机体轻微的活动即可提高代谢率。人在运动或劳动时，肌肉活动将明显增加，此时的产热量可达安静时的数十倍，机体的产热量也随之增加，在肌肉剧烈活动停止后的一段时间内能量代谢仍然维持在较高水平。通常用能量代谢率作为评估肌肉活动强度的指标。表7-1-1为不同劳动强度或运动时的能量代谢率。

表 7-1-1　机体不同状态下的能量代谢率

机体的状态	平均产热量 / $kJ \cdot [(m^2 \cdot min)]^{-1}$	机体的状态	平均产热量 / $kJ \cdot [(m^2 \cdot min)]^{-1}$
静卧	2.73	扫地	11.36
开会	3.40	打排球	17.50
擦窗	8.30	打篮球	24.22
洗衣	9.89	踢足球	24.96

2. 精神活动　精神活动对能量代谢也有较大的影响。平静状态下思考问题时，产热量增加一般不超过4%；当精神处于紧张状态时，如激动、愤怒、烦恼等，可使机体肌紧张增强，交感－肾上腺髓质系统兴奋，促进机体代谢活动的激素分泌增多等，从而导致能量代谢可以明显增强。

3. 环境温度　安静状态下，环境温度在20～30 ℃时能量代谢较为稳定，当环境温度低于20 ℃时，寒冷刺激引起肌肉紧张度增强甚至出现寒战，使能量代谢率增加；当环境温度超过30 ℃时，体内生物化学反应加快，出汗增多，呼吸、循环功能增强，使能量代谢率增加。

4. 食物的特殊动力效应　食物的特殊动力效应是指机体在摄入食物后引起产热量增加的现象，一般从进食后1 h左右开始，延续到7～8 h。在进食后的一段时间内，即使在安静状态下，也会出现能量代谢增高的现象。三大类营养物质中，蛋白质的特殊动力效应最为显著，可使机体的产热量增加

30%，而糖和脂肪的摄入可使产热量分别增加 6% 和 4%，混合性食物产热量大约增加 10%。目前认为，产生食物特殊动力效应的原因可能与肝处理氨基酸或合成糖原的过程有关。

四、基础代谢率

（一）基础代谢率的概念

基础代谢率（BMR）是指机体在基础状态下单位时间内的能量消耗量。所谓基础状态，是指人体处在清晨、清醒、静卧、无精神紧张、空腹，肌肉放松，环境温度在 20 ～ 25 ℃等条件下的状态。基础代谢率的测定要避免各种因素对能力代谢的影响，在基础状态下的能量消耗主要用于维持基本生命活动，如血液循环、呼吸等，代谢水平处于相对稳定的状态。此外，在熟睡时，人体各种生理功能活动减弱至更低水平，此时的 BMR 也进一步降低，但在做梦时可增高。

（二）基础代谢率的测定

研究表明，能量代谢因个体身材的不同而存在较大差异。为避免其影响，常用每平方米体表面积的产热量来衡量，即能量代谢率与体重不成比例关系，而与体表面积成正比。因此，能量代谢率通常以每小时、每平方米体表面积的产热量表示，其单位是 kJ/（m^2·h）。体表面积的计算公式为

$$体表面积（m^2）=0.0061 \times 身高（cm）+ 0.0128 \times 体重（kg）- 0.1529。$$

另外，体表面积还可以依据检索图（图 7-1-2），将受试者的身高与体重数据作一连线，从连线与体表面积线的交点直接查出。

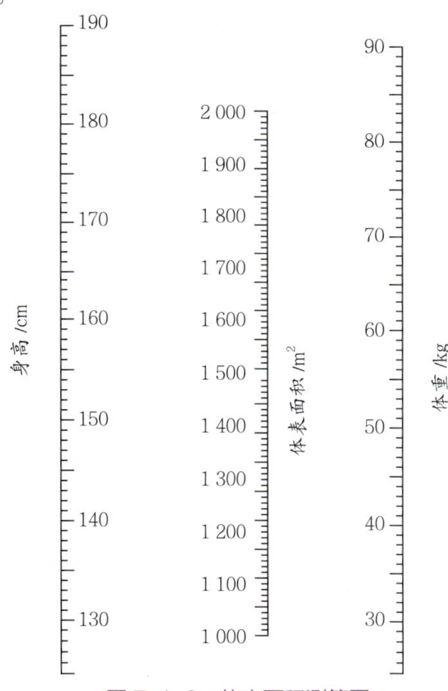

图 7-1-2 体表面积测算图

此外，BMR 测定还因受试者性别、年龄的不同而有差异，一般男性的平均值比同年龄组的女性高；儿童比成人高，年龄越大，代谢率越低。我国正常人基础代谢率的平均值见表 7-1-2。

表 7-1-2 我国正常人基础代谢率平均值 [单位：kJ/（m^2·h）]

年龄（岁）	11 ～ 15	16 ～ 17	18 ～ 19	20 ～ 30	31 ～ 40	41 ～ 50	51 及以上
男性	195.5	193.4	166.2	157.8	158.6	154.0	149.0
女性	172.4	181.7	154.0	146.5	146.9	142.3	138.5

在临床工作中，测定基础代谢水平通常用实测值和表 7-1-2 中对应平均值进行比较，算出高于或低于正常平均值的百分数。其计算公式如下：

$$基础代谢率相对值 = \frac{实测值 - 正常平均值}{正常平均值} \times 100\%$$

一般认为相对值的正常范围是 ±15% 之内，当相对值超过 20% 时，说明可能有病理性变化。例如，出现甲状腺功能障碍时 BMR 可发生明显的变化，当甲状腺功能减退时，BMR 可比正常值低 20% ～ 40%；而甲状腺功能亢进时，可比正常值高 25% ～ 80%。发热时基础代谢率会升高，一般体温每升高 1 ℃，基础代谢率可提高 13%。此外，测定 BMR 还可以用于指导肥胖者控制摄入的食物热量及运动强度，以达到适当降低体重的目的。

第二节 体 温

人体深部的平均温度被称为体温。人体的体温相对恒定，但易受到周围多因素的影响，如环境温度的变化、运动、饮食等。人体生命系统的正常运行需要适宜的温度环境，例如，人体在细胞和分子水平发生的各种化学反应常需酶的催化来完成，而酶的活性受温度的影响极大，其反应速率在一定的范围内随温度的升高而增加。由此可见，人体体温的相对稳定是维持正常生命活动的重要保障，人体的体温能否保持相对稳定常作为判断健康状况的重要指标。

一、正常人体体温

由于人体各器官代谢水平存在差异，因此人体不同部位的温度并不完全相同，如肝脏温度较高，体表温度常较低。因此，人体体温常分为体表温度与核心温度两个部分，人体核心部分的温度称为体核温度，表层部分的温度称为体表温度，临床上所提及的体温通常是指机体核心部分的平均温度。

1. 体表温度　体表温度是指外周组织即表层的温度，包括皮肤、皮下组织和肌肉等的温度。体表温度一般低于体核温度，易受环境温度的影响，且体表各部位之间也有较大温差，靠近躯干温度较高，四肢末梢温度较低。当环境温度为 23 ℃时，足部皮肤温度约 27 ℃，手部约 30 ℃，躯干部约 32 ℃，额部 33 ～ 34 ℃，即四肢末梢皮肤温度低。当环境温度达 32 ℃以上时，皮肤温度的部位差异将变小。

2. 体核温度

人体深部（心、肺、脑和腹腔内脏等处）各部位之间的温度差异较小，且相对稳定，其中肝和脑的代谢旺盛，温度偏高，约 38 ℃。由于人体深部各个器官通过血液循环交换热量，使体核各部分温度趋于一致，因此常以血液温度代表体核温度的平均值。

体核温度不易测量，临床上通常用腋下、口腔和直肠等部位的温度来代表体核温度。腋下温度的正常值为 36.0 ～ 37.4 ℃，口腔温度的正常值为 36.7 ～ 37.7 ℃ ，直肠温度的正常值为 36.9 ～ 37.9 ℃。

测量体温时需注意以下 3 点：一是腋窝温度测量易受环境温度、出汗以及测量姿势的影响，常出现偏差，因此，测量时应注意保持腋下干燥，腋窝持续夹紧 5 ～ 10 min，此法方便易行，应用广泛。二是口腔温度测量时，应将温度计置于舌下，此法操作简便，为临床常用方法，但口腔温度易受呼吸、进食、饮水影响，且不适用于无法配合的患者及婴幼儿。三是直肠温度测量时，应将温度计插入直肠 6 cm 以上，同时注意插入前应涂抹润滑剂，以防损伤直肠黏膜。

二、体温的生理性波动

人体的体温通常保持相对恒定，在正常情况下，可能由于某些内在因素而出现波动，但这种波动通常不会超过 1 ℃。

1. 体温的日节律　人体的体温在一昼夜间展现出规律性的波动，具体表现为清晨 2—6 点体温达到最低点，而下午 1—6 点则为体温的高峰时段。这种体温的日常波动称为体温的日节律或昼夜节律。当前研究表明，这种日节律与人体内部的生物钟紧密相关，而人体的生物钟主要由下丘脑的视上核进行调控。

2. 性别差异　男性与女性的体温存在细微差异，青春期过后，女性的平均体温通常比男性高出约 0.3 ℃。此外，处于生育年龄的女性体温会随着月经周期的波动而变化（图 7-2-1）。在月经周期内，体温在月经期间和排卵前期相对较低，排卵日达到最低点，而排卵后体温会迅速上升。因此，监测成年女性月经周期中的体温变化，有助于判断是否存在排卵以及确定排卵的具体日期。

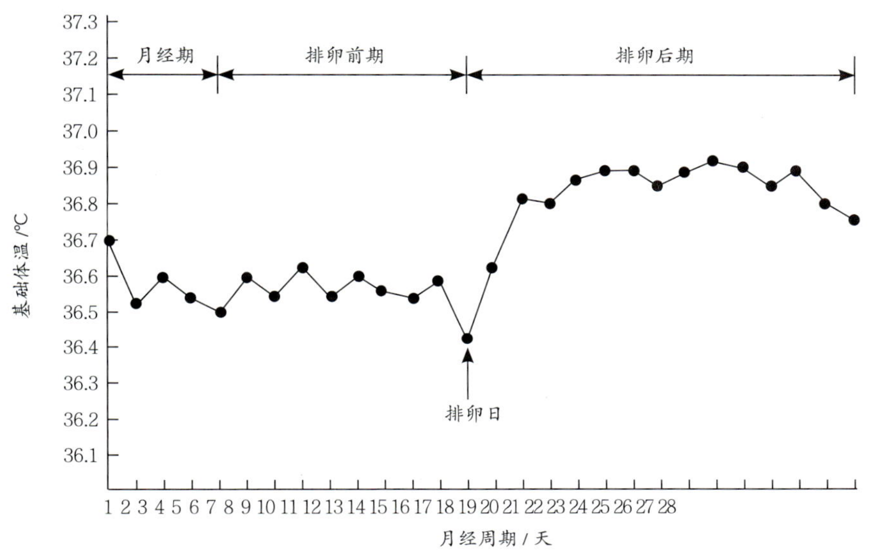

图 7-2-1　女性月经周期中基础体温的变化

3. 年龄的差异　在不同的年龄阶段，人体的基础代谢率存在差异，导致体温水平也不尽相同。一般而言，儿童和青少年的体温相对较高，而老年人的体温则相对较低。新生儿，尤其是早产儿，由于其体温调节机制尚未完全发育，对环境温度的变化更为敏感，需要特别注意保暖。

4. 活动的影响　人体在活动状态下，肌肉活动的增强以及精神紧张等因素会导致代谢加快，产热量增加，使体温上升。因此，在临床上进行体温测量之前，应确保受试者已经安静休息一段时间。在测量儿童体温时，尤其需要注意避免因哭闹而影响测量结果。此外，环境温度和进食等其他因素同样会对体温产生影响。

三、机体的产热和散热

在人体进行代谢活动的过程中，通过产热（heat production）和散热（heat loss）两个过程的动态平衡，维持了体温的相对稳定。这一调节机制确保了人体的产热与散热保持在一种的动态平衡状态。

（一）人体产热

1. 产热的器官　在机体新陈代谢的过程中，组织和器官都会产生热量，而不同组织和器官的功能状态各异，导致产生的热量也有所差异（表 7-2-1）。在静息状态下，内脏是主要的产热源，尤其是肝脏，其代谢活动最为活跃，产生的热量约占全身总热量的 56%。然而，机体在运动状态下，骨骼肌则转变为主要的产热器官，特别是在剧烈运动期间，其产热量可达到总热量的 90%。

表 7-2-1 几种组织、器官的产热量比较

组织器官	重量（占体重的百分比）/%	产热量（占机体总产热量的百分比）	
		运动状态 /%	安静状态 /%
脑	2.5	3	16
内脏	34	22	56
肌肉	40	73	18
其他	23.5	2	10

2. 产热的形式及调节　产热的形式主要有战栗产热和非战栗产热两种。

（1）战栗产热：战栗是指骨骼肌发生不随意的节律性收缩，其节律为 9 ～ 11 次 / 分，此时肌肉收缩活动所产生的能量全部转化为热量。

（2）非战栗产热：非战栗产热又称为代谢性产热，是一种通过提高组织代谢率来增加产热的形式。非战栗产热作用最强的组织是褐色脂肪组织，主要分布在新生儿体内，其代谢产热量大，故寒冷条件下主要依赖代谢性产热维持体温。

（二）人体的散热

人体散热主要通过皮肤、呼吸道、消化道和泌尿道等途径实现，其中皮肤是最主要的散热途径。在环境温度等于或超过皮肤温度的情况下，人体通过汗腺分泌汗液，并通过蒸发水分来增强散热效果。相反，当环境温度低于皮肤温度时，大部分热量则通过辐射、传导和对流等机制散发到外界。

1. 散热的方式

（1）辐射散热：机体通过热射线的形式将机体的热量传递给周围温度较低的物体。辐射散热量的多少主要取决于皮肤与周围环境之间的温度差异，温度差异越大，辐射散热量就越多；反之，温度差异越小，辐射散热量就越少。此外，辐射散热的效果还与人体的有效散热面积有关，有效散热面积越大，散热量就越多。在人体处于静息状态或环境温度较低时，辐射散热方式的散热量约占人体总散热量的 60%。

（2）对流散热：通过气体流动来实现热量交换的一种散热方式。在这一过程中，较冷的气体流动并接触体表，从而带走人体产生的热量。它是传导散热的一种特殊形式。影响对流散热效果的主要因素包括皮肤与周围环境的温差、气体流动的速率以及散热的有效面积。例如，使用电扇时，风速的加快和皮肤暴露面积的增加都会导致更多的热量被散发出去。

（3）传导散热：机体的热量直接传给与之接触的温度较低物体的一种散热方式。传导散热量的多少，受皮肤与接触物体之间的接触面积、两者之间的温差以及接触物体的导热性能等因素的影响。例如，肥胖者由于脂肪组织较多，身体内部的热量难以传递到体表，在炎热的环境中更容易出汗。由于水具有良好的导热性，因此，常使用冰帽、冰袋等方法为高热患者进行降温。

（4）蒸发散热：水分从机体体表蒸发时吸收热量，从而导致体热散失的一种散热方式。在生理状态下，蒸发 1 g 水能够吸收 2.43 kJ 的热量，这表明体表水分的蒸发是一种极为有效的散热方式。对于患有无汗症的人而言，在寒冷的环境中他们可能与健康人无明显差异，但在高温环境中，由于他们无法通过汗液的蒸发来散发热量，因此更容易出现中暑的情况。

蒸发散热又包括可感蒸发和不感蒸发两种形式。①发汗：汗腺主动分泌汗液的活动。通过发汗能够有效地排出体内的多余热量，由于发汗是可以感知的，因此，也被称为可感蒸发。发汗是一种反射

活动，当身体处于温暖的环境或在进行剧烈运动时，会反射性地刺激全身的小汗腺分泌汗液，从而帮助身体散发热量。此外，在情绪激动或精神紧张的情况下，手掌、足底和前额等部位的汗腺会分泌汗液，这种现象称为精神性发汗，在体温调节中的作用相对较小。汗液主要由水分组成，约占99%，而溶质成分则占大约1%。溶质中大部分是NaCl，还有乳酸以及少量的KCl和尿素等物质。当大量出汗导致水分丧失过多时，可能会引起血浆晶体渗透压升高，从而导致高渗性脱水。因此，在大量出汗时，除了补充水分，还应注意补充NaCl，以预防出现水和电解质平衡的紊乱。②不感蒸发：即使在低温环境下，人体的皮肤和呼吸道仍会不断有水分渗出并蒸发，这一过程称为不感蒸发。它与汗腺的分泌活动无关，因此不易被人们察觉。当环境温度低于30 ℃时，不感蒸发量相对稳定。每日不感蒸发的总量可达到1 L，其中皮肤蒸发量在0.6～0.8 L，而呼吸道蒸发量则在0.2～0.4 L。婴儿的不感蒸发速率比成人快，在缺水的情况下更容易出现脱水现象。因此，在临床上为患者补充液体时，医生需要考虑到不感蒸发所导致的体液损失。

2. 散热的调节　人体主要通过调节皮肤血流量和蒸发来调节散热。在寒冷的环境中，交感神经的活动会增强，导致皮肤小动脉收缩，血流量相应减少，从而缩小了皮肤与环境之间的温差，减少了通过辐射、传导和对流方式散发的热量。相反，在炎热的环境下，交感神经活动减弱，动静脉吻合支大量开放，皮肤小动脉扩张，血流量增加，皮肤温度随之升高，散热也随之增多。然而，当人们在高温环境中停留过久时，由于汗腺疲劳，发汗速度会显著减慢。如果此时环境通风不良、湿度较大，并且穿着厚重衣物，蒸发散热将变得困难，容易引起体温上升，严重时甚至可能引发中暑。

四、体温调节

（一）体温调节的基本方式

人体体温调节主要有自主性和行为性体温调节两种基本方式。

1. 自主性体温调节　自主性体温调节是指在体温调节中枢的控制下，通过调节皮肤的血流量、出汗、战栗和调控代谢水平等途径来维持产热和散热的动态平衡。

2. 行为性体温调节　行为性体温调节是指人有意识地进行的有利于建立体热平衡的行为活动，如增减衣物、打开空调、开窗通风等。

（二）自主性体温调节

自主性体温调节主要是通过反馈控制系统实现对体温的调节，维持体温的相对稳定。体温控制系统主要包括温度感受器和体温调节中枢两个部分，目前，体温调节最主要的机制是体温调定点学说。

1. 温度感受器　温度感受器分为中枢温度感受器和外周温度感受器。中枢温度感受器是指存在于下丘脑、脑干网状结构、延髓和脊髓等部位对温度敏感的神经元，包括热敏神经元和冷敏神经元。外周温度感受器是指分布于皮肤、黏膜和腹腔内脏等处的一些游离神经末梢，能够感受外界环境温度变化，并将信息传入体温调节中枢。

2. 体温调节中枢　研究发现，位于视前区－下丘脑前部（PO/AH）的热敏神经元和冷敏神经元不仅能感受局部组织温度变化的刺激，还能对其他部位的温度变化产生反应。这说明下丘脑的PO/AH区域是体温调节的中枢部位。当体温升高时，热敏神经元兴奋，而冷敏神经元抑制，导致人体的散热机制占据主导地位，从而使体温下降。相反，当体温下降时，冷敏神经元兴奋，而热敏神经元抑制，此时人体的产热机制占据主导地位，促使体温回升。体温调节中枢中的神经元通过神经和体液途径来调控这些产热和散热过程。

3. 体温调定点学说　体温调定点学说可以从整体水平解释体温调节过程，该学说认为体温调节机制类似于恒温器工作原理，视前区－下丘脑前部（PO/AH）神经元设定一个体温调定点，体温调节中枢就按照体温调定点来调节体温。当体温与设定的调定点水平相匹配时，机体的产热与散热达到平衡状态；若体温降至调定点水平以下，在中枢神经系统的调控下，机体将增加产热并减少散热，直至体温恢复至设定的调定点水平。相反，若体温升高超过调定点水平，机体会通过增加散热和减少产热的方式，促使体温下降，回归至调定点水平。在大多数情况下，体温的调定点设定约为 37 ℃，体温调节中枢依据这一标准进行温度调节，确保体温维持在一个相对稳定的范围内。

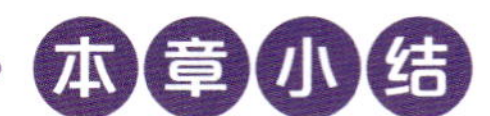

本章重点阐述了能量代谢与体温的相关知识，能量代谢概念，能量的来源与利用，能量代谢的测定原理和方法，影响能量代谢的因素，能量代谢率与基础代谢率的关系，体温的概念，人体正常体温及其生理性变化规律，机体的产热和散热以及体温的调节。

思考与练习

1. 影响能量代谢的主要因素有哪些？
2. 皮肤的散热方式有哪几种？
3. 如何为发热患者进行降温？

（张绪恕）

第八章 血液

学习目标

1. 素质目标：具有爱岗敬业、乐于奉献、实事求是、严谨的职业素养。

2. 知识目标：掌握血液的组成及理化特性，血浆渗透压的作用，血细胞的生理特性，血细胞的功能及正常值，ABO 血型的分型依据及输血原则；熟悉血液凝固的过程，贫血的原因；了解纤维蛋白溶解机制及意义。

3. 能力目标：能运用本章所学知识初步分析血常规报告单；能解释临床常用抗凝和促凝方法的原理；能正确判断 ABO 血型和 Rh 血型。

案例导学

患者，女，30 岁。因“心悸 1 周，伴全身乏力半年”收治入院。患者自述半年前无明显诱因出现面色苍白、头晕、乏力，近 1 周症状加重，并出现活动后心悸。患者无血便、血尿，无鼻衄、牙龈出血症状。发病以来饮食、睡眠正常，体重无明显变化。体格检查：贫血貌，皮肤黏膜无出血点，浅表淋巴结未触及肿大，睑结膜苍白，巩膜无黄染，口唇苍白，心肺无异常，腹平软，肝脾肋下未触及，双下肢无水肿。实验室检查：血红蛋白 69 g/L，红细胞 3.0×10^{12}/L，白细胞 6.2×10^{9}/L，血小板 240×10^{9}/L。

请思考： 1. 在各项检查中，患者的哪些指标异常？

2. 患者出现各种临床表现的原因可能是什么？

血液（blood）是在心血管系统中循环流动着的一种液态结缔组织。运输是血液的基本功能，血液可以运输 O_2、CO_2、营养物质、激素及代谢产物等。血液还具有重要的防御和保护的功能，参与机体的生理性止血、抵御细菌、病毒等微生物引起的感染和各种免疫反应。血液中含有多种缓冲物质，可调节机体的酸碱平衡，维持机体内环境稳态。一旦血液总量或组织、器官的血流量不足，就可导致组织、器官损伤，严重时甚至危及生命。血液成分或性质会因疾病而发生变化，这些变化可作为临床诊疗提供参考。

第一节　血液的组成和理化特性

一、血液的组成

血液由血浆（plasma）和悬浮于其中的血细胞（blood cell）组成。血细胞包括红细胞（red blood cell，RBC）、白细胞（white blood cell，WBC）及血小板（platelet，PLT）3 类。若将一定量的新鲜血液经抗凝处理后置于离心管中，经离心后血液将出现分层，血浆位于上层，为淡黄色液体，红细胞位于下层，呈深红色，两者之间有一薄层白色不透明带，成分为白细胞和血小板（图 8-1-1）。

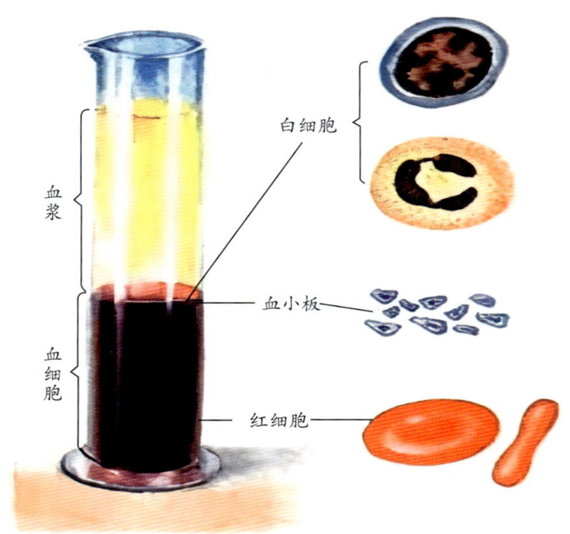

图 8-1-1　血液的组成示意图

（一）血浆

血浆是血细胞的细胞外液，是机体内环境的主要组成成分。血浆的基本成分包括水（91% ～ 92%）和溶质。溶质主要由多种电解质、小分子有机化合物和一些气体组成。其成分主要有水和无机盐以及血浆蛋白。

1. 水和无机盐　血浆中的水对于实现血液的物质运输、调节体温等功能具有重要作用。血浆中含有大量的晶体物质，如无机盐、葡萄糖、氨基酸、尿素等。血浆中无机盐约占血浆总量的 0.9%，主要以离子状态存在，正离子有 Na^+、K^+、Ca^{2+}、Mg^{2+} 等，其中含量最多的是 Na^+；负离子有 HCO_3^-、Cl^-、HPO_4^{2-} 等，其中含量最多的是 Cl^-。晶体物质中的无机盐在形成并维持血浆晶体渗透压、调节酸碱平衡、维持神经与肌肉的兴奋性等方面起重要作用。正常情况下，血浆成分的含量保持相对稳定，但机体患病时某些成分可发生相应的改变。

2. 血浆蛋白　血浆蛋白是血浆中多种蛋白质的总称，正常人血浆蛋白总量为 65 ～ 85 g/L，主要包括白蛋白、球蛋白和纤维蛋白原 3 类，它们的正常含量及主要生理作用见表 8-1-1。白蛋白与球蛋白浓度的正常比值（A/G）为（1.5 ～ 2.5）∶1。血浆白蛋白和大多数球蛋白主要由肝脏合成，当肝功能障碍时，A/G 比值下降，甚至倒置。

表 8-1-1 正常成年人血浆蛋白含量及主要生理作用

蛋白名称	正常含量 /（$g \cdot L^{-1}$）	主要生理作用
白蛋白（ALB）	40 ～ 48	形成血浆胶体渗透压，维持血管内外水平衡，缓冲血浆酸碱变化
球蛋白	15 ～ 30	参与机体的免疫功能，有利于脂类、某些激素和脂溶性维生素的运输
纤维蛋白原	2 ～ 4	参与血液凝固过程

（二）血细胞

血细胞包括红细胞（RBC）、白细胞（WBC）和血小板（PLT）3 类，其中红细胞的数量最多，约占血细胞总数的99%，白细胞数量最少。血细胞在血液中所占的容积百分比称为血细胞比容（Hematocrit，HCT）。正常成年男性的血细胞比容为 40% ～ 50%，成年女性为 37% ～ 48%，新生儿的血细胞数目较多，血细胞比容可达 55%。由于血液中白细胞和血小板仅占总容积的 0.15% ～ 1%，故血细胞比容可反映血液中红细胞的相对浓度。在血液浓缩如严重腹泻或大面积烧伤时，血细胞比容可增高；贫血患者的红细胞数量减少，血细胞比容降低。

二、血量

人体内所有血液的总量称为血量（blood volume）。正常成年人的血量约占体重的 7% ～ 8%，即每千克体重 70 ～ 80 mL 血液，其中在心血管中流动的血液，称为循环血量；另有部分血液滞留在肝、脾、肺、肠系膜、皮下静脉等处，称为储存血量。机体在剧烈运动、情绪紧张或大量失血等应急状态下，储存血量可以释放进入循环，补充循环血量的不足。

三、血液的理化性质

（一）颜色

血液的颜色取决于红细胞内血红蛋白的颜色。动脉血中含氧合血红蛋白较多，呈鲜红色；静脉血中含还原血红蛋白较多，呈暗红色。血浆中因含少量胆红素，呈淡黄色。空腹时血浆清澈透明，而进食脂类食物后，血浆会因悬浮有脂蛋白微粒而变得浑浊，这会影响血浆中一些成分检测的准确性。因此，临床对血液的化学成分进行检测时，常要求空腹采血，其目的是避免食物对血液检测结果产生影响。

（二）比重

正常人全血的比重为 1.050 ～ 1.060。血液中红细胞数量越多，全血比重越大。血浆的比重为 1.025 ～ 1.030，其高低主要取决于血浆蛋白的含量。测定全血和血浆的比重可间接估算红细胞或血浆蛋白含量。

（三）黏滞性

液体的黏度（viscosity）来源于液体内部分子或颗粒间的摩擦，即内摩擦。例如，水的黏滞性为 1，全血的相对黏性为 4 ～ 5，血浆的相对黏性为 1.6 ～ 2.4（温度为 37 ℃时）。当温度不变时，全血的黏滞性和血浆的黏滞性分别取决于血浆蛋白含量和血细胞比容的高低。血液的黏滞性是形成血流阻力的重要原因之一。在机体大面积烧伤时，由于水分丢失，血液的黏滞性增加。当一些疾病使血流速度减慢时，红细胞之间发生叠连和聚集，血液的黏滞性会增高；而在机体严重贫血时，由于红细胞数量减少，血液的黏滞性下降。

（四）酸碱度

正常人血浆 pH 为 7.35 ～ 7.45。血浆 pH 的相对恒定依赖于血浆内的缓冲物质，以及肺和肾的正常功能。其中最重要的缓冲对为 $NaHCO_3/H_2CO_3$ 。在病理条件下，机体酸性或碱性物质产生过多，超过了血液的缓冲能力时，血浆 pH 的变化则超过正常变动范围。当血浆 pH 低于 7.35 时，称为酸中毒，高于 7.45 时称为碱中毒。血浆 pH 低于 6.9 或高于 7.8 时将会危及生命。

（五）血浆渗透压

当不同浓度的溶液被半透膜分隔时，低浓度侧溶液中的水分子将在两侧渗透压差的驱动下通过半透膜进入高浓度侧的溶液中，这一现象称为渗透（osmosis）。

1. 渗透压的概念　渗透压（osmotic pressure）是指溶液中溶质分子通过半透膜吸引水分子的能力。溶液渗透压的高低取决于单位容积溶液中溶质颗粒（分子或离子）数目的多少，而与溶质的种类和颗粒的大小无关。

2. 血浆渗透压的组成及正常值　正常人血浆渗透压约 300 mOsm/L（正常值：280 ～ 320 mOsm/L）。血浆渗透压由两部分组成：血浆晶体渗透压（crystal osmotic pressure）由血浆中的晶体物质所形成，其中 80% 来自 Na^+ 和 Cl^-；血浆胶体渗透压（colloid osmatic pressure）由血浆蛋白等大分子胶体物质所形成，其中 75% ～ 80% 来自白蛋白。由于蛋白质的分子量大，蛋白分子数量少，因此血浆胶体渗透压较低，约为 1.5 mOsm/L。正常情况下，细胞外液与细胞内液总渗透压相等。

知识链接

等渗溶液与等张溶液

在临床上和生理实验中所使用的各种溶液，其渗透压与血浆渗透压相等，称为等渗溶液。渗透压高于或低于血浆渗透压的溶液分别称为高渗溶液或低渗溶液。

浓度为 0.9% 的 NaCl 溶液为等渗溶液，红细胞悬浮于其中可保持正常形态和大小。一般把能够使悬浮于其中的红细胞保持正常形态和大小的溶液称为等张溶液。须指出的是，并非每种物质的等渗溶液都能使悬浮于其中的红细胞保持其正常形态和大小，例如，1.9% 的尿素溶液虽然与血浆等渗，但红细胞置于其中后，立即发生溶血。这是因为尿素分子可自由通过红细胞膜，并依其浓度梯度进入红细胞，导致红细胞内渗透压增高，水进入细胞，使红细胞肿胀破裂而发生溶血；而 NaCl 却不易通过红细胞膜，因而不会发生上述现象。因此，0.9%NaCl 溶液既是等渗溶液，也是等张溶液；1.9% 尿素虽是等渗溶液，却不是等张溶液。实际上，等张溶液是由不能自由通过细胞膜的溶质所形成的等渗溶液。

3. 血浆渗透压的生理作用　由于细胞膜和毛细血管壁是具有不同通透性的半透膜，因此，血浆晶体渗透压和胶体渗透压具有不同的生理作用（图 8-1-2）。

（1）血浆晶体渗透压：当血浆晶体渗透压升高时，红细胞内的水分就会渗出而发生皱缩；当血浆晶体渗透压降低时，水分就会进入红细胞内，导致细胞肿胀，甚至破裂。红细胞由于各种原因破裂而使血红蛋白溢出的现象称为溶血。因此，血浆晶体渗透压对维持红细胞的正常形态和细胞内、外水的平衡起重要作用。临床上大量静脉补液时，应考虑保持血浆晶体渗透压的相对稳定。

（2）血浆胶体渗透压：水和晶体物质可自由通过毛细血管壁，血浆与组织液中晶体物质的浓度以及它们所形成的晶体渗透压基本相等。而血浆蛋白分子量较大，不易透过毛细血管壁，故当血浆蛋白浓度发生变化时将改变毛细血管两侧胶体渗透压的高低，从而影响毛细血管两侧的水平衡。因此，血浆胶体渗透压对调节毛细血管内、外水平衡和维持血容量有重要作用。临床上某些系统性疾病（如肝、肾疾病）会导致血浆蛋白减少，血浆胶体渗透压降低，从而致使毛细血管处组织液滤过增多而出现组织水肿。

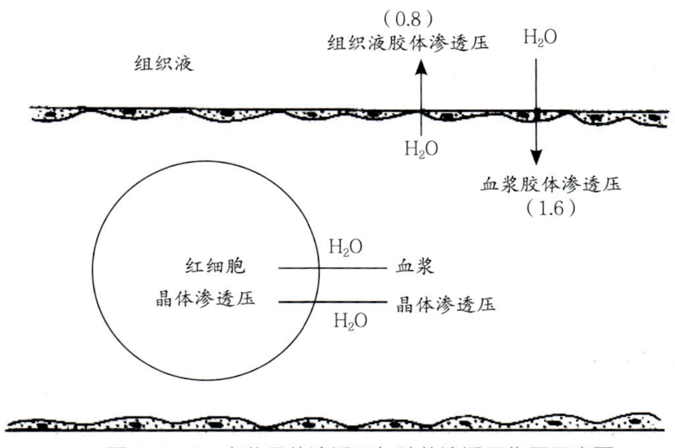

图 8-1-2 血浆晶体渗透压与胶体渗透压作用示意图

第二节 血细胞

一、红细胞

（一）红细胞的形态、数量和功能

1. 红细胞的形态 正常成熟的红细胞（RBC）呈双凹圆碟形，周边较厚，中央较薄，直径为 7 ～ 8 μm，成熟的红细胞无细胞核（图 8-2-1），细胞质内含大量的血红蛋白（Hb）。

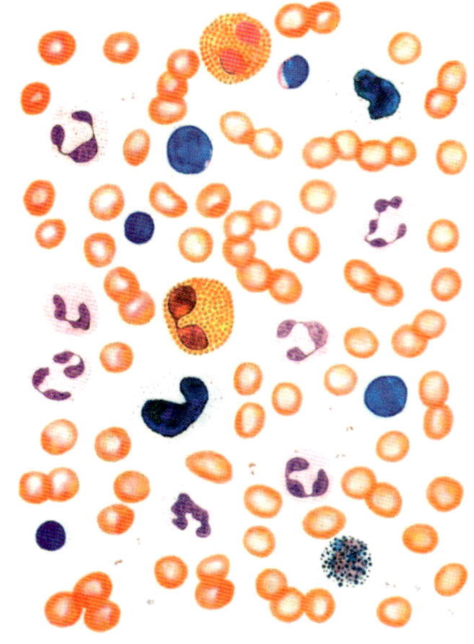

图 8-2-1 血细胞

2. 红细胞的数量 血液中红细胞数量最多，我国成年男性红细胞正常值为（4.0 ～ 5.5）$\times 10^{12}$/L，女性为（3.5 ～ 5.0）$\times 10^{12}$/L，新生儿可达（6.0 ～ 7.0）$\times 10^{12}$/L。红细胞的主要成分是血红蛋白，我国成年男性血红蛋白正常值为 120 ～ 160 g/L，女性为 110 ～ 150 g/L，新生儿为 170 ～ 200 g/L。正常情况下，红细胞数量和血红蛋白浓度不仅有性别差异，还会随生活环境、年龄、机体功能状态的不同而不同。例如，运动时的红细胞数量比安静时多，长期居住在高山地区的人比居住在平原地区的人多，儿童数量低于成人，新生儿数量高于成人。若血液中红细胞数量或血红蛋白含量低于正常值，则称为贫血。

3. 红细胞的功能 红细胞的主要功能是运输 O_2 和 CO_2，此功能由血红蛋白完成。血红蛋白只有存在于红细胞中才能发挥作用，一旦红细胞破裂，血红蛋白溢出（如溶血），将丧失运输功能。此外，红细胞内含多种缓冲对，对体内的酸、碱性物质的变化起到缓冲作用。

（二）红细胞的生理特性

红细胞具有可塑变形性、悬浮稳定性和渗透脆性等生理特征，这些特性都与红细胞的双凹圆碟形有关。

1. 可塑变形性　红细胞在全身血管中循环运行时，常要挤过小于红细胞直径的毛细血管和血窦间隙，这时红细胞将发生卷曲变形，通过后又恢复原状，说明红细胞在外力的作用下具有变形的能力，这种变形能力称为可塑变形性（plastic deformation）。可塑变形性是红细胞生存所需的最重要的生理特性。红细胞的可塑变形性取决于红细胞的形态、红细胞膜的弹性、红细胞内容物的性质和数量。其中，红细胞的形态对其影响最为重要，正常的双凹圆碟形使红细胞具有较大的表面积与体积之比，这使红细胞在受到外力时易发生变形。遗传性球形红细胞增多症的患者，由于红细胞呈球形，其表面积与体积之比降低，变形能力减弱。此外，衰老的红细胞变形能力减退，难以通过直径小的脾窦和骨髓血窦裂隙而被免疫细胞清除。

2. 悬浮稳定性　生理状态下，红细胞能相对稳定地悬浮于血浆中而不易下沉的特性，称为红细胞的悬浮稳定性（suspension stability）。将盛有抗凝血的血沉管垂直静置，虽然红细胞的比重大于血浆，但正常时红细胞下沉速度缓慢。通常以红细胞在第一小时末下沉的距离来表示红细胞的沉降速度，称为红细胞沉降率（erythrocyte sedimentation rate，ESR），简称血沉。正常成年男性血沉为 0 ～ 15 mm/h，成年女性血沉为 0 ～ 20 mm/h。

红细胞的悬浮稳定性来源于红细胞与血浆之间的摩擦阻力。病理情况下（如风湿热、活动性肺结核等），炎症因子促进肝脏纤维蛋白原合成，血浆中带正电的球蛋白、纤维蛋白原和胆固醇含量增多，会抵消红细胞表面的负电荷，使许多红细胞能较快地凹面相贴而发生叠连（rouleaux formation），发生叠连后，红细胞的总表面积与总体积之比减小，红细胞与血浆之间摩擦力相对减小而血沉加快。导致红细胞叠连的因素不在于红细胞本身，而在于血浆成分的变化。因此，血沉测定可作为诊断某些疾病的重要参考依据。

3. 渗透脆性　红细胞在低渗盐溶液中发生膨胀破裂的特性称为红细胞渗透脆性（osmotic fragility）。将红细胞置于 0.9%NaCl 溶液中，红细胞可保持其正常形态和大小。若将红细胞置于 0.6% ～ 0.8% NaCl 溶液中，水在渗透压差的作用下渗入红细胞，于是红细胞逐渐膨胀变形成球状；NaCl 浓度降至 0.42% ～ 0.46% 时，部分红细胞开始破裂而发生溶血；NaCl 浓度降至 0.28% ～ 0.32% 时，红细胞全部发生溶血。这一现象表明，红细胞对低渗盐溶液具有一定的抵抗力，这种抵抗力大小用渗透脆性来表示。渗透脆性越大，表明红细胞对低渗溶液的抵抗力越小；反之，渗透脆性越小，表明红细胞对低渗溶液的抵抗力越大。一般情况下，初成熟的红细胞渗透脆性小，抵抗力大；衰老的红细胞渗透脆性大，抵抗力小。某些疾病，如遗传性球形红细胞增多症患者的红细胞渗透脆性变大。因此，测定红细胞的渗透脆性有助于一些疾病的临床诊断。

（三）红细胞的生成、破坏与调节

1. 红细胞的生成

（1）生成部位：胚胎时期，红细胞的生成部位主要是卵黄囊、肝、脾和骨髓，骨髓是成人生成红细胞的唯一场所。红骨髓内的造血干细胞首先分化成为红系定向祖细胞，再经过原红细胞、早幼红细胞、中幼红细胞、晚幼红细胞和网织红细胞的阶段，最终成为成熟的红细胞。在发育成熟的过程中，红细胞的体积由大到小，细胞核逐渐消失，细胞内的血红蛋白逐渐增多。网织红细胞进入血液循环后发育为成熟红细胞，此过程约需 1 天。由于网织红细胞持续时间短，外周血中网织红细胞的数量只占红细胞总数的 0.5% ～ 1.5%，当骨髓造血能力增强时，大量网织红细胞释放入血，血液中网织红细胞计数可高达 30% ～ 50%。临床中常通过外周血网织红细胞计数来了解骨髓造血功能。若骨髓造血功能受到物理、化学、生物等因素影响时，骨髓造血功能受抑制，出现全血细胞减少，此现象称为再生障碍性贫血。

（2）生成原料：红细胞的主要成分是血红蛋白，合成血红蛋白的主要原料是铁和蛋白质。成人每天需要 20 ～ 30 mg 的铁用于红细胞生成，但每天仅需食物补充 1 mg 的铁，另外 95% 的铁来自体内铁的循环再利用（衰老的红细胞被巨噬细胞吞噬后，血红蛋白分解释放的铁可以再用于血红蛋白的合成）。当铁的摄入不足、铁吸收障碍、长期慢性失血或铁需要量增加导致机体缺铁时，可使血红蛋白合成减少，引起缺铁性贫血。临床上可通过口服硫酸亚铁、乳酸亚铁、富马酸亚铁等铁剂进行补充。

（3）红细胞成熟因子：叶酸和维生素 B_{12} 是生成红细胞 DNA 过程中的重要辅酶。当叶酸或维生素 B_{12} 缺乏时，红细胞 DNA 出现合成障碍，从而引起细胞核发育异常，幼红细胞分裂减慢，核浆发育不平衡，红细胞体积增大，最终导致巨幼红细胞性贫血。维生素 B_{12} 的吸收与胃腺壁细胞分泌的内因子密切相关，内因子能与维生素 B_{12} 结合形成复合物，保护并促进维生素 B_{12} 在回肠的吸收，胃大部分切除、胃的壁细胞损伤时或回肠末端被切除后，均可因维生素 B_{12} 吸收障碍而导致巨幼红细胞性贫血。

2. 红细胞的破坏　正常红细胞的平均寿命为 120 天。90% 的衰老红细胞因变形能力减退，脆性升高，难以通过直径较小的孔隙，容易滞留于脾和骨髓中而被巨噬细胞所吞噬，称为血管外破坏。脾功能亢进时可因红细胞破坏过多而引起红细胞数量减少，称为脾性贫血。另有 10% 的衰老红细胞在血管中受机械冲击而破损，称为血管内破坏。

3. 红细胞生成调节　红细胞的生成主要受促红细胞生成素（erythropoietin，EPO）和雄性激素的调节。

（1）促红细胞生成素：EPO 是一种糖蛋白，肾脏是产生 EPO 的主要部位。EPO 的主要作用是促进晚期红系巨细胞增殖分化，使血液中成熟红细胞增加。当组织缺氧时，肾脏合成和分泌促红细胞生成素增多，使血液中成熟红细胞增加，提高血液的运氧能力。因此，长期从事重体力劳动、高原居民和体育锻炼的人，体内红细胞数量较多。严重肾脏疾病患者，可因 EPO 生成不足而出现肾性贫血。

（2）雄激素：雄激素可提高血浆中 EPO 的浓度，也可直接刺激骨髓，使其造血功能增强，促进红细胞的生成增多。雄激素可促进血红蛋白的合成，但雌激素可降低红系祖细胞对 EPO 的反应，抑制红细胞的生成。这可能是青春期以后男性红细胞的数目和血红蛋白含量均高于女性的原因。

二、白细胞

血液中各种白细胞的数量和主要功能见表 8-2-1。

表 8-2-1　血液中各种白细胞的数量和主要功能

名称	均值 /L	百分比 /%	主要功能
中性粒细胞	4.5×10^9	50 ～ 70	吞噬功能
淋巴细胞	1.8×10^9	20 ～ 40	参与特异性免疫反应
嗜酸性粒细胞	0.1×10^9	0.5 ～ 5	抗过敏和抗寄生虫作用
嗜碱性粒细胞	0.025×10^9	0 ～ 1	参与机体过敏反应
单核细胞	0.45×10^9	3 ～ 8	吞噬细菌与衰老的红细胞

（一）白细胞的数量和分类

白细胞（WBC）为无色、有核的细胞，在血液中一般呈球形。正常成人白细胞数目为（4.0 ～ 10.0）× 10^9/L。白细胞根据其形态特点分为两大类（表 8-2-1）：一类是细胞质中含有嗜色颗粒，总称为有粒白细胞或粒细胞（granulocyte），包括中性粒细胞（neutrophil）、嗜碱性粒细胞（basophil）和嗜酸性粒细胞（eosinophil）；另一类是细胞质中没有特殊颗粒，称为无粒白细胞，包括单核细胞（monocyte）和淋巴细胞（lymphocyte）。

白细胞数量的生理变动范围较大，正常人血液中白细胞的数目可随年龄、体质、生理状况的不同而发生变化。例如，进食、疼痛、情绪激动和剧烈运动等可使白细胞数目显著增多；在各种急、慢性炎症，组织损伤或白血病等情况下，白细胞的总数和分类计数可发生特征性变化，在临床诊断中有重要的参考价值。

（二）白细胞的功能

各类白细胞均参与机体的防御功能。白细胞具有变形、游走、趋化、吞噬和分泌等特性，是行使其防御功能的生理基础。白细胞主要通过两种方式抵御外源性病原生物的入侵：一是通过吞噬作用清除入侵的细菌和病毒，二是通过形成抗体和致敏淋巴细胞来破坏或灭活入侵的病原体。

1. 中性粒细胞　中性粒细胞是血液中主要的吞噬细胞，其变形游走能力和吞噬活性均较强。是机体抵御病原微生物入侵的第一道防线。当细菌入侵时，中性粒细胞在炎症区域产生的趋化性物质作用下，通过变形运动自毛细血管渗出到炎症区域，将细菌吞噬，并在细胞内溶酶体酶的作用下将其消化分解。1 个中性粒细胞吞噬数十个细菌后，自身即解体，并释放出溶酶体酶溶解周围组织而形成脓液。当体内有细菌感染，尤其是急性化脓性细菌感染时，血液中白细胞总数和中性粒细胞百分比会明显增高。中性粒细胞在血管内停留的时间平均只有 6 ～ 8 h，一旦进入组织，就不再返回血液。

2. 单核细胞　从骨髓中进入血液的单核细胞是未成熟的细胞。单核细胞在血液中停留 2 ～ 3 天后迁移至组织，继续发育成巨噬细胞。单核细胞与器官组织内的巨噬细胞共同构成单核吞噬细胞系统。其主要作用是吞噬和清除病原微生物或衰老损伤的血细胞，参与激活淋巴细胞的特异性免疫功能，识别和杀伤肿瘤细胞等。

3. 嗜酸性粒细胞　嗜酸性粒细胞具有吞噬能力，但因缺乏溶菌酶而无杀菌作用。嗜酸性粒细胞可限制嗜碱性粒细胞和肥大细胞在过敏反应中的作用，还参与对蠕虫感染时的免疫反应。

4. 嗜碱性粒细胞　嗜碱性粒细胞胞质中存在较大的碱性染色颗粒，颗粒内有肝素、组胺、过敏性慢反应物质。肝素具有抗凝血作用，有利于保持血管的通畅，使吞噬细胞能够到达炎症部位而将其破坏。组胺和过敏性慢反应物质可使毛细血管壁通透性增加，引起局部充血水肿，并可使支气管平滑肌收缩，从而引起荨麻疹、哮喘等过敏反应症状。因此，嗜碱性粒细胞是参与变态反应的重要效应细胞。此外，嗜碱性粒细胞被激活时释放的嗜酸性粒细胞趋化因子 A，可吸引嗜酸性粒细胞聚集，限制嗜碱性粒细胞在过敏反应中的作用。

5. 淋巴细胞　淋巴细胞在机体特异性免疫应答过程中起核心作用。淋巴细胞可分为 T 淋巴细胞、B 淋巴细胞和自然杀伤细胞（NK 细胞）3 种。T 淋巴细胞主要与细胞免疫有关，B 淋巴细胞主要与体液免疫有关，而 NK 细胞则与机体固有免疫有关，能够直接杀伤被病毒感染的自身细胞或者肿瘤细胞。

（三）白细胞的生成、破坏与调节

白细胞起源于骨髓中的造血干细胞。目前对淋巴细胞生成的调节机制了解不多。粒细胞和单核细胞的生成受粒 - 巨噬细胞集落刺激因子（GM-CSF）、粒细胞集落刺激因子（G-CSF）、巨噬细胞集落刺激因子（M-CSF）等调节。另外，还有抑制性因子，如乳铁蛋白和转化生长因子 β 等，它们可以直接抑制白细胞的生成，或是限制集落刺激因子的释放或作用。抑制性因子与促白细胞生成的刺激因子共同维持正常的白细胞生成过程。

由于白细胞主要在组织中发挥作用，还可往返于血液、组织液和淋巴之间，并且能增殖分化，因此，白细胞的寿命比较难准确判断。白细胞在血液中停留的时间较短，一般来说，中性粒细胞在循环血液中停留 6 ～ 8 h 后进入组织，4 ～ 5 天后衰老死亡，或者经消化道排出；嗜酸性粒细胞和嗜碱性粒细胞在组织中可分别生存 8 ～ 12 天和 12 ～ 15 天；单核细胞在血液中停留 2 ～ 3 天，然后进入组织，并发育成巨噬细胞，在组织中可生存 3 个月左右。

三、血小板

（一）血小板的形态和数量

血小板是从骨髓成熟的巨核细胞胞质裂解脱落下来的具有生物活性的小块胞质，体积小，无细胞核，直径为 2 ～ 3 μm，呈双面微凸的圆盘状。血小板被激活时，可伸出伪足呈现不规则状。

正常成年人的血小板数量是（100 ～ 300）$\times 10^9$/L，无明显性别差异。正常人血小板计数可有 6% ～ 10% 的变动范围，通常午后较清晨高，冬季较春季高；剧烈运动、进食、妊娠中晚期、缺氧及机体受到较大损伤时血小板数量增加；妇女月经期血小板数量减少。

当血小板数量 < 50×10^9/L 时，微小创口或仅血压增高也能使皮肤或黏膜下出现瘀点，甚至出现大块紫癜，称为血小板减少性紫癜；血小板数量 > $1\,000 \times 10^9$/L 时，称为血小板过多，易发生血栓。

（二）血小板的生理特性

1. 黏附　血小板与非血小板表面的黏着称为血小板黏附（platelet adhesion）。当血管内皮细胞受损时，血小板可黏附于血管损伤处暴露的内皮下胶原纤维上。黏附是血小板在生理性止血过程中重要的起始步骤。

2. 聚集　血小板与血小板之间的相互黏着，称为血小板聚集（platelet aggregation）。目前已知多种生理性因素（ADP、肾上腺素、5-HT、组胺、胶原、凝血酶等）和病理性因素（细菌、病毒、免疫复合物、药物等）均可引起血小板聚集。血小板聚集是形成血小板栓子的基础。

3. 释放　血小板受到刺激后，将颗粒或溶酶体内的物质向外排出的现象，称为血小板释放（platelet release）。释放的物质主要有 ADP、ATP、5-羟色胺、儿茶酚胺、β-血小板球蛋白、血小板因子 4（PF_4）、Ca^{2+} 等。能引起血小板聚集的因素大多数能引起血小板的释放，而且血小板的黏附、聚集与释放几乎同时发生。许多由血小板释放的物质可进一步促进血小板的活化、聚集，加速止血过程。

4. 收缩　血小板具有收缩能力。血小板的收缩与血小板的收缩蛋白有关。当血凝块中的血小板发生收缩时，可以使血块回缩，形成坚实的止血栓，堵住出血处，有利于止血。

5. 吸附　血小板的表面可吸附血浆中多种凝血因子。当血管内皮细胞受损时，随着血小板黏附和聚集于破损的血管内皮时，可以使局部凝血因子浓度升高，有利于血液凝固和生理性止血。

（三）血小板的生理功能

1. 维持血管内皮的完整性　血小板能填补血管内皮脱落而留下的空隙，并与毛细血管内皮细胞融合，对维持毛细血管内皮的完整性和内皮细胞修复具有重要作用。

2. 参与生理性止血　正常情况下，当小血管受损后，血液从小血管内流出，几分钟内就会自行停止，这种现象称为生理性止血。临床上常用小针刺破耳垂或指尖，使血液自然流出，记录出血持续的时间，这段时间称为出血时间。出血时间的长短可反映生理性止血功能。

生理性止血过程包括局部血管收缩、血小板血栓形成和血凝块形成 3 个过程（图 8-2-2）：①血管收缩：黏附于损伤处的血小板可释放缩血管物质，促使局部血管收缩，使局部血流减少，有利于减轻或阻止出血；②血小板血栓形成：血管损伤后，血管受损部位暴露出内皮下的胶原纤维，血小板黏附、聚集于血管破损处形成松软的止血栓，暂时堵塞伤口实现初步止血，也称为一期止血；③血液凝固：血小板结合并激活许多凝血因子，启动凝血过程，使血浆中可溶性的纤维蛋白原激活成不溶性的纤维蛋白，形成坚实的纤维蛋白血凝块，实现有效的止血，也称为二期止血。

3. 促进血液凝固　血小板中有与凝血有关的物质，如纤维蛋白原激活因子、抗肝素因子等，能提高凝血酶原的激活速度。血小板还可吸附多种凝血因子，加速血液凝固过程。

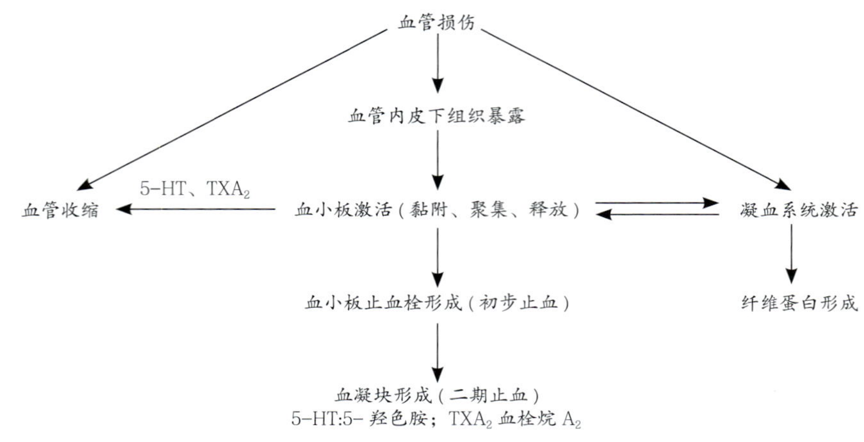

图 8-2-2 生理性止血过程示意图

（四）血小板的调节、生成与破坏

血小板生成素（thrombopoietin，TPO）是调节血小板生成最重要的生理性调节因子。TPO 主要由肝细胞产生，肾脏也可以少量产生。

血小板进入血液后，寿命为 7 ～ 14 天，但只在最初两天具有生理功能。衰老的血小板在脾、肝和肺组织中被吞噬破坏。

第三节 血液凝固与纤维蛋白溶解

一、血液凝固

血液凝固（blood coagulation）是指血液由流动的液体状态变成不能流动的凝胶状态的过程。其实质是将血浆中可溶性的纤维蛋白原转变成不溶性的纤维蛋白的过程。纤维蛋白交织成网，网罗血细胞和血液的其他成分，从而形成血凝块。血液凝固是一系列复杂的酶促反应过程，需要多种凝血因子参与。

（一）凝血因子

血浆与组织中直接参与血液凝固的物质，称为凝血因子。目前已知的凝血因子主要有 14 种，依据凝血因子被发现的先后顺序按照国际命名法用罗马数字编号的有 12 种（表 8-3-1），其中 FⅥ是血清中活化的 FVa，已不再视为一个独立的凝血因子。

表 8-3-1 按国际命名法编号的凝血因子

因子编号	同义名	因子编号	同义名
Ⅰ	纤维蛋白原	Ⅷ	抗血友病因子
Ⅱ	凝血酶原	Ⅸ	血浆凝血激酶
Ⅲ	组织凝血酶源	Ⅹ	斯图亚特因子
Ⅳ	Ca^{2+}	Ⅺ	血浆凝血激酶前质
Ⅴ	前加速素	Ⅻ	接触因子
Ⅶ	前转变素	XIII	纤维蛋白稳定因子

这些凝血因子具有以下特征：①正常情况下，凝血因子是以无活性的酶原形式存在，必须通过其他酶的有限水解而暴露或形成活性中心后，才具有酶的活性，此过程称为凝血因子的激活。习惯上在凝血因子代号的右下角加一个 “a”（activated）表示其“活化型”，如 FⅫ被激活为 FⅫa；②除因子Ⅳ（Ca^{2+}）外，其余已知的凝血因子都是蛋白质；③因子Ⅲ存在于血管外组织细胞中，其余的凝血因子均存在于新鲜血浆中；④大多数凝血因子在肝内合成，其中因子Ⅱ、Ⅶ、Ⅸ、Ⅹ的合成还需维生素 K 的参与，故这些凝血因子又称为维生素 K 依赖性凝血因子。当肝功能损害或维生素 K 缺乏时，可因凝血功能障碍而发生出血倾向。

（二）凝血的过程

血液凝固是凝血因子按一定顺序相继激活，生成凝血酶，使可溶性的纤维蛋白原在凝血酶的催化作用下转变成不溶性的纤维蛋白的过程。整个过程大致可分为 3 个连续的基本步骤（图 8-3-1）：①凝血酶原激活物的形成；②凝血酶的形成；③纤维蛋白的形成。

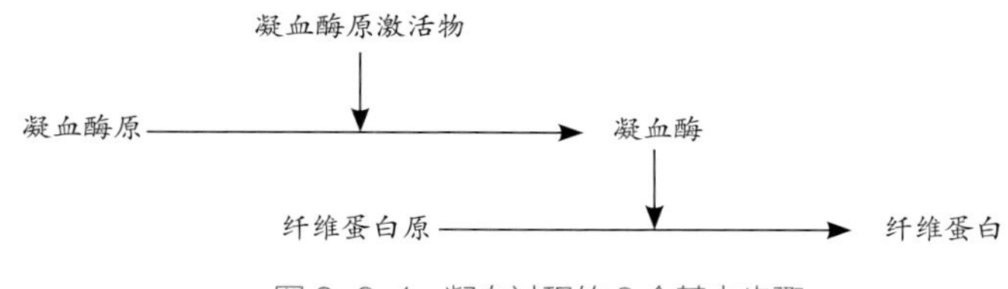

图 8-3-1 凝血过程的 3 个基本步骤

1.凝血酶原激活物的形成 凝血酶原激活物是复合物，是因子Ⅹa、Ⅴ、Ca^{2+} 和 PF_3（血小板第三因子）复合物的总称。凝血酶原激活物可通过内源性凝血途径和外源性凝血途径生成。两条途径的主要区别在于启动方式和参与的凝血因子有所不同（图 8-3-2）。

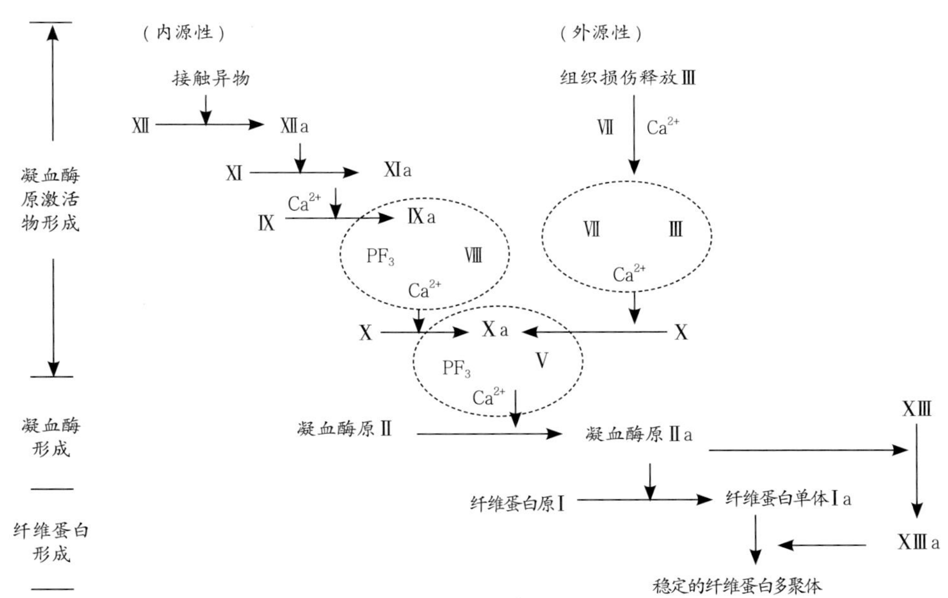

图 8-3-2 血液凝固过程示意图

（1）内源性凝血途径：此途径参与凝血的因子全部来自血液，通常因血液与异物表面接触而启动，由因子Ⅻ开始，直至激活因子Ⅹ。具体过程是：当血管内皮细胞损伤后，血液与暴露的内皮下胶原纤维接触时，因子Ⅻ被激活为Ⅻa。因子Ⅻa 再激活Ⅺ，因子Ⅺa在因子Ⅳ（Ca^{2+}）的参与下，激活因子Ⅸ。Ⅸa 在 Ca^{2+} 的作用下与Ⅷ、Ca^{2+}、PF_3 共同激活因子Ⅹ，当Ⅹa 因子生成后，可与因子Ⅴ、PF_3 和 Ca^{2+} 形成凝血酶原激活物。

（2）外源性凝血途径：此途径由来自血液之外的组织因子（因子Ⅲ）暴露于血液而启动的凝血过程，称为外源性凝血途径。具体过程是：当组织、血管受损时，受损组织释放出因子Ⅲ进入血液，与血浆中的 Ca^{2+} 和因子Ⅶ形成复合物，该复合物激活将因子Ⅹ激活，之后的凝血过程与内源性激活途径相同。

2. 凝血酶的形成　凝血酶原激活物形成后，将凝血酶原（因子Ⅱ）激活为凝血酶（Ⅱa）。凝血酶使纤维蛋白原（多聚体）转变为纤维蛋白单体。另外，凝血酶还能促进血小板磷脂的释放以及增强因子Ⅷ和因子Ⅴ的活性，即通过正反馈作用，加快凝血过程的速度。

3. 纤维蛋白的形成　在 Ca^{2+} 的帮助下，凝血酶（Ⅱa）激活因子ⅩⅢ使之成为ⅩⅢa，ⅩⅢa 使纤维蛋白单体聚合成不溶性的纤维蛋白多聚体，纤维蛋白交织成网，将血细胞网罗其中形成血凝块，凝血过程全部完成。

由于凝血是一系列凝血因子相继酶解激活的过程，每步酶促反应均有放大效应，即少量被激活的凝血因子可以使大量下游凝血因子被激活，形成类似“瀑布”一样的反应链，越来越快，直到血液凝固。

（三）抗凝系统

正常情况下，血管内的血液始终保持液体流动状态而不易发生凝固。主要原因如下：①正常的血管内膜光滑，可以防止凝血因子、血小板与内皮下的成分接触，从而避免凝血系统的激活和血小板的活化；血管内皮也具有抗凝血和抗血小板的功能。②正常情况下，血流速度非常快，血小板不易黏附聚集，少量被激活的凝血因子也会被稀释冲走，使早期凝血过程不能发生。③血液中存在一些重要的抗凝物质，使血液始终能够保持流体状态。

（1）抗凝血酶Ⅲ：肝细胞和血管内皮细胞合成的一种丝氨酸蛋白酶抑制剂，能与内源性途径产生的凝血酶、FⅨa、FⅩa、FⅪa、FⅫa等分子活性中心的丝氨酸残基结合而抑制其活性，使这些凝血因子失活，从而起到抗凝作用。抗凝血酶Ⅲ与肝素结合后，其抗凝作用可显著增加。

（2）肝素：一种酸性黏多糖，主要由肥大细胞和嗜碱性粒细胞产生，存在于体内大多数组织中，在肝、肺、心和肌组织中更为丰富。肝素在缺乏抗凝血酶的情况下，抗凝作用很弱。肝素主要通过增强抗凝血酶的活性而发挥间接抗凝作用。此外，肝素还能抑制血小板的黏附、聚集和释放反应，从而影响凝血过程。临床上常把肝素作为抗凝剂，广泛应用于防治血栓栓塞性疾病。

（3）蛋白 C 系统：由肝脏合成的维生素 K 依赖因子，以酶原的形式存在于血浆中，其主要作用是灭活因子Ⅴa和Ⅷa，削弱Ⅹa对凝血酶原的激活作用，促进纤维蛋白溶解。

（4）组织因子途径抑制物：组织因子途径抑制物（tissue factor pathway inhibitor）是一种糖蛋白，主要由血管内皮细胞产生，是外源性凝血途径的特异性抑制物。

二、纤维蛋白溶解

正常情况下，组织受损后所形成的止血栓在完成止血后将逐步溶解，从而保证血流的畅通，同时有利于受损组织的再生和修复。止血栓的溶解主要依赖于纤维蛋白溶解系统（fibrinolytic system），简称纤溶系统。纤维蛋白及纤维蛋白原在纤溶酶（纤溶酶）的作用下，被降解液化的过程称为纤维蛋白溶解，简称纤溶（fibrinolysis）。纤溶系统主要包括纤溶酶原、纤溶酶、纤溶酶原激活物与纤溶抑制物。体内的纤溶过程可分为纤溶酶原的激活和纤维蛋白的降解两个阶段（图 8-3-3）。

（一）纤溶酶原的激活

正常情况下，血浆中的纤溶酶是以无活性的纤溶酶原形式存在，纤溶酶原主要由肝细胞产生。纤溶酶原在纤溶酶原激活物的作用下发生有限水解激活成纤溶酶。纤溶酶原激活物可分为 3 类：①血管内激活物：由血管内皮细胞合成并释放入血液；②组织激活物：组织激活物在子宫、前列腺、甲状腺、淋巴结、卵巢和肺等组织中含量较高，因此，这些部位手术后伤口易渗血；③因子Ⅻa 激活的激肽释放酶：生成的激肽释放酶可激活纤溶酶原。

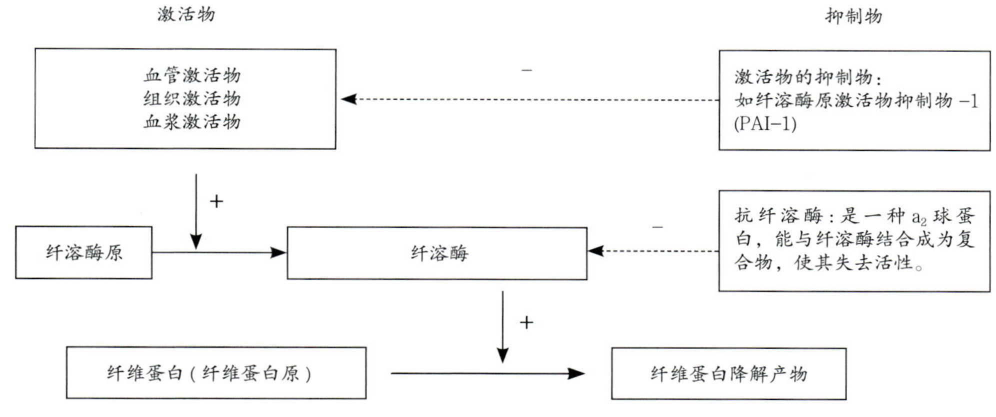

图 8-3-3　纤维蛋白溶解系统示意图

（二）纤维蛋白与纤维蛋白原的降解

在被激活的纤溶酶的作用下，纤维蛋白和纤维蛋白原可被分解为许多可溶性小肽，称为纤维蛋白降解产物。纤维蛋白降解产物一般不发生凝固，其中部分小肽还具有抗凝血作用。

（三）纤溶抑制物

体内有多种物质可抑制纤溶系统的活性，统称为纤溶抑制物，主要由血管内皮细胞产生。按其作用机制可分为两大类：一类是抗活化素，能够抑制纤溶酶原的激活；另一类为抗纤溶酶，能与纤溶酶结合成复合物并使其失活。

凝血与纤溶是既对立又统一的两个功能系统，当血管受损时，局部启动血液凝固过程形成血凝块可有效止血，之后血凝块中的纤溶系统启动，使血凝块适时溶解，从而维持血流畅通。若纤溶作用强于凝血作用时，可造成出血倾向；若凝血作用强于纤溶作用，可发生血栓。正常情况下，它们之间保持动态平衡，使机体既能实现有效的止血，又可以防止血栓的形成，保持血管通畅。

第四节　血型与输血

一、血型

血型（blood group）是指血细胞膜上特异性抗原的类型。目前已经发现的人类血型有红细胞血型、血小板血型和白细胞血型。通常所说的血型主要是指红细胞血型。与临床联系最为密切的是 ABO 血型系统和 Rh 血型系统。

如果将血型不相容的两个人的血液滴在玻片上并使之混合，则红细胞可凝集成簇，这一现象称为红细胞凝集（agglutination），其本质是抗原 - 抗体反应。红细胞膜上的特异性抗原称为凝集原（agglutinogen）；而血浆中能与凝集原发生反应的特异性抗体称为凝集素（agglutinin）。在补体的作用下，凝集的红细胞可破裂，发生溶血。因此，当给人体输入血型不相容的血液时，在血管内可发生红细胞凝集和溶血反应，甚至危及生命。因此，血型鉴定是安全输血的前提条件。

（一）ABO 血型系统

根据红细胞膜上是否存在 A 抗原和 B 抗原，可将 ABO 血型系统分为 4 个基本类型：① A 型：红细胞膜上只含 A 抗原；② B 型：红细胞膜上只含 B 抗原；③ AB 型：红细胞膜上含有 A 和 B 两种抗原；④ O 型：红细胞膜上 A 和 B 两种抗原均无。在人类血清中还存在着与凝集原相对抗的天然抗体（凝集素）。A 型血的血清中只含有抗 B 抗体，B 型血的血清中只含有抗 A 抗体，AB 型血的血清中没有抗 A 和抗 B 抗体，而 O 型血的血清中含有抗 A 和抗 B 两种抗体（表 8-4-1）。另外，ABO 血型系统中存在多种亚型，其中 A 型可分为 A_1 和 A_2 亚型，AB 型血中也分为 A_1B 和 A_2B 两种亚型。因此，临床做血型鉴定和输血时需要注意。

表 8-4-1　ABO 血型系统的凝集原和凝集素

血型	红细胞上凝集原（抗原）	血清中凝集素（抗体）
A	A	抗 B
B	B	抗 A
AB	A 和 B	无
O	无	抗 A 和抗 B

（二）Rh 血型系统

Rh 血型系统是红细胞血型中最复杂的一个系统，已发现 50 多种 Rh 抗原，与临床联系密切的是 C、c、D、E、e 这 5 种 Rh 抗原。在这 5 种主要的 Rh 血型的抗原中，其抗原性的强弱依次为 D、E、C、c、e，由于 D 抗原的抗原性最强，故临床意义最为重要。通常将红细胞膜表面含有 D 抗原者称为 Rh 阳性，无 D 抗原的则称为 Rh 阴性。Rh 抗原只存在于红细胞上，出生时已发育成熟。

在我国汉族人口中，99% 的人是 Rh 阳性，只有 1% 的人为 Rh 阴性。有些少数民族 Rh 阴性者的比例较大。因此，在 Rh 阴性较多的地区工作的医护人员，对 Rh 血型应引起重视。

Rh 血型与 ABO 血型系统不同的是，人的血清中不存在抗 Rh 的天然抗体，只有当 Rh 阴性者在接受 Rh 阳性的血液后，才会通过体液性免疫产生抗 Rh 的免疫性抗体。输血后 2 ～ 4 月血清中抗 Rh 抗体的水平达到峰值。因此，Rh 阴性受血者在第一次接受 Rh 阳性血液的输血后，一般不产生明显的输血反应，但在第二次或多次输入 Rh 阳性的血液时，即可发生抗原 – 抗体反应，输入的 Rh 阳性红细胞将被破坏而发生溶血。因此需要注意的是，Rh 阴性的母亲孕育了 Rh 阳性的胎儿，在妊娠期或分娩时，若胎儿的红细胞进入母体血液循环，可刺激母体产生抗 Rh 抗体，Rh 系统的抗体是分子较小的 IgG，能通过胎盘。由于 Rh 抗体出现缓慢，效价较低，第一胎多不发生溶血。但再次孕育 Rh 阳性胎儿时，抗体可通过胎盘进入胎儿血液，使胎儿的红细胞凝集，发生溶血，严重时会导致胎儿死亡。因此，对多次怀孕均造成死胎的孕妇，特别是少数民族妇女，应引起高度重视。若在 Rh 阴性母亲生育第一胎后，及时输注特异性抗 D 免疫球蛋白，中和进入母体的 D 抗原，可防止 Rh 阳性胎儿红细胞致敏母体，预防第二次妊娠时新生儿溶血的发生。

二、输血

输血已经成为治疗某些疾病、抢救患者生命和保证一些手术得以顺利进行的重要手段，输血在临床中广泛使用。为了保证输血的安全和提高输血的效果，必须遵守输血的基本原则。

在准备输血时，首先必须鉴定血型，保证供血者与受血者的 ABO 血型相合。对于生育年龄的妇女和需要反复输血的患者，还必须使供血者与受血者的 Rh 血型相结合。输血的基本原则要求避免在输血过程中出现红细胞凝集反应。

其次，在正常情况下坚持同型输血。即使在 ABO 系统血型相同的人之间进行输血，输血前也必须进行交叉配血试验（图 8-4-1），把供血者的红细胞与受血者的血清进行配合试验，观察有无凝集反应，称为交叉配血试验主侧；再将受血者的红细胞与供血者的血清进行配合试验，称为交叉配血试验次侧。这样，既可以检验血型鉴定是否有误，又可以发现供血者和受血者的红细胞或血清中是否还存在其他不相容的血型抗原或血型抗体。交叉配血试验过程主要有以下 3 种情况：①若主、次侧均无凝集反应，配血相合，可输血；②若主侧凝集，配血不合，禁止输血；③若主侧不凝集而次侧凝集，配血基本相合，一般不宜进行输血，只能在紧急情况下少量、缓慢输血，并密切观察情况，如出现输血反应，应立即停止输血。

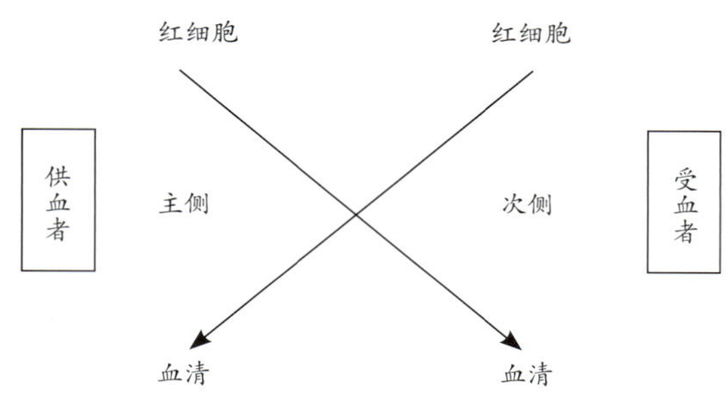

图 8-4-1 交叉配血试验示意图

O 型血的人曾被称为“万能供血者”，主要是因为 O 型血的红细胞膜上不含有 A 抗原和 B 抗原，不会被受血者的血清里的抗体凝集，但是这种说法是不可取的，因为 O 型血的血清中存在抗 A 抗体和抗 B 抗体，这些抗体能与其他血型受血者的红细胞膜上的抗原发生凝集反应。当输血量较大时，供血者血清中的抗体未被受血者的血浆足够稀释时，受血者的红细胞可被广泛凝集。因此，只有在病情危急必须输血但又无法找到同型血时，才考虑将 O 型血输给其他血型的患者。同理，AB 血型的人称为“万能受血者”的说法同样也是不可取的。

随着医学技术的进步，血液成分分离机已经广泛应用于临床，输血疗法已从原来的输全血发展为成分输血。成分输血就是把血液中的各种不同成分，如红细胞、粒细胞、血小板和血浆，分别制备成高纯度或高浓度的制品，再按需输给患者，增强治疗的针对性，提高疗效，减少不良反应，且能节约血源。

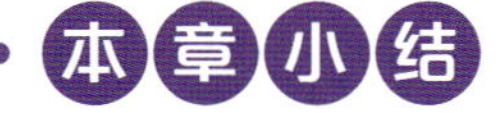

本章小结

血液由血细胞和血浆组成，是体液的重要组成部分。血细胞包括红细胞、白细胞和血小板。红细胞有可塑变形性、悬浮稳定性、渗透脆性等生理特性，其主要功能是运输 O_2 和 CO_2；白细胞通过吞噬病原微生物及免疫反应参与机体防御功能；血小板能维持血管内皮的完整性，并参与生理性止血和凝血过程。血浆中含有多种缓冲物质，可调节机体的酸碱平衡，维持机体内环境稳态。血液凝固与纤维蛋白的溶解保持着既对立又统一的平衡关系，既能有效止血又能防止血栓形成。根据红细胞膜上特异性抗原的类型将血液进行分型。临床输血的原则包括输血前鉴定血型，进行交叉配血试验，坚持同型输血。

思考与练习

1. 简述血液的生理功能。
2. 简述血浆渗透压是如何形成的，有何生理意义。
3. 简述ABO血型的分型原则是什么。

（汪俊闻）

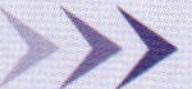

第九章

脉管系统

学习目标

1. 素质目标：具有敬畏生命、无私奉献的职业精神。

2. 知识目标：掌握脉管系统的组成，心脏的解剖结构及功能；掌握心血管系统工作原理；熟悉血管的分布，血压调节机制。

3. 能力目标：能描述心脏的结构和功能；能解释脉管系统疾病发生的常见原因。

案例导学

患者，女，78 岁，因“确诊高血压 20 年，症状加重 1 周”入院治疗。患者在 20 年前首次发现血压升高，具体数值已不可考。大约 10 年前开始不规律地服用降压药物。近 1 周，晨起时有头晕、头痛、耳鸣、视物模糊、失眠等症状。查体：血压 162 / 70 mmHg，心率 62 次 / 分。辅助检查：空腹血糖 5.9 mmol/L，总胆固醇 5.4 mmol/L，心电图示 V3–V5T 波低平。

请思考：1. 患者的血压正常吗？

2. 血压与心脏之间有何联系？

3. 患者的症状（头晕、头痛、耳鸣、视物模糊、失眠）可能与血管生理哪些改变有关？

4. 心电图显示 V3–V5T 波低平，可能意味着什么？与高血压有何关联？

第一节　概　述

一、脉管系统的组成及主要功能

脉管系统（vascular system）依据管道内流动液体的性质不同，分为心血管系统（cardiovascular system）和淋巴系统（lymphatic system），几乎分布于全身。心血管系统由心、动脉、毛细血管和静脉组成，其内流动着血液；淋巴系统由淋巴管道、淋巴器官和淋巴组织构成，其内流动着淋巴液。淋巴液沿淋巴管道向心流动，最后汇入静脉。因此，淋巴管道常被看作静脉的辅助管道。

脉管系统的主要功能是将营养物质和氧等输送到全身各器官、组织和细胞，提供新陈代谢的需要；同时，又将各系统的代谢产物，如二氧化碳、尿素等运送到肺、肾、皮肤等器官，再排出体外。内分泌系统所分泌的激素也借脉管系统运送到相应的靶器官和靶细胞，以实现对人体的生理机能调节。此外，脉管系统还有重要的内分泌功能。例如，心肌细胞可产生和分泌心房钠尿肽、肾素、血管紧张素、脑钠素和抗心律失常肽等，血管内皮细胞可合成并分泌内皮素和内皮生长因子等，这些激素和生物活性物质参与调节机体的多种功能。淋巴系统中的淋巴器官和淋巴组织可产生淋巴细胞和抗体，参与人体的免疫反应。

二、血液循环的概念

心血管系统由心、动脉、毛细血管和静脉组成。心是连接动－静脉的枢纽，是推动血液循环的“动力泵”，其每天搏出的血液约有 13 600 L。心脏搏动是重要的生命体征之一，心跳不止，生命不息（图 9–1–1）。

心的外形和血管

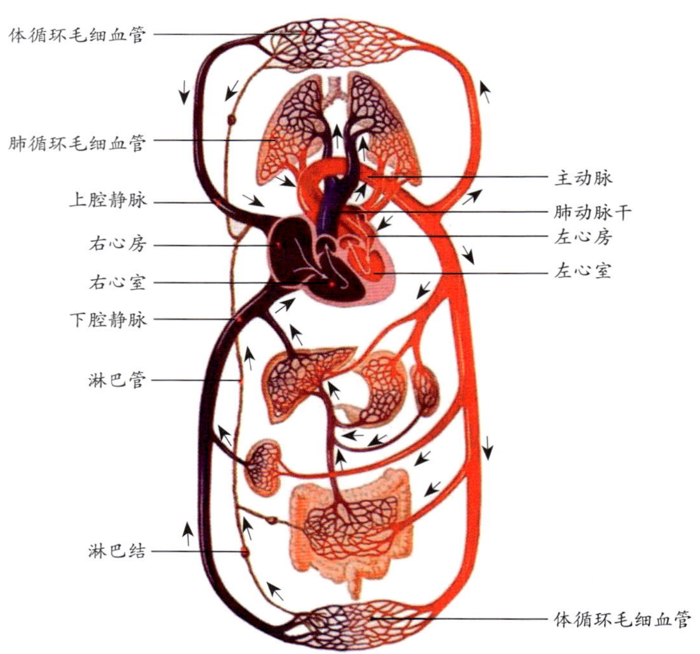

图 9–1–1　心血管系统模式图

心是心血管活动的动力器官。心内部由房间隔和室间隔分为左、右两个半心，左半心内为动脉血，右半心内为静脉血。每侧半心又分为上方的心房和下方的心室，同侧心房和心室分别经房室口相通。心房接纳静脉，心室发出动脉。

动脉是发自心室、导血离心的管道，在其分流过程中不断分支、越分越细，分为大动脉、中动脉和小动脉，最后移行为毛细血管。

静脉是导血回心、止于心房的管道。静脉起于毛细血管的静脉端，在向心回流过程中不断接受属支，越合越粗，形成小静脉、中静脉和大静脉，最后注入心房。

毛细血管是连接微动脉和微静脉之间的微细血管，互相连接成网状。毛细血管数量多，除牙釉质、角膜、晶状体、软骨、毛发和被覆上皮外，遍布于人体各处。

血液由心室射出，流经动脉、毛细血管和静脉后返回心房，这种血液在心血管系统中按照一定方向周而复始的循环流动，称为血液循环，包括体循环和肺循环（图 9-1-2）。

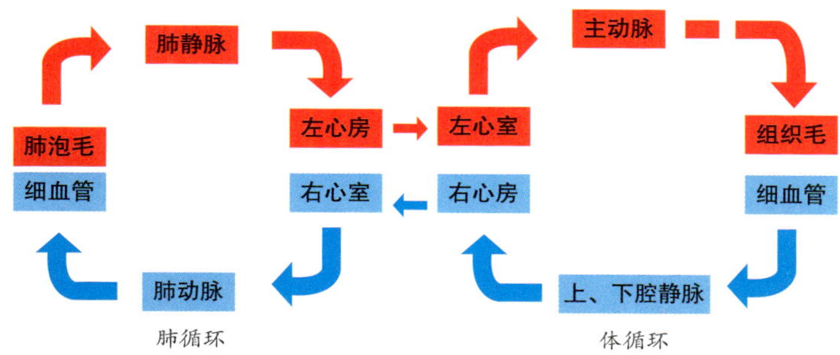

图 9-1-2　血液循环示意图

1. 体循环（大循环）　体循环的整个过程：起于左心室（动脉血）→主动脉→主动脉各级分支→全身各器官和组织的毛细血管网→各级静脉→上、下腔静脉及冠状窦→右心房（静脉血）。

在毛细血管网处，血液与组织、细胞进行物质交换，把氧和营养物质运给组织；同时把组织中经过代谢产生的废物和二氧化碳吸收入血液。体循环的特点是流经范围广，流程长，压力相对较高。

2. 肺循环（小循环）　肺循环也称为功能循环，整个过程为：起于右心室（静脉血）→肺动脉干→肺动脉各级分支→肺泡壁的毛细血管网→肺内各级静脉→左、右肺静脉（4 条）→左心房（动脉血）。

在肺泡壁的毛细血管处，血液与肺泡内的气体进行交换，释放二氧化碳，同时吸收氧。肺循环的特点是流程短，压力相对较低。

第二节　脉管系统的解剖结构

一、心

（一）心的位置和外形

1. 心的位置　心斜位于胸腔中纵隔内，约 2/3 位于身体正中线的左侧，1/3 位于正中线的右侧（图 9-2-1）。

2. 心的外形　心形似倒置的、前后略扁的圆锥体，与本人拳头大小相当，可分为 1 尖、1 底、2 面、3 缘和 3 条沟（图 9-2-2）。

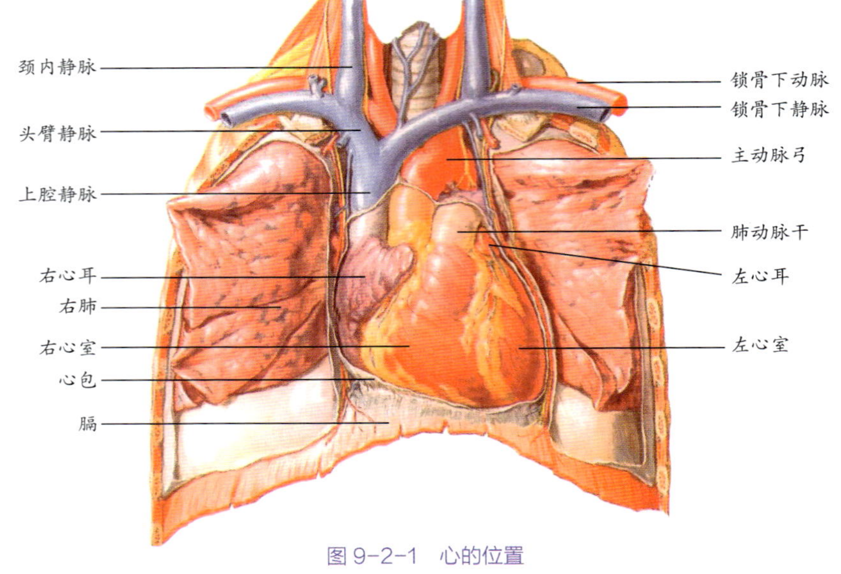

图 9-2-1 心的位置

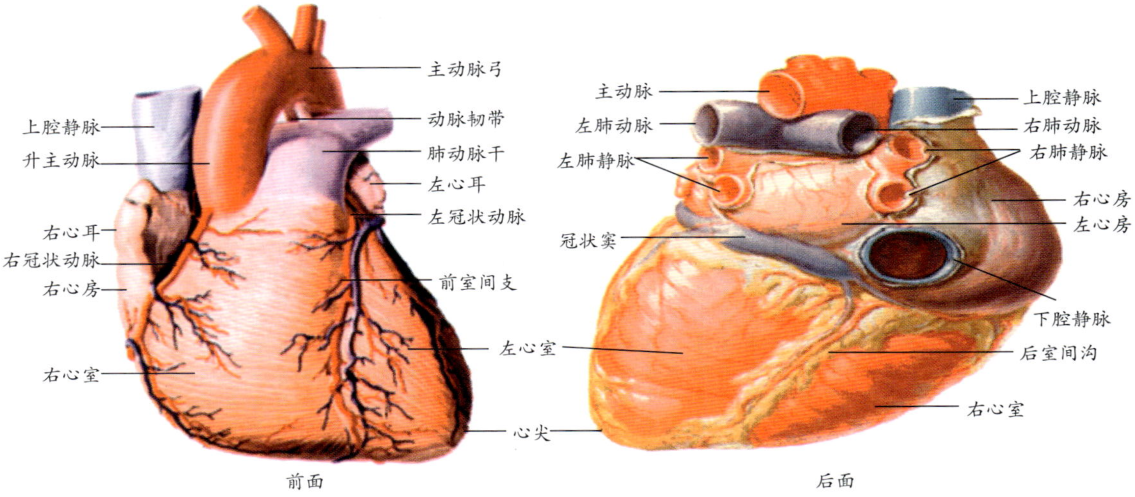

图 9-2-2 心的外形

心尖圆钝，朝向左前下方，其体表投影在左侧第 5 肋间隙锁骨中线内侧 1 ~ 2 cm 处，在此处可触及心尖的搏动。

心底朝向右后上方，与出入心的大血管相连。

心胸肋面（前面）朝向前上方；膈面（下面）近乎水平位，朝向后下方，与膈相贴。

心下缘较锐利，介于膈面与胸肋面之间，朝向前下；右缘垂直圆钝；左缘斜向左下方。

心表面有 3 条沟。冠状沟靠近心底，近似环形，是心房和心室的表面分界。自冠状沟向心尖稍右侧延伸至心室的胸肋面和膈面处有 2 条浅沟，分别为前室间沟和后室间沟，是左、右心室的表面分界。

（二）心腔的结构

心是由心肌构成的中空肌性器官。心被房间隔和室间隔分为左、右两半，左、右半心又分为左心房、左心室、右心房和右心室 4 个腔。左、右两半心不直接相通，而同侧心房和心室则借房室口相通。心房连于静脉，心室发出动脉。在房室口和动脉口处均有瓣膜，顺血流而开放，逆血流而关闭，以保证血液在心腔内的定向流动。

1. 右心房　右心房（图 9-2-3）位于心的右上部，壁薄腔大。右心房有右心耳、梳状肌、卵圆窝等重要结构。卵圆窝是位于右心房房间隔下部的一个浅窝，它是胚胎时期卵圆孔闭锁后的遗迹。若出生后卵圆孔未闭，则形成一种先天性心脏病——房间隔缺损。右心房有3个入口和1个出口，入口为上腔静脉口、下腔静脉口和冠状窦口，分别导引人体上半身、下半身和心壁的血液回流入右心房；出口为右房室口，通向右心室。

2. 右心室　右心室（图9-2-4）位于心的右下部，构成胸肋面的大部分，室腔略呈锥体形，有1个入口和1个出口。入口为右房室口，房室口周围是纤维环，附着在右房室口周围纤维环上的是3片三角形瓣膜，称为三尖瓣。瓣膜的游离缘借腱索连于心室壁的乳头肌上。当右心室收缩时，室内压力增高，使三尖瓣相互对合，封闭右房室口，乳头肌的收缩，腱索的牵拉，使3个闭合的瓣膜不致翻入右心房，从而阻止血液逆流入右心房。出口为肺动脉口，动脉口周围也是纤维环，附着在肺动脉口周围纤维环上的是3个袋口朝向肺动脉方向的半月形瓣膜，称为肺动脉瓣。当右心室舒张时，室内压力降低，而肺动脉瓣受肺动脉干内血液压力的作用而闭合，阻止肺动脉内的血液逆流入右心室。

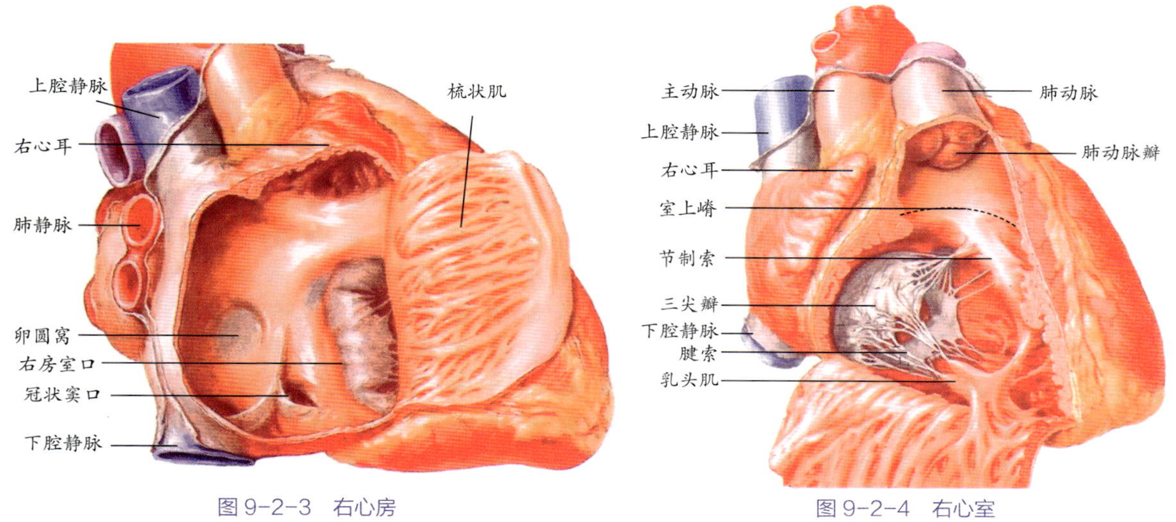

图9-2-3　右心房　　图9-2-4　右心室

3. 左心房　左心房（图9-2-5）位于右心房的左后方，构成心底的大部分。有4个入口和1个出口。入口为其后壁左、右各有1对肺静脉口，引导在肺内进行气体交换后的动脉血回心；出口为左房室口，通向左心室。

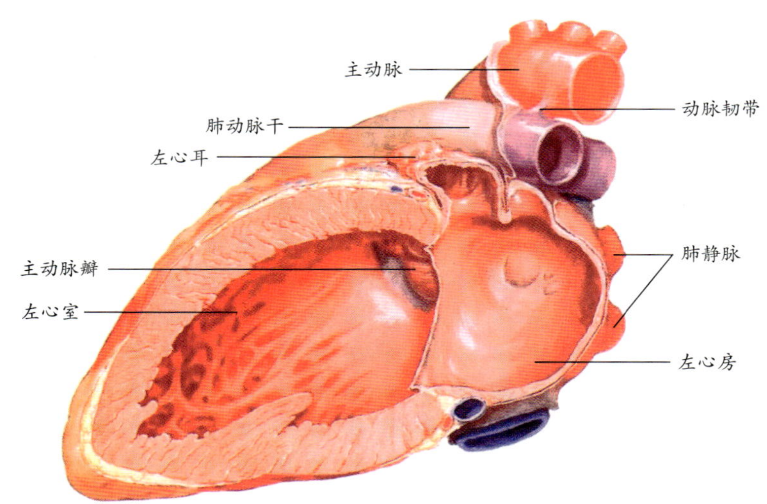

图9-2-5　左心房和左心室

4. 左心室　左心室（图9-2-5）大部分位于右心室的左后方，其前下部构成心尖，有1个入口和1个出口。入口为左房室口，在其周围的纤维环上附着有2片三角形瓣膜，称为二尖瓣。瓣膜的游离缘借腱索连于心室壁的乳头肌上，当左心室收缩时，二尖瓣闭合，阻止血液逆流入左心房。出口为主动脉口，附着在主动脉口周围纤维环上的是3个袋口朝向主动脉方向的半月形瓣膜，称为主动脉瓣，能阻止主动脉内的血液逆流入左心室。

两侧房室的收缩与舒张是同步的，当心室收缩时，三尖瓣和二尖瓣关闭、肺动脉瓣和主动脉瓣开放，血液射入动脉；当心室舒张时，肺动脉瓣和主动脉瓣闭合、三尖瓣和二尖瓣开放，血液由心房流入心室（图9–2–6）。

（三）心壁的构造

心壁由心内膜、心肌层和心外膜组成。心内膜是被覆于心腔内面的一层光滑的薄膜，与大血管的内膜相续。在房室口和动脉口处，心内膜向腔内折叠形成心瓣膜。心肌层为心壁的主体，心房肌较薄，心室肌肥厚，左室肌尤为发达。心房肌和心室肌分别附着于房室口周围的纤维环上，两者互不连续，故心房肌和心室肌不会同时收缩（图9–2–7）。心外膜被覆于心肌层和大血管根部的表面，为透明而光滑的浆膜，也是浆膜心包的脏层。

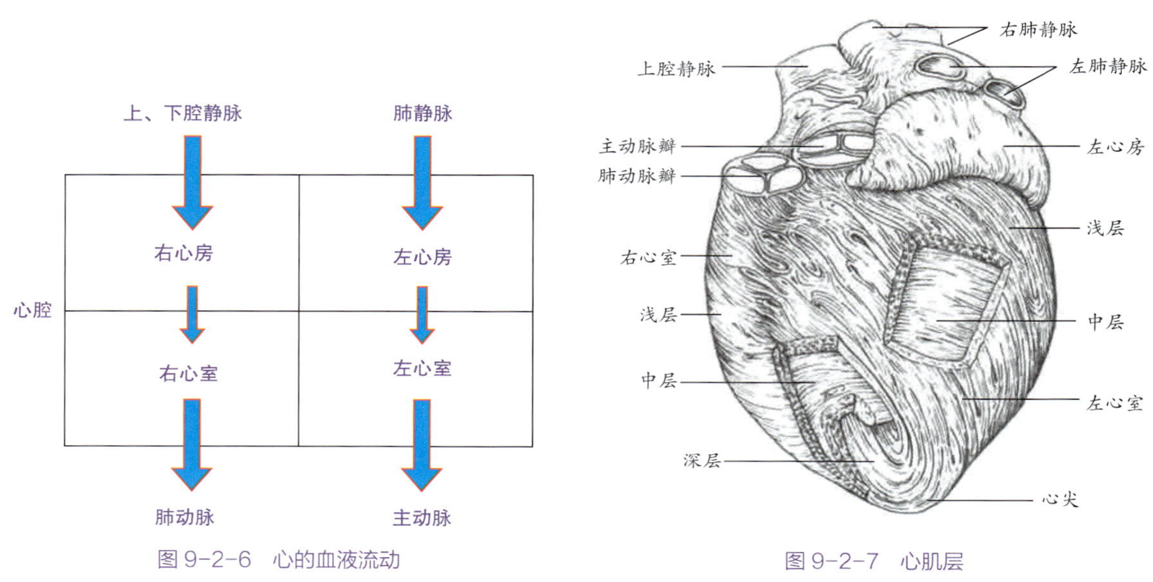

图9–2–6　心的血液流动

图9–2–7　心肌层

（四）心的传导系统

心传导系统位于心壁内，由特殊分化的心肌细胞构成，包括窦房结，房室结，房室束，左、右束支及其终末分支浦肯野纤维网（图9–2–8）。

心传导系模式图

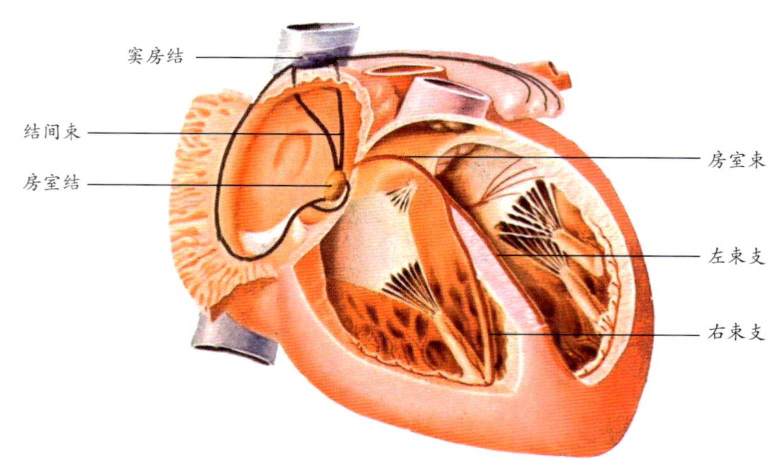

图9–2–8　心传导系统

1. 窦房结　窦房结位于上腔静脉与右心房交界处的心外膜深面，是心脏的正常起搏点。由窦房结所控制的心律称窦性心律，正常人均为窦性心率。

2. 房室结　房室结位于房间隔下部右侧心内膜深面，冠状窦口的前上方。它将窦房结传来的冲动延搁一段时间后传向心室，从而保证心房收缩后心室再开始收缩。

3. 房室束　房室束又称为希氏束，起于房室结，在室间隔膜部后下缘内下行到达室间隔肌部上缘，分左、右两束支，它是将冲动传向心室肌的唯一通路。

4. 左、右束支及终末分支浦肯野纤维网　左右束支从房室结分出后沿室间隔两侧心内膜深面下行，再分散成浦肯野纤维网，分布于室壁的肌纤维。

由窦房结发出的节律性冲动，依次传至心房肌，结间束，房室结，房室束，左、右束支，浦肯野纤维和心室肌，从而引起心房肌、心室肌的交替收缩。

（五）心的血管

1. 动脉　动脉分布于心壁的动脉，有左、右冠状动脉，都起于升主动脉起始处（图 9–2–9）。

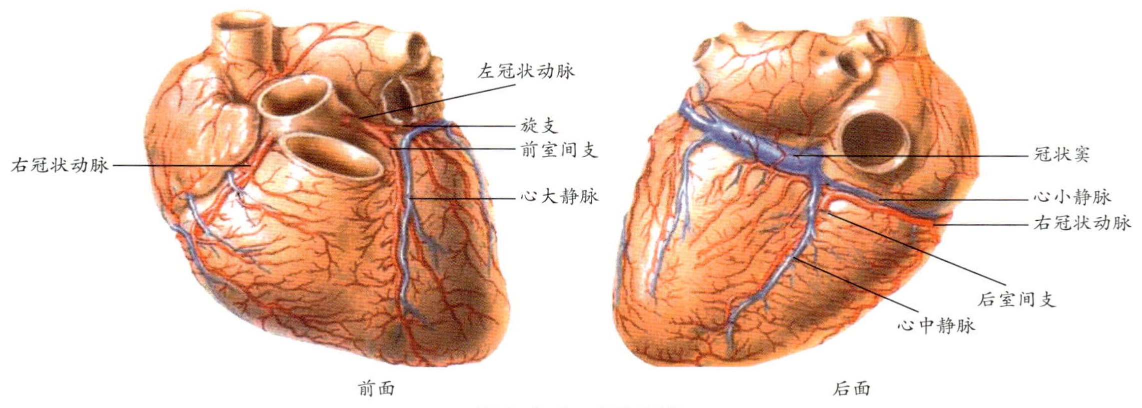

图 9–2–9　心的血管

左冠状动脉一般比右冠状动脉粗。分为沿前室间沟下行的前室间支和沿冠状沟向左行的旋支，左冠状动脉沿途发出分支营养左心室前壁、右心室前壁一小部分及室间隔前上 2/3 的区域。右冠状动脉沿冠状沟向右后行，至冠状沟后部分为两支：一支粗大称为后室间支，沿后室间沟下行与前室间支吻合；另一支较细小称为左室后支，分布于左室后壁。右冠状动脉沿途发出分支营养右心房、右心室、室间隔后下 1/3 部分。

2. 静脉　心壁的静脉绝大部分汇入冠状窦经冠状窦口流入右心房，极少部分直接流入附近心腔。冠状窦的主要属支有心大静脉、心中静脉、心小静脉。

（六）心包

心包（pericardium）是包裹心及出入心大血管根部的锥形体纤维浆膜囊，可分为外层的纤维心包和内层的浆膜心包（图 9–2–10）。纤维心包由坚韧的结缔组织构成，向上与出入心的大血管外膜延续，向下则附着于膈中心腱。浆膜心包分为脏、壁两层，脏层贴于心肌层表面，也称为心外膜；壁层衬于纤维心包的内面，与纤维心包紧密相贴；脏、壁两层在大血管根部互相移行，围成的腔隙称为心包腔，内含少量浆液，可减少心搏动时的摩擦。

二、血管

（一）血管的分类及结构

1. 血管的分类　血管分布于身体各部，分为动脉、静脉和毛细血管 3 类。动脉和静脉又依管径大小分为大、中、小 3 级，其间逐渐移行并无明显界限。

血管分布模式图

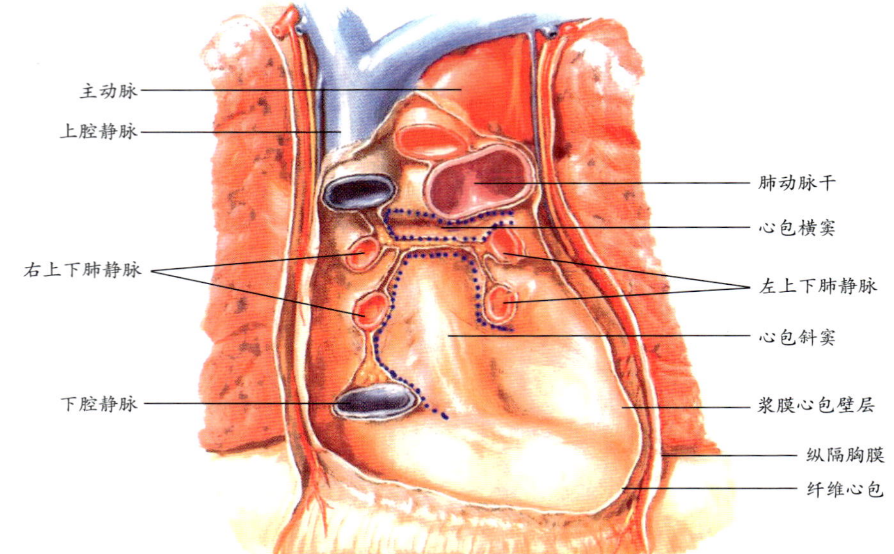

图 9-2-10 心包

动脉是导血离心的血管，起于心室，止于毛细血管。动脉在分支过程中越分越细，由大动脉分为中动脉、小动脉，最后移行为毛细血管。小动脉接近毛细血管的部分称为微动脉。

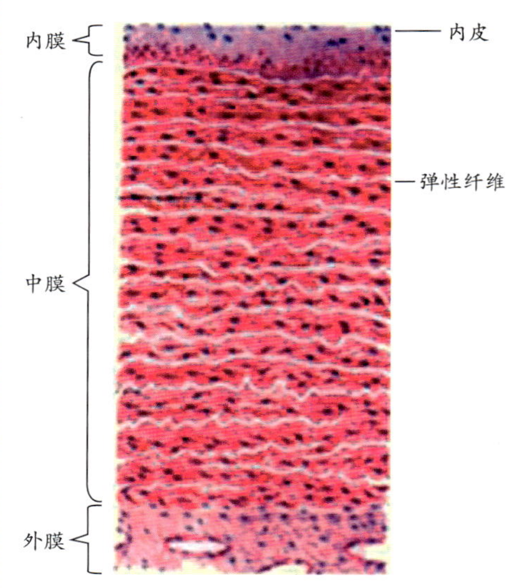

图 9-2-11 大动脉的微细结构

毛细血管是连接动、静脉之间的微细管道，彼此吻合成网。毛细血管数量多、管壁薄、通透性大、血流缓慢，是血液与组织液进行物质交换的场所。

静脉是导血回心的血管，起于毛细血管，止于心房。小静脉在向心回流过程中不断接受属支，逐渐汇合成中静脉、大静脉，最后注入心房。小静脉与毛细血管相连的部分称为微静脉。

2. 血管的微细结构 除毛细血管壁主要由单层内皮细胞和基膜构成外，动脉和静脉均由内膜、中膜和外膜 3 层构成。其中动脉血管内膜由内皮、内皮下层和内弹性膜组成，中膜由平滑肌、弹性纤维和胶原纤维构成，外膜由结缔组织构成（图 9-2-11）。大动脉的中膜以弹性纤维为主，因有较大的弹性而被称为弹性动脉；中动脉和小动脉的中膜以平滑肌为主，称为肌性动脉。

（二）肺循环的血管

1. 肺动脉干 肺动脉干起自右心室，在升主动脉前方向左后上方斜行，至主动脉弓下方分为左、右肺动脉。两者分别经左、右肺门进入左、右肺，在肺实质内逐渐分支，与支气管的分支伴行，最后到达肺泡壁，形成毛细血管网。在肺动脉干分叉处稍左侧，有一短的结缔组织索，连于主动脉弓的下缘，称为动脉韧带，是胚胎时期动脉导管闭锁后的遗迹。若出生后未闭，即形成先天性心脏病的一种，称为动脉导管未闭。

2. 肺静脉 肺静脉起自肺泡壁的毛细血管网，逐级汇合成肺静脉出肺门，左、右侧各两支肺静脉，分别称为左上肺静脉、左下肺静脉、右上肺静脉和右下肺静脉，最后注入左心房。

（三）体循环的血管

1. 体循环的动脉　体循环的动脉是将血液由心运送到全身各器官的血管，由主动脉及其各级分支组成（图 9-2-12）。

主动脉起自左心室，为体循环的动脉主干。根据它的行程，分为升主动脉、主动脉弓和降主动脉 3 段（图 9-2-13）。

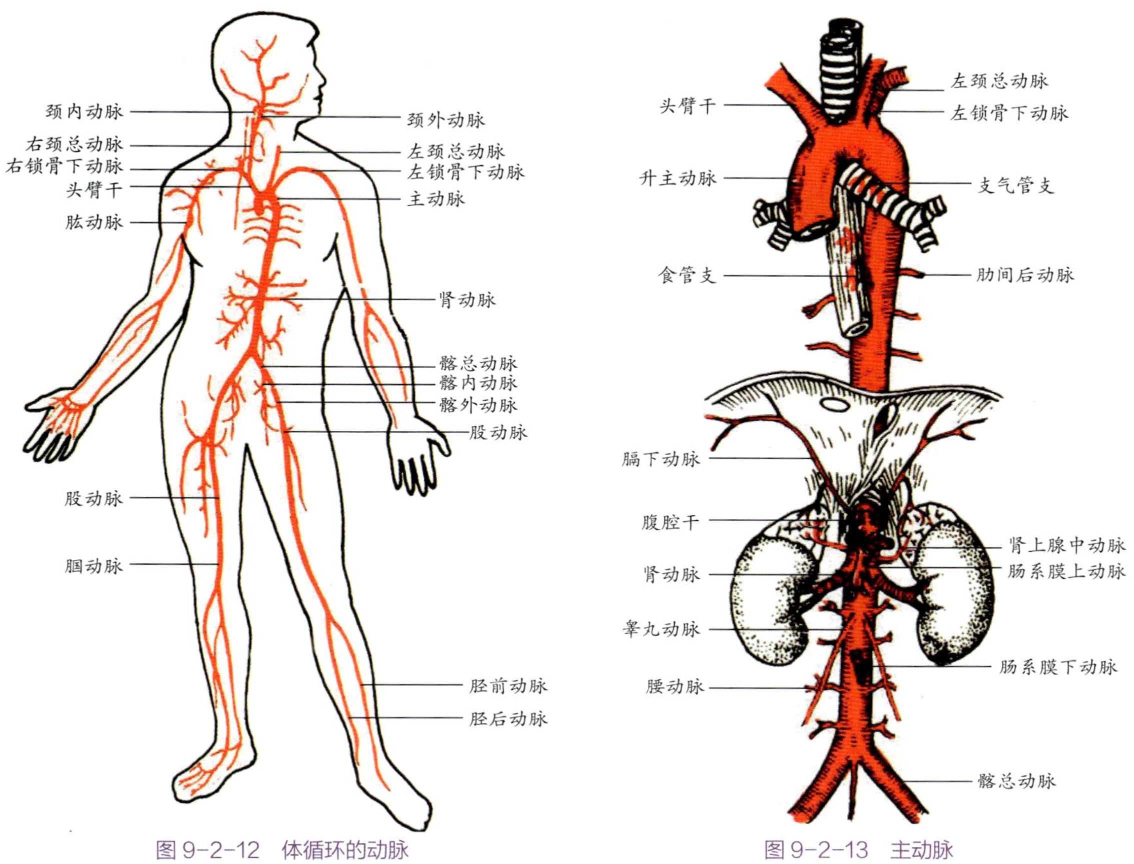

图 9-2-12　体循环的动脉　　图 9-2-13　主动脉

血液循环示意模型

（1）升主动脉：起自左心室，向右前上方斜行至右侧第 2 胸肋关节后方，移行为主动脉弓。升主动脉起始处发出左、右冠状动脉。

（2）主动脉弓：续升主动脉，呈弓状弯向左后方，达第 4 胸椎体下缘处，移行为降主动脉。从主动脉弓的上缘，自右向左依次向上发出 3 条大的动脉，即头臂干、左颈总动脉和左锁骨下动脉。主动脉弓壁内有压力感受器，能感受血压的变化。在主动脉弓下方动脉韧带处，有 2 ～ 3 个粟粒状小体，称为主动脉小球，属于化学感受器，能感受血液中 CO_2 浓度的变化。

（3）降主动脉：续主动脉弓，从第 4 胸椎下缘左侧沿脊柱下降，至第 12 胸椎水平处穿膈的主动脉裂孔入腹腔，其中在胸腔的一段称为胸主动脉，在腹腔的一段称为腹主动脉。腹主动脉下行达第 4 腰椎下缘分为左、右髂总动脉。

1）头颈部动脉的主干：颈总动脉是头颈部的动脉主干，右颈总动脉发自头臂干，左颈总动脉直接起自主动脉弓。两侧均在胸锁关节后方进入颈部，沿食管、气管和喉的外侧上升至甲状软骨上缘处，分出颈外动脉和颈内动脉。在颈总动脉分叉处有两个重要结构：①颈动脉窦：为颈总动脉末端和颈内动脉起始部膨大部分，为压力感受器，能感受血压的变化；②颈动脉小球：为一扁圆形小体，位于颈内、外动脉分叉处后方，为化学感受器，能感受血液中 CO_2、O_2 和 H^+ 等浓度的变化。

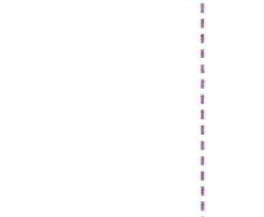

颈内动脉自颈总动脉分出后，垂直上升达颅底，在颈部没有分支。经颈动脉管入颅中窝，分支分布于脑与视器。颈外动脉主要分支有甲状腺上动脉、舌动脉、面动脉、上颌动脉和颞浅动脉(图9-2-14)。

当头面部大出血时，可在胸锁乳肌前缘，平喉的环状软骨高度处，向后内方将一侧颈总动脉压向第六颈椎的颈动脉结节，进行压迫止血。

2）上肢动脉的主干：锁骨下动脉左侧起于主动脉弓，右侧起于头臂干，沿肺尖内侧斜越胸膜顶前面至第1肋外侧缘后，移行为腋动脉，其分支主要分布于肩部、背部、胸壁和乳房等处。腋动脉在大圆肌下缘处移行为肱动脉，其分支主要分布于臂部和肘关节。肘动脉在肘关节前方，分为桡动脉和尺动脉两个终支，其分支分布于前臂。桡动脉和尺动脉的末端吻合成掌浅弓和掌深弓，分支分布于手掌和手指（图9-2-15）。

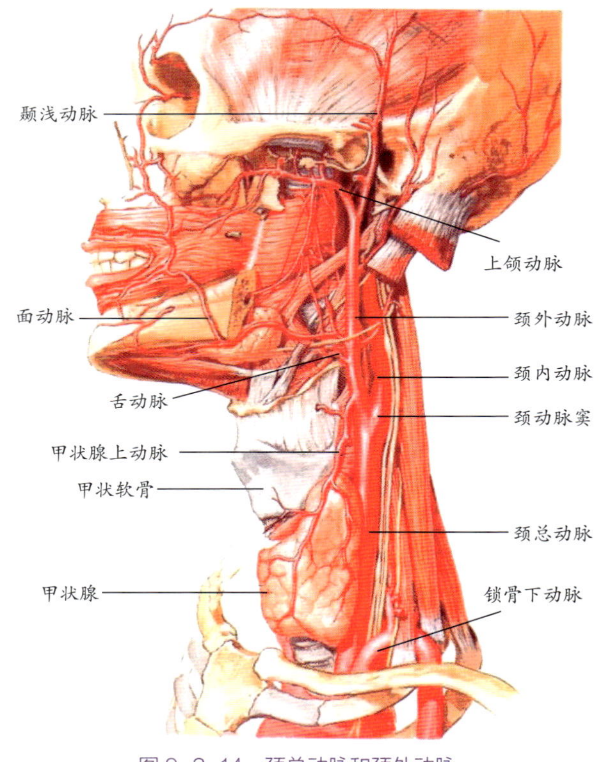

图9-2-14 颈总动脉和颈外动脉

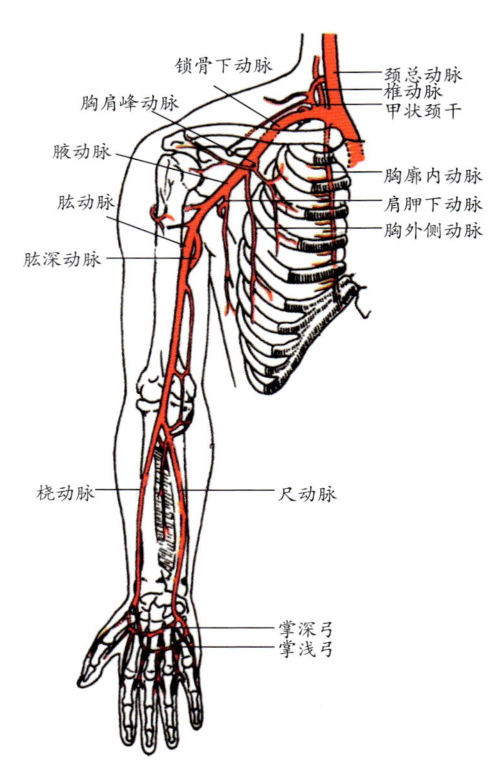

图9-2-15 上肢动脉

当上肢大出血时，可在锁骨中点上方的锁骨上窝处，向后下方将锁骨下动脉压向第一肋，进行压迫止血。

3）胸部动脉的主干：胸主动脉是胸部动脉主干，分为脏支和壁支，分布于胸腔器官（心除外）、胸壁和腹壁上部等处。

4）腹部动脉的主干：腹主动脉是腹部的动脉主干，分为脏支（成对和不成对）和壁支，分布于腹腔脏器和腹壁。

5）盆部动脉的主干：髂内动脉短而粗，沿盆腔侧壁下行，发出壁支和脏支，分布于盆腔器官和盆壁。

6）下肢动脉的主干：髂外动脉沿腰大肌内侧缘下降，经腹股沟韧带中点下方移行为股动脉，其分支分布于大腿和髋关节。股动脉向后内下方斜行至腘窝，移行为腘动脉，分支分布于膝关节及邻近肌肉。腘动脉经腘窝深部下行至比目鱼肌上缘处分为胫前、胫后动脉，分支分布于小腿和足（图9-2-16）。

当下肢大出血时，可在腹股沟韧带中点向后内方将股动脉压向耻骨下支，进行压迫止血。

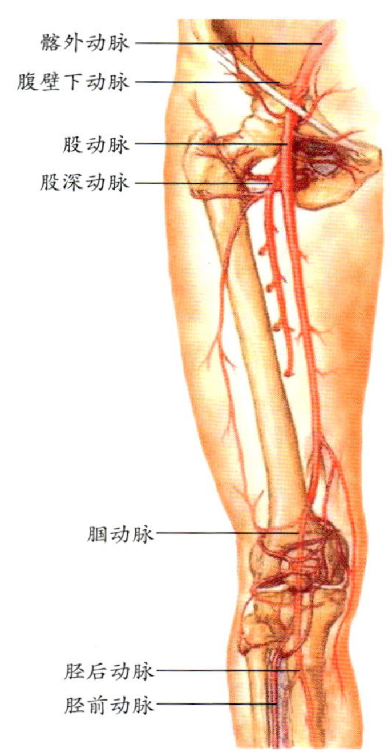

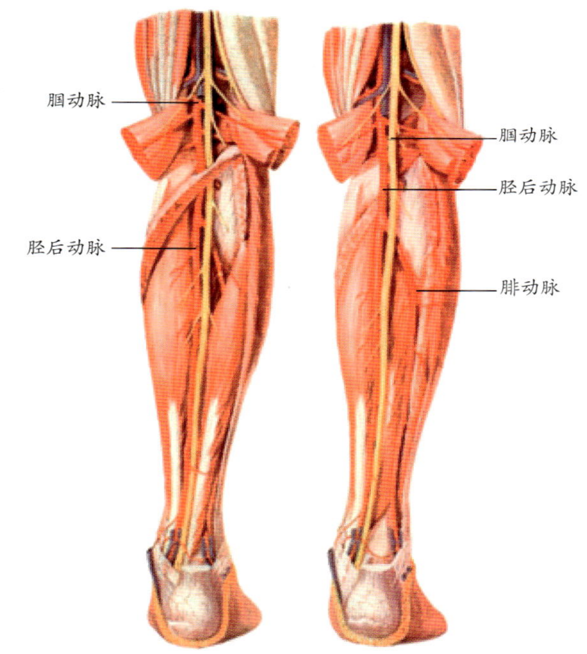

图 9-2-16 下肢动脉

2. 体循环的静脉 体循环的静脉包括上腔静脉系、下腔静脉系和心静脉系。

与动脉比较，体循环的静脉在结构和分布上具有以下特点。

（1）静脉起始于毛细血管：静脉在向心汇集的过程中，不断接受属支，管径越合越粗。血管总容量是动脉的 2 倍以上，管壁较薄，血流缓慢。

（2）静脉分浅、深两类：浅静脉位于皮下浅筋膜内，又称为皮下静脉，不与动脉伴行，最终注入深静脉。临床上，常经浅静脉进行注射、输液、输血和采血。深静脉位于深筋膜的深面或体腔内，多与同名动脉伴行，又称为伴行静脉。

（3）静脉的吻合丰富：体表的浅静脉多吻合成静脉网，深静脉在某些部位或器官周围或壁内吻合成静脉丛。

（4）有静脉瓣：静脉瓣是静脉管壁内呈半月形向心开放的小袋，其袋口朝向心，是保证血液回心和防止血液逆流的重要结构（图 9-2-17）。

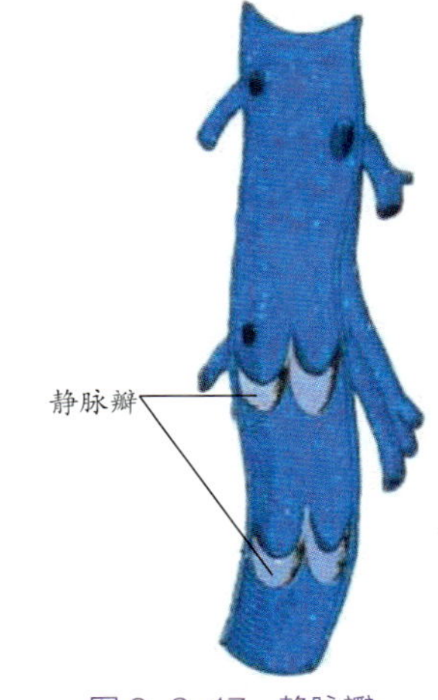

图 9-2-17 静脉瓣

下肢浅静脉

1）上腔静脉系：由上腔静脉及其各级属支构成，收集头颈、上肢、胸壁和大部分胸腔器官（心脏除外）的静脉血（图 9-2-18）。

2）下腔静脉系：由下腔静脉及其属支（包括肝门静脉系）构成，主干是下腔静脉，收集下肢和腹、盆部的血液（图 9-2-18）。

上腔静脉及其属支

肝门静脉是收集除肝以外腹腔内不成对器官即胃、小肠、大肠（直肠下段及肛管除外）、胰、胆囊、脾及食管腹段的静脉血的血管，是下腔静脉系的重要组成部分（图 9-2-19）。肝门静脉的主要属支有脾静脉、肠系膜上静脉、胃左静脉、胃右静脉和附脐静脉等。肝门静脉经肝门入肝，在肝内反复分支，续于肝血窦。肝血窦相当于肝的毛细血管，经多级汇合后形成 2 ～ 3 条肝静脉，注入下腔静脉。

下腔静脉及其属支

肝门静脉借其属支与上、下腔静脉系之间存在 3 处吻合：①经食管静脉丛与上腔静脉系的吻合；②经直肠静脉丛与下腔静脉系的吻合；③经脐周围静脉网分别与上、下腔静脉系的吻合。正常情况下，这些吻合支较细小，血流量较少。当肝门静脉回流受阻（如肝硬化）管道内压力升高时，由于肝门静脉没有静脉瓣，血液可发生逆流，经上述吻合支形成侧支循环，注入上、下腔静脉系。随着血流量的

增多，这些吻合支会变得粗大而弯曲，进而出现静脉曲张，如食管静脉丛曲张、直肠静脉丛曲张等，一旦曲张的静脉发生破裂，则引起呕血或便血等症状。

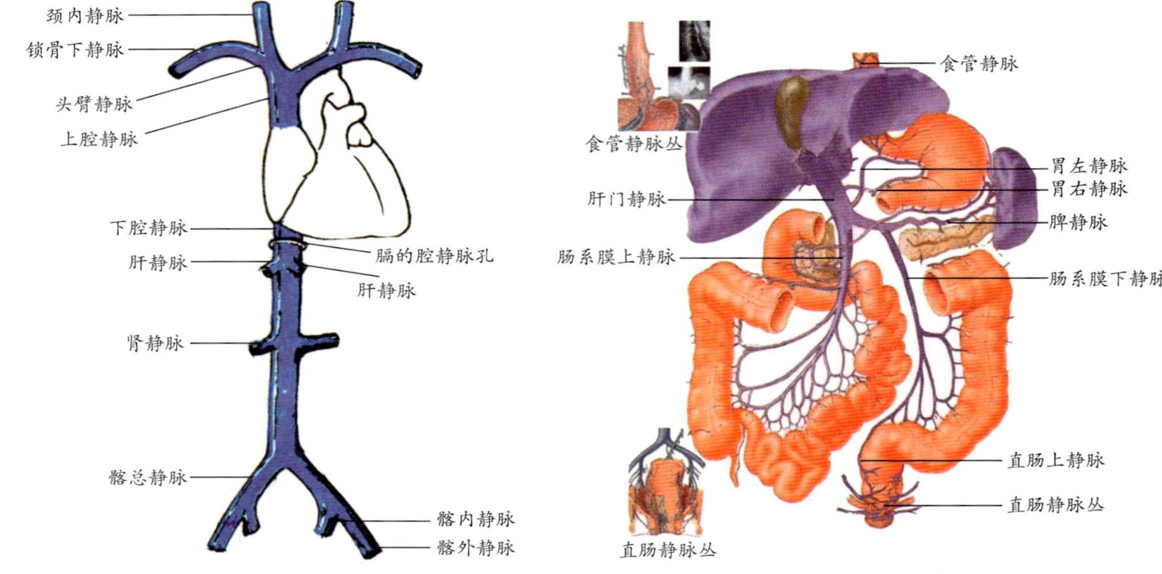

图 9-2-18　上腔静脉和下腔静脉

图 9-2-19　肝门静脉

肝门静脉系与上、下腔静脉系之间的交通

三、淋巴系统

淋巴系统为脉管系统的一个组成部分，由淋巴管道、淋巴组织和淋巴器官组成（图 9-3-1）。

（一）淋巴管道

淋巴管道分为毛细淋巴管、淋巴管、淋巴干和淋巴导管。

1. 毛细淋巴管　毛细淋巴管是淋巴管道的起始部，以膨大的盲端起始于组织间隙内，彼此吻合交织成网，除上皮、脑、脊髓、骨髓、角膜、牙釉质等处外，遍布全身（图 9-2-20）。由于毛细淋巴管的管壁由单层扁平内皮细胞构成，结构疏松，无基膜，因此比毛细血管具有更大的通透性。组织液中的一些大分子物质，如蛋白质、细菌、异物和癌细胞等较易进入毛细淋巴管，因此，癌细胞的淋巴转移是恶性肿瘤转移的主要途径之一（图 9-2-21）。

全身的淋巴管和淋巴结

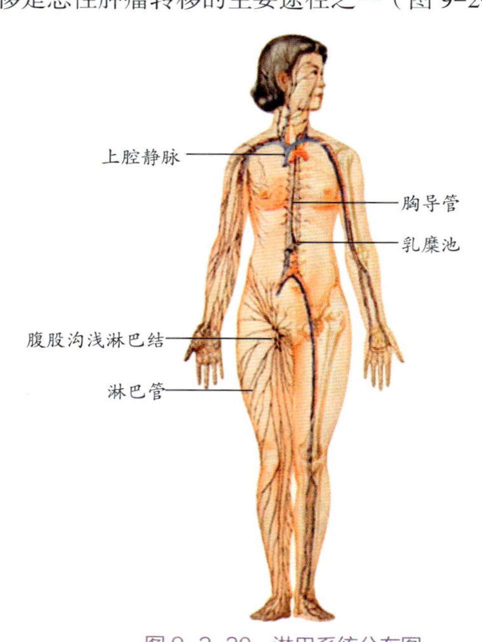

图 9-2-20　淋巴系统分布图

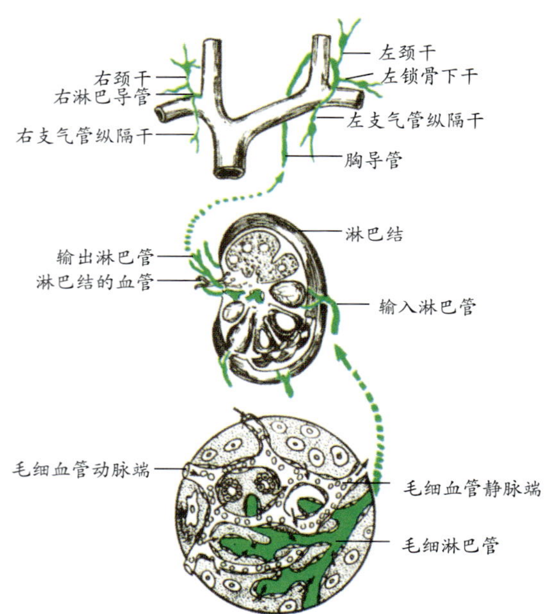

图 9-2-21　毛细淋巴管起始端结构示意图

2. 淋巴管　淋巴管由毛细淋巴管汇合而成。淋巴管的结构和配布与静脉类似，但其数量和瓣膜远远超过静脉。淋巴管在向心的行程中，通常要经过一个或多个淋巴结。淋巴管可分为浅、深两种，二者之间交通广泛。浅淋巴管位于皮下（浅筋膜），深淋巴管多和深部血管神经束伴行。

3. 淋巴干　全身各部的浅、深淋巴管经过一系列淋巴结群后，汇合成较大的淋巴干，共有 9 条，即左、右颈干；左、右锁骨下干；左、右支气管纵隔干；左、右腰干和 1 条肠干。

4. 淋巴导管　全身 9 条淋巴干最后汇合成 2 条淋巴导管，即胸导管和右淋巴导管（图 9–2–22）。

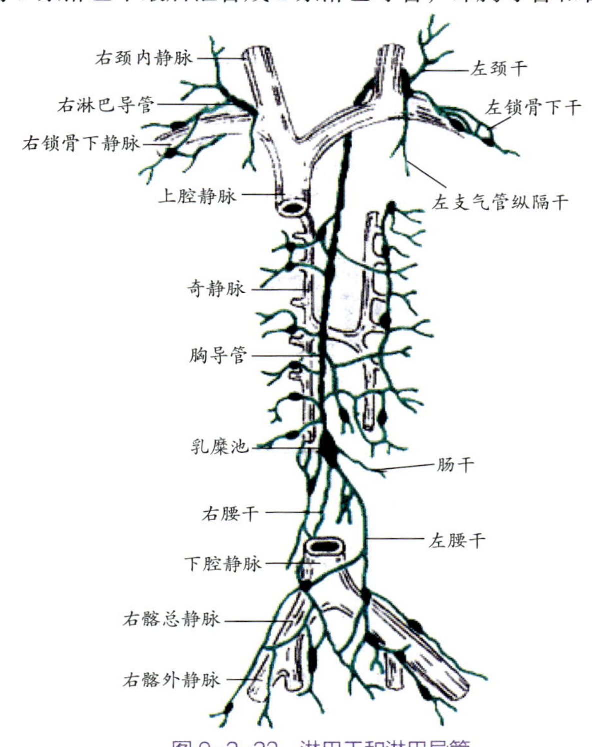

图 9–2–22　淋巴干和淋巴导管

胸导管是全身最大的淋巴管道，由左、右腰干和肠干汇合而成。胸导管起始部的膨大称为乳糜池，在第 1 腰椎体前方。胸导管在注入左静脉角之前收集左颈干、左锁骨下干和左支气管纵隔干的淋巴。胸导管收集双下肢、盆部、腹部、左胸部、左上肢和左头颈部的淋巴，即全身约 3/4 区域的淋巴。

右淋巴导管是较短的淋巴干，由右颈干、右锁骨下干和右支气管纵隔干汇合而成，注入右静脉角。右淋巴导管收集右头颈部、右上肢、右胸部的淋巴，即全身约 1/4 区域的淋巴。

（二）淋巴组织

淋巴组织分为弥散淋巴组织和淋巴小结两类。除淋巴器官外，消化、呼吸、泌尿和生殖管道黏膜及皮肤等处也含有丰富的淋巴组织，起防御、屏障作用。

1. 弥散淋巴组织　弥散淋巴组织主要位于消化道和呼吸道的黏膜固有层。

2. 淋巴小结　淋巴小结包括小肠黏膜固有层内的孤立淋巴滤泡和集合淋巴滤泡以及阑尾壁内的淋巴小结。

（三）淋巴器官

淋巴器官包括淋巴结、脾、胸腺和扁桃体等。

1. 淋巴结　淋巴结（lymph node）为大小不等的圆形或椭圆形红色小体，一侧隆凸，有数条输入淋巴管进入；一侧凹陷称淋巴结门，有输出淋巴管及血管、神经出入。淋巴结是淋巴回流中的重要滤器，常成群分布，数目不定。淋巴结的主要功能是产生淋巴细胞、过滤淋巴以及参与机体的免疫应答。淋巴结内的淋巴窦是淋巴管道的组成部分，对淋巴的引流起着重要作用。

引流某一器官或部位淋巴的第一级淋巴结称为局部淋巴结。当某器官或部位发生病变时，致病因子如寄生虫、细菌、毒素或肿瘤细胞等可沿淋巴管进入相应的局部淋巴结，引起局部淋巴结肿大；如果局部淋巴结不能阻止其扩散，则病变可沿淋巴管道向远处蔓延。因此，了解局部淋巴结的位置、收纳淋巴范围和淋巴引流途径，对疾病的诊断和治疗具有重要意义。

2. 脾　脾（spleen）是人体最大的淋巴器官，位于左季肋区，胃底与膈之间，第 9 ～ 11 肋的深面，其长轴与第 10 肋一致，正常脾在左肋弓下不能触及（图 9-2-23）。

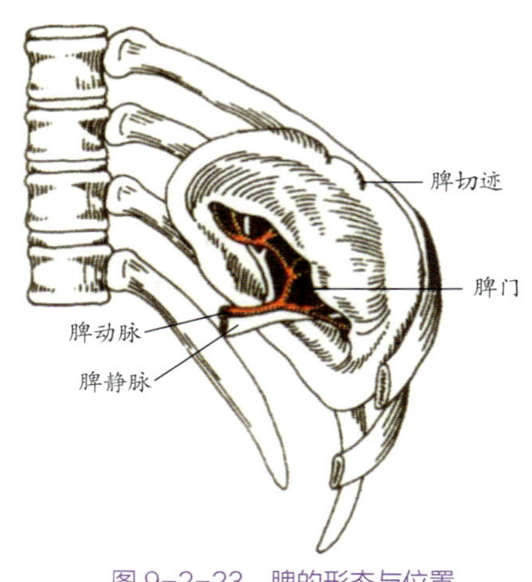

图 9-2-23　脾的形态与位置

脾是一扁椭圆形的实质性器官，活体为暗红色，质软而脆。在左季肋区受暴力打击时，易导致脾破裂。脾分为内、外侧两面，上、下两缘和前、后两端。内侧面凹陷称为脏面，其近中央处有脾门，是血管、神经出入的部位。外侧面平滑隆凸，与膈相贴。上缘较锐，其前部有 2 ～ 3 个脾切迹，是临床触诊判断脾的重要标志。

脾的主要功能是参与机体免疫反应。胎儿时期，脾有造血功能，自骨髓开始造血后，脾只能产生淋巴细胞。因此，个体出生后，脾变成了淋巴器官。此外，脾还能贮存、过滤血液。

3. 胸腺　胸腺（thymus）位于胸骨柄后方，有时可向上突到颈根部，其左、右两叶大小不对称。胸腺有明显的年龄变化，新生儿和幼儿的胸腺相对较大，至青春期以后逐渐萎缩退化，成人的胸腺被结缔组织所代替。胸腺表面为结缔组织的被膜，实质主要由淋巴细胞和上皮性网状细胞构成。胸腺是中枢淋巴器官，其功能是培育、选择和向周围淋巴器官（淋巴结、脾和扁桃体）输送 T 淋巴细胞。此外，胸腺还有内分泌功能（见第十三章第六节）。

第三节　心脏生理

心脏通过节律性的收缩与舒张，得以实现其泵血功能。而心脏节律性的收缩和舒张的产生依赖于心肌细胞的生物电活动。

心脏主要由心肌细胞构成。根据组织学和电生理特点，心肌细胞分为工作细胞和自律细胞两种类型。工作细胞是普通的心肌细胞，包括心房肌细胞和心室肌细胞，其主要功能是执行收缩。它们具有稳定的静息电位，不能自动产生节律性兴奋，又被称为非自律细胞。自律细胞是一些特殊分化心肌细胞，包括窦房结、房 - 室交界区，房室束，左、右束支和浦肯野纤维细胞，其主要的功能是产生和传导兴奋，控制心脏活动的节律。它们大多没有稳定的静息电位，能够自动产生节律性兴奋，被称为自律细胞。

一、心肌细胞的生物电现象及产生机制

心肌细胞在安静或活动状态下的电活动称为心肌细胞的生物电现象。不同类型的心肌细胞在电活动中有不同的跨膜离子流，产生的跨膜电位在振幅、形态和时程等方面存在着差异。

（一）工作细胞的跨膜电位及形成机制（以心室肌细胞为例）

1. 静息电位　正常心室肌细胞的静息电位约为 -90 mV，其形成机制与神经细胞、骨骼肌细胞基本类似，主要是 K^+ 外流所形成的 K^+ 平衡电位。

2. 动作电位　心室肌细胞的动作电位较复杂，可分为去极化和复极化两个过程。去极化时间很短，仅 1 ～ 2 ms，但其幅度可达 120 mV。复极化过程历时较长，为 200 ～ 300 ms，速度缓慢。整个动作电位过程可分为 0、1、2、3、4 这 5 个期（图 9-3-1）。

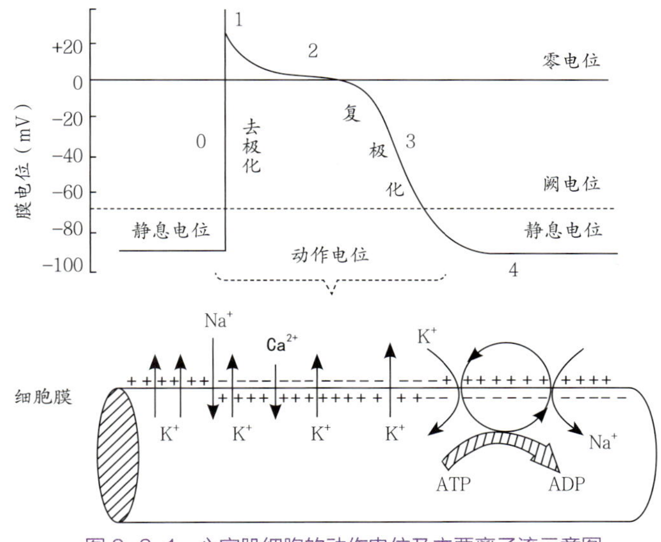

图 9-3-1　心室肌细胞的动作电位及主要离子流示意图

（1）0 期（快速去极化期）：当心室肌细胞受到有效刺激后，细胞膜上少量的 Na^+ 通道开放，Na^+ 顺浓度差由膜外向内流，使膜内电位升高。当膜内电位升高达到阈电位（膜内电位为 -70 mV）水平时，大量的 Na^+ 通道开放，Na^+ 快速内流，导致膜内电位急剧上升到 +30 mV 左右，Na^+ 内流停止，形成动作电位的升支。由于 0 期去极化的钠通道激活快，失活也快，开放时间很短，因此又称为快通道。

（2）1 期（快速复极初期）：动作电位去极化达峰值后，膜内电位由 +30 mV 迅速下降到 0 mV 左右，复极快速且短暂，历时约 10 ms。此期的形成是由于 Na^+ 通道失活关闭，Na^+ 内流终止，同时 K^+ 通道激活，K^+ 外流使膜电位迅速下降。0 期和 1 期的快速膜电位变化构成锋电位。

（3）2 期（平台期或缓慢复极期）：1 期复极化使膜内电位下降到 0 mV 左右后，复极化过程变为非常缓慢，历时 100 ～ 150 ms，膜电位基本稳定于 0 mV 水平，形成平台期。平台期的形成主要是因为 Ca^{2+} 缓慢内流与 K^+ 外流处于相对平衡的状态。Ca^{2+} 通道的激活和失活都较缓慢，因此又称为慢通道。该通道可被多种钙通道阻滞剂（如维拉帕米）所阻滞。

平台期是心室肌细胞动作电位与神经细胞和骨骼肌细胞动作电位的主要区别点，也是心室肌细胞动作电位持续时间长以及一次兴奋后有效不应期长的主要原因。

（4）3 期（快速复极末期）：2 期复极末 K^+ 外流加速，膜内电位由 0 mV 左右快速下降至 -90 mV，历时 100 ～ 150 ms。此期是由于 Ca^{2+} 通道关闭、Ca^{2+} 内流停止，而 K^+ 外流进行性增加所致。

（5）4 期（静息期）：3 期复极化完毕后，膜内电位恢复并稳定在 -90 mV。此时膜内、外离子的分布情况尚未恢复到静息状态，钠泵和钙泵被激活，将动作电位期间进入细胞内的 Na^+ 和 Ca^{2+} 排出，将流出细胞的 K^+ 摄入，使细胞内、外离子的浓度梯度恢复静息水平，以维持心肌细胞正常的兴奋性。临床上，洋地黄类药物通过抑制 Na^+ 泵的活性，降低 Na^+-Ca^{2+} 交换速率，减少 Ca^{2+} 外流，使细胞内的 Ca^{2+} 浓度升高，从而加强心肌收缩力。

此外，工作细胞中心房肌细胞的静息电位与动作电位和心室肌细胞基本相似，但动作电位时程较短，为 150 ～ 200 ms。

（二）自律细胞的跨膜电位及形成机制

自律细胞与工作细胞的跨膜电位明显不同，其最大的区别点是动作电位 4 期。自律细胞没有静息电位，在动作电位复极化达到最大复极电位后，4 期膜电位并不会稳定在这一水平，而开始缓慢地自动去极化，当去极化达到阈电位后，就会产生一次新的动作电位。4 期自动去极化是自律细胞产生自动节律性兴奋的基础。

1. 窦房结细胞　窦房结细胞又称为 P 细胞，其动作电位主要有以下特点：①最大复极电位较高，约为 −70 mV，阈电位约为 −40 mV；② 0 期去极化速度慢、振幅较小（约 70 mV）；③ 0 期去极化后直接进入 3 期复极化过程，无显著的 1 和 2 期；④ 4 期能够自动且快速去极化。

P 细胞动作电位的形成机制：当膜电位达到最大复极电位时，K^+ 通道逐步失活，K^+ 外流进行性减少，Na^+ 内流的进行性增强，Ca^{2+} 内流。在 3 种因素的共同作用下，膜内电位缓慢上升，出现 4 期自动去极化。当去极化达到阈电位水平，Ca^{2+} 通道激活，Ca^{2+} 内流引起 0 期除极。由于 Ca^{2+} 通道激活慢，失活也慢，因此，P 细胞的 0 期去极化缓慢、持续时间长。此后，Ca^{2+} 通道失活，K^+ 通道开放，Ca^{2+} 内流减少而 K^+ 外流增加，出现 3 期复极（图 9-3-2）。

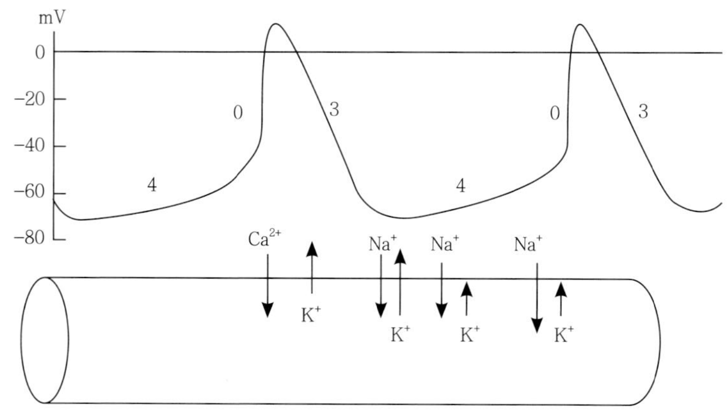

注：在 4 期，K^+ 外流进行性衰减，Na^+ 内流进行性增强

图 9-3-2　窦房结 P 细胞的动作电位和离子流示意图

2. 浦肯野细胞　浦肯野细胞动作电位的 0、1、2 和 3 期的形态及离子机制与心室肌细胞基本类似，其主要不同之处在于浦肯野细胞具有 4 期自动去极化。浦肯野细胞 4 期自动去极化是由 Na^+ 内流逐渐增强和 K^+ 外流逐渐减弱所致。与窦房结相比，浦肯野细胞 4 期自动除极的速度较慢，单位时间内产生兴奋的频率也较慢，因此，其自律性较低。在正常窦性心律条件下，浦肯野细胞的节律性活动受到来自窦房结发出的超速驱动压抑。

（三）体表心电图

心电图与心肌生物电活动有关，心电图记录的是所有心肌细胞膜外生物电的综合变化。由于人体是一个很大的容积导体，心脏各部在每个心动周期中所产生和传导的电变化可以通过组织和体液传到体表。将心电图机的测量电极放置在体表的相应位置，可记录到整个心脏在兴奋过程中发生的电变化的波形，称为心电图（ECG）。心电图反映的是每个心动周期整个心脏兴奋的产生、传播和恢复过程中的生物电变化，而与机械活动无直接关系。不同的测量电极连接方式会记录到不同的心电图图形。

现以标准Ⅱ导联心电图（图 9-3-3）为例，介绍正常心电图的波形及数值。心电图的基本组成包括 P 波、QRS 波群、T 波以及各波间隔时间的线段。其中波幅表示电位的数值，以毫伏（mV）为单位；波宽表示电变化的时间，以秒（s）为单位。

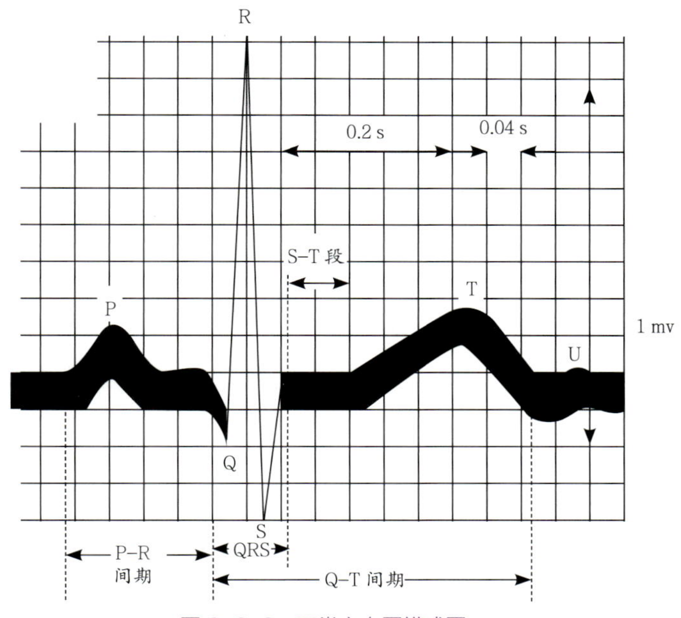

图 9-3-3　正常心电图模式图

1.P 波　P 波反映左、右两心房的去极化过程。该波形小且圆钝，持续时间为 0.08 ～ 0.11 s，波幅不超过 0.25 mV。在心电图上，一般看不到心房复极过程的波形，这是因为心房的复极波与 P-R 间期、QRS 波群等重叠在一起。

2.QRS 波群　QRS 波群反映左、右两心室的去极化过程。典型的 QRS 波群包括紧密相连的 3 个电位波动：第一个是向下的 Q 波，第一个向上的波是 R 波，R 波后面向下的波是 S 波。在不同的导联中，QRS 波群幅度变化较大且这 3 个波不一定同时出现。QRS 波群的持续时间为 0.06 ～ 0.10 s，代表兴奋在心室内传播所需要的时间。

3.T 波　T 波反映左、右两心室的复极化过程。持续时间为 0.05 ～ 0.25 s，幅度为 0.1 ～ 0.8 mV。在以 R 波为主的导联中，T 波的方向应与 R 波一致，且波幅不应低于 R 波的 1/10。如果小于 1/10，则称为 T 波低平，接近于零电位则称为 T 波平坦。

4.P-R 间期　P-R 间期也称为 P-Q 间期，是指从 P 波起点到 QRS 波群起点之间的时程，正常值为 0.12 ～ 0.20 s。P-R 间期反映的是从窦房结产生的兴奋（动作电位），经各级分支传到心室并引起心室开始兴奋所需的时间，也称为房室传导时间。若 P-R 间期延长，反映房室传导阻滞。

5.Q-T 间期　Q-T 间期是指从 QRS 波群起点到 T 波终点的时程，一般为 0.36 ～ 0.40 s。它体现了从心室开始去极化到复极化结束所经历的时间。Q-T 间期延长，表示心室传导阻滞。

6.ST 段　ST 段是指从 QRS 波群终点到 T 波起点之间的线段。它体现了心室各部分细胞都处于去极化状态，各部分之间没有电位差，处于基线水平。如果 ST 段偏离正常基线，升高或降低超过一定范围，表示心肌细胞缺血或损伤。

二、心肌的生理特性

心肌的生理特性包括自律性、兴奋性、传导性和收缩性。前 3 种特性是以心肌细胞的生物电活动为基础的，属于心肌的电生理特性；收缩性则是以心肌细胞收缩蛋白的功能活动为基础的，属于心肌的机械特性。

（一）自律性

自律性是指心肌细胞在没有外在刺激下能够自动产生节律性兴奋。自律性的高低可以通过单位时间内自动产生节律性兴奋的次数来衡量，它决定了心脏非自律细胞（心房肌、心室肌）的兴奋和收缩频率，同时也能反映心脏自律性的高低。

1. 心脏的起搏点与节律　在心脏的特殊传导系统中，自律细胞的自律性从高到低依次为窦房结、房-室交界区、房室束和浦肯野细胞，它们每分钟自动产生兴奋（动作电位）的次数分别约为 100、50、40 和 25 次。

在生理条件下，窦房结的自律性最高，控制着整个心脏的节律性搏动，称为心脏的正常起搏点，由窦房结控制的心跳节律称为窦性心律。正常的窦性心律为 60 ～ 100 次 / 分；在安静状态下，窦性心律超过 100 次 / 分，称为窦性心动过速；在安静状态下，窦性心律低于 60 次 / 分，称为窦性心动过缓。

窦房结以外的心脏其他部位的自律组织的自律性都低于窦房结，在生理情况下不会表现出自身的自律性，称为潜在起搏点。在病理情况下，如窦房结 P 细胞的自律性降低、兴奋传导受阻或潜在起搏点的自律性异常升高时，潜在起搏点的自律性就会表现出来，从而控制部分或整个心脏的兴奋和收缩，这种现象称为异位起搏点。由异位起搏点控制的心跳节律称为异位节律。

2. 影响自律性的因素　自律细胞的自动兴奋是由 4 期细胞膜的自动去极化使膜电位从最大复极电位到达阈电位水平而引起的，因此，自律性的高低受到 4 期自动去极化速率、最大复极电位与阈电位之间差距的影响。4 期自动去极化速率较快时，从最大复极电位去极化到达阈电位的时间就短，单位时间内发生自动兴奋的次数增多，自律性增高；反之，自律性降低。最大复极电位的绝对值变小或阈电位下移，都会使两者之间的差距减小，从而使自动去极化到达阈电位所需的时间缩短，自律性增高；反之，自律性降低。

知识链接

心脏起搏器

心脏起搏器是一种植入体内的电子设备，它通常由一个或多个电极导线和一个起搏器主体组成。电极导线通过手术植入心脏内，与心脏组织接触。起搏器主体则植入皮下，通过导线发送电脉冲。当人的心电系统异常，特别是心跳过慢或心脏传导阻滞等问题时，起搏器发送的电脉冲会刺激心脏，帮助恢复正常的心跳节奏，以保持基本正常的心输出量。患者在植入起搏器后需要注意一些事项，如避免接近强磁场、避免剧烈运动等，以防止对起搏器产生干扰。

（二）兴奋性

兴奋性是指心肌接受刺激后产生动作电位的能力或特性。心肌兴奋性的高低常用阈值来衡量，两者呈反变关系。

1. 心肌兴奋的周期性变化　心肌在发生一次兴奋活动后，其兴奋性会出现一系列周期性的变化。以心室肌细胞为例，这种周期性变化可分为以下几个时期（图 9-3-4）。

（1）有效不应期：从 0 期去极化开始到 3 期复极化达 -60 mV 的这段时期，任何刺激都不能引起心肌细胞再次产生动作电位，称为有效不应期。在此期间，由于 Na^+ 通道完全失活或仅有少量开始复活，故心肌的兴奋性完全丧失或极低。

（2）相对不应期：从复极化 -80 ～ -60 mV 的这段时期，如果给予阈上刺激可以使心肌细胞再次产生动作电位，称为相对不应期。此期大部分 Na^+ 通道已经逐渐复活，但开放能力未达到正常状态，兴奋性有所恢复但仍低于正常，因此，需要阈上刺激才能引起动作电位。

（3）超常期：膜电位复极化从 -90 ～ -80 mV 的这段时期，用阈下刺激就能引起心肌细胞再次产生动作电位，反映此时心肌的兴奋性高于正常，称为超常期。此期心肌细胞膜上几乎所有的 Na^+ 通道均已复活，且膜电位和阈电位之间的差距较小，因此，用阈下刺激就能够引起心肌细胞再次产生动作电位。

在相对不应期和超常期，由于部分 Na^+ 通道未完全恢复到正常备用状态，此时产生的动作电位其0期去极化速率和幅度都比正常小，兴奋传导也较慢。当膜电位完全恢复到正常静息水平时，心肌细胞的兴奋性也恢复正常。

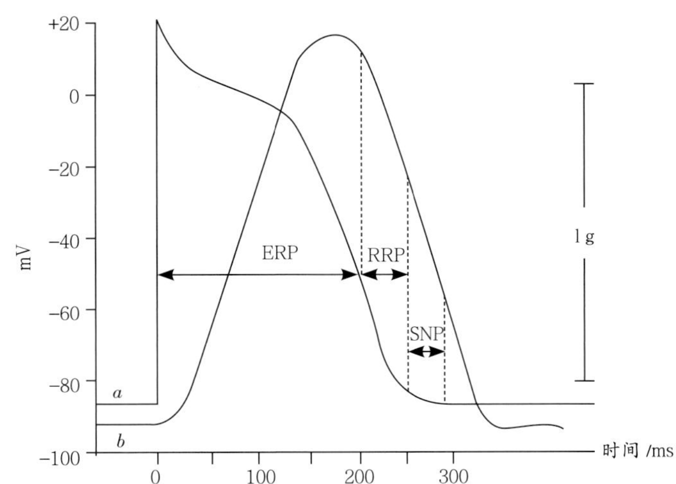

a：动作电位；*b*：机械收缩；ERP：有效不应期；RRP：相对不应期；SNP：超常期

图 9-3-4　心室肌动作电位、兴奋性及其与机械收缩的关系

2. 兴奋性的周期性变化的意义　心肌兴奋性的周期性变化中最显著的特征是有效不应期特别长，相当于整个收缩期和舒张早期。在这段时间内，任何刺激都不能使心肌细胞再次产生新的动作电位和收缩，从而避免了心肌的强直收缩，保证了收缩和舒张的交替进行，有利于心室的充盈和射血，实现其泵血功能。

3. 期前收缩和代偿性间歇　正常情况下，心室肌的收缩是由窦房结发出的节律兴奋下传引起的。如果心室在有效不应期之后，下一次窦性兴奋到达之前，受到一次人工的或病理性的刺激，就会产生一次提前出现的兴奋和收缩，称为期前兴奋或期前收缩。期前收缩是在窦性节律的基础上产生的，其后必然会出现一个较长的间歇，称为代偿性间歇（图 9-3-5）。这是因为期前兴奋也会引起心室的有效不应期，在这期前收缩后的有效不应期内，不会再产生新的兴奋和收缩，直到下一次窦性兴奋到达时才会恢复正常收缩。

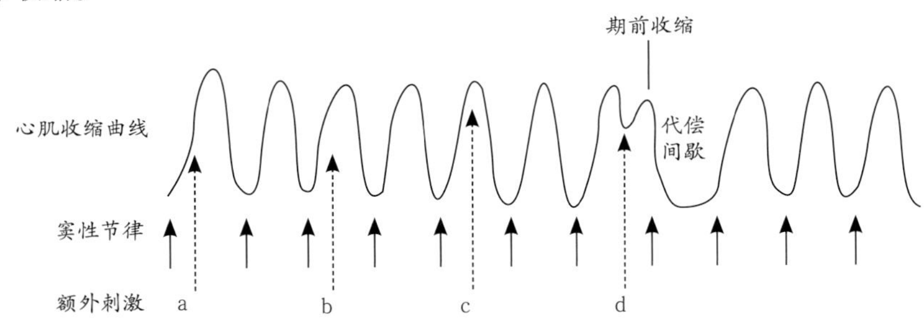

注：额外刺激 a、b、c 落在有效不应期内，不引起反应；额外刺激 d 落在相对不应期内，引起期前收缩和代偿性间歇

图 9-3-5　期前收缩和代偿性间歇

（三）传导性

心肌具有传导兴奋的能力或特性，称为传导性。兴奋的传导是以局部电流的形式来实现的。衡量心肌传导性高低的指标是兴奋的传导速度。正常情况下，由窦房结产生的兴奋，一方面，通过心房肌本身直接传导到右心房和左心房，引起两心房同步兴奋和收缩；另一方面，通过心房肌组成的优势传

导通路快速将兴奋传给房－室交界区，再经房室束，左、右束支和浦肯野纤维网，最后传到左、右心室，完成兴奋在心室内的传导。心脏兴奋传播过程如下：

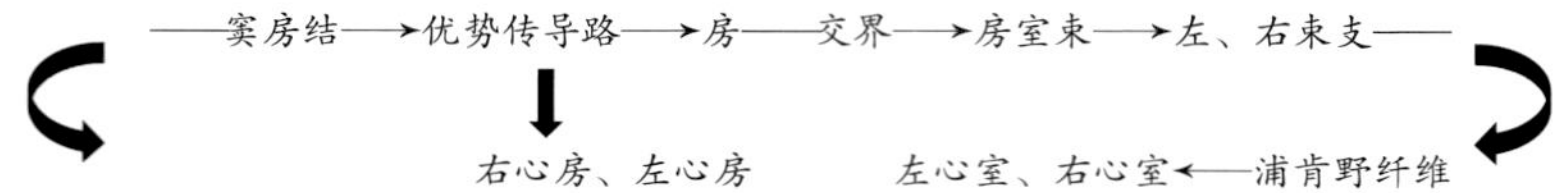

心脏兴奋传播的特点主要有：①兴奋在心房内和心室内传导较快，使两侧心房或两侧心室同步收缩，有助于心脏充盈与射血；②具有房－室延搁，即兴奋在房－室交界区传导很慢（0.02 m/s），使兴奋在此延搁一段时间（约需 0.1 s）的现象。房－室延搁使心室的收缩发生于心房收缩完毕之后，因此，不会引起房室同时收缩的现象，有助于心室充盈和射血。

（四）收缩性

心肌细胞能够产生收缩的特性称为收缩性。心肌的收缩原理与骨骼肌的基本类似，但由于心肌的组织结构和电生理特性与骨骼肌不完全相同，因此，心肌的收缩性具有以下独特的特点。

1. 对细胞外液中的 Ca^{2+} 依赖性强　心肌的肌质网不如骨骼肌发达，Ca^{2+} 的贮存和释放量均较少，因此，心脏的收缩对细胞外液中的 Ca^{2+} 有明显的依赖性。

2.“全或无”式的收缩　由于相邻心肌细胞之间存在低电阻闰盘结构，兴奋在细胞间传播快，同时房室交界的存在，使心房和心室各自构成一个功能合胞体。心肌细胞一旦产生兴奋，即可在相邻细胞之间迅速传播，使两侧心房或心室的所有肌纤维几乎同步发生收缩，表现为“全或无”式的收缩。这种方式的收缩力量大，有助于提高心脏泵血的效率。

3. 不发生强直收缩　如上所述，心肌每一次兴奋后的有效不应期相当于心肌的整个收缩期加舒张早期，心肌不可能在收缩期内再接受刺激而产生一次新的兴奋和收缩。因此，心肌不会发生强直收缩，使心脏始终保持收缩与舒张交替进行，从而保障心脏有序地充盈与射血。

4. 心肌呈绞拧式收缩　由于心肌纤维的排列特点而呈现的绞拧式收缩，可使心肌收缩时能够向大动脉内射出更多的血液。

三、心脏的泵血过程

（一）心动周期与心率

1. 心动周期　心脏每收缩和舒张一次所构成一个活动周期，称为心动周期（图 9-3-6）。在一个心动周期中，心房和心室的机械活动都可分为收缩期（systole）和舒张期（diastole）。由于心室在心脏泵血活动中起主要作用，因此心动周期通常是指心室的活动周期。

2. 心率　每分钟心脏搏动的次数称为心率（heart rate）。健康成年人在安静状态下心率为 60 ～ 100 次 / 分，平均为 75 次 / 分。心率因年龄、性别和生理状况的不同而有所差异。

3. 心动周期与心率的关系　心动周期的时程与心率呈反变关系。按成人心率 75 次 / 分计算，则每个心动周期用时 0.8 s。在一个心动周期中，心房和心室的活动按一定的顺序和时程先后进行，而两侧心房或心室的活动则是同步的。在一个心动周期中，心房收缩期为 0.1 s，舒张期为 0.7 s；心室收缩期为 0.3 s，舒张期为 0.5 s。心房和心室的舒张期都长于收缩期。从心室舒张开始到下一个心动周期心房开始收缩之前的 0.4 s，心房和心室都处于舒张状态，称为全心舒张期。

当心率加快时，心动周期缩短，收缩期和舒张期均缩短，但以舒张期缩短更为明显，这使心肌工作时间相对延长、休息时间相对缩短，不利于心脏持久活动，从而影响泵血功能。

（二）心脏的泵血过程

在心脏泵血的过程中，心室发挥着主要作用，左、右心室的活动基本相同。下面以左心室为例说明心脏的泵血过程（图 9-3-7）。

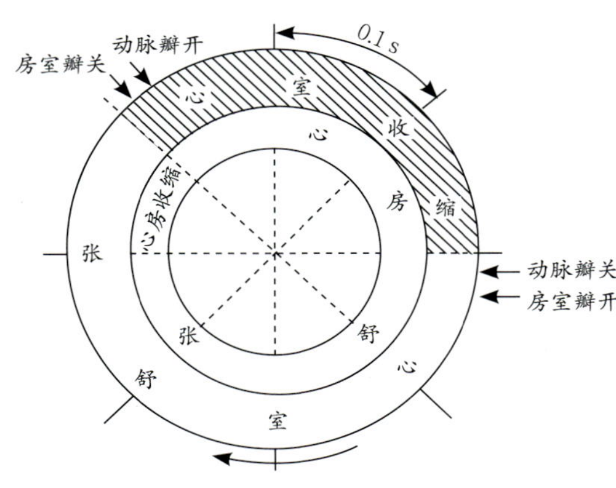

图 9-3-6　心动周期示意图

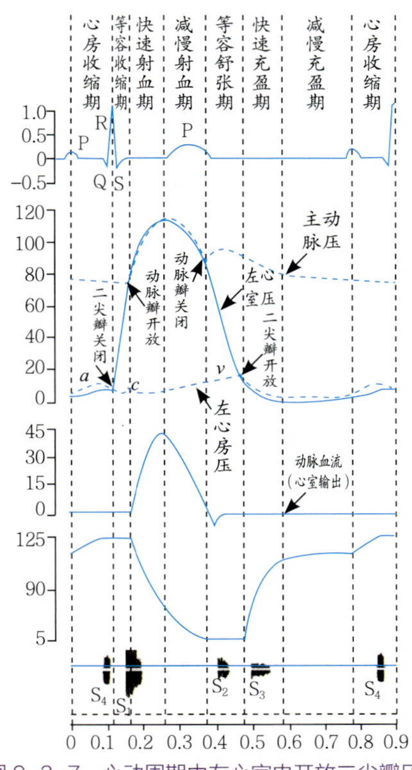

图 9-3-7　心动周期中左心室内开放二尖瓣压力、容积和瓣膜的变化

1. 心室收缩期

（1）等容收缩期：当心室开始收缩，室内压力快速升高。当室内压超过房内压时，房室瓣关闭，阻止血液回流至心房，此时室内压仍低于主动脉压，动脉瓣依然处于关闭状态，心室成为一个封闭的结构。心室继续收缩，心室内压力不断升高，但由于心室腔的密闭性和血液的不可压缩性，心室容积保持不变。这个时期称为等容收缩期，持续约 0.05 s。在心脏泵血过程中，等容收缩期为室内压上升速度最快的时期。

（2）快速射血期：伴随着心室的进一步收缩，室内压升高超过主动脉压，血液冲开主动脉瓣迅速从心室流入主动脉。此期心室内压达到峰值，射血速度极快，射血量占整个射血期总射血量的 2/3，心室容积迅速减小。这个时期称为快速射血期，持续约 0.1 s。

（3）减慢射血期：快速射血后，随着心室收缩强度的减弱和心室内血液的减少，心室内压逐渐下降，射血速度减慢，这个时期称为减慢射血期，持续约 0.15 s。在这个期末，心室容积减小到最小。

需要指出的是，在进入减慢射血期时，室内压已经略低于主动脉压，但由于血液在心室肌肉收缩的挤压下获得了较大的动能，因此，仍然可以逆着压力差继续流入主动脉。

2. 心室舒张期

（1）等容舒张期：射血期结束后，心室开始舒张，室内压快速下降，动脉瓣关闭，而此时室内压依然高于房内压，房室瓣仍处于关闭状态，心室再次成为一个封闭的结构。在这个时期，心室内压急剧下降但容积不变，称为等容舒张期，持续 0.06 ～ 0.08 s。在心脏泵血过程中，等容舒张期是室内压下降速度最快的时期。

（2）快速充盈期：当心室进一步舒张，室内压逐渐下降至低于房内压，甚至成为负压时，心房的血液在心室的抽吸作用下快速流入心室，心室容积急剧增大。这个时期称为快速充盈期，持续约 0.11 s。此期流入心室的血量约占总充盈血量的 2/3，在期末时室内压降到最低。

（3）减慢充盈期：随着心室充盈血量的增加，房室之间的压力差逐渐缩小，血液流入心室的速度减慢，心室容积进一步加大。这个时期称为减慢充盈期，持续约 0.22 s。

（4）心房收缩期：在心室舒张的最后 0.1 s，心房开始收缩，即进入心房收缩期。心房收缩将其内剩余的血液再挤出一部分进入心室，使心室的充盈量再增加 10% ～ 30%。在这个期末，心室容积达到最大。

综上所述，心房与心室之间、心室与动脉之间的压力差是心脏充盈和射血的主要动力来源，而心室肌的收缩和舒张则是导致这种压力差变化的根本原因。瓣膜的开闭活动决定了血液的单向循环流动。

（三）心输出量

1. 心输出量的相关概念与正常值

（1）每搏输出量与射血分数：一侧心室每次收缩射入动脉的血液量称为每搏输出量（stroke volume），简称搏出量。在安静状态下，健康成年人静息状态时搏出量为 60 ～ 80 mL，平均为 70 mL。搏出量占心室舒张末期容积的百分比称为射血分数，正常成年人的射血分数为 55% ～ 65%。心室舒张末期容积的大小反映了心室充盈量（或回心血量）的多少，射血分数体现的是正常心室搏出量与充盈量之间存在着一定的比例关系，即正常心脏的搏出量应占其充盈量的 55% ～ 65%。当充盈量增加时，搏出量也应相应增加。在心室功能减退、心室腔异常扩大的情况下（充盈量增加），其搏出量可能没有明显变化，但射血分数却明显下降。因此，射血分数的变化比搏出量的变化更能早期反映心脏泵血功能的异常改变。

（2）每分输出量与心指数：一侧心室每分钟射入动脉的血液量称为每分输出量，简称心输出量，心输出量 = 搏出量 × 心率。在安静状态下，正常成年人的心输出量为 4.5 ～ 6.0 L/min，平均约为 5 L/min。

心输出量与机体的个体差异、代谢水平、年龄、性别及其他健康状况等因素有关。以单位体表面积（m^2）计算的心输出量称为心指数，心指数 = 心输出量 / 体表面积。我国中等身材成年人的体表面积为 1.6 ～ 1.7 m^2，在安静和空腹的情况下，心输出量为 4.5 ～ 6 L/min，因此静息心指数为 3.0 ～ 3.5 L/（min · m^2）。心指数是比较不同个体心功能的常用指标。

2. 影响心输出量的因素　心输出量 = 搏出量 × 心率，因此，任何影响搏出量和心率的因素都会影响心输出量，而搏出量又取决于心室的前负荷、后负荷和心肌收缩能力。

（1）心室的前负荷：心室收缩之前所承受的负荷，相当于心室舒张末期容积，主要与静脉回心血量相关。在一定范围内，静脉回心血量越多，心室舒张末期的充盈量越大，心肌的初长度越长，心室收缩力越大，搏出量越多；反之，静脉回心血量减少，搏出量减少。通过改变心肌初长度而引起心肌收缩力的改变，称为异长调节。

（2）心室的后负荷：指的是心室收缩射血时所面临的阻力，也就是动脉血压。在其他条件不变的情况下，动脉血压上升，心室射血时遇到的阻力增加，会导致心室等容收缩期延长，射血期相应缩短，同时心肌收缩速度减小，射血速度减缓，最终使搏出量减少。

（3）心肌收缩能力：心肌在不依赖前、后负荷的情况下，改变其收缩功能的内在特性。心肌收缩能力与搏出量呈正相关。心脏通过改变心肌收缩能力来调节心脏泵血功能的机制被称为等长调节。临床上常用的一些强心药物，如肾上腺素、强心苷等，就是通过增强心肌收缩能力来增加心输出量，从而保障人体组织器官的血液供应。

（4）心率：在一定范围内，当搏出量保持不变时，心输出量会随着心率的加快而增加。当心率超过 160 ～ 180 次 / 分，由于心肌消耗能量过多而导致收缩力下降，同时心室充盈期明显缩短，因此搏出量明显减少。当心率低于 40 次 / 分，尽管心舒张期延长，但心室充盈已经达到最大值，搏出量达到最大限度，而心率过慢，因此，心输出量会减少。

3. 心力储备 心输出量随人体代谢需求而增加的能力称为心泵功能储备，也称为心力储备。正常成年人在安静时的心输出量约为 5 L/min，而在剧烈运动时可达到 25 ～ 35 L/min，是安静时的 5 ～ 7 倍，这表明健康人的心脏具有相当大的储备力量。心力储备来源于心率储备和搏出量储备。

（1）心率储备：在一定范围内，心率加快并保持搏出量不变的情况下，心输出量可增加至静息状态的 2 ～ 2.5 倍。健康成年人在神经和体液的调节下，能够使心输出量随着心率的加快而增加的最高心率为 160 ～ 180 次 / 分。

（2）搏出量储备：搏出量储备包括舒张期储备和收缩期储备。当心室达到最大舒张时，心室舒张末期容积可从 125 mL 增加到 140 mL 左右，这就是舒张期储备，约为 15 mL；当心室达到最大收缩时，心室收缩末期容积可从 55 mL 减少到 15 ～ 20 mL，这就是收缩期储备，为 35 ～ 40 mL。可以看出，收缩期储备是搏出量储备的主要组成部分。

（四）心音

在心动周期中，心肌收缩、瓣膜启闭、血流速度变化所形成的涡流以及血流撞击心室壁和大动脉壁所产生的声音称为心音（heart sound）。心音通过心脏周围的组织传播到胸壁，可用听诊器在胸壁上听到。通常只能听到第一和第二心音，某些健康儿童和年轻人可能会听到第三心音，而第四心音则可以通过心音图记录下来。在患某些心脏疾病时，可能会出现杂音或其他异常心音。因此，听取心音对于心脏疾病的辅助诊断具有一定的意义。

1. 第一心音 第一心音主要是由房室瓣突然关闭所引发的室壁振动，以及心室射血冲击动脉壁所产生的振动。其特点是音调较低，持续时间较长；在心尖搏动处听得最清晰。第一心音标志着心室收缩的开始。

2. 第二心音 第二心音主要是由动脉瓣突然关闭所产生的振动，以及血流冲击大动脉根部和心室内壁所产生的振动。其特点是音调较高，持续时间较短；在心底部听得最清楚。第二心音标志着心室舒张的开始。

第四节 血管生理

一、血流动力学的相关概念

1. 血流量 血流量（blood flow）是指单位时间内通过血管某一截面的血液量，也称为容积速度。通常以 mL/min 或 L/min 表示。血流量（Q）与血管两端的压力差（ΔP）成正比，与血流阻力（R）成反比，即 $Q=\Delta P/R$。通常情况下，不同器官的动脉压基本相同，因此，器官血流量的多少主要取决于该器官血流阻力的大小。

2. 血流阻力 血流阻力是指血液在血管内流动时所承受的阻力。血流阻力来源于血液与血管壁之间以及血液内部各种成分之间的摩擦力。血流阻力（R）与血管长度（L）和血液黏滞度（η）成正比，与血管半径（r）的 4 次方成反比，即 $R=8\eta L/\pi r^4$。在生理情况下，血流阻力主要由血管口径决定，且与血管口径的 4 次方成反比。小动脉和微动脉管径小，管壁有丰富的平滑肌纤维，交感神经分布密度大，交感缩血管神经的活动对其管壁舒缩影响明显。因此，小动脉和微动脉称为阻力血管，来自小动脉和微动脉的阻力称为外周阻力。

3. 血压　血压是指血管内流动的血液对单位面积血管壁的侧向压力，即压强。按照国际标准计量单位规定，压强的单位为帕（Pa）或千帕（kPa）。因人们长期使用水银血压计测量血压，习惯上用毫米汞柱（mmHg）表示血压数值（1 mmHg＝0.133 kPa）；静脉血压和心房压较低，常用厘米水柱（cmH_2O）为单位（1 cmH_20＝0.098 kPa）。

二、动脉血压和脉搏

（一）动脉血压

1. 动脉血压的相关概念和正常值　动脉血压（arterial blood pressure）通常是指主动脉压，即主动脉内流动的血液对单位面积血管壁的侧向压力。由于血压在大动脉内降低很小，为了测量方便，通常以上臂的肱动脉血压代表主动脉压。

在一个心动周期中，动脉血压随着心脏的舒缩活动而发生周期性改变。心室收缩时动脉血压上升，达到的最高值称为收缩压；心室舒张时动脉血压下降，达到的最低值称为舒张压。收缩压与舒张压的差值称为脉搏压，简称脉压。一个心动周期中，动脉血压的平均值称为平均动脉压。由于心动周期中舒张期较长，因此，平均动脉压接近舒张压，大约等于舒张压加 1/3 的脉压。

在安静状态下，我国健康青年人的收缩压为 100 ～ 120 mmHg（13.3 ～ 16.0 kPa），舒张压为 60 ～ 80 mmHg（8.0 ～ 10.6 kPa），脉压为 30 ～ 40 mmHg（4.0 ～ 5.3 kPa），平均动脉压接近 100 mmHg（13.3 kPa）。在临床上，动脉血压习惯以收缩压 / 舒张压的形式表示，如 120/80 mmHg，表示收缩压为 120 mmHg，舒张压为 80 mmHg。健康人在安静状态下的血压值相对稳定，但存在年龄、性别、个体差异。

2. 动脉血压的形成　循环系统内的血液充盈、心室射血和外周阻力，以及大动脉的弹性贮器作用，是形成动脉血压的基础条件。动脉血压是在血液充分充盈血管的前提下，由心肌收缩射血的动力和外周阻力共同作用于血液而形成的对动脉管壁的侧向压力，大动脉管壁的弹性对动脉血压起到缓冲作用。

心室收缩射血时，每次向主动脉射血 60 ～ 80 mL，因外周阻力的影响，其中仅有 1/3 的搏出量流向外周，其余约 2/3 的搏出量则暂时存储在大动脉内，使动脉血压随之升高。同时，由于大动脉弹性扩张，一方面，使血压不至于升得过高；另一方面，将心室收缩释放的部分能量以势能的形式存储在弹性贮器血管壁上。在射血中期，血液对单位面积动脉管壁产生的侧向压力达到最高，此时的血压即为收缩压。

当心室舒张射血停止时，被扩张的弹性贮器血管发生弹性回缩，将在收缩期贮存的部分势能重新转化为动能，推动大动脉内剩余的 2/3 搏出量继续流向外周，并对血管壁产生侧向压力，同时使血压维持在一定水平，不至于过低（图 9-4-1）。随着血液不断流向外周，血压逐渐降低，在下一个心动周期的心室射血之前达到最低，此时的血压即为舒张压。

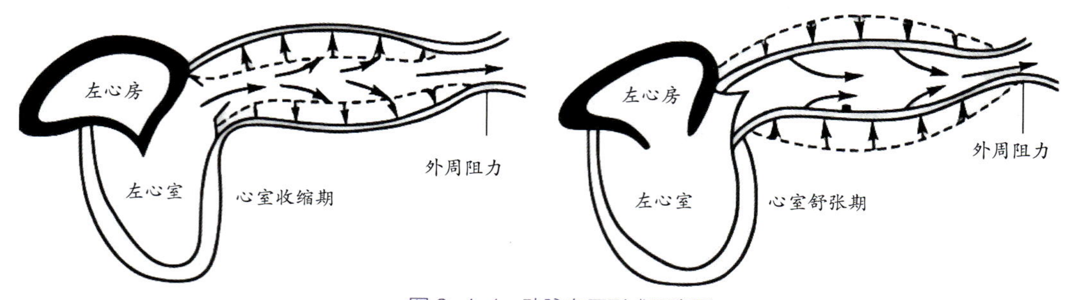

图 9-4-1　动脉血压形成示意图

在动脉血压的形成过程中，大动脉的弹性贮器作用：一方面使心室的间断射血变为血管内的连续血流；另一方面，又能缓冲动脉内血压的波动，使一个心动周期中动脉血压的波动幅度远小于心室内压的变动幅度。

3. 影响动脉血压的因素　任何能够影响动脉血压形成的因素，都会对动脉血压产生影响。在其他条件不变的情况下，当单一因素发生变化时，动脉血压可能会受到以下因素影响。

（1）每搏输出量：如果外周阻力和心率保持不变，每搏输出量增加时，心缩期注入主动脉的血量增多，血液对血管壁的侧向压力增大，因此，收缩压明显升高。由于动脉血压升高，血液流速加快，流向外周的血量增多，到舒张期末，滞留在大动脉内的血量增加并不多，故舒张压升高较小，脉压增大；反之，当每搏输出量减少时，主要会导致收缩压降低，脉压减小。因此，通常情况下，每搏输出量主要影响收缩压。

（2）心率：当心率加快时，舒张期明显缩短，舒张期流向外周的血液量减少，因此，在舒张期末主动脉内存留的血量增多，舒张压升高。由于动脉血压升高会使血液流速加快，在收缩期内会有更多的血液流向外周，存留的血量增加并不多，故收缩压的升高不如舒张压明显，脉压减小。反之，当心率减慢时，舒张压降低的幅度比收缩压降低的幅度大，因此，脉压增大。

（3）外周阻力：当外周阻力增大时，舒张期内血液流向外周的速度减慢，在舒张期末存留在主动脉内的血量增多，故舒张压升高。由于动脉血压升高会使血液流速加快，在收缩期内会有更多的血液流向外周，因此，收缩压的升高不如舒张压明显，脉压减小。反之，当外周阻力减小时，舒张压的降低比收缩压明显，故脉压增大。外周阻力是影响舒张压的最主要因素。因此，一般情况下，舒张压的高低主要反映外周阻力的大小。

（4）大动脉管壁的弹性：大动脉的弹性储器作用可以对动脉血压起到缓冲作用，使收缩压不会过高，舒张压不会过低。由于老年人动脉硬化导致大动脉管壁弹性降低，缓冲血压的功能减弱，可能会出现收缩压升高而舒张压降低，脉压明显增大的情况；如果同时伴有小动脉、微动脉硬化，外周阻力增大，舒张压也会升高，但升高幅度小于收缩压升高幅度，故脉压仍然增大。

（5）循环血量和血管容量：生理情况下，循环血量和血管容量之间保持适当的比例是维持循环系统平均充盈压的基本条件，也是血压形成的重要前提。当人体发生大失血、腹泻、呕吐等情况时，循环血量减少而血管容量基本不变，则循环系统充盈度降低，动脉血压下降；但当人体发生药物过敏、中毒等情况时，血管系统容量扩大，而循环血量不变时，则会造成动脉血压急剧下降。表 9-4-1 将上述各种因素对血压的影响进行归纳。

表 9-4-1　影响动脉血压的因素

影响因素	变化情况	收缩压	舒张压	脉压
每搏输出量	增加	明显增加	增加	增加
	降低	明显降低	降低	降低
心率	增加	增加	明显增加	降低
	降低	降低	明显降低	增加
外周阻力	增加	增加	明显增加	降低
	降低	降低	明显降低	增加
大动脉弹性	降低	增加	降低	增加
循环血量	增加	明显增加	增加	增加
	降低	明显降低	降低	降低

在整体情况下，各种因素可能会同时发生变化并相互影响，血压的变化往往是多种因素相互作用的综合结果。

（二）动脉脉搏

在每个心动周期中，伴随心脏的舒缩活动，动脉内的压力和容积会发生周期性变化，导致动脉管壁产生周期性的搏动，称为动脉脉搏，简称脉搏。在临床上，通常选择桡动脉进行脉搏检查。由于动脉脉搏与心输出量、动脉管壁的顺应性和外周阻力等因素紧密相关，因此，在特定情况下，脉搏可以反映心血管系统的功能状态。

三、静脉血压和静脉回心血量

静脉在人体安静时可以容纳体循环血量的 60% ～ 70%，起到储存血液的作用，因此，被称为容量血管。同时，静脉通过舒缩活动可以有效调节回心血量和心输出量，以适应人体不同情况的需求。

（一）静脉血压

1. 外周静脉压　各器官静脉的血压称为外周静脉压。通常以人体平卧时的肘正中静脉压为代表，正常值为 5 ～ 14 cmH_2O。

2. 中心静脉压　右心房和胸腔内大静脉的血压称为中心静脉压，其正常值为 4 ～ 12 cmH_2O。中心静脉压的高低取决于心脏射血能力和静脉回心血量之间的相互关系，与心脏射血能力呈反比，与静脉回心血量成正比。因此，中心静脉压是反映心血管功能的一个重要指标。

（二）静脉回心血量及其影响因素

单位时间内静脉回心血量的多少取决于外周静脉压与中心静脉压的差值，以及静脉对血流的阻力。因此，任何能够影响外周静脉压、中心静脉压和静脉阻力的因素，都会影响静脉回心血量。

1. 循环系统平均充盈压　当血液停止流动时，循环系统各部位测得的压力相同，这个压力值就是循环系统平均充盈压，它体现了血管系统充盈的程度。循环系统平均充盈压与血管内血液充盈程度以及静脉回心血量成正比。当血量增加或容量血管收缩时，循环系统平均充盈压升高，与右心房之间的压力差值增大，静脉回心血量增多；反之，则静脉回心血量减少。

2. 心肌收缩力　心肌收缩为血液循环提供动力，故静脉回心血量与心肌收缩力呈正变关系。右心衰竭时，由于右心室收缩力降低，体循环的静脉回流减慢，患者可能会出现颈静脉怒张、肝淤血肿大、下肢水肿等体循环淤血的表现；左心衰竭时，左心房压和肺静脉压升高，会导致肺淤血和肺水肿。

3. 骨骼肌的挤压作用　静脉内有向近心端方向开放的瓣膜，作用是防止血液逆流。肌肉收缩时，静脉受到挤压而压力升高，血液通过静脉瓣回流心脏；肌肉舒张时，静脉扩张而压力降低，有利于血液从毛细血管流入静脉而使静脉充盈。可见，骨骼肌和静脉瓣一起对静脉血的回流起着“泵”的作用，称为肌肉泵。长期站立工作的人（如交警、理货员等）会由于不能及时充分发挥肌肉泵的作用而容易引起下肢静脉淤血，甚至形成下肢静脉曲张。

4. 体位变化　当人从平卧状态突然转变为站立状态时，受到重力的影响，心脏以下部位的静脉会充盈扩张，可比平卧时多容纳约 500 mL 血液，从而导致静脉血液回流减少，心输出量降低，动脉血压有所下降。这种变化在健康人身上由于神经和体液的快速调节而不易被察觉。然而，长期卧床的患者由于静脉管壁的紧张性较低、可扩张性较大，以及肌肉收缩力量弱、对静脉的挤压作用减小，因此，当他们从平卧位突然站起来时，可能会因为大量血液积聚在下肢静脉内，回心血量过少，心输出量减少，导致动脉血压下降，脑组织血液供应不足而发生晕厥。

5. 呼吸运动　呼吸运动对静脉回流起着“呼吸泵”的作用。吸气时，胸腔容积增大，胸膜腔负压值增大，使胸腔内的大静脉和右心房更加扩张，压力进一步降低，有利于静脉血回流到右心房；呼气时，则会使回流到右心房的血量相应减少。

四、微循环

（一）微循环的概念及组成

微循环是指微动脉和微静脉之间的血液循环，其主要功能是完成血液与组织细胞之间的物质交换。此外，微循环还控制着组织的血流量，影响动脉血压和静脉血流量，并通过组织液的生成，影响全身或局部体液的分布。

由于人体各器官、组织的结构和功能不同，故微循环的组成也不同。一个典型的微循环由微动脉、后微动脉、毛细血管前括约肌、真毛细血管、通血毛细血管、动－静脉吻合支和微静脉组成（图9-4-2）。

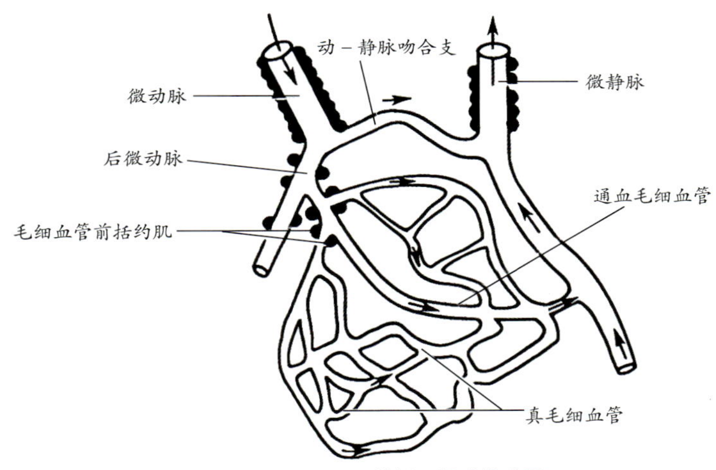

图 9-4-2 微循环组成模式图

（二）微循环的血流通路及功能

1. 迂回通路 血液从微动脉流经后微动脉、毛细血管前括约肌、真毛细血管网，最后汇入微静脉的通路称为迂回通路。这种通路常见于肠系膜、肝、肾等脏器中。其特点是路径长而曲折，阻力大，血流缓慢，容量大，流域大，管壁薄，通透性好，真毛细血管部分会轮流交替开放。迂回通路是血液与组织液进行物质交换的主要场所，又称为营养通路，是微循环血流的最重要功能通路。

2. 直捷通路 血液从微动脉经后微动脉、通血毛细血管进入微静脉的通路称为直捷通路。这种通路在骨骼肌中较为常见。其特点是较短且直，血流阻力小，血液流速较快，流域面积小，通常处于开放状态。其主要功能是让一部分血液通过此通路快速回流到心脏，以保证一定的回心血量；其次是具有少量物质交换的功能。

3. 动－静脉短路 血液从微动脉经动－静脉吻合支直接回流入微静脉的通路，称为动－静脉短路。该通路常见于皮肤中。其特点是最短、最直，血流阻力最小，血液流速最快，流域最小，通常处于关闭状态，无物质交换功能，又称为非营养性通路。动－静脉短路的主要功能是参与体温调节。

五、组织液的生成与回流及淋巴循环

（一）组织液的生成与回流

组织液来自血浆，存在于组织细胞的间隙中。组织液的成分与血浆成分类似，主要区别在于血浆中的蛋白质浓度比组织液中蛋白质浓度高。组织液是从毛细血管动脉端滤过而形成的，其中绝大部分又从毛细血管静脉端回流到血液中。促使液体从毛细血管内向血管外滤过的力量是毛细血管血压和组织液胶体渗透压；而促使组织液从血管外回流到毛细血管内的力量是血浆胶体渗透压和组织液静水压。促进液体滤过的力量与促进组织液回流的力量差称为有效滤过压。有效滤过压是组织液生成和回流的

动力，可以用公式表示为

有效滤过压 =（毛细血管血压 + 组织液胶体渗透压）-（血浆胶体渗透压 + 组织液静水压）

当有效滤过压为正值时，液体经毛细血管滤出，生成组织液；当有效滤过压为负值时，液体被重吸收到毛细血管内，组织液回流（图 9-4-3）。组织液的生成和回流是一个逐渐移行的过程，从动脉端向静脉端滤过的量逐渐减少，而回流量逐渐增加。从毛细血管动脉端生成的组织液，约 90% 通过毛细血管静脉端回流到血液中，其余约 10% 则进入毛细淋巴管成为淋巴液，经淋巴系统回流入血。

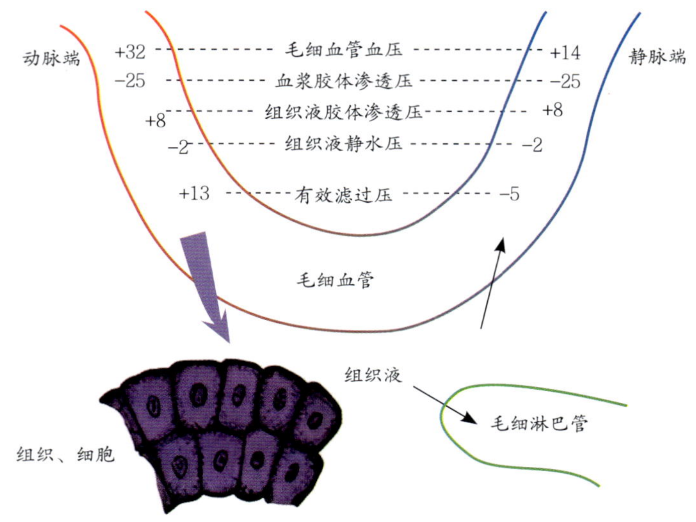

图 9-4-3　组织液生成与回流示意图（图中的数值单位为 mmHg）

（二）影响组织液生成与回流的因素

在生理情况下，组织液的生成与回流维持着动态平衡，从而使体液的分布保持正常。如果这种动态平衡被破坏，出现组织液生成过多或回流量减少，组织间隙中就会有过多的体液潴留，形成水肿。

导致组织液生成增多或回流减少而造成水肿的常见原因：①毛细血管血压升高，如存在心力衰竭、静脉栓塞或肿瘤压迫等情况下，会使全身或局部静脉压升高，导致微静脉和毛细血管血压升高；②血浆胶体渗透压降低，如某些肾脏疾病或营养不良时；③毛细血管壁通透性增高，血浆蛋白可从毛细血管壁滤出，使组织液胶体渗透压升高，如炎症、烧伤、冻伤及过敏反应等；④淋巴液回流受阻，如淋巴管和淋巴结的急、慢性炎症，丝虫虫体阻塞淋巴管等。

（三）淋巴液的产生与回流

组织液在与细胞完成物质交换后，其中 90% 会回流到毛细血管并进入静脉，而另外的 10% 则进入毛细淋巴管成为淋巴液。组织液与毛细淋巴管之间的压力差是促使液体进入淋巴管的动力。

淋巴液沿着各级淋巴管和淋巴结的淋巴窦向心流动，最终通过右淋巴导管和胸导管注入静脉。因此，淋巴系统可以被视为组织液回流到血液中的重要辅助系统。此外，淋巴器官和淋巴组织还具有产生淋巴细胞、过滤淋巴液以及参与免疫应答的功能。

淋巴回流的生理意义包括：①回收血浆中的蛋白质，因为淋巴回流是组织液中的蛋白质回到血液循环的唯一途径；②调节血浆与组织液之间的液体平衡；③运输脂肪及其他营养物质；④具备防御和免疫功能。

第五节　心血管活动的调节

当机体感知到内外部环境的变化（刺激）时，心脏和血管的活动会在神经调节和体液调节的控制下发生相应改变，血压也会随之产生变化（反应）。

一、神经调节

（一）心血管的主要神经支配

1. 心交感神经　心交感神经兴奋时，其节后纤维会释放去甲肾上腺素（norepinephrine，NE），这种神经递质能够激活心肌细胞膜上的 β 受体，使自律细胞 4 期的内向电流（主要是 Na^+ 内流）增强，从而导致心率加快；去甲肾上腺素与心肌细胞膜上的 β 受体结合，还会使心肌细胞膜上的钙通道开放，Ca^{2+} 内流增多，同时引发肌质网释放更多的 Ca^{2+}，增强心房肌和心室肌的收缩能力；Ca^{2+} 内流增加会使慢反应细胞 0 期动作电位的上升幅度增大，除极速度加快，经过房－室交界传导的时间缩短，房－室交界传导速度加快。

2. 心迷走神经　当心迷走神经兴奋时，其节后纤维末梢会释放乙酰胆碱（acetylcholine，ACh），激活心肌细胞膜上的 M 型胆碱能受体（M 受体），使肌质网释放的 Ca^{2+} 减少，同时乙酰胆碱还能抑制 Ca^{2+} 通道，减少 Ca^{2+} 内流，最终导致心肌收缩能力减弱、心率减慢；Ca^{2+} 内流减少会使房－室交界处慢反应细胞的动作电位幅度减小，使房－室传导速度减慢。

3. 交感缩血管神经　交感缩血管神经兴奋时，末梢会释放 NE，与血管平滑肌上的 α 肾上腺素能受体（α 受体）结合，引起血管平滑肌收缩，产生缩血管效应。

交感缩血管纤维在不同器官血管中的分布密度不同。皮肤血管中的缩血管纤维分布最密集，骨骼肌和内脏的血管次之，冠状血管和脑血管中的分布较少。在同一器官中，动脉中的缩血管纤维密度高于静脉，微动脉中的密度最大，而毛细血管前括约肌中的神经纤维分布极少。

（二）心血管中枢

产生和调节心血管活动的神经细胞群称为心血管中枢。心血管活动的基本中枢位于延髓。

1. 延髓心血管中枢　心迷走中枢位于延髓的迷走神经背核和疑核，它们发出迷走神经节前纤维。心交感中枢和缩血管中枢位于延髓头端腹外侧部，分别发出神经纤维控制脊髓的心交感神经和交感缩血管神经的节前神经元。在机体处于安静状态时，这些神经元都有一定的紧张性活动，分别称为心迷走紧张（cardiac vagal tone）、心交感紧张（cardiac sympathetic tone）和交感缩血管紧张（sympathetic vasoconstrictor tone）。

2. 延髓以上的心血管中枢　在延髓以上的脑干部分以及下丘脑、大脑和小脑中同样存在与心血管活动相关的神经元。它们在心血管活动的调节中起着更加高级的作用，特别是在协调心血管活动与机体其他功能之间的关系方面，使机体的生理活动能够协调进行。

（三）心血管反射

颈动脉窦和主动脉弓压力感受反射（窦－弓反射）是调节心血管活动、稳定血压快速波动的重要神经反射。

1. 压力感受器　压力感受器反射的感受器位于颈动脉窦和主动脉弓血管外膜下的感觉神经末梢，分别称为颈动脉窦压力感受器和主动脉弓压力感受器（图 9-5-1）。当动脉血压升高时，动脉管壁的牵张程度增大，压力感受器发放的神经冲动增多。压力感受器的传入冲动频率与动脉管壁的扩张程度成正比。

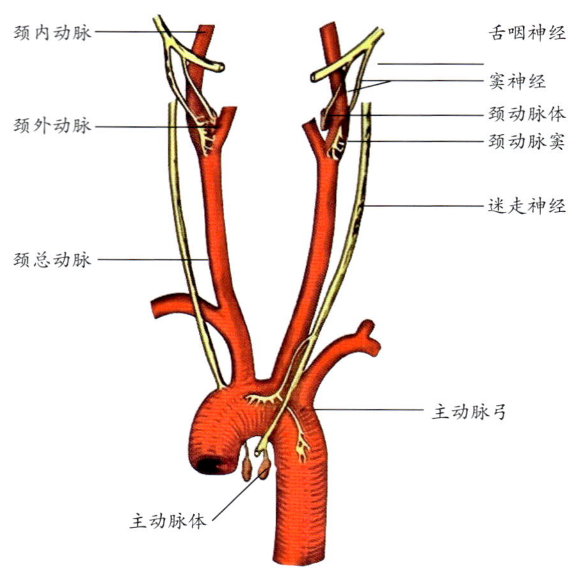

图 9-5-1　颈动脉窦、主动脉弓压力感受器和化学感受器

2. 传入神经　颈动脉窦压力感受器的传入神经是窦神经，它上行时加入舌咽神经；主动脉弓压力感受器的传入神经是主动脉神经，走行于迷走神经内，它们都首先到达延髓的孤束核，然后再投射到心迷走中枢、心交感中枢和缩血管中枢。

3. 反射过程　当动脉血压升高时，压力感受器的传入冲动增多，窦神经和主动脉神经的传入冲动也相应增多。通过中枢机制，使心迷走紧张加强，心交感紧张和交感缩血管紧张减弱，其效应为心率减慢、心肌收缩力减弱、心输出量减少、外周阻力降低，从而导致动脉血压下降；反之，当动脉血压降低时，压力感受器的传入冲动减少，使心迷走紧张减弱，心交感紧张和交感缩血管紧张加强，导致心率加快、心肌收缩力增强、心输出量增加、外周阻力增高，血压回升。可见，降压反射对动脉血压具有双向调节作用。

4. 压力感受器反射　压力感受器反射是一种负反馈调节，其意义在于当机体的血压发生变化时，能够快速进行调节，保持动脉血压的相对稳定。

二、体液调节

（一）肾上腺素和去甲肾上腺素

肾上腺素和去甲肾上腺素在化学结构上都属于儿茶酚胺。循环血液中的肾上腺素和去甲肾上腺素主要来自肾上腺髓质的分泌，其中肾上腺素约占 80%，去甲肾上腺素约占 20%。

1. 肾上腺素

（1）对心脏的作用：肾上腺素与心肌细胞膜上的 β 受体结合，使心脏活动增强，表现为心率加快、心肌收缩力增强、心肌兴奋传导速度加快，从而使心输出量增加。

（2）对血管的作用：肾上腺素对血管的影响取决于血管平滑肌上 α 和 β 肾上腺素受体的分布情况。在皮肤、胃肠道、肾的血管平滑肌中，α 受体较为丰富，肾上腺素与这些部位的 α 受体结合，会导致这些器官的血管收缩；而在骨骼肌、肝脏以及冠状动脉血管中，β_2 受体占主要地位，肾上腺素与这些部位的 β 受体结合，会使这些血管舒张。小剂量的肾上腺素通常主要表现为 β_2 受体兴奋的效应，引起骨骼肌和肝脏血管舒张，这种舒张血管的作用超过了肾上腺素对其他部位血管的收缩作用，最终导致血管的总外周阻力下降；大剂量的肾上腺素则主要表现为 α 受体的兴奋，引起体内血管广泛收缩，导致总外周阻力升高。

2. 去甲肾上腺素

（1）对心脏的作用：去甲肾上腺素与心肌的 β 受体结合，增强心脏活动。这种作用在离体心脏表现明显，但对在体心脏不明显。

（2）对血管的作用：静脉注射去甲肾上腺素会导致全身血管广泛收缩，增加外周阻力和血压。这是因为去甲肾上腺素可与 α 受体结合，也可与心肌上的 β 受体结合，但与 β_2受体的结合能力较弱。由于去甲肾上腺素有强烈的收缩血管和升高血压的作用，会增强压力感受器的反射活动，减弱心脏活动。因此，临床上常用肾上腺素进行强心治疗，而用去甲肾上腺素的收缩血管作用。

（二）肾素－血管紧张素系统

肾素－血管紧张素系统（renin-angiotensin system，RAS）是人体重要的体液调节系统，广泛存在于心肌、血管平滑肌、骨骼肌、脑、肾等多种器官组织中，对血压的调节以及心血管系统的正常发育、心血管功能稳态、电解质和体液平衡的维持等均具有重要作用。

肾素是由肾脏近球细胞分泌的一种酸性蛋白酶，经肾静脉进入血液循环。当交感神经兴奋、肾血流量减少或血浆中 Na^+ 浓度降低时可使肾素分泌增多。血管紧张素原主要来源于肝脏，在肾素作用下水解产生十肽的血管紧张素Ⅰ（AngⅠ），AngⅠ在血浆或组织中，特别是肺循环血管内皮表面存在血管紧张素转换酶作用下水解为八肽的血管紧张素Ⅱ（AngⅡ），AngⅡ在血液中氨基肽酶的作用下转变成为血管紧张素Ⅲ（Ang Ⅲ）。

3 种血管紧张素中，AngⅠ不稳定，不具有明显活性，以 AngⅡ对心血管系统的影响最明显，其主要生理作用有：①使全身小动脉和微动脉收缩，增加外周阻力，升高血压，也可使静脉收缩，增加回心血量；②作用于交感神经末梢上的血管紧张素受体，使交感神经末梢释放更多的去甲肾上腺素；③强烈刺激肾上腺皮质球状带细胞合成和释放醛固酮，促进肾小管和集合管对 Na^+ 和水的重吸收，增加细胞外液量；④增强交感缩血管紧张，同时引起口渴感，导致饮水行为。因此，肾素－血管紧张素系统对于动脉血压的长期调节具有重要的意义。AngⅢ的缩血管效应仅为 AngⅡ的 10%～20%，但有较强刺激肾上腺皮质球状带合成和释放醛固酮的作用。

肾素、血管紧张素和醛固酮三者关系密切，常被称为肾素－血管紧张素－醛固酮系统（RAAS）。在某些病理情况下，如失血、Na^+ 浓度降低时，RAAS 活动加强，对循环功能有重要调节作用。有些肾脏疾病引起肾素分泌增加是导致肾性高血压的重要原因之一，此时可服用血管紧张素转换酶抑制剂进行治疗。

（三）血管升压素

血管升压素由下丘脑视上核和室旁核的神经元合成。它能促进远曲小管和肾集合管对水的重吸收，减少尿量，又称为抗利尿激素（ADH）。血管升压素作用于血管平滑肌的相应受体，引起血管平滑肌收缩。血管升压素是已知的最强缩血管物质之一。在正常情况下，当血浆中的血管升压素浓度升高时，首先会出现抗利尿效应。只有当抗利尿激素的血浆浓度显著高于正常时，才会引起缩血管效应，引起血压升高。在禁水、失水、失血等情况下，血管升压素释放增加，对保留体内液体量和维持动脉血压起着重要作用。

（四）心房钠尿肽

心房钠尿肽（ANP）是由心房肌细胞合成和释放的一类多肽，其作用包括：①显著增加肾脏的排钠和排水作用；②使血管舒张，降低外周阻力，减少心搏出量，减慢心率，降低血压；③抑制肾素－血管紧张素－醛固酮系统；④抑制血管升压素的合成和释放。

知识链接

直立性低血压

直立性低血压是一种常见疾病，其特点是站立时血压明显下降，并出现脑供血不足等症状。典型症状是站立位时头晕、视野狭窄、黑矇、疲劳、发抖，甚至晕厥。本病在老年人中常见，其患病率与年龄及躯体基础疾病有关，个体差异大。

直立性低血压是因为站立时重力原因，导致下肢血管贮血增多，回心血量减少，心输出量减少，上身血压下降，出现低血压。直立性低血压的治疗目标是减轻症状，改善生活质量，减少跌倒和晕厥的发生。

直立性低血压的治疗措施有一般治疗和药物治疗。病因明确者应尽快去除病因，非神经源性直立性低血压患者多在病因去除后症状消除。没有症状者可不进行治疗，但需要密切观察。直立性低血压早期调整体位即有效，例如，平卧时适当抬高头部；穿弹力紧身衣裤和弹力长袜以减少病人直立时静脉回流的淤积；起床或下地时动作应缓慢，双下肢活动片刻后再缓慢起立，可减轻发作；避免长时间站立或暴露于炎热的环境或长时间热水淋浴；患者应慎用影响血压的药。

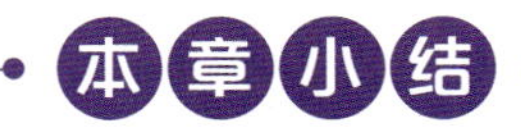

本章小结

脉管系统由心血管系统和淋巴系统组成。心血管系统由心、动脉、毛细血管和静脉组成，其内流动着血液。心脏是推动血液流动的动力器官，依靠规律性收缩、舒张交替活动完成其泵血功能。心房、心室能不停地进行有顺序的、协调的收缩与舒张相交替的活动，是由心肌细胞动作电位的规律性发生与扩布而引起的。动脉血压是心血管功能活动的重要指标，正常的血压才能保证各组织器官血液供应。循环系统中有足够的血液充盈是形成血压的前提条件；心室收缩和外周阻力是形成动脉血压的两大要素；大动脉弹性起到使血液连续流动和缓冲动脉血压的作用。中心静脉压决定心室收缩射血能力和静脉回心血量。微动脉与微静脉之间微血管中的血液循环组成微循环，基本功能是进行血液和组织之间的物质交换。淋巴系统由淋巴管道、淋巴器官和淋巴组织构成，淋巴管是静脉的辅助管道，淋巴液沿淋巴管道向心流动，最后汇入静脉回到心脏。

思考与练习

1. 简述肺循环和体循环的途径。
2. 简述心的位置，以及心腔内保证血液定向流动的结构。
3. 简述肝门静脉的收集范围及其属支。
4. 影响心输出量的因素有哪些？
5. 影响组织液的生成和回流的因素有哪些？
6. 为什么人由长时间的蹲坐位或平卧位突然变为立位时会感到头晕？

（盛胜兰、杨弘道）

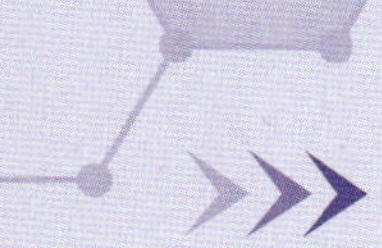

第十章 泌尿系统

学习目标

1. 素质目标：具有敬畏生命、无私奉献的精神。

2. 知识目标：掌握泌尿系统的组成，肾脏的形态和位置，输尿管的位置及生理性狭窄的部位，膀胱的位置和形态；熟悉肾脏的构造，肾被膜的分层，膀胱三角的概念和特点，女性尿道的位置、特点及开口的部位，以及尿液的生成和排出过程，尿液的浓缩稀释作用和机制。

3. 能力目标：能描述泌尿系统的结构和功能；能解释泌尿系统疾病发生的常见原因。

案例导学

患者，女，39 岁。1 年前，患者左侧腰部突然阵发性剧痛，并向同侧下腹、会阴部放射。疼痛发作剧烈时会辗转反侧、大汗淋漓。患者 1 年内发作多次，使用解痉镇痛药物后疼痛缓解。查体：左侧肾区压痛明显，有叩击痛，其余正常。临床诊断：左输尿管结石。

请思考： 1. 肾区的体表位置在哪里？

2. 结石易嵌顿在输尿管的哪些部位？

泌尿系统（urinary system）由肾、输尿管、膀胱和尿道 4 部分组成（图 10-0-1）。尿液由肾脏生成，经输尿管运输至膀胱贮存，再由尿道排出体外。

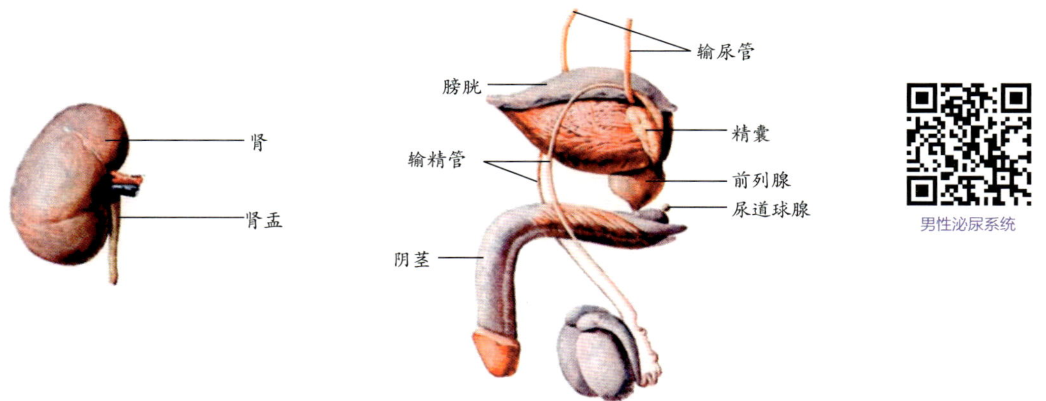

图 10-0-1 男性泌尿系统概观

第一节 概 述

通过尿液的生成，肾脏可代谢机体的某些废物及多余的无机盐、水分等，从而调节水、电解质和酸碱平衡，对维持机体内环境的相对稳定起重要的作用。此外，肾还有内分泌功能，其分泌的激素主要包括：①促红细胞生成素，促进骨髓红细胞生成；② 1,25-(OH)$_2$-D$_3$ 调节钙的吸收和血 Ca^{2+} 水平；③合成分泌肾素调节血压；④生成激肽、前列腺素，参与局部或全身血管活动的调节。肾也参与激素代谢的调节，如胰岛素、甲状旁腺激素、胰高血糖素、生长激素、降钙素等许多激素均在肾近端小管降解和清除。当肾功能不全时，这些激素的生物半衰期明显延长，导致在体内蓄积，并引起代谢紊乱。

知识链接

肾损伤

肾损伤是指肾脏功能受到损害，导致尿液排泄、调节水盐酸碱平衡和代谢产物排泄等功能受到影响的疾病。肾损伤的临床表现较为明显，包括尿量减少、尿液颜色深、蛋白尿、血尿、水肿、高血压等症状。

第二节 肾的形态结构和血液循环

一、肾的位置和形态

（一）肾的形态

肾（kindey）是实质性器官，形似蚕豆，左、右各一，表面光滑，呈红褐色。一侧肾重 130 ~ 150 g。肾可分为上下两端、前后两面、内外两缘（图 10-2-1）。内侧缘中央向内凹陷称为肾门，有肾的血管、淋巴管、神经等组织出入。出入肾门的结构被结缔组织包裹称为肾蒂，肾蒂中主要结构的排列关系由前向后依次为肾静脉、肾动脉和肾盂，由上向下依次为肾动脉、肾静脉和肾盂。肾门深入到肾实质之间的不规则腔隙称为肾窦，容纳肾盂、肾小盏、肾大盏、肾血管、淋巴管、神经及脂肪组织。肾的前面较凸，朝向前外侧，后面扁平，紧贴腹后壁。肾的上、下两端均钝圆，上端宽而薄，下端窄而厚。

（二）肾的位置

肾是腹膜外位器官，位于脊柱两侧，紧贴腹后壁稍上部（图 10-2-2）。左肾上端约平第 11 胸椎下缘，下端约平第 2 腰椎下缘，第 12 肋斜过左肾后面的中部，右肾较左肾低半个椎体，第 12 肋斜过右肾后面的上部。两肾上端距离较两肾下端距离近。在成年人，肾门约平对第 1 腰椎椎体，距正中线约 5 cm。肾门在腰背部的体表投影位于竖脊肌外侧缘与第 12 肋的夹角处，此处称为肾区（renal region），又称为肋脊角。临床上，叩击或触压肾病患者的肾区时，可引起患者疼痛。

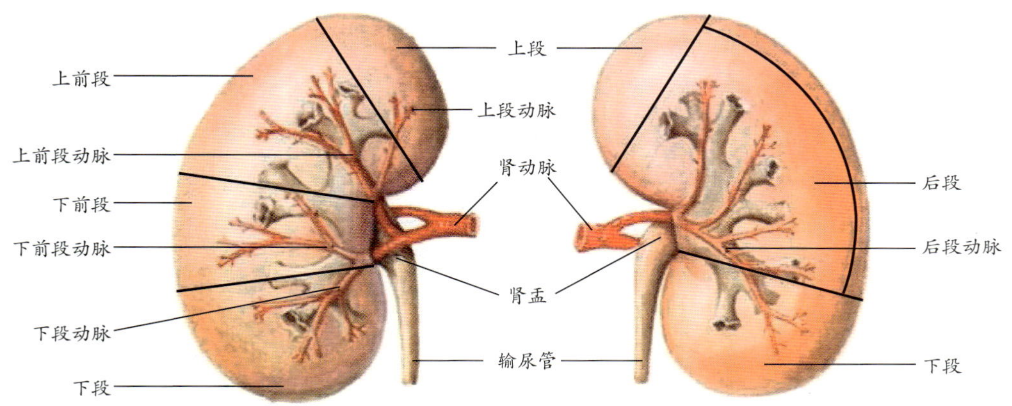

图 10-2-1　肾的前面观、后面观

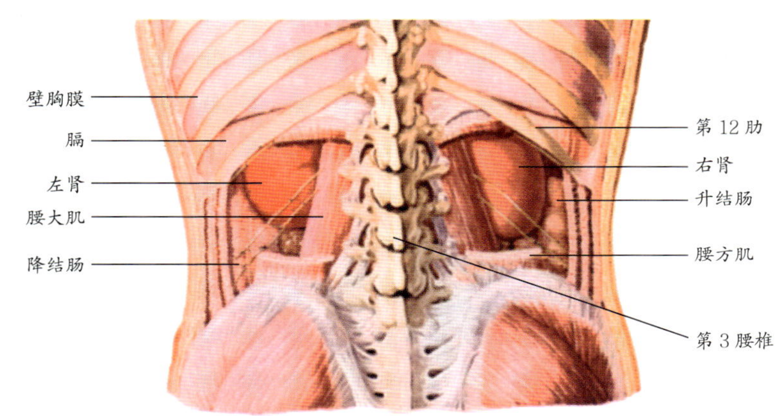

图 10-2-2　肾的位置

知识链接

肾区叩击痛

患者有肾炎、肾盂肾炎、肾结石及肾周围炎时，肾区可有不同程度的叩击痛，疼痛多表现为局部胀痛，其发生机制可能为炎症、结石等因素使肾盂、输尿管内张力增高或肾包膜受到牵张刺激所致。

二、肾的结构

（一）肾的被膜

肾的表面由内向外依次有纤维囊、脂肪囊、肾筋膜 3 层（图 10-2-3）。

纤维囊紧贴于肾实质表面，由致密结缔组织膜和少量的弹性纤维构成。该膜与肾实质连接疏松，易于剥离，若剥离困难则提示可能为病理状态。肾破裂修补术或肾部分切除术，应缝合此膜。

脂肪囊又称为肾床，是指包裹在纤维囊外周的脂肪组织层，对肾起到支持和保护作用。临床上行肾囊封闭时，药物即注入该层。

肾筋膜位于脂肪囊的外层，包裹肾和肾上腺。由致密的结缔组织构成，分前、后两层。两层在肾的外侧相互移行，在肾上腺的上方相互融合，而在肾的下方两层是分离的，其间有输尿管通过。肾筋膜为肾的主要固定结构。

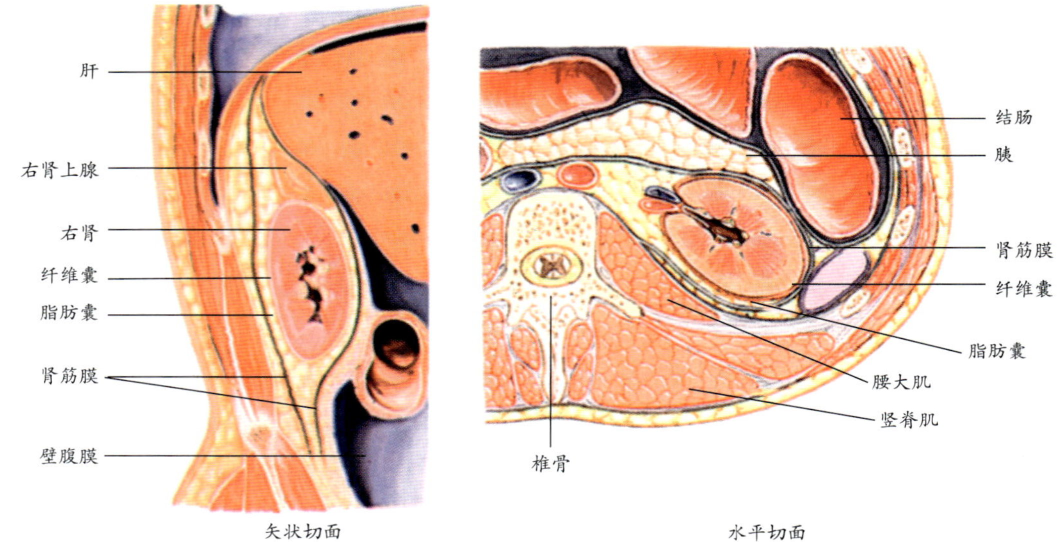

图 10-2-3 右肾的矢状切面、水平切面

知识链接

肾下垂

肾下垂与多种因素相关，如肾窝浅、肾蒂长、肾周脂肪减少、慢性咳嗽引起的腹压增加、分娩引起的腹压突然减小、久坐或久站等。肾下垂后可牵拉肾血管，严重者甚至造成肾血管扭曲、肾供血障碍，从而引起肾绞痛、血尿、蛋白尿，甚至无尿。

（二）肾的大体结构

在肾的冠状切面上，肾实质可以分为表层的肾皮质和深层的肾髓质（图 10-2-4）。

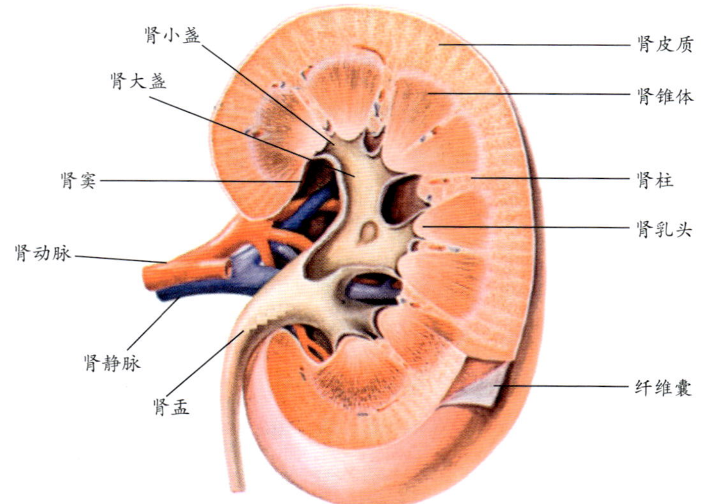

图 10-2-4 肾的矢状切面

肾皮质位于肾实质表层，富含血管，新鲜时呈红褐色，由肾单位组成，每个肾单位由肾小体和肾小管所构成。部分皮质伸展至髓质锥体间，称为肾柱。

肾髓质位于肾皮质的深面，血管较少，色淡红，为 15 ～ 20 个肾锥体所构成。肾锥体在切面上呈圆锥形，底部向肾凸面，尖端向肾门称为肾乳头。每个肾有 7 ～ 12 个肾乳头，在肾乳头上方有许多乳头管的开口称为乳头孔，每 1 ～ 3 个肾乳头被漏斗状的肾小盏包绕，相邻 2 ～ 3 个肾小盏合成一个肾大盏，每个肾有 2 ～ 3 个肾大盏，肾大盏再集合成扁漏斗状的肾盂（renal pelvis）。肾盂出肾门后逐渐变窄，移行为输尿管。

（三）肾的组织结构

肾实质中有大量的泌尿小管，是形成尿的结构，包括肾单位和集合小管两部分（图 10-2-5）。

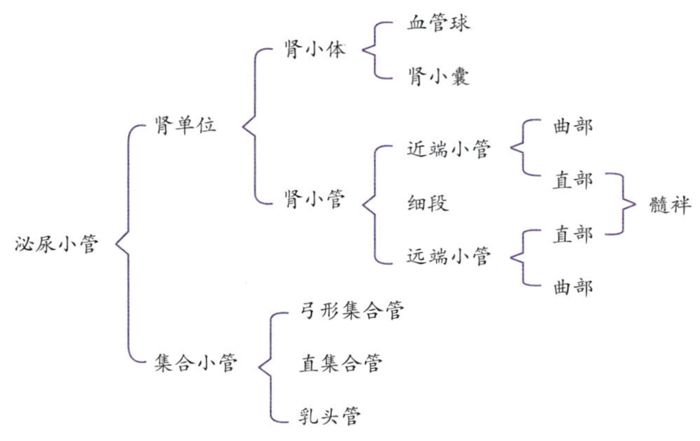

图 10-2-5　泌尿小管的组成

1. 肾单位　肾单位由肾小体和肾小管组成，是肾的结构和功能的基本单位。每侧肾脏约有 100 万个肾单位。根据肾小体在皮质中的位置不同，将肾单位分为皮质肾单位和近髓肾单位（图 10-2-6）。皮质肾单位主要分布在肾的外皮质层和中皮质层，占肾单位总数的 85% ～ 90%，主要在尿液的滤过中发挥作用。近髓肾单位分布在靠近肾髓质的内皮质层，占肾单位总数的 10% ～ 15%，与尿液的浓缩、稀释密切相关。

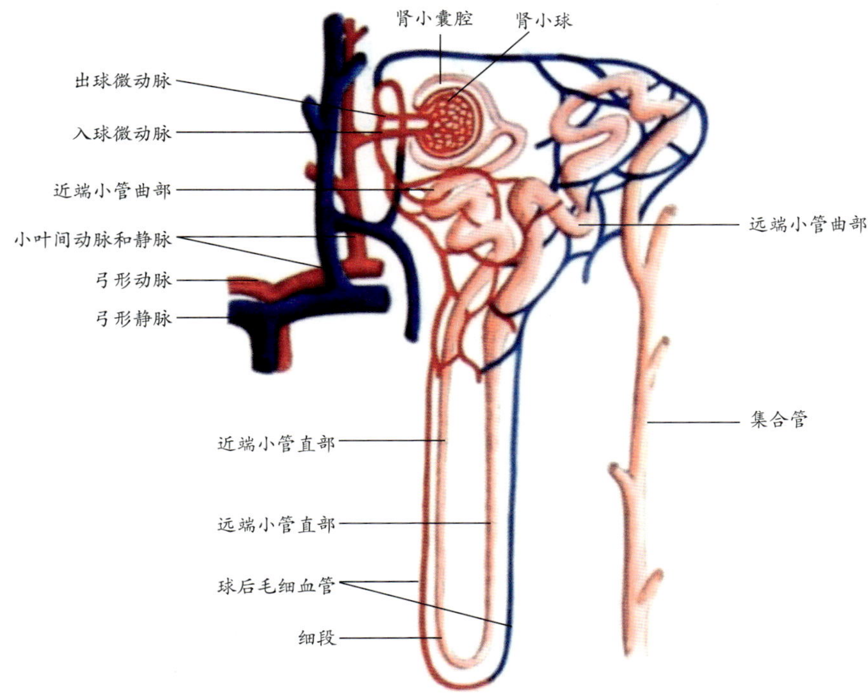

图 10-2-6　肾单位示意图

肾单位

（1）肾小体：位于肾皮质内，呈球形，由肾小球与肾小囊两部分组成。肾小球是一个动脉性毛细血管盘曲而成的血管球，其两端分别与入球小动脉和出球小动脉相连。肾小管起始部膨大并凹陷而成的杯状双层囊称为肾小囊，由脏、壁两层上皮细胞形成。两层上皮之间的狭窄腔隙称为肾小囊腔，与近端小管管腔相通（图 10-2-7）。肾小囊外层称为壁层，与近曲小管上皮相连。内层称为脏层，由体积较大的足细胞构成，紧贴在肾小球毛细血管壁上，足细胞的足突与肾小球毛细血管内皮细胞及基膜构成滤过膜（滤过屏障）（图 10-2-8），滤过膜对血浆有选择性通透作用，包括分子大小选择和电荷选择。若滤过膜受到破坏，血浆中的大分子物质，如蛋白质甚至红细胞可经过滤过膜漏出，形成蛋白尿或血尿。

（2）肾小管：长 30 ～ 50 mm，由近侧端向远侧端依次分为近端小管、细段和远端小管 3 部。近端小管和远端小管分为曲部和直部，管壁均由单层立方上皮细胞构成。细段管径细，管壁薄，由单层扁平上皮细胞构成。近端小管直部、细段、远端小管直部呈“U”字形，合称为髓袢或肾单位袢（图 10-2-9）。

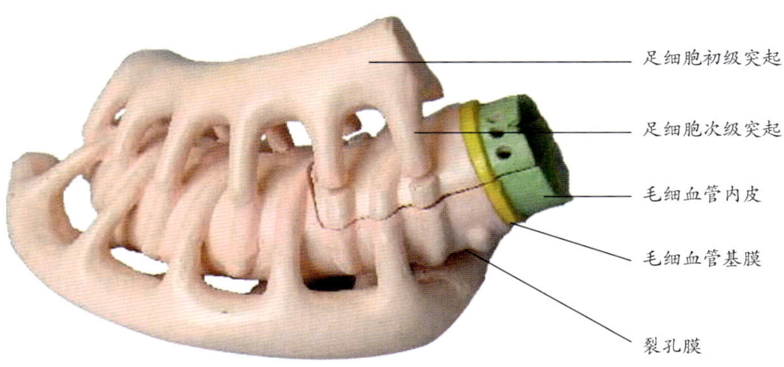

图 10-2-7　肾小体结构

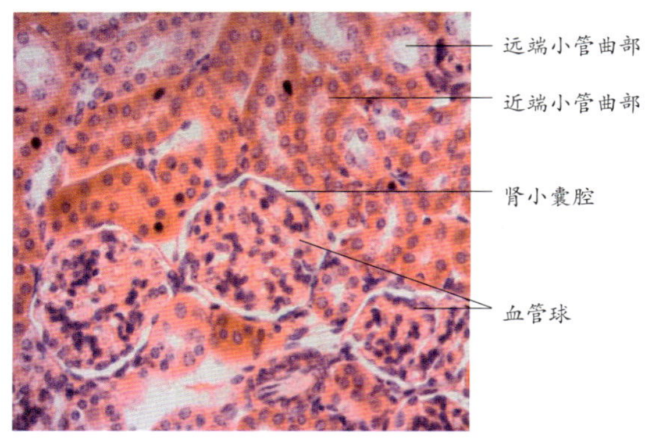

图 10-2-8　滤过膜结构模式图

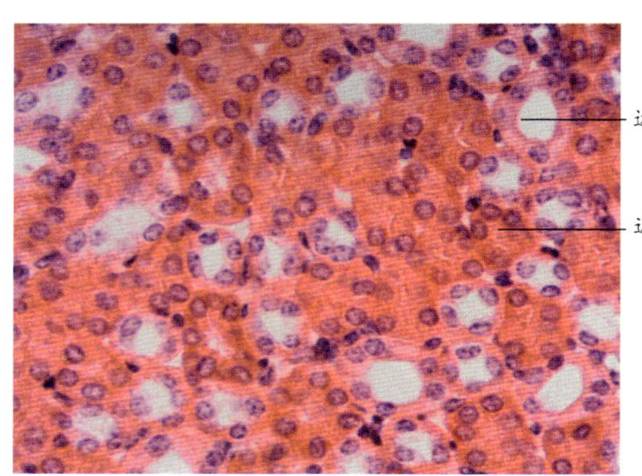

图 10-2-9　肾小管镜下观

2. 集合管

集合管是由皮质走向髓质锥体乳头孔的小管，每一集合管沿途接受远曲小管，管径逐渐变大，管壁逐渐变厚，管壁由立方或柱状上皮构成。许多集合管汇入乳头管，最后形成的尿液汇入肾盏。集合管在尿液的浓缩过程中起重要作用。

（四）球旁复合体

球旁复合体又称为球旁器，由球旁细胞、致密斑和球外系膜细胞等组成（图 10-2-10）。

（1）球旁细胞：又称为颗粒细胞，是入球小动脉靠近血管极处，由中膜平滑肌细胞特化而成的上皮样细胞。功能是分泌肾素，肾素在血液内经过一系列生化反应，可使血压增高。

（2）致密斑：远曲小管近血管极一侧的管壁上皮细胞特化而成的椭圆形结构。致密斑是一种离子感受器，能感受远曲小管内 Na^+ 浓度，当 Na^+ 浓度降低时，将信息传给球旁细胞，促进球旁细胞分泌肾素。

（3）球外系膜细胞：又称为极垫细胞，位于入球小动脉、出球小动脉和致密斑之间的三角形区域内，起信息传递作用。

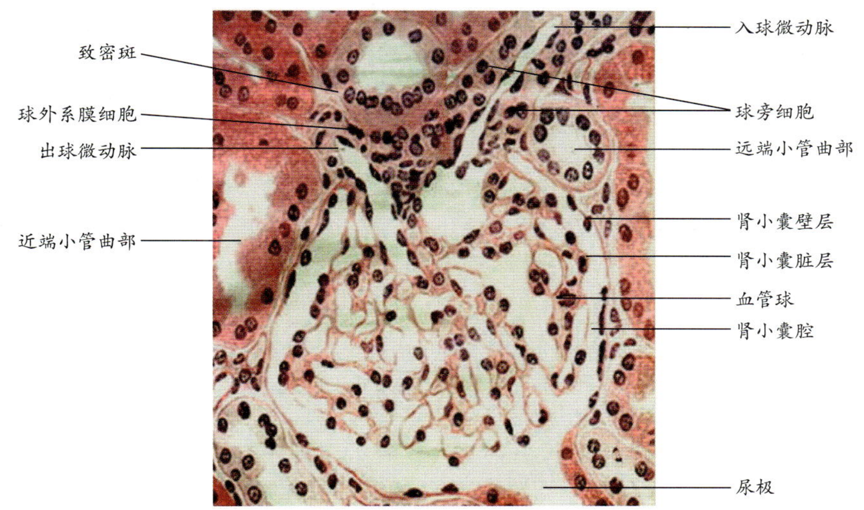

图 10-2-10 球旁器

三、肾的血液循环

血液从肾动脉进入肾脏，经过入球和出球小动脉后汇合成静脉，最终通过肾静脉到达下腔静脉。在这个过程中，肾脏的血液循环具有一些特殊特点：①肾脏的血液循环量相对较大，占心输出量的20%～25%，使肾脏能够有效地过滤血液，清除体内的代谢废物和多余水分；②肾小球内的血压较高，约为主动脉平均压力的40%，这种高压环境有助于血浆中的水分和溶质从肾小球滤过进入肾小囊；③在入球和出球小动脉之间，形成肾小球的毛细血管网，这些毛细血管网有助于将毒素和代谢废物排出体外，随后汇入肾小管毛细血管网，血液再通过小叶间静脉、弓形静脉和叶间静脉，最终到达肾静脉。

此外，肾内血管通路中形成两次毛细血管网，即血管球毛细血管网和球后毛细血管网。由于血流经血管球时大量水分被滤出，分布在肾小管周围的球后毛细血管内血液的胶体渗透压较高，有助于肾小管上皮细胞重吸收的物质进入血流。

总的来说，肾的血液循环是一个复杂而高效的过程，它确保了肾脏能够正常执行其过滤和排泄功能，从而维持体内环境的稳定。

第三节 肾的泌尿功能

一、尿液的生成过程

尿液生成的基本过程包括肾小球滤过、肾小管和集合管重吸收、肾小管和集合管分泌与排泄。

（一）肾小球滤过

1. 原尿的形成 当血液流经肾小球毛细血管时，血浆中的水分、无机离子和小分子溶质通过滤过膜滤入肾小囊腔形成肾小球滤液，即原尿。滤液除含有极少量蛋白质外，其余各种成分的浓度、渗透压和酸碱度都与血浆接近。而血细胞和大分子血浆蛋白不能滤入肾小囊腔，仍存留于血液中。

单位时间内两侧肾所生成的原尿量（或超滤液量）称为肾小球滤过率（GFR），正常成人约为125 mL/min。肾小球滤过率与每分钟肾血浆流量的比值称为滤过分数。每分钟肾血浆流量约660 mL，故滤过分数为（125/660）×100%＝19%，即约有1/5的流经肾的血浆由肾小球滤入肾小囊腔形成了原尿。肾小球滤过率和滤过分数是检测肾功能的重要指标。

2. 肾小球有效滤过压　肾小球的有效滤过压是指肾小球的滤过动力。在尿液生成过程中，动力包括肾小球毛细血管血压和肾小囊内超滤液胶体渗透压，阻力包括肾小球毛细血管内的血浆胶体渗透压和肾小囊内的静水压。

肾小球有效滤过压＝（肾小球毛细血管血压＋囊内胶体渗透压）－（血浆胶体渗透压＋肾小囊静水压）

在血液流向出球小动脉的过程中，由于水分和晶体物质不断被滤出，使血液中的血浆蛋白浓度相对增加，血浆胶体渗透压逐渐升高，有效滤过压则逐渐下降。当有效滤过压下降到0时，滤过便停止（图10-3-1）。

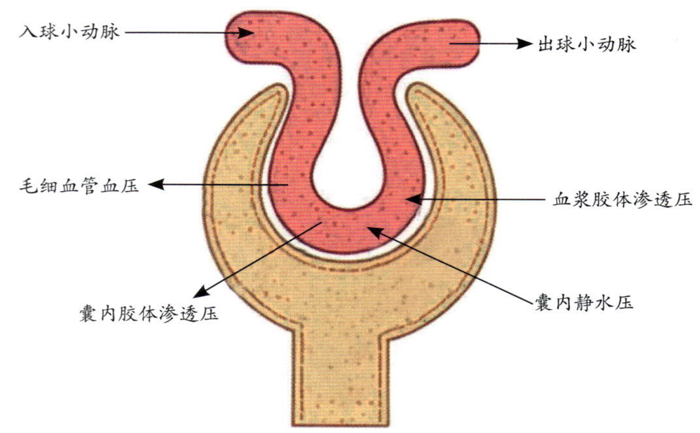

图10-3-1　有效滤过压模式图

（二）肾小管和集合管重吸收

当原尿流经肾小管和集合管时，小管液中的物质会通过小管上皮细胞进入管周毛细血管。肾小管和集合管各段重吸收物质的种类和数量不同，以近端小管重吸收能力最强。原尿中的大约67%的Na^+、Cl^-、K^+和水，85%的HCO_3^-，以及全部的葡萄糖、氨基酸都在近端小管被重吸收。

1.Na^+、K^+、Cl^-的重吸收　小管液中的Na^+99%以上被重吸收，近曲小管前半段通过Na^+-H^+逆向交换对Na^+进行主动重吸收。

髓袢升支粗段中Na^+跨管腔膜的迁移是通过Na^+-K^+-$2Cl^-$同向转运体（NKCC2）介导的（图10-3-2），即同向转运1个Na^+、1个K^+和2个Cl^-。管腔膜上这种同向转运体驱动K^+和Cl^-逆浓度梯度进入细胞。

2. 水的重吸收　原尿中的水约99%被重吸收，仅1%被排出。其中65%～70%在近端小管被重吸收。在近端小管和髓袢降支细段，水伴随溶质的吸收而被被动重吸收，这部分水的重吸收与体内是否缺水无关，水的重吸收比率固定，不参与机体对水的调节，称为必然性重吸收。在远端小管和集合管，在血管升压素的作用下，水的重吸收量随机体水分的多少改变较大，称为调节性重吸收，对机体水平衡的调节具有重要意义。

3. HCO_3^-的重吸收　正常成年人每日从肾小球滤出的HCO_3^-约为300 g，而由终尿排出的仅为0.3 g。HCO_3^-的重吸收是以CO_2的形式进行的，且与小管上皮细胞管腔膜的Na^+-H^+交换关系密切（图10-3-3）。小管液中的HCO_3^-与小管上皮细胞分泌的H^+结合生成H_2CO_3，在碳酸酐酶催化作用下又很快解离成CO_2和水，CO_2很快以单纯扩散的方式进入上皮细胞，并和水在碳酸酐酶的催化下形成H_2CO_3，进而解离成H^+和HCO_3^-。H^+通过Na^+-H^+逆向转运进入小管液，而HCO_3^-则与Na^+一起被转运回血。

肾脏通过重吸收 HCO_3^- 和分泌 H^+，在维持机体的酸碱平衡中起重要作用。

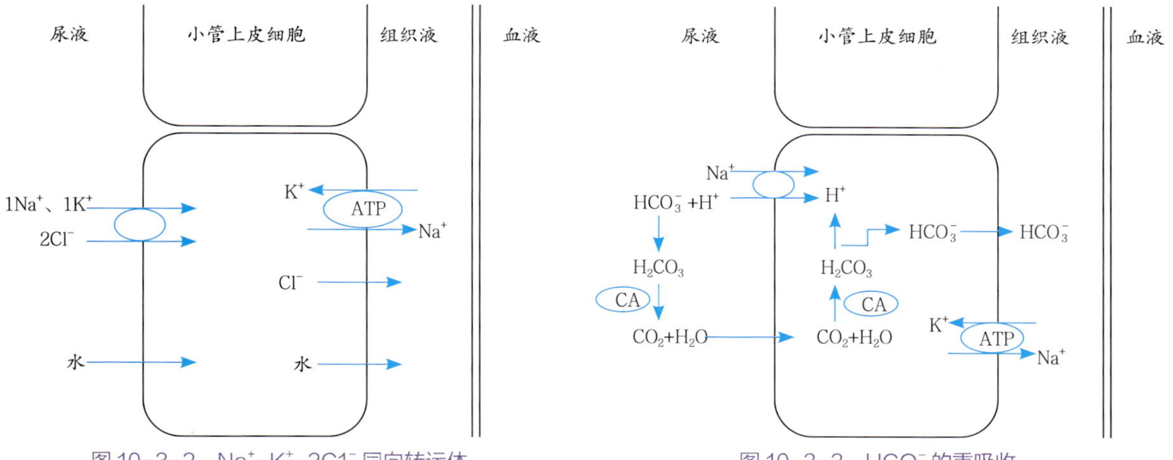

图 10-3-2　Na^+-K^+-$2Cl^-$ 同向转运体　　图 10-3-3　HCO_3^- 的重吸收

4. 葡萄糖的重吸收　原尿中滤过的葡萄糖均在近端小管被重吸收。近曲小管在重吸收 Na^+ 的同时，通过 Na^+- 葡萄糖和 Na^+- 氨基酸同向转运体与葡萄糖、氨基酸共同转运，在 Na^+ 顺电 - 化学梯度进入细胞的同时，也将葡萄糖和氨基酸转运入细胞内。近端小管对葡萄糖的重吸收有一定限度，当血浆葡萄糖浓度超过 8.96 ～ 10.08 mmol/L 时，近端小管对葡萄糖的重吸收达到极限，尿中开始出现葡萄糖，此时的血糖浓度即为肾糖阈。

（三）肾小管和集合管分泌

肾小管和集合管上皮细胞将代谢产物或血液中的某些物质排入小管液中的过程称为分泌。主要包括泌 H^+、泌 K^+、泌 NH_3，还可将血浆中的其他物质如肌酐、对氨基马尿酸等排入管腔。此外，进入体内的某些物质如青霉素、酚红等，也主要通过肾小管排泄。以上这些物质的排泄大多在近端小管进行。

1. H^+ 的分泌　H^+ 的分泌主要是在近端小管，通过 Na^+-H^+ 交换分泌 H^+，促进 $NaHCO_3$ 的重吸收。远曲小管和集合管的上皮细胞则以主动转运的方式分泌 H^+。

H^+ 的分泌可实现肾脏排酸保碱的功能，同时酸化尿液，增加尿液中的酸度，也可促进氨的分泌。

2. K^+ 的分泌　当远端小管和集合管上皮细胞内的 K^+ 浓度较高时，K^+ 可顺化学梯度通过 K^+ 通道进入小管液。K^+ 的分泌与 Na^+ 的主动重吸收密切联系，通过小管液上皮细胞 Na^+-K^+ 逆向交换，重吸收 Na^+ 的同时，K^+ 被分泌到小管液内。Na^+-K^+ 交换和 Na^+-H^+ 交换具有竞争性抑制。当发生酸中毒时，小管液中的 H^+ 浓度增高，Na^+-H^+ 交换加强，而 Na^+-K^+ 交换则受抑制，可造成血 K^+ 浓度升高。反之，碱中毒时，可造成血 K^+ 浓度降低。

3. NH_3 的分泌　小管上皮细胞内谷氨酰胺的脱氨反应产生 NH_3。NH_3 能自由通过细胞膜扩散入小管液中，与 H^+ 结合形成 NH_4^+，生成的铵盐随尿排出。NH_4^+ 的生成降低了小管液中 H^+ 的浓度，有利于 H^+ 的进一步分泌，而 H^+ 的分泌又可促进 Na^+ 和 HCO_3^- 的重吸收。因此，NH_3 的分泌既可促进 H^+ 的分泌，又可促进 Na^+ 和 HCO_3^- 的重吸收，有利于实现肾的排酸保碱功能。

二、尿液的稀释和浓缩

尿液的浓缩与稀释主要靠髓袢“U”形管的逆流倍增机制和髓质渗透压梯度完成。在“U”形管的降部，水分随着渗透压梯度被逐渐转运至间质，而 Na^+ 和 Cl^- 不被通透，管腔内 Na^+ 和 Cl^- 浓度逐渐升高，渗透压逐渐升高，底端达到最高。而在“U”形管升部，随着 Na^+ 和 Cl^- 被转运至间质而水分子不被通透，管腔内渗透压逐渐降低。当低渗的小管液流经远曲小管和集合管时，Na^+、Cl^- 继续被重吸收。水的重吸收则受抗利尿激素（ADH）的调节，当 ADH 缺乏时，远曲小管和集合管管壁对水的通透性很低，水的重吸收减少，小管液的渗透压进一步降低，形成低渗尿，即尿液被稀释。当体内缺水、血浆被浓缩，ADH 释放增加时，管壁对水的通透性增加，小管液中的水被大量重吸收，形成高渗尿，即尿液被浓缩。

尿液浓缩与稀释的意义：①保证了原尿中大部分水分被重吸收：正常情况下，人体的原尿高达 150 L 左右，除部分水分被近端小管吸收外，通过尿液的浓缩与稀释过程使终尿仅为原尿的 1% 左右，从而保证了机体的水平衡；②通过尿液的浓缩与稀释，在绝大部分水分被重吸收的同时使滤过的代谢废物能被完全排出体外。

三、尿生成的调节

（一）自身调节

1. 肾血流量的自身调节　肾血流量的自身调节是指在不依赖外来神经和体液因素的条件下，动脉血压在 80 ～ 180 mmHg 范围内变化时，肾血流量保持不变，从而维持肾小球滤过率相对恒定。其生理意义是，当心血管功能发生变化时，可保持肾小球滤过功能的相对稳定。

2. 球管平衡　肾小球滤过率和肾小管重吸收量均可影响尿量的多少。近端小管对 Na^+ 和水的重吸收率总是占肾小球滤过率的 65% ～ 70%，这一现象称为球管平衡。当肾小球滤过量增多，近曲小管重吸收增加，反之则减少。球管平衡的生理意义在于保持尿量和尿钠的相对稳定。

3. 小管液的溶质浓度　肾小管液的溶质浓度增加，则小管液渗透压升高，不利于肾小管对水的重吸收，较多的水即随终尿排出，这种现象叫做渗透性利尿。临床上，糖尿病患者的多尿和静脉注入甘露醇利尿消肿作用，均属于渗透性利尿。

（二）神经调节

肾交感神经在肾脏内不仅支配肾血管，还支配肾小管上皮细胞和球旁细胞。

肾交感神经兴奋时，释放去甲肾上腺素（NE）作用于不同部位，调节尿液的生成：①肾脏血管平滑肌收缩（入球小动脉比出球小动脉收缩更明显），肾小球毛细血管血浆流量减少，毛细血管血压下降，肾小球滤过率下降，尿量减少；②促使球旁细胞释放肾素，并通过肾素 - 血管紧张素 - 醛固酮系统使醛固酮生成增多，增加远曲小管 Na^+ 的重吸收；③刺激近端小管和髓袢对 Na^+ 和水的重吸收。

（三）体液调节

1. 抗利尿激素　抗利尿激素（ADH）又称为血管升压素（VP），由位于下丘脑视上核和室旁核的神经内分泌细胞合成，沿下丘脑 - 垂体束的轴突被转运并储存在神经垂体中。在适宜的刺激作用下，VP 由神经垂体释放入血液。VP 可增加远曲小管和集合管对水的通透性，促使水的重吸收，使尿液浓缩，尿量减少。VP 的释放受血浆晶体渗透压和循环血量的影响。

血浆晶体渗透压升高时，如机体缺水（如大量发汗或严重的腹泻、呕吐等），刺激下丘脑的渗透压感受器，可引起 VP 释放增加，远曲小管和集合管对水的重吸收增加，尿量减少。反之，大量饮用清水后，VP 释放减少，肾小管和集合管对水的重吸收减少，排尿量增多。大量饮用清水后尿量增多的现象称为水利尿。

循环血量过多时，容量感受器受刺激，冲动经迷走神经传入下丘脑，抑制垂体释放 ADH，从而引起利尿。循环血量减少时，则发生相反的变化。

2. 肾素 - 血管紧张素 - 醛固酮系统　醛固酮主要作用于肾远曲小管和集合管的上皮细胞，增加 K^+ 的排泄和 Na^+、水的重吸收。其分泌主要受肾素 - 血管紧张素调节。

3. 心房钠尿肽　心房壁因血量过多，中心静脉压增高等因素受到牵拉刺激时，心房释放心房钠尿肽（ANP），有明显促进 Na^+ 和水排出的作用。

四、血浆清除率

两侧肾在单位时间（一般为每分钟）内能将一定毫升血浆中所含的某种物质完全清除，这个能完全清除某物质的血浆毫升数称为该物质的清除率。计算公式为

$$C=(U \times V)/P$$

式中，C 为清除率，mL/min；U 为尿中某物质的浓度，mg/mL；V 为每分钟尿量，mL/min；P 为血浆中某物质的浓度，mg/mL。

血浆清除率的生理意义：①测定肾小球滤过率。如果某一物质可经肾小球自由滤过而进入肾小管，既不被重吸收也不被分泌，那么此物质的血浆清除率就是 GFR。菊粉就是符合这个条件的物质。②推测肾小管的功能。通过对各种物质清除率的测定，可推测哪些物质能被肾小管净重吸收，哪些物质能被肾小管净分泌，从而推论肾小管对不同物质的转运功能。例如，葡萄糖可通过肾小球自由滤过，但其清除率几近于零，表明葡萄糖可全部被肾小管重吸收。③测定肾血浆流量。如果血浆中某一物质在流经肾脏后，肾静脉中其浓度接近于零，则表示血浆中该物质经肾小球滤过和肾小管、集合管转运后，从血浆中全部被清除。碘锐特或对氨基马尿酸的平均清除率可用来代表有效肾血浆流量。

第四节　尿的输送、贮存与排放

一、输尿管、膀胱和尿道的形态结构

（一）输尿管

输尿管（ureter）为一对细长的肌性管道，起自肾盂末端，终于膀胱，长 20 ～ 30 cm。全长有 3 处生理性狭窄：第一处狭窄位于肾盂和输尿管连接处；第二处狭窄位于小骨盆上口，也就是跨过髂血管处；第三处狭窄位于输尿管膀胱壁内段（图 10-4-1）。肾脏的结石掉入输尿管，结石沿输尿管移动，经常停留或者嵌顿于这 3 个生理狭窄处，引起肾积水和肾绞痛。

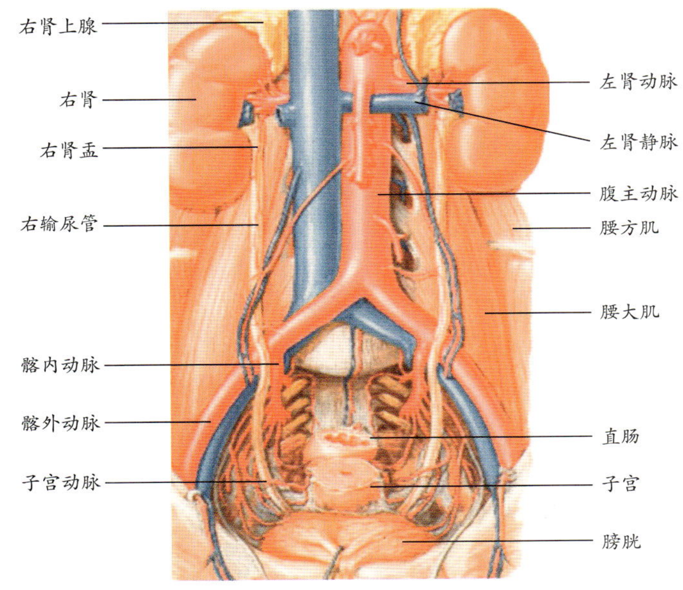

图 10-4-1　输尿管的位置

肾与输尿管

女性输尿管走行

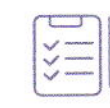

（二）膀胱

膀胱（urinary bladder）是一个储尿器官，空虚时呈锥体形，充盈时变为卵圆形，顶部可高出耻骨上缘。成人膀胱容量为 300 ～ 500 mL。膀胱底的内面有三角形区，称为膀胱三角，位于两输尿管口和尿道内口连线之间（图 10-4-2）。由于膀胱三角区缺少黏膜下层，黏膜平滑无皱襞，因此是膀胱结核和肿瘤易发生的部位。做膀胱镜检查时必须熟悉这些解剖位置，方能明确病变部位。

膀胱前面观

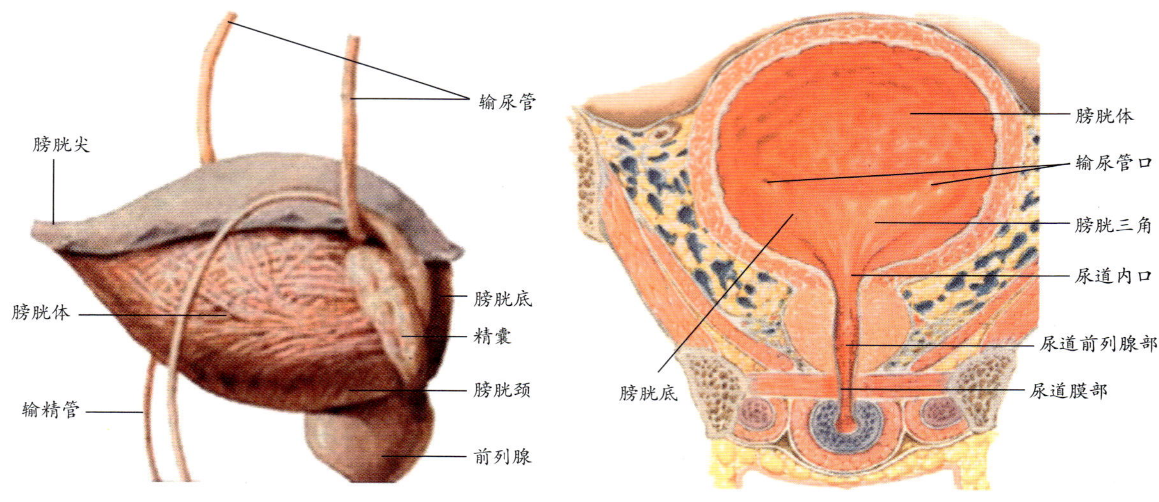

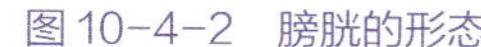

图 10-4-2　膀胱的形态

（三）尿道

尿道（urethra）是从膀胱通向体外的管道。男性尿道细长，约 18 cm，兼有排尿和排精功能（图 10-4-3）。女性尿道短宽直，长约 5 cm（图 10-4-4）。由于男女尿道结构不同，因此女性更易发生泌尿系统逆行感染。

男性盆腔正中矢状切面

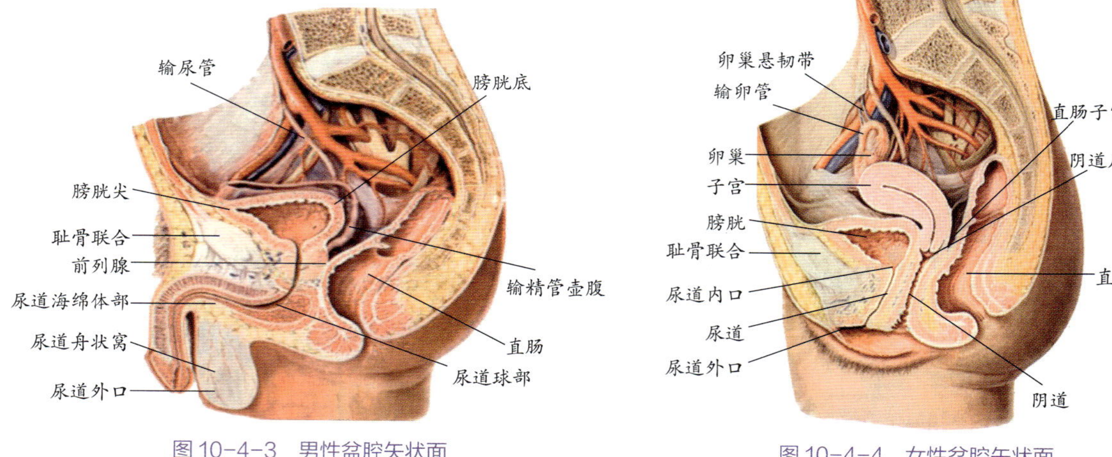

图 10-4-3　男性盆腔矢状面

图 10-4-4　女性盆腔矢状面

二、尿液及其排放

（一）尿液

1. 成分　尿液的主要成分是水，占总量的 96% ～ 97%，其他成分为尿素、尿酸、肌肝、氨等非蛋白氮化合物及硫酸盐等。

2. 尿量　正常人每昼夜排出的尿量为 1 000 ～ 2 000 mL，一般约为 1 500 mL。每昼夜尿量长期保持在 2 500 mL 以上的情况，称为多尿；每昼夜尿量为 100 ～ 500 mL 的，称为少尿；如果每天尿量不到 100 mL，称为无尿。

3. 颜色　正常尿液一般呈淡黄色或无色。当人体泌尿器官或其他系统出现问题时，尿液可出现不同颜色。

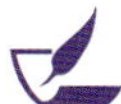

知识链接

尿液颜色异常

尿液的颜色与服用的药物、食用的食物及铅中毒有关。肝病患者的尿液常呈现黄褐色；尿路感染如泌尿系结石、肾肿瘤等时，尿液常呈现红色；酱油色一般出现在溶血性贫血的患者中；乳白色尿液多是因为出汗多没有及时喝水；丝虫病的感染，可有乳白色尿。另外，也有绿色、蓝色、紫色、黑色、粉色尿。

（二）尿液的排放

肾脏的尿生成是连续不断的，终尿经肾盂、输尿管流入膀胱内暂时储存。尿液储存达一定量时，能引起反射性排尿活动。膀胱的排尿活动受中枢神经系统的调节，并受意识控制。

1. 膀胱与尿道的神经支配　膀胱逼尿肌和尿道内括约肌受盆神经和腹下神经的支配。盆神经兴奋时可使膀胱逼尿肌收缩，尿道内括约肌舒张，促进排尿；腹下神经兴奋时可使膀胱逼尿肌舒张，尿道内括约肌收缩，阻止排尿。尿道外括约肌属于骨骼肌，由躯体神经的阴部神经支配，活动可受意识控制。

2. 排尿反射　排尿反射是一种正反馈作用。当膀胱尿量充盈到一定程度时（400 ～ 500 mL），膀胱壁的牵张感受器受刺激而兴奋，冲动沿盆神经传入，到达脊髓的排尿反射中枢，引起膀胱逼尿肌收缩，尿道内括约肌松弛。同时冲动还上传至大脑皮质，并产生排尿欲。当环境允许排尿时，由高级排尿中枢发出冲动到骶髓，引起排尿反射（图 10-4-5）。小儿大脑发育未完善，对初级中枢的控制能力较弱，因此，小儿排尿次数多，且易发生夜间遗尿现象。

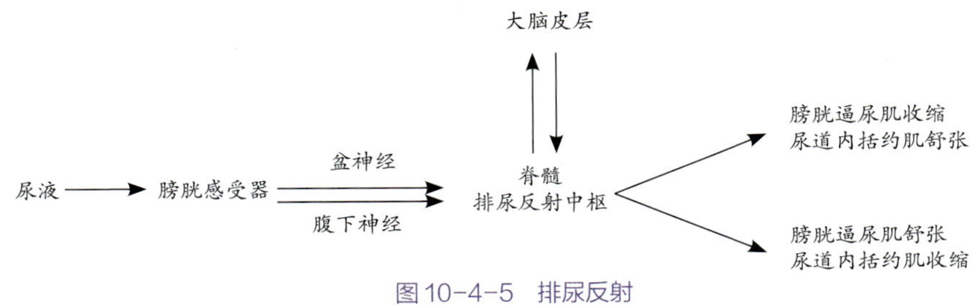

图 10-4-5　排尿反射

3. 排尿异常　如果排尿反射弧的任何一个部位受损，或骶段脊髓排尿中枢与高位中枢失去联系，都会导致排尿异常。如果支配膀胱的传出神经（盆神经）或骶段脊髓受损，排尿反射则不能发生，导致尿潴留。若高位脊髓受损，骶部排尿中枢的活动不能得到高位中枢的控制，此时可出现尿失禁。

杏林育英

生命延续，大爱无疆——器官捐献（肾移植）

2018 年 6 月，山东青岛某 4 岁小女孩因脑干占位性病变经医治无效后离世，父母将其 5 个器官捐献出来，通过器官移植手术，让 5 个家庭重新燃起希望。

随着器官移植技术、免疫基础研究及各种免疫抑制剂的发展，器官移植已成为临床治疗器官功能衰竭的有效和首选治疗手段。全世界每年有超过 70 000 个器官被移植。目前，终末期肾病的发病率在全球范围内呈不断增长的趋势，治疗的主要方式有血液透析、腹膜透析和肾移植，而前两种透析方式虽然有效，但是长期、昂贵的透析费用给患者及其家庭带来沉重的经济负担和生活质量下降。肾移植在患者的长期存活率及对患者健康的恢复能力上优于长期血液透析。

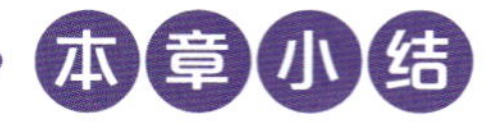

本章小结

泌尿系统由肾脏、输尿管、膀胱和尿道组成。该系统的主要功能是生成和排出尿液，调节水和电解质平衡，分泌生物活性物质。肾脏位于腹膜后间隙内，脊柱的两侧，尿液生成的基本结构和功能单位为肾单位，由肾小体和肾小管组成。肾小体包括肾小球和肾小囊。近曲小管是重吸收的主要部位，原尿中约 67% 的 Na^+、Cl^-、K^+ 和水，85% 的 HCO_3^-，以及全部的葡萄糖、氨基酸都在近端小管被重吸收。尿液出肾脏后经输尿管运送至膀胱，经尿道排出体外。

思考与练习

1. 描述肾的位置和形态。
2. 简述尿液生成的基本过程。
3. 大失血病人尿量如何改变？为什么？

（刘金兰）

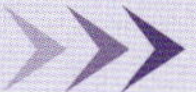

第十一章 感觉器官

学习目标

1. 素质目标：具有热爱医学、科学求实、理论联系实际的职业素养。

2. 知识目标：掌握眼球壁的组成及各部的结构特点，房水的产生和循环途径，前庭蜗器的组成，骨迷路和膜迷路的形态结构，皮肤的结构；熟悉眼的折光和感光功能，外耳和中耳的功能，声波传入内耳的途径。

3. 能力目标：能够进行视觉、听觉相关的健康科普教育。

案例导学

患者，女，60 岁。近两年来出现视物不清，视力减退，遂到某医院眼科进行详细检查。医生诊断为：白内障。

请思考： 1. 白内障病变的部位在哪里？

2. 眼球的结构组成是什么？

感觉是客观事物在大脑中的主观反映。人之所以能接受体内外环境中的各种刺激形成感觉，是由于刺激首先作用于机体的感受器或感觉器官，再转变为相应的神经冲动，沿一定的神经传入通路，传到大脑皮质的特定感觉区，即可产生相应的感觉。由此可见，各种感觉都是通过特定的感受器或感觉器官、传入神经和大脑皮质的共同活动而产生的。

第一节 概 述

一、感受器和感觉器官的概念

感受器（receptor）是指分布于体表或组织内部专门感受体内外环境变化的结构或装置。它能接受机体内、外环境的各种刺激，并将可接受的刺激转化为神经冲动，经感觉神经传入中枢神经系统，在大脑皮质感觉中枢产生相应的感觉。

感受器有多种结构，有游离神经末梢如痛觉、温度觉感受器；也有一些裸露的神经末梢周围包绕结缔组织构成的被膜样结构，如触觉小体、肌梭等；还有一些特殊分化的感受细胞构成的感受器，如视锥细胞、视杆细胞以及毛细胞等。

感受器分布广泛，分类方法有多种，最常见的是根据感受器的分布部位分类，可分为外感受器和内感受器。外感受器分布于皮肤、黏膜等处，感受外环境的变化，如触觉、压觉、听觉、视觉、味觉等感受器；内感受器分布于人体内器官组织中，感受机体内环境的变化，如颈动脉窦压力感受器、肺牵张感受器等。感受器还可以根据所接受的刺激性质不同，分为光感受器、化学感受器、温度感受器、机械感受器等。

感觉器官（sense organ）由感受器及其附属结构组成，这些附属结构具有对感受器起保护以及使感受器功能充分发挥的作用。眼和耳是感受特定刺激（可见光和声波）的器官，除包含相应的感受器外，还具有更为复杂的附属结构。

二、感受器的一般生理特征

（一）适宜刺激

通常一种感受器只对某种特定形式的刺激最敏感，这种特定的刺激被称为该感受器的适宜刺激（adequate stimulus）。例如，一定波长的光波（可见光）是视网膜感光细胞的适宜刺激；一定频率的机械振动是听觉感受器的适宜刺激。感受器除对适宜刺激有反应外，对非适宜刺激也有一定的反应，但需要更大的刺激强度。

（二）换能作用

感受器具有把各种形式的刺激转换为生物电的作用，称为感受器的换能作用（transducer function）。在换能过程中，一般不是直接把刺激能量转化为神经冲动，而是先在感觉神经末梢或感受器细胞产生一种过渡性的电位变化，称为感受器电位（receptor potential）。感受器电位属于局部电位，其大小与刺激强度和感受器的功能状态有关，并可发生时间和空间总和。当它达到阈值或经过一定的信息处理过程后，便可触发传入神经纤维产生动作电位。

（三）编码作用

感受器把外界刺激转换成神经动作电位时，不仅是发生了能量形式的转换，更重要的是把刺激所包含的环境变化的各种信息也转移到了动作电位的序列之中，这就是感受器的编码（coding）作用。感受器具有不同的适宜刺激，这就决定了对刺激类型的识别，从而允许机体感知机械、热力、化学和电磁的刺激。感觉中枢对这些动作电位序列进行综合分析，可以获得环境变化的信息及大脑的主观感受。

（四）适应现象

当同一刺激持续作用于某一感受器时，其神经纤维上动作电位的频率会逐渐降低，机体感觉减弱甚至消失，这一现象称为感受器的适应（adaptation）。适应现象是感受器的一个共同特性，不同感受器适应的速度有所不同。有的适应速度较快，称为快适应感受器，如触觉、嗅觉感受器，快适应有利于机体再接受新刺激；有的适应速度较慢，称为慢适应感受器，如颈动脉窦压力感受器、颈动脉体化学感受器等。慢适应有利于机体对某些功能状态如姿势、血压等进行持久而恒定的调节，有利于机体内环境的稳定。

第二节 眼

眼（eye）又称为视器（visual organ），由眼球和眼副器两部分组成，是感受可见光刺激的视觉器官（图 11-2-1）。

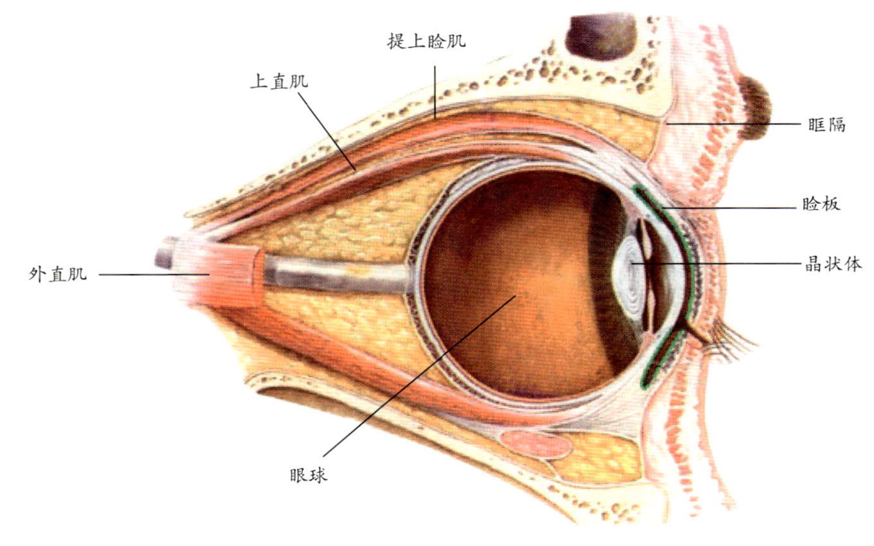

图 11-2-1 眼球和眼副器

一、眼球

眼球（eyeball）近似球形，位于眶内，前面与眼睑相邻，后面借视神经与脑相连，由眼球壁及眼球内容物组成（图 11-2-2）。

（一）眼球壁

眼球壁从外向内依次分为外膜、中膜和内膜 3 层结构。

1. 外膜　外膜又称为纤维膜（fibrous tunic），由致密结缔组织构成，厚而坚韧，具有支持和保护眼球内容物的作用。分为角膜（cornea）和巩膜（sclera）两部分。

（1）角膜：占外膜的前 1/6，略向前隆凸，无色、透明，是光线进入眼球内首先通过的结构。角膜无血管和淋巴管，但含有丰富的感觉神经末梢，感觉敏锐，稍受刺激即可引起异物感或疼痛。角膜曲度较大，有屈光作用，正常角膜表面曲率在各个方向上是一致的。角膜炎或溃疡可致角膜混浊，痊愈后形成瘢痕，失去透明性，影响视觉。

玻璃体膜。玻璃体具有折光和支撑视网膜的作用。

二、眼副器

眼副器（accessory organs of eye）位于眼球周围，包括眼睑、结膜、泪器、眼球外肌等结构，对眼球起支持、保护和运动等功能。

（一）眼睑

眼睑（eyelids）位于眼球前方，分为上睑和下睑，对眼球起保护作用（图 11-2-6）。上、下睑之间的裂隙称为睑裂。睑裂的内侧端钝圆称为内眦，内眦附近的隆起称为泪阜，外侧端较锐利称为外眦。眼睑的游离缘称为睑缘。近内眦处，上、下睑缘各有一小孔，称为泪点，是上、下泪小管的开口。

眼睑由浅入深依次分为皮肤、皮下组织、肌层、睑板和睑结膜 5 层。

1. 皮肤　眼睑皮肤薄而柔软，睑缘处生有睫毛，睫毛根部的皮脂腺称为睑缘腺，开口于睫毛毛囊，发炎时肿胀形成睑腺炎，又称为麦粒肿。

2. 皮下组织　皮下组织为薄层疏松结缔组织，易发生水肿。

3. 肌层　肌层包括眼轮匝肌和上睑提肌。眼轮匝肌收缩时使睑裂闭合。

4. 睑板　睑板由致密结缔组织构成，呈半月形，对眼睑起支撑作用。睑板内有许多平行排列的分支管泡状皮脂腺，称为睑板腺，其导管开口于睑缘，分泌物有润滑睑缘和保护角膜的作用。若睑板腺导管阻塞，其分泌物在睑板腺内潴留，可形成睑板腺囊肿，又称为霰粒肿。

5. 睑结膜　睑结膜为薄层富有血管的透明薄膜。

（二）结膜

结膜（conjunctiva）为一层富含血管的透明薄膜，分为两部分：衬于眼睑内面的部分称为睑结膜，覆盖在巩膜前面的部分称为球结膜。上、下睑结膜与球结膜互相移行，其反折处分别形成结膜上穹和结膜下穹。闭眼时，各部分结膜共同围成的囊状腔隙称为结膜囊，经睑裂与外界相通。

（三）泪器

泪器由泪腺和泪道组成（图 11-2-7）。

1. 泪腺　泪腺（lacrimal gland）位于眶上壁前外侧的泪腺窝内，分泌的泪液借眨眼动作涂于眼球表面，湿润和清洁角膜，对眼球起保护作用。泪液中还含有溶菌酶，具有杀菌作用。

睑板

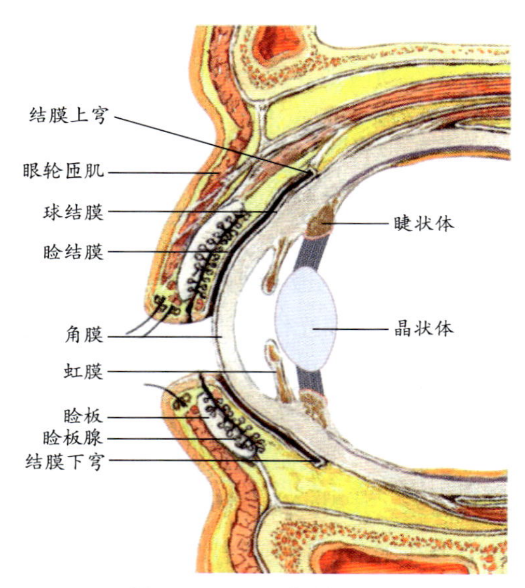

图 11-2-6　眼睑的结构

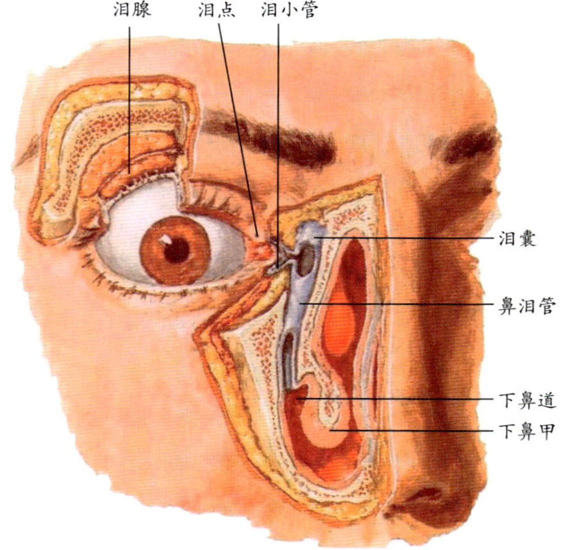

图 11-2-7　泪器

2. 泪道　泪道（lacrimal passage）由泪点、泪小管、泪囊和鼻泪管组成。上、下泪小管分别起于上、下睑缘的泪点，两管汇合并开口于泪囊。泪囊位于眶内侧前部的泪囊窝内，其上部为盲端，下端延续为鼻泪管。鼻泪管下端开口于下鼻道。

（四）眼球外肌

眼球外肌共 7 块，均为骨骼肌，包括 6 块运动眼球的肌和 1 块运动眼睑的上睑提肌，统称为眼的运动装置。运动眼球的肌有内直肌、外直肌、上直肌、下直肌、上斜肌和下斜肌（图 11-2-8）。

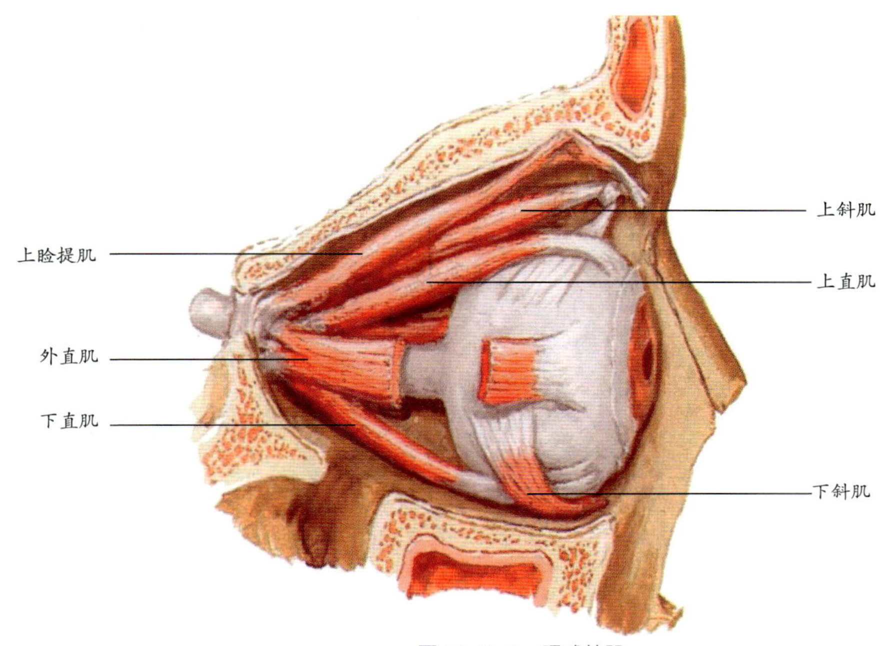

图 11-2-8　眼球外肌

眼球外肌的作用：上睑提肌可提上睑，内直肌使瞳孔转向内侧，外直肌使瞳孔转向外侧，上直肌使瞳孔转向上内方，下直肌使瞳孔转向下内方，上斜肌使瞳孔转向下外方，下斜肌使瞳孔转向上外方。眼球的正常运动是所有眼肌协同作用的结果。

（五）眼的血管

1. 眼动脉　分布于视器的动脉主要为眼动脉。眼动脉起于颈内动脉，与视神经一起经视神经管入眶。眼动脉最重要的分支是视网膜中央动脉，从视神经盘穿出并分为 4 支，即视网膜鼻侧上、下小动脉和视网膜颞侧上、下小动脉。临床常用检眼镜观察这些动脉，以帮助诊断某些疾病。

2. 眼静脉　视网膜中央静脉与同名动脉伴行，收集视网膜回流的血液，注入眼静脉。眼的静脉与面静脉间有吻合，无静脉瓣，面部感染可经此侵入颅内。

三、眼的功能

（一）眼的折光功能

眼由折光系统（附属结构）和感光系统（含有感光细胞的视网膜）组成。

1. 眼的折光与成像　眼的折光系统是一个复杂的光学系统，包括角膜、房水、晶状体和玻璃体。由于空气与角膜折射率之差最大，故入眼光线的折射主要发生在角膜前表面。由于晶状体的曲率半径可根据需要改变，故晶状体在眼的折光系统中起重要作用。

由于这 4 个折光体的曲率半径和折射率等不同，为了方便研究，用简化眼（reduced eye）来描述其成像原理，即一种与正常眼折光系统等效的简单模型。简化眼是假定眼球的前后径为 20 mm，内容物为均匀的折光体，折光率为 1.333，外界光线进入眼时，只在球形界面折射一次。折射界面的曲率半径为 5 mm，即节点在折射界面后方 5 mm，后主焦点在节点后方 15 mm 处，相当于人眼视网膜的位置。此模型和正常静息时的人眼一样，正好能使平行光线聚焦在视网膜上，形成一个清晰的物像（图 11-2-9）。

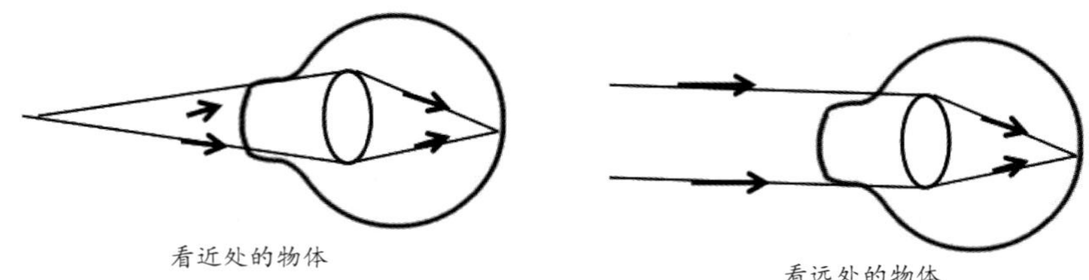

图 11-2-9 简化眼及其成像

2. 眼的调节　对于正常眼来说，视远物（6 m 以外）时，物体进入人眼的光线近似于平行光线，光线经折射后可聚焦到视网膜上成清晰的物像，故不需要调节；而视近物（6 m 以内）时，眼就必须进行相应的调节。眼的调节包括晶状体的调节、瞳孔的调节和眼球会聚。这 3 种调节方式是同时进行的，其中以晶状体的调节最为重要。

（1）晶状体调节：视远物时，睫状肌舒张，睫状体向后外侧移位，睫状小带（又称悬韧带）拉紧，晶状体形状相对扁平。视近物时，睫状肌收缩，使睫状体向前移动，睫状小带松弛，晶状体依靠本身弹性回缩变凸，折光力增强，物像前移，刚好聚焦到视网膜上清晰成像。随着年龄的增长，晶状体的弹性明显减弱，人眼的调节能力显著降低，近点变大远移，此时看远物正常，看近物不清楚，这种现象称为老视（presbyopia），俗称“老花眼”。老视的矫正方法是视近物时戴凸透镜增加折光能力。

（2）瞳孔调节：瞳孔是位于虹膜中心的小圆孔，为光线进入眼的通道。瞳孔大小的改变可以调节进入眼内的光线量。生理状态下，瞳孔调节反射有两种，分别为瞳孔近反射和瞳孔对光反射。

视近物时，反射性引起双眼瞳孔缩小，这种现象称为瞳孔近反射（near reflex of the pupil）。这种调节的意义在于减少由折光系统造成的球面像差和色像差，使视网膜成像更为清晰。

光线强时，瞳孔会缩小，光线弱时，瞳孔会变大。瞳孔这种随着光线强弱而改变大小的现象称为瞳孔对光反射（pupillary light reflex）。其效应是双侧性的，即光照一侧眼时，双眼瞳孔同时缩小。被照射眼的瞳孔缩小，称为直接对光反射；另一侧眼的瞳孔也缩小，称为间接对光反射。其生理意义在于，强光时，限制过多的光线进入眼内，保护视网膜；而弱光时，则增加进入眼内的光线量以产生清晰的视觉。瞳孔对光反射的中枢位于中脑，临床上常把检查瞳孔的直径和对光反射作为判断中枢神经系统病变部位、全身麻醉的深度和病情危重程度的重要指标。

（3）眼球会聚：当双眼凝视一个由远及近的物体时，两眼视轴同时向鼻侧会聚的现象，称为眼球会聚（convergence）。其生理意义在于：眼看近物时，可使物像在双侧视网膜上始终保持在相对称的位置上，避免复视，从而形成单一、清晰的视觉。

3. 眼的折光异常及其矫正　正常眼的折光系统无须进行调节就可使平行光线聚焦在视网膜上，进而可以看清远物。若因眼的折光能力或眼球的形态异常，导致平行光线不能聚焦在眼的视网膜上而视物不清，称为折光异常或屈光不正。包括近视、远视和散光（图 11-2-10）。

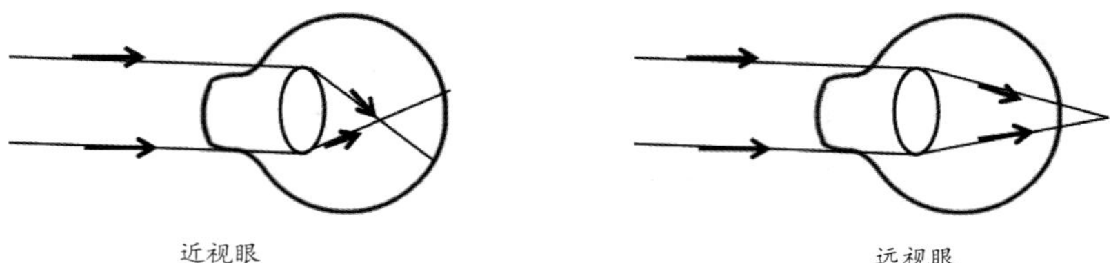

图 11-2-10 眼的折光异常

（1）近视（myopia）：多数是由眼球的前后径过长或折光能力过强所致。近视眼看远物时，由远物发来的平行光线聚焦在视网膜之前，导致视物不清。看近物时，无需调节或只需小幅度调节就能看清。近视眼可因先天遗传和后天用眼不当造成，近视眼可配戴合适的凹透镜进行矫正。

（2）远视（hyperopia）：多数是由眼球的前后径过短或折光能力过弱所致。远视眼看远物时，所形成的物像落在视网膜之后；看近物时，物像更加靠后，晶状体的调节即使达到最大限度也不能看清。因此，远视眼不管看近物或远物均需进行调节，很容易发生调节疲劳。远视眼可佩戴合适的的凸透镜进行矫正。

（3）散光（astigmatism）：由角膜表面不同径线上的曲率不等所致。如角膜在某一方位上的曲率相对变大或变小，通过角膜进入眼内的光线不能在视网膜上形成焦点，导致视物不清或视物变形。矫正的方法是配戴合适的圆柱形透镜，使角膜某一方位的曲率异常情况得到纠正。

 知识链接

准分子激光手术

准分子激光是氩、氟两种气体混合后经激发而产生的一种人眼看不见的紫外光，其波长仅193 nm，不会穿入眼内，属冷激光，无热效应，能以“照射”方式对人眼角膜组织进行精确汽化，会断裂分子之间的结合键，将组织直接分离成挥发性的碎片而消散无踪，达到“切削”和“雕琢”角膜的目的而不损伤周围组织和其他器官。目前，临床上通过准分子激光角膜切削术（PRK)、激光原位屈光性角膜磨镶术（LASIK)、准分子激光上皮下角膜磨镶术（LAEK）等方法进行屈光不正的治疗，具有安全、快捷、有效、稳定等特点。

（二）眼的感光功能

眼的感光系统由视网膜构成。视网膜的基本功能是感受光刺激，并将其转换为神经冲动，中枢经过信息处理后形成视觉。

1. 视网膜的感光换能系统　视网膜上的感光细胞包括视杆细胞（rod cell）和视锥细胞（cone cell），二者都是特殊分化的神经上皮细胞。视杆细胞主要分布在视网膜周边部，对光的敏感度高，能感受弱光刺激，但不能分辨颜色和物体的细节，只能分辨明暗和感知物体的轮廓。视锥细胞主要分布在视网膜的中央部，对光的敏感度低，能感受强光刺激，可辨别颜色和物体的细节。夜间活动的动物如老鼠、猫头鹰等视网膜上以视杆细胞为主，而白天活动的动物如很多鸟类、松鼠等则以视锥细胞为主，脊椎动物适应夜间以及白天活动，两种细胞均占有一定的比例。视网膜的黄斑中央凹处，仅有视锥细胞，此处感光辨色最为敏感。视杆细胞和视锥细胞的特点比较，见表 11-2-1。

表 11-2-1　视杆细胞和视锥细胞的特点比较

特点	视杆细胞	视锥细胞
视网膜	周边部	中央部
感光色素	视紫红质	视锥色素（红、绿、蓝）
功能	暗视觉	明视觉
对光的敏感性	敏感性强，可感受弱光	敏感性弱，仅感受强光
视敏度与色觉	视敏度低，只能分辨明暗和物体轮廓	视敏度高，能辨别颜色和物体的细节

2. 视网膜的光化学反应　视网膜上的两种感光细胞均能产生视色素，视色素在光的作用下分解并释放能量，随后感光细胞发生生理电信号改变，从而产生视觉神经冲动。视色素是两种细胞产生视觉的物质基础。

（1）视杆细胞的光化学反应：视杆细胞只有一种视色素，称为视紫红质（rhodopsin），视紫红质既有分解也有合成，强光时以分解为主，昏暗时以合成为主。视紫红质可分解为视蛋白和视黄醛，而视蛋白和视黄醛又可重新合成视紫红质。人在暗处视物时，由于视紫红质数量增加，故视网膜对弱光较为敏感。视紫红质分解和合成的过程中有一部分视黄醛被消耗，此时可通过食物中的维生素A来补充。因此，如果长期维生素A摄入不足，会导致细胞中的视紫红质合成减少而降低人的暗视觉，这种现象称为夜盲症（nyctalopia）。

（2）视锥细胞与色觉：视锥细胞上的视色素也是由视蛋白和视黄醛结合而成。人眼的视网膜上有3种不同的视锥细胞，分别含有对红、绿、蓝3种光敏感的视色素。正常人眼可分辨的波长为380～760 nm，对应约150种不同的颜色。在可见光谱范围内，人眼可分辨出3～5 nm差异的不同波长的光（即可分辨为不同颜色），当不同波长的光线作用于视网膜时，3种视锥细胞分别产生不同程度的兴奋，经视神经传至视觉中枢，信息经过大脑的综合分析，可产生各种色觉（color vision）。

色觉障碍包括色盲和色弱两种类型。色盲（color blindness）是一种对全部颜色或者某些颜色缺乏分辨能力的色觉障碍。色盲可分为全色盲和部分色盲。临床上全色盲较为少见，全色盲只能分辨光线的明暗，属于单色视觉。部分色盲可分为红色盲、绿色盲及蓝色盲，其中以红绿色盲最为常见。色盲绝大多数与遗传因素有关，男性居多。色弱（color amblyopia）是由于某种视锥细胞的反应能力较弱，患者对某种颜色的识别能力比正常人稍差。与色盲不同，色弱通常由后天因素引起。

3. 视觉的生理现象

（1）视力：又称视敏度（visual acuity），是指眼对物体细微结构的分辨能力，即分辨物体上两点间最小距离的能力。通常以视角的倒数来表示。视角（visual angle）是指物体上两个点发出的光线射入眼球经节点相交叉时所形成的夹角。视角的大小与视网膜上物像的大小成正比。眼能辨别的视角越小（视力 $>$ 1.0），表示该眼的视力越好；相反，眼能辨别的视角越大（视力 $<$ 1.0），表示该眼的视力越差。

（2）视野（visual field）：单眼固定注视正前方一点时，该眼所能看见的最大空间范围。视野受面部结构的影响，鼻侧和上方视野较小，而颞侧和下方视野较大。不同颜色的光测得的视野大小也不同，白色视野最大，其次是黄色、蓝色、红色、绿色。临床上通过检查视野，可辅助诊断某些视网膜或视觉传导通路的病变。

（3）暗适应与明适应：暗适应（dark adaptation）是指人从明亮处突然进入暗处，起初看不清任何物体，经过一定时间后，视觉敏感度逐渐提高，才能看清暗处的物体。主要是由于在亮处时，视杆细胞中的视紫红质大量分解，对光的敏感度下降，导致刚进入暗处时视物不清，随着视紫红质合成的增多，对光的敏感度逐渐提高，在暗处的视觉得以恢复。明适应（light adaptation）是指从暗处突然来到亮处，最初只感到耀眼的光芒，看不清物体，稍待片刻才能恢复视觉。明适应在几秒钟内即可完成，其机制是视杆细胞在暗处蓄积了大量的视紫红质，遇到强光时迅速分解，产生耀眼的光感。视紫红质迅速分解之后，视锥色素在亮处感光而恢复视觉。

（4）双眼视觉和立体视觉：两眼同时看某一物体时的视觉称为双眼视觉。双眼看某一物体时，正常人眼只产生一个物体的感觉，这是由于从物体同一部分发出的光线，成像于两眼视网膜的对应点上。如果物像落在两眼视网膜的非对称点上，在主观上产生相互重叠的两个物体的感觉，称为复视。双眼视觉可以扩大视野，补偿单眼视野中的生理性盲点，增加了判断物体大小和距离的准确性，增加了深度感，并产生立体视觉。所谓立体视觉，是指双眼视物时，对物体的厚度及空间的深度或距离产生的感觉。这主要是由于同一物体在双眼视网膜上形成的物像并不完全相同，左眼看到物体的左侧面较多，右眼看到物体的右侧面较多，这些信息经过视觉高级中枢处理后形成立体视觉。

第三节　耳

耳（ear）又称为前庭蜗器（vestibulocochlear organ）或位听器，分为外耳、中耳和内耳 3 部分。其中，外耳和中耳是收集和传导声波的结构，内耳包括前庭器和蜗器，前庭器可感受头部的位置变化，蜗器可感受声波刺激（图 11-3-1）。

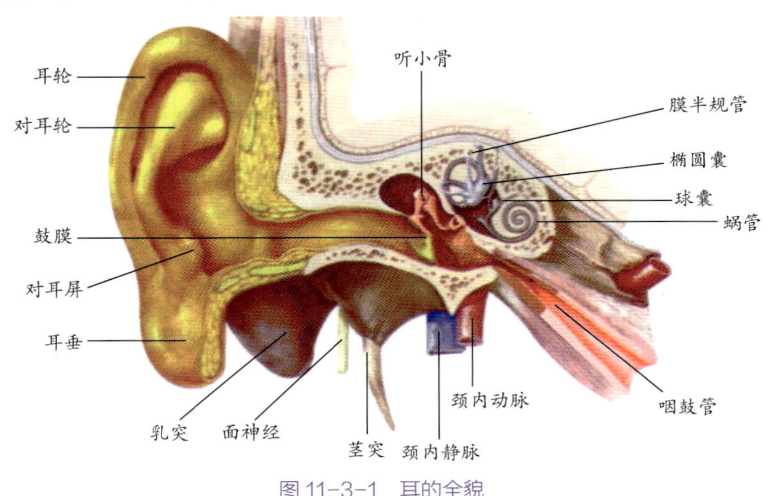

图 11-3-1　耳的全貌

感觉器－耳

前庭蜗器全貌

一、外耳

外耳（external ear）包括耳郭、外耳道和鼓膜 3 部分。

1. 耳郭　耳郭（auricle）又称为耳廓，位于头部两侧，主要由皮肤和弹性软骨构成，富含血管和神经。耳郭的前方有一隆起称为耳屏，耳屏后方的开口称为外耳门，耳郭下部下垂的部分称为耳垂，内无软骨，由皮肤和皮下组织构成，血管丰富，是临床上常用的采血部位。耳郭有收集、传导声波并定位声源的功能。

2. 外耳道　外耳道（external acoustic meatus）是自外耳门至鼓膜呈"S"形的弯曲管道，成年人长约 2.5 cm，其外侧 1/3 为软骨部，朝向内后上，与耳郭的软骨相延续；内侧 2/3 为骨部，朝向内前下，底被鼓膜封闭。由外侧向内侧依次是：先斜向前上方，再转向后方，最后斜向前下。因外耳道软骨部的位置可以被牵拉移动，故检查外耳道和鼓膜时应将耳郭向后上方牵拉，可使外耳道变直，以便观察鼓膜。婴幼儿外耳道未完全发育，短且平直，鼓膜的位置近似水平位，检查鼓膜时，需将耳郭向后下方牵拉。

外耳道皮肤与骨膜和软骨膜结合紧密，皮下组织极少，故外耳道发生疖肿时，疼痛剧烈。外耳道皮肤内有耵聍腺，可分泌耵聍，为黄褐色黏稠液体，干燥后形成痂块。

3. 鼓膜　鼓膜（tympanic membrane）为位于外耳道与鼓室之间的椭圆形半透明的薄膜（图 11-3-2）。鼓膜外面向前、下外倾斜，为椭圆形的浅漏斗状半透明薄膜，中心向内凹陷部称为鼓膜脐，其上 1/4 部为松弛部，下 3/4 部为紧张部。鼓膜脐前下方有一个三角形的反光区，称为光锥（cone of light）。中耳的某些疾患可引起光锥变形或消失。

二、中耳

中耳（middle ear）介于外耳和内耳之间，包括鼓室、咽鼓管、乳突窦和乳突小房（图 11-3-3）。中耳是声波传导的主要组成部分。

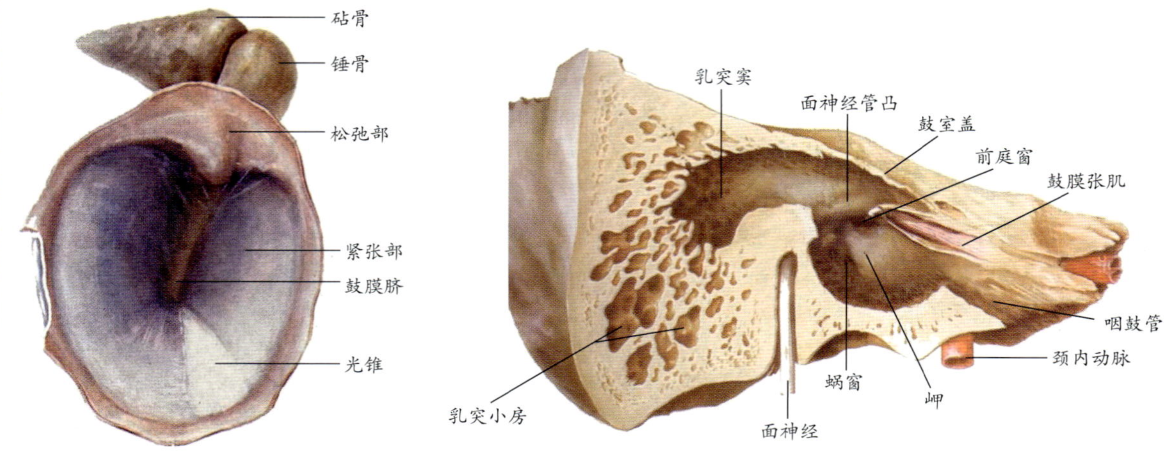

图 11-3-2 鼓膜外侧面

图 11-3-3 鼓室内侧壁

（一）鼓室

鼓室（tympanic cavity）位于鼓膜与内耳之间，是颞骨岩部内的一个不规则含气小腔。每侧鼓室内有 3 块听小骨和 2 块听小骨肌，鼓室壁和听小骨表面都覆盖黏膜，并与咽鼓管、乳突窦及乳突小房内的黏膜相延续。鼓室向前经咽鼓管通咽，向后经乳突窦通乳突小房。

1. 鼓室　鼓室有不规则的 6 个壁，包括上壁、下壁、前壁、后壁、外侧壁和内侧壁。

（1）上壁：又称为鼓室盖壁，借薄骨板与颅中窝相邻。中耳炎时，若此壁被破坏，则脓液可经此侵入颅中窝，蔓延到颅内。

（2）下壁：又称为颈静脉壁，是一分隔鼓室与颈静脉窝内的颈内静脉起始处的薄层骨板。手术时易损伤颈静脉球而引起出血。

（3）前壁：又称为颈动脉壁，由颈动脉管的后外侧壁形成，其上方有咽鼓管的鼓室开口。

（4）后壁：又称为乳突壁，上部有乳突窦的开口，向后与乳突小房相通。鼓室的炎症可向后蔓延至乳突小房引起乳突炎。

（5）外侧壁：又称为鼓膜壁，大部分由鼓膜构成，借鼓膜与外耳道分隔。中耳炎时脓液可破坏鼓膜，造成鼓膜穿孔。

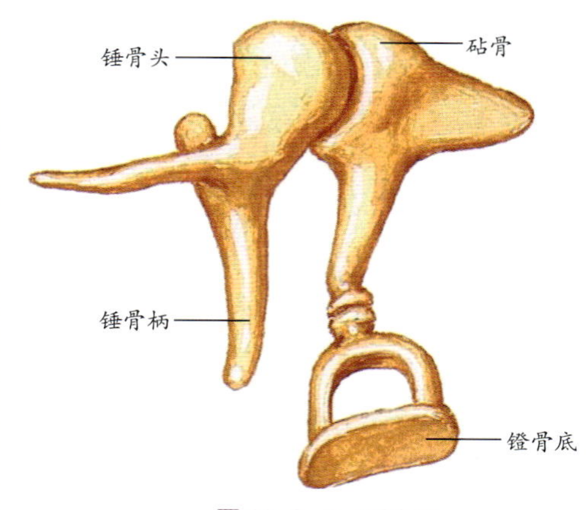

图 11-3-4 听小骨

听小骨

（6）内侧壁：又称为迷路壁，即内耳的外侧壁。壁的中部有一隆突，称为岬。岬的后下方有一圆形孔，称为蜗窗（fenestra cochleae）。岬的后上方有一卵圆形孔，称为前庭窗（fenestra vestibuli），与内耳前庭相通。前庭窗后上方有面神经管突，内有面神经走行。因此，中耳的炎症或手术易伤及面神经。

2. 听小骨　听小骨（auditory ossicles）位于鼓室内，每侧有 3 块听小骨，由外向内依次为锤骨（malleus）、砧骨（incus）和镫骨（stapes），借关节相连接构成听骨链（图 11-3-4）。锤骨下部附着于鼓膜，镫骨底借韧带连于前庭窗边缘，并封闭该窗。当声波振动鼓膜时，引起听小骨链依次运动，使镫骨底在前庭窗作向内或向外的运动，将声波的振动从鼓膜传递到内耳前庭窗。

（二）咽鼓管

咽鼓管（auditory tube）是连通咽与鼓室之间的管道，外侧 1/4 位于颞骨内，称为骨部；内侧 3/4 位于颅底外面，由软骨和纤维组织围成，称为软骨部；有咽鼓管鼓室口和咽鼓管咽口两个开口。鼓室口开口于鼓室前壁，咽口开口于鼻咽侧壁。咽鼓管咽口和软骨部平时处于关闭状态，当吞咽或用力张口时咽鼓管才暂时开放，空气便可以经咽鼓管进入鼓室，以维持鼓膜内、外气压的平衡，有利于鼓膜的正常振动。小儿咽鼓管较成年人的短、粗、直，且接近水平位，因此，咽部的感染易沿此管侵入鼓室，引起中耳炎。

（三）乳突窦和乳突小房

1. 乳突窦　乳突窦（mastoid antrum）是连于鼓室与乳突小房之间的小腔，向前开口于鼓室后壁的上部，向后下与乳突小房相通。乳突窦和乳突小房的壁都被覆黏膜，与鼓室的黏膜相延续。

2. 乳突小房　乳突小房（mastoid cell）是颞骨乳突内许多不规则的蜂窝状且相互连通的含气小腔。中耳炎症可经乳突窦侵犯乳突小房而引起乳突炎。

知识链接

中耳炎的预防

中耳炎的预防可以通过保持耳道清洁干燥、避免水入耳、避免过度使用耳机、定期清洁耳朵、增强免疫力等方法来实现。

1. 保持耳道清洁干燥　通过定期清理外耳道异物、耵聍等，减少细菌滋生，保证耳道环境洁净。日常生活中注意不要频繁掏耳朵，以免损伤耳道皮肤。

2. 避免水入耳　水中运动或沐浴时佩戴耳塞，防止水分进入中耳诱发感染。游泳后及时清除耳内积水，确保耳道干燥。

3. 避免过度使用耳机　长时间高音量使用耳机可能造成听力损伤及炎症发生概率增加。提倡合理使用耳机并控制音量，以降低上述风险。

三、内耳

内耳

内耳（internal ear）又称为迷路（labyrinth），位于颞骨岩部的骨质内，介于鼓室内侧壁和内耳道底之间，形状不规则，由骨迷路和膜迷路组成。骨迷路在颞骨岩部内，是由致密骨质围成的骨性隧道，形态不规则；膜迷路嵌套在骨迷路内，由互相连通的膜性小管和小囊组成。骨迷路与膜迷路之间有一定的间隙，其内充满外淋巴液，膜迷路内充满内淋巴液，内、外淋巴之间互不相通。位置觉感受器和听觉感受器就位于膜迷路内。

（一）骨迷路

骨迷路（bony labyrinth）是一套骨性的不规则腔隙，从后外向前内沿颞骨岩部的长轴排列。分为骨半规管、前庭和耳蜗 3 部分，彼此连通（图 11-3-5）。

1. 骨半规管　骨半规管（bony semicircular canal）位于骨迷路的后外侧部，为 3 个互相垂直的半环形小管。按其位置分别为前骨半规管、后骨半规管和外骨半规管，每个骨半规管均有两个脚，其中一脚膨大，称为骨壶腹；另一脚不膨大，称为单骨脚。前、后骨半规管的单骨脚在近前庭处合成一个总骨脚。因此，3 个骨半规管共有 5 个孔开口于前庭。

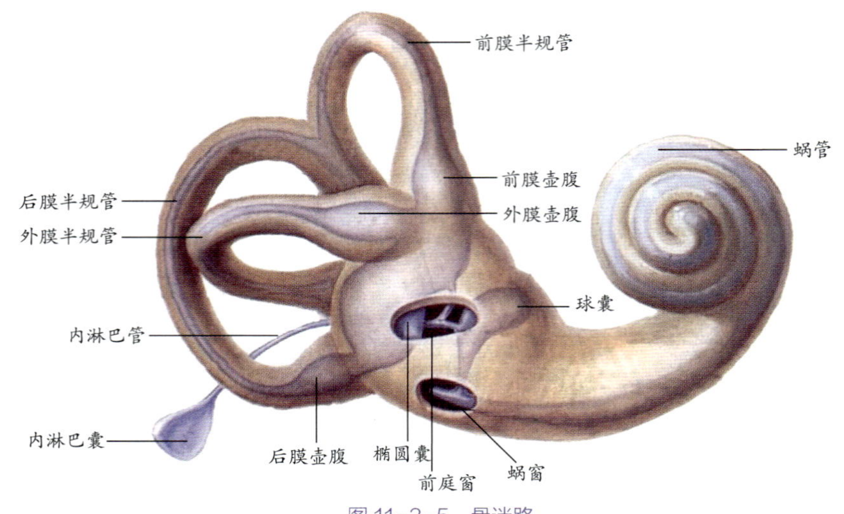

图 11-3-5　骨迷路

2. 前庭　前庭（vestibule）位于骨迷路中部的近似椭圆形的腔隙，前庭的外侧壁上有前庭窗，内侧壁为内耳道底，前下方借一大孔与耳蜗相通，后上方以 5 个小孔与 3 个骨半规管相通。

3. 耳蜗　耳蜗（cochlea）位于颞骨岩部内，前庭的前方，形似蜗牛壳（图 11-3-6），尖端朝向前外侧称为蜗顶。其底朝向后内侧，构成内耳道底的一部分，称为蜗底，蜗神经由此处入内耳道。耳蜗由蜗螺旋管环绕蜗轴约两圈半构成。蜗轴伸出骨螺旋板，此板与膜迷路的蜗管相连，从而将蜗螺旋管分成上、下两半，上半称为前庭阶，下半称为鼓阶。前庭阶与鼓阶内充满外淋巴，两者在蜗顶处借蜗孔相通。

耳蜗轴切面

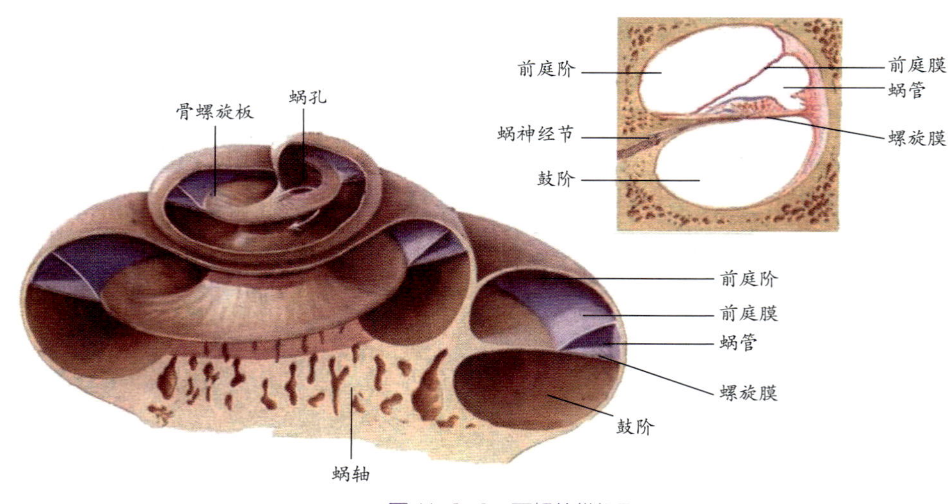

图 11-3-6　耳蜗的纵切面

（二）膜迷路

膜迷路（membranous labyrinth）位于骨迷路内，可分为膜半规管、椭圆囊和球囊、蜗管 3 部分（图 11-3-7）。

1. 膜半规管　膜半规管（membranous semicirular canal）位于同名的骨半规管内，形态与骨半规管相似。膜半规管的一端膨大称为膜壶腹，其管壁内面黏膜增厚呈嵴状隆起，称为壶腹嵴，是位置觉感受器，能感受头部旋转变速运动的刺激。

2. 椭圆囊和球囊　椭圆囊（utricle）和球囊（saccule）是位于骨迷路前庭内的两个膜性小囊。椭圆囊较大，位于后上方，在前庭内靠近半规管处，后壁有 5 个开口与膜半规管连通；球囊较小，靠近耳蜗，居前下方与蜗管连通。两囊内面壁上均有隆起的小斑，分别称为椭圆囊斑和球囊斑，也是位置觉感受器，能感受直线变速运动的刺激。

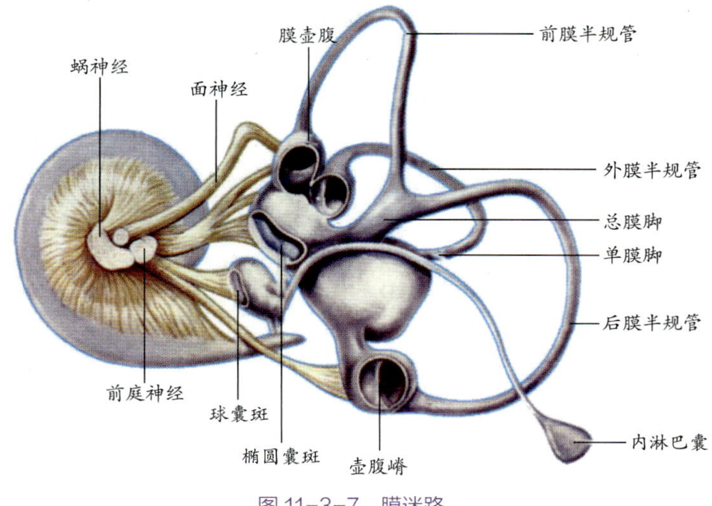

图 11-3-7　膜迷路

3. 蜗管　蜗管（cochlear duct）位于蜗螺旋管内，朝向蜗顶的部分称为前庭阶，靠近蜗底的部分称为鼓阶。前庭阶和鼓阶盘绕蜗轴至蜗顶处借一小孔相通，称为蜗孔。蜗管的上壁为前庭膜，下壁为螺旋膜，外侧壁含较多毛细血管，是产生内淋巴的部位。在螺旋膜上，有突向蜗管内腔的隆起，称为螺旋器（spiral organ），又称为 Corti 器，为听觉感受器，能感受声波刺激。

（三）声波的传导途径

声波由外界传向内耳，有两条传导途径，即气传导和骨传导。正常情况下以气传导为主。

1. 气传导　声波经外耳道空气传导引起鼓膜振动，再经听骨链传至前庭窗，引起前庭阶外淋巴的振动，进而通过前庭膜引起蜗管的内淋巴振动和基底膜振动，从而引起螺旋膜的振动，刺激螺旋器产生神经冲动，经蜗神经传入大脑皮质的听觉中枢，产生听觉。

2 骨传导　声波引起颅骨的振动，经颅骨和骨迷路传入，使耳蜗的内淋巴产生振动，刺激螺旋膜上的螺旋器产生神经冲动，引起听觉。骨传导速度慢，效率低。

第四节　皮　肤

皮肤（skin）被覆于人体表面，是人体最大的器官，借皮下组织与深部组织相连。皮肤具有屏障、保护、感觉、吸收、排泄、调节体温、参与物质代谢以及免疫应答等作用。

一、皮肤的结构

（一）表皮

表皮（epidermis）位于皮肤的浅层，平均厚度约 0.1 mm。手掌和足底处最厚，达 0.8 ～ 1.4 mm。表皮由角化的复层扁平上皮构成，表皮细胞可分为角质形成细胞和非角质形成细胞两类。

1. 角质形成细胞　由上皮的基底至表面，角质形成细胞依次分为以下 5 层结构（图 11-4-1）。

皮肤截面

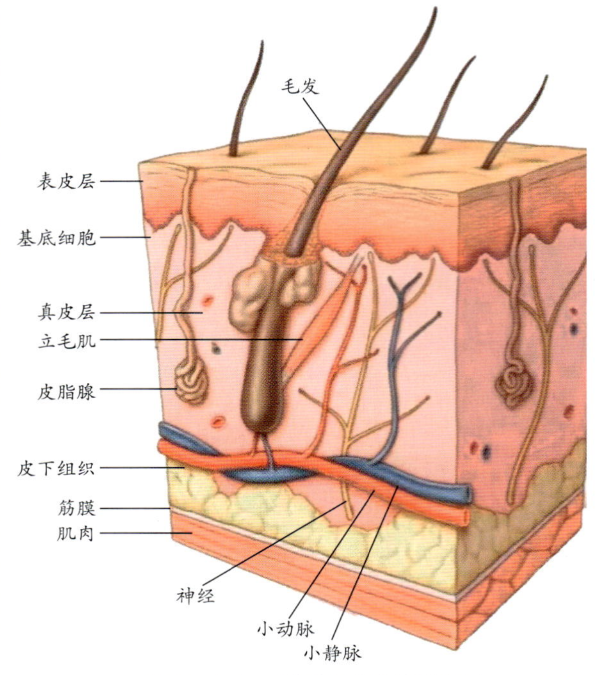

图 11-4-1 手指皮肤低倍光镜结构

（1）基底层：附着于基膜上，是一层矮柱状或立方形细胞，称为基底细胞。基底细胞是一种未分化细胞，具有很强的分裂增殖能力。新生的细胞逐渐向浅层移行，分化成表皮其余各层细胞，故基底层又称为生发层。

（2）棘层：位于基底层上方，由 5 ~ 10 层多边形细胞组成。棘层中的细胞体积较大，表面有许多森状突起，称为棘细胞。棘细胞胞质丰富，呈嗜碱性，内有许多含糖脂和固醇的卵圆形板层颗粒。

（3）颗粒层：位于棘层上方，由 3 ~ 5 层较扁的梭形细胞组成。细胞质内含许多强嗜碱性的不规则颗粒，称为透明角质颗粒；板层颗粒增多，并移至细胞周边将其内容物释放到细胞间隙内，形成多层膜状结构，构成阻止物质透过表皮的主要屏障。

（4）透明层：位于颗粒层上方，由 2 ~ 3 层更扁平的梭形细胞组成，细胞界限不清，呈均质透明状，细胞核及细胞器退化消失。

（5）角质层：由透明层的细胞分化而来，为多层扁平的角质细胞。细胞轮廓不清，细胞质充满均质状嗜酸性的角蛋白，是一种耐摩擦的物质。角质层对阻止体外物质的侵害和体内物质的丢失有重要作用。角质层的表层细胞连接松散，逐渐脱落形成皮屑。

2. 非角质形成细胞　非角质形成细胞包括黑素细胞、朗格汉斯细胞和梅克尔细胞等。

（1）黑素细胞（melanocyte）：散在分布于基底细胞之间。数量少，体积较大，核圆形，细胞质内含特有的黑素体，黑素体内充满黑色素。黑色素是决定皮肤颜色的重要因素，能吸收紫外线、保护深部组织免受辐射损伤（图 11-4-2）。

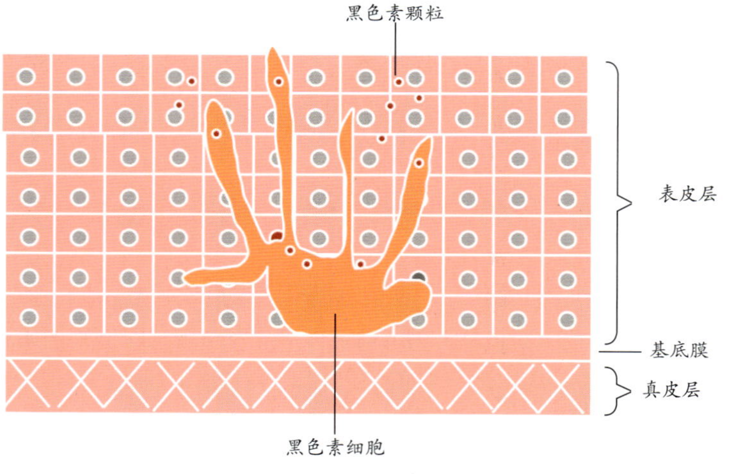

图 11-4-2 黑素细胞模式图

（2）朗格汉斯细胞（Langerhans cell）：主要位于棘层内，是有树枝状突起的细胞。目前认为，朗格汉斯细胞参与免疫应答，属单核吞噬细胞系统，是一种抗原呈递细胞。

（3）梅克尔细胞（Merkel cell）：位于基底层，是一种有短突起的细胞。该细胞被认为可能是一种感受触觉刺激的感觉上皮细胞。

（二）真皮

真皮（dermis）介于表皮与皮下组织之间，由不规则致密结缔组织组成，可分为乳头层和网织层，两者互相移行，无明显界线。

1. 乳头层　乳头层位于真皮浅层，纤维较细密，借基膜与表皮相连，向表皮基底部突出形成真皮乳头。其内结缔组织较为疏松，富含毛细血管、游离神经末梢和触觉小体。

2. 网织层　网织层位于乳头层下方，是真皮的主要组成部分。内含粗大的胶原纤维束和弹性纤维束，纵横交错排列成网，使皮肤有较强的韧性和弹性。此层内有较粗大的血管、淋巴管神经纤维以及毛囊、皮脂腺、汗腺和环层小体等。

（三）皮下组织

皮下组织（subcutaneous tissue）即浅筋膜，位于真皮的深面。皮下组织不属于皮肤的结构，由疏松结缔组织和脂肪组织构成。皮肤借皮下组织与深部组织相连，皮下组织的厚度随个体、性别、年龄和部位而异，一般以腹部和臀部皮下组织最厚，脂肪组织最丰富；眼睑、手背、足背、阴茎、阴囊等处皮下组织较薄，不含脂肪组织。皮下组织有缓冲机械压力、维持体温、储存营养等作用。

二、皮肤的附属结构

皮肤附属器包括毛发、皮脂腺、汗腺、指（趾）甲等。

（一）毛发

毛发（hair）除手掌及足底外，广泛分布于体表。露出皮肤外面的部分称为毛干，埋在皮肤内的部分称为毛根。毛根周围包有由上皮和结缔组织组成的毛囊。毛根和毛囊下端融合膨大形成毛球，是毛和毛囊的生长点。毛球底部凹陷，称为毛乳头，对毛的生长起诱导、营养作用。毛和毛囊与皮肤表面成钝角的一侧有一束斜行的平滑肌，称为立毛肌，其收缩可使毛发竖立。

（二）皮脂腺

皮脂腺（sebaceous gland）除手掌、足跖外，其余部位的皮肤均有皮脂腺。位于立毛肌与毛囊之间，是一种分支泡状腺，多由 2 ～ 5 个腺泡和一个共同的短导管构成。导管较短，多开口于毛囊上段，也有直接开口于皮肤的表面。分泌部外层细胞为较小的幼稚细胞，有较强的分裂增殖能力，分化出腺细胞，逐渐变大并向分泌部中央移动。同时胞质内聚集大小不等的脂滴，腺细胞成熟后，整个细胞解体，连同脂滴一同排出，即为皮脂。皮脂具有润滑和保护皮肤与毛发的作用。皮脂腺在青春期分泌旺盛，过度分泌会导致排出不畅，引起痤疮。

（三）汗腺

汗腺（sweeat gland）几乎分布于人的全身皮肤，以手掌、足跖和腋窝处最多。汗腺为弯曲的单管状腺，根据分泌方式、分泌物性质和所在部位不同，可分为小汗腺和大汗腺两种。小汗腺遍布于全身皮肤内，其分泌部位于真皮深层或皮下组织内；导管部由两层立方形细胞围成，从真皮深部上行，穿过表皮，开口于皮肤表面。大汗腺主要分布于腋窝、乳晕、脐周、会阴、肛门周围等处，腺腔较大，腺导管较直，开口于毛囊，分泌物较浓稠。

（四）指（趾）甲

指（趾）甲位于手指（足趾）的背面，由多层排列紧密的角化上皮细胞组成。其远端露出体表的部分称为甲体，近端埋入皮肤称为甲根，甲体下方的皮肤为甲床。甲体两侧和甲根浅面的皮肤皱襞为甲襞，甲襞与甲体之间的沟称为甲沟。甲根附着处的上皮细胞分裂旺盛，称为甲母质，是甲体的生长区。指（趾）受损或拔除后如甲母质保留，则甲仍能再生。

三、皮肤的感觉功能

皮肤是人体重要的感觉器官。皮肤内含有大量的游离神经末梢和触觉小体，分布于表皮、真皮和皮下组织内，能通过神经传导和大脑皮质的分析，对外界刺激产生多种感觉，主要有触－压觉、冷觉、温觉和痛觉。触觉是微弱的机械刺激兴奋皮肤浅层的触觉感受器引起的，压觉是较强的机械刺激导致深部组织变形时引起的感觉，两者在性质上类似，统称为触－压觉。冷觉和热觉合称为温度觉，这起源于两种感受范围不同的温度感受器。痛觉是机体受到伤害性刺激时，产生的不愉快的感觉，伴有情绪变化和防御反应，对机体起到保护性作用。

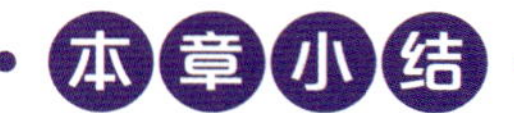

1. 感觉器是由特殊感受器及其附属结构组成的，具有感受刺激功能的特殊装置，如视器、前庭蜗器等。能接受机体内、外环境的各种适宜刺激，通过感受器的换能作用将信息以神经冲动形式，沿特定的传导通路传至感觉中枢，产生主观感觉。

2. 视觉系统由眼和视觉相关的神经元组成。眼是视觉系统的主要器官，其结构包括角膜、虹膜、晶状体和视网膜等。角膜是眼球最前端的透明结构，主要起聚光和折射作用；虹膜则负责调节眼球中的光线数量；晶状体使光线聚焦到视网膜上，通过眼的折光系统在视网膜形成物像，再经过感光换能系统将信息转变为神经冲动，并通过视神经传至视觉中枢而引起视觉。视觉传导通路的任一环节出现异常即可引起视觉障碍。临床上常见的视觉障碍有近视、远视、散光、老视、色盲、色弱等。

3. 声波振动通过外耳、中耳，将信息传至内耳，引起耳蜗中毛细胞兴奋，经听神经传入中枢而引起听觉。前庭器官感受人体在空间的位置、运动情况及参与维持身体平衡。

思考与练习

1. 简述眼球壁的结构。
2. 简述房水的产生和循环的途径。
3. 正常人视近物时，眼是如何进行调节的？
4. 试述两种感光细胞的结构功能及分布特点。
5. 简述中耳鼓室各壁的位置、名称及其毗邻结构。

（杨帆）

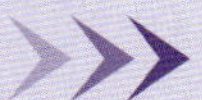

第十二章 神经系统

学习目标

1. 素质目标：具有敬畏生命、爱护患者的职业精神。

2. 知识目标：掌握神经系统的区分，常用术语，突触概念及分类，脊髓结构和功能，脑和脊髓的被膜、脑脊液，脊神经的组成和分布，脑神经的组成和功能，交感神经和副交感神经的功能；熟悉中枢兴奋传递的特征、反射中枢的概念，脑干的外形、内部结构及网状结构的功能，小脑的功能，脑血管及脑屏障，自主神经的递质、纤维分类及受体分布和功能。

3. 能力目标：能阐述突触传递的具体过程及脑脊液的循环途径。

案例导学

患者，女，72 岁。无任何征兆突然晕倒，不省人事，家人迅速送至医院后患者意识自行恢复，但右侧肢体瘫痪，数周后出现：①右上、下肢瘫痪，肌张力增强，腱反射亢进；②整个右半身的浅、深感觉丧失；③瞳孔对光反射正常，但两眼右侧视野同向性偏盲；④右侧眼裂以下面肌瘫痪，鼻唇沟变浅，伸舌时舌尖偏向右侧。

请思考：该患者病变部位可能在哪里？

人体神经系统极为复杂，由数以亿万计的神经细胞组成，它们在形态和功能上相互联系、彼此协作，共同完成各种思维、意识活动，调节和控制其他系统和器官的功能，维护机体内、外环境的相对平衡。

第一节 概 述

一、神经系统的区分

神经系统（nervous system）在结构和功能上是一个整体，为了便于学习，我们依据神经系统主体位置的分布将其分为中枢神经系统（central nervous system）和周围神经系统（peripheral nervous system）（图 12-1-1）。中枢神经系统由脑和脊髓组成，二者分别位于颅腔和椎管内。周围神经系统与脑或脊髓相连，包括 12 对脑神经与 31 对脊神经。周围神经又分为躯体神经和内脏神经，躯体神经分布于骨骼肌、骨、关节以及皮肤，包括躯体感觉神经和躯体运动神经；内脏神经分布于内脏、心血管、平滑肌和腺体，包括内脏感觉神经以及内脏运动神经。

动画视频－神经系统动画预告片

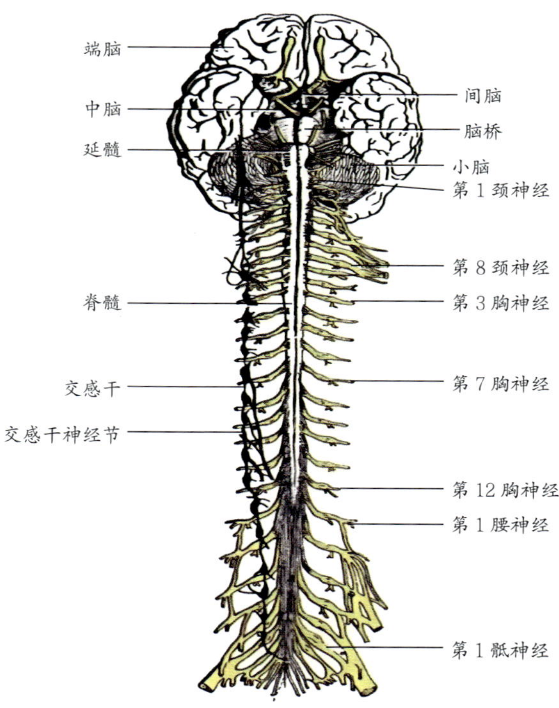

图 12-1-1 神经系统的区分

二、神经系统常用术语

1. 灰质与皮质　中枢神经系统中，神经元胞体及其树突聚集而成的结构称为灰质（gray matter），因新鲜标本颜色灰暗而得名。大脑和小脑表面形成的灰质层称为皮质（cortex）。

2. 白质与髓质　中枢神经系统中，神经纤维聚集的部位称为白质（white matter），因其新鲜标本色泽白亮而得名。大脑和小脑深部的白质称为髓质（medulla）。

3. 神经核与神经节　中枢神经系统中，形态与功能相似的神经元胞体聚集而成的灰质团块结构称为神经核（nucleus），而在周围神经系统中，神经元胞体聚集形成的团块结构称为神经节（ganglion）。

4. 纤维束　中枢神经系统中，起止和功能基本相同的神经纤维集合成束称为纤维束（fasciculus）。

5. 神经　周围神经系统中，神经纤维聚集成束后被结缔组织包裹形成粗细不等的条索状结构，称为神经（nerve）。

6. 网状结构　中枢神经系统中，神经纤维交织成网，内含有分散的神经元和较少的核团，这些由灰质和白质混杂而形成的结构称网状结构（reticular formation）。

知识链接

阿尔茨海默病

阿尔茨海默病（Alzheimer's disease，AD）又称为原发性痴呆症，是老年性痴呆症中最为常见的一种。它是一种中枢神经系统退行性疾病，主要表现为进行性认知功能障碍和记忆力损害，其他表现还有人格改变及语言功能障碍等精神症状。AD的病因及发病机制尚未完全阐明，目前认为与老龄化高度相关，其病理特征性改变有β淀粉样蛋白沉积形成的细胞外老年斑和大脑皮质、海马的神经元细胞内形成神经纤维缠结，神经元丢失伴胶质细胞增生等。该病目前尚无特效治疗药物和方法。

三、突触及突触传递

（一）突触的概念和分类

突触（synapse）是指神经元与神经元之间或神经元与效应器细胞之间相接触膨大的结构，突触有传递信息的功能。传出神经元与效应器细胞之间的突触也称为接头。

根据神经元相互接触的部位不同，可将突触分为轴－体突触、轴－树突触、轴－轴突触3种类型（图12-1-2）。根据信息传递物质的不同，可将突触分为化学性突触和电突触。下面主要介绍化学性突触。

（二）化学性突触

化学性突触由突触前膜、突触间隙和突触后膜3部分构成（图12-1-3）。

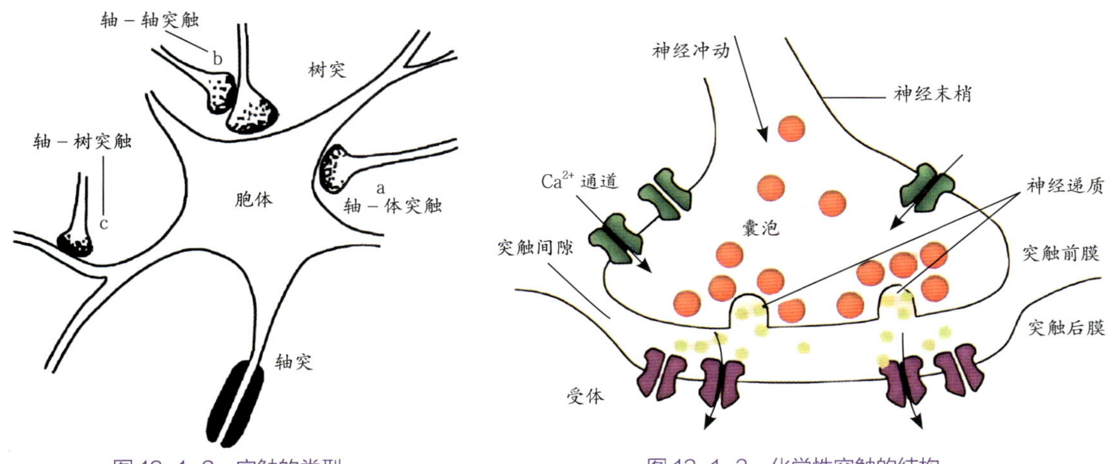

图12-1-2　突触的类型

图12-1-3　化学性突触的结构

1. 突触前膜　突触前神经元轴突末梢膨大结构的轴膜称为突触前膜。膨大结构内含有大量贮存神经递质的突触小泡。

2. 突触后膜　与突触前膜相接触的另一个神经元的胞体或突起的膜，称为突触后膜。突触后膜上分布有特异性受体和离子通道，递质与受体结合后可产生不同的生理效应。

3. 突触间隙　突触前膜和突触后膜之间的狭窄间隙称为突触间隙。

（三）突触传递

突触传递（synaptic transmission）是指突触前神经元的信息传递到突触后神经元的过程。突触传递的经典过程为电—化学—电过程，即突触前神经元的电信号变化引起突触前膜释放化学递质，递质与突触后膜上的受体结合，随后突触后神经元发生电信号变化。

突触前神经元兴奋后，神经电信号传到神经末梢时，突触前膜去极化，引起突触前膜上的 Ca^{2+} 通道开放，细胞外液中的 Ca^{2+} 进入突触前膜，促进突触小泡启动，与突触前膜融合，通过出胞作用将突触小泡内的神经递质释放到突触间隙。递质到达突触后膜并作用于特异性受体，引起突触后膜离子通透性改变，部分离子进出突触后膜，导致突触后膜的电位变化，即突触后电位。突触后神经元最终表现为兴奋还是抑制，取决于突触后神经元产生的突触后电位之和。

四、反射中枢

（一）反射中枢的概念

反射中枢是指在中枢神经系统内可调节某一反射活动的神经元群。反射中枢的范围与反射的复杂程度相关。如角膜反射中枢局限于脑桥，中枢范围较窄；呼吸中枢分布于延髓、脑桥、下丘脑以及大脑皮质等部位，属于复杂的反射活动，中枢范围广泛。

（二）中枢神经元的联系方式

中枢神经系统之间有多种联系方式，最基本的 4 种联系方式包括辐散式、聚合式、链锁式和环式。

1. 辐散式联系　辐散式联系是指一个神经元通过其轴突分支与多个神经元建立突触联系，可同时兴奋或抑制多个神经元。

2. 聚合式联系　聚合式联系是指多个神经元的轴突末梢与同一个神经元建立突触联系，它们的神经信号在同一神经元上发生总和或整合，导致后者兴奋或抑制。

3. 链锁式和环式联系　中间神经元之间，由于辐散式与聚合式联系同时存在而形成了链锁式联系或环式联系。神经冲动通过链锁式联系可扩大作用范围；通过环式联系可使兴奋因负反馈作用而及时终止，或因正反馈作用而使兴奋增强或延续。

（三）中枢兴奋传递的特征

1. 单向传递　兴奋通过突触传递时，只能从突触前神经元传向突触后神经元。

2. 突触延搁　兴奋通过突触传递时耗时较长的现象称为突触延搁。这是因为兴奋通过突触传递时，需经历突触前膜的递质释放、扩散，以及与突触后膜受体作用等多个环节。突触越多，延搁时间越长。

3. 总和　突触后电位有局部电位的特点，可以叠加总和。同一纤维上有连续多个神经冲动相继传入，或者多个传入纤维的神经冲动同时传到同一神经元上，这些冲动产生的兴奋性突触后电位（EPSP）或抑制性突触后电位（IPSP）就会叠加总和。EPSP 总和一旦达到阈电位水平，就可暴发动作电位；而 IPSP 的总和可使突触后神经元抑制。

4. 兴奋节律的改变　突触后神经元的兴奋节律与突触前神经元发放冲动的频率存在差异，突触后神经元常同时接受多个突触传递且原有的功能状态也不同。因此，突触后神经元的冲动频率受各种因素的影响而最终呈现出综合效应。

5. 后发放　反射活动中，尽管传入刺激停止，但是传出神经仍继续发放冲动，使反射活动持续一段时间，这种现象称为后发放。

6. 对内环境变化的敏感性和易疲劳性　突触易受到内环境中理化因素的影响，如缺 O_2、CO_2 浓度过高，麻醉药等药物影响。此外，突触因为递质的耗竭等原因也成为反射弧中最容易发生疲劳的环节。

第二节　脊　髓

一、脊髓的位置和外形

脊髓（spinal cord）是脑与躯干和四肢感受器、效应器发生联系的枢纽，脑的复杂活动主要通过脊髓的协调来完成。另外，脊髓还可以完成一些反射活动。

1. 脊髓的位置　脊髓位于椎管内，上端于枕骨大孔处与延髓相连，成人脊髓下端平第 1 腰椎椎体下缘，新生儿约平第 3 腰椎椎体下缘。

2. 脊髓的外形　脊髓呈圆柱形，前后略扁、粗细不均，全长有两处膨大，即颈膨大和腰骶膨大。脊髓末端逐渐变细，称为脊髓圆锥，自此向下延续为细长的终丝，并附着于尾骨背面的骨膜上。

脊髓表面有 6 条纵行的沟裂。腹侧面有一条前正中裂和两侧的前外侧沟，背侧面有一条后正中沟和两侧的后外侧沟。前外侧沟有脊神经的前根根丝穿出，后外侧沟有脊神经的后根根丝进入，后根上有一膨大的组织称为脊神经节。前根与后根汇合成为脊神经，从相应的椎间孔穿出（图 12–2–1）。

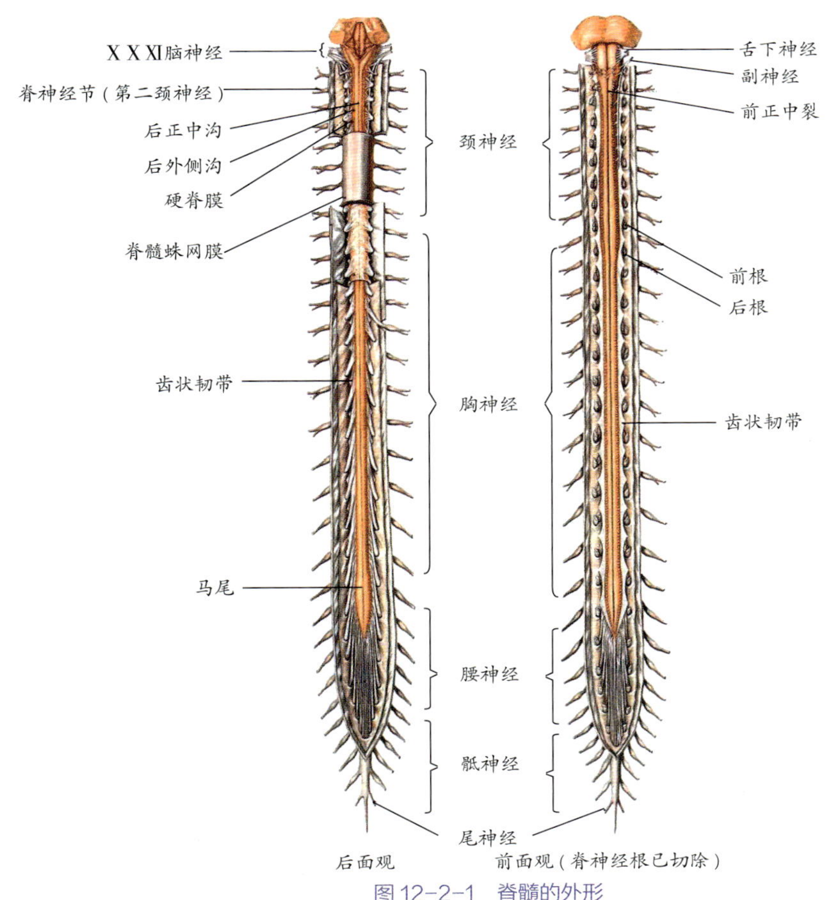

图 12–2–1　脊髓的外形

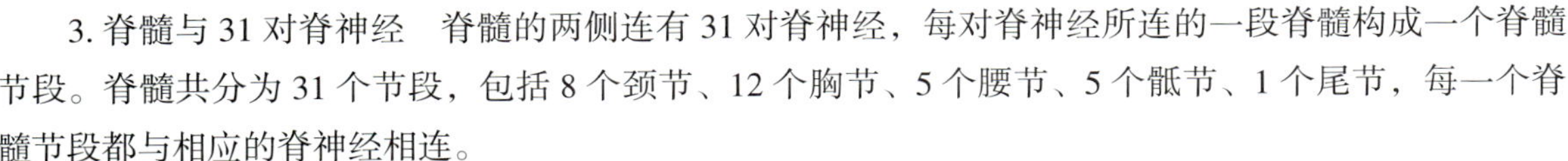

3. 脊髓与 31 对脊神经　脊髓的两侧连有 31 对脊神经，每对脊神经所连的一段脊髓构成一个脊髓节段。脊髓共分为 31 个节段，包括 8 个颈节、12 个胸节、5 个腰节、5 个骶节、1 个尾节，每一个脊髓节段都与相应的脊神经相连。

二、脊髓的内部结构

脊髓各节段的内部结构大致相似。横切面上，脊髓由位于中央的灰质和周围的白质构成（图12-2-2）。

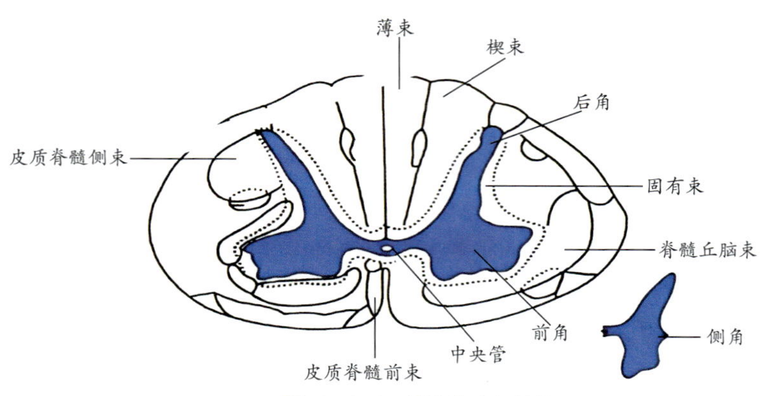

图 12-2-2 脊髓的内部结构

1.灰质　灰质纵贯脊髓全长，中央有一长管，称为中央管。灰质呈蝶形或“H”形，每侧灰质分别向前、向后各伸出一角，称为前角和后角，前角突起短而粗，后角突起狭长；脊髓的第1胸髓至第3腰髓的前、后角之间还有向外侧突出的侧角。

神经元的胞体构成脊髓前角，其轴突组成脊神经前根，主要为运动神经元，支配骨骼肌运动，一般将运动神经元分为两群，内群支配躯干肌，外群支配四肢肌；与传导感觉有关的中间神经元聚集于后角，可接受由后根传入的感觉冲动；胸1～腰3脊髓节段的侧角内含有交感神经元胞体，它是交感神经的低级中枢；骶髓第2～4节段相当于侧角的位置内含副交感神经元胞体，此处称为骶副交感核，是副交感神经在脊髓的低级中枢（图12-2-3）。

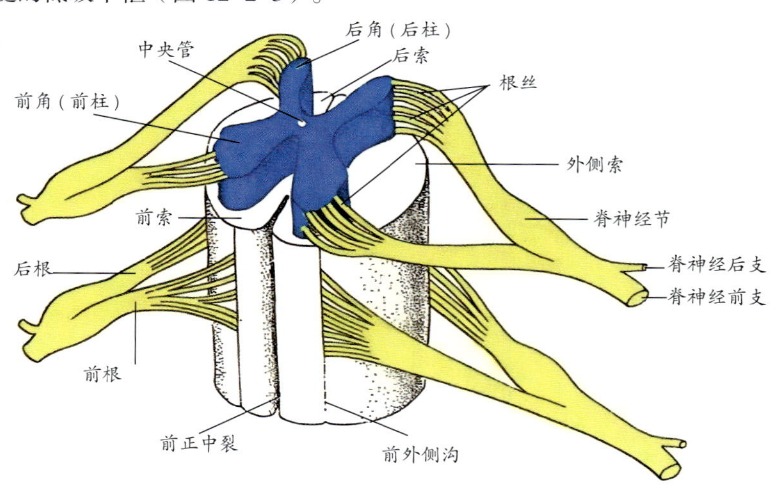

图 12-2-3 脊髓立体结构示意图

2.白质　白质以前外侧沟和后外侧沟为界分为3条纵行的索，即前索、外侧索和后索，都由上、下行纤维束构成。其中，上行纤维束主要有脊髓丘脑束、薄束和楔束；下行纤维束主要有皮质脊髓前束和皮质脊髓侧束。前后角的外侧，灰、白质的交织部分称为网状结构。

三、脊髓的功能

脊髓主要有上、下行传导功能以及反射功能。

（一）传导功能

脊髓是连接脑和躯干、四肢等外周器官和组织的桥梁，来自外周感受器的刺激信号通过脊髓的传导束逐级传到脑的高级中枢，经脑整合后形成具体的感觉；来自大脑皮质的运动信号也可逐级经脊髓到达相应的效应器，产生躯体和内脏的运动效应。

（二）反射功能

脊髓是反射活动的低级中枢。脊髓反射（spinal cord Reflex）是指经过脊髓的反射中枢就可以完成的反射。正常情况下，脊髓反射是在脑的控制下进行的。脊髓反射可分为躯体反射，如牵张反射和内脏反射，如排尿反射、排便反射。下面以骨骼肌牵张反射为例进行阐述。

牵张反射是指有完整神经支配的骨骼肌在受到外力牵拉伸长时，可反射性地引起该肌肉收缩的反射活动。牵张反射有腱反射和肌紧张两种类型。

1. 腱反射　腱反射（tendon jerk）是指快速牵拉肌腱时发生的牵张反射，表现为被牵拉肌肉迅速而明显地缩短。迅速叩击股四头肌肌腱，可使股四头肌快速收缩，引起膝关节伸直，此现象称为膝跳反射；扣击跟腱引起小腿腓肠肌收缩，称为跟腱反射。临床上常通过检查腱反射来了解神经系统的功能或病变状态。临床检查时常用的腱反射还有肱二头肌反射、肱三头肌反射等。腱反射减弱或消失常提示反射弧有损害或被中断，腱反射亢进提示高位中枢存在病变。

2. 肌紧张　肌紧张（muscle tonus）是指缓慢、持续牵拉肌腱时发生的牵张反射，表现为受牵拉的肌肉出现轻度而持续的收缩，但不表现为明显的动作。肌紧张是躯体姿势维持的最基本的反射活动，也是其他各种复杂运动的基础，如果肌紧张过强或过弱，机体的运动协调性都会变差。肌紧张常表现为不同运动单位的肌纤维交替而非同步性的收缩，故收缩力量并不大，仅表现为对抗肌肉被牵拉，不表现出明显的动作，因此，收缩能持久进行而不易发生疲劳。

第三节　脑

脑（brain）位于颅腔内，由端脑、间脑、中脑、脑桥、延髓和小脑 6 个部分组成，中脑、脑桥、延髓 3 部分又合称为脑干（图 12-3-1）。中国成年男性脑重量平均为 1 375 g，女性平均为 1 305 g。

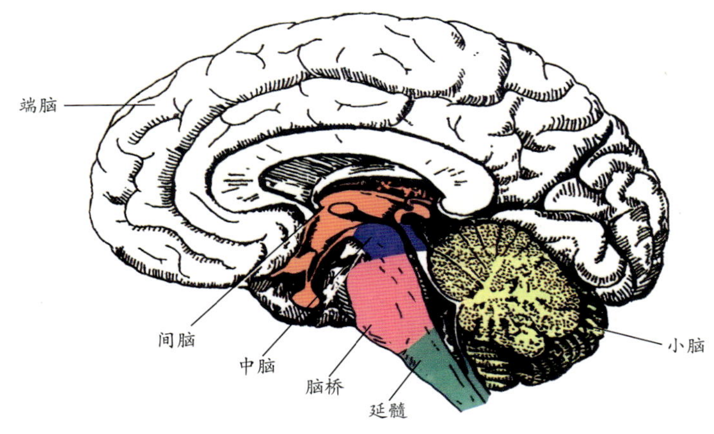

图 12-3-1　脑的外形（正中矢状面）

一、脑干

脑干（brain stem）位于颅后窝的前部，自下而上由延髓、脑桥和中脑 3 部分组成。下续脊髓，上接间脑。与脑干相连的有第Ⅲ～第Ⅻ对脑神经。

（一）脑干的外形

1. 腹侧面

（1）延髓（medulla oblongata）：位于脑干的最下部，呈倒置的锥体形，与脑桥之间以延髓脑桥沟为界，向下于枕骨大孔处移行为脊髓。其腹侧面上有与脊髓相连续的沟和裂。前正中裂的两侧各有一纵行的隆起，称为锥体，由大脑皮质发出的锥体束纤维构成。锥体下端由皮质脊髓束的大部分纤维交叉形成，称为锥体交叉。

（2）脑桥（pons）：位于脑干的中部，其腹侧面称为脑桥基底，呈膨隆状。脑桥正中的纵行浅沟称为基底沟，有重要的基底动脉通过。从基底部向两侧延伸的巨大纤维束称为小脑中脚。

（3）中脑（midbrain）：上接间脑，下连脑桥，腹侧有1对粗大的纵形隆起，称为大脑脚，由来自大脑皮质的下行纤维束组成。两大脑脚之间为脚间窝（图12-3-2）。

2. 背侧面　菱形窝（第四脑室底）：呈菱形，由延髓背侧面上部与脑桥背侧面构成。上部两侧是小脑上脚和小脑中脚，菱形窝的正中有纵行的正中沟，将窝分成左、右对称的两半。下半部形似脊髓，在后正中沟外侧各有1对隆起，内侧的称为薄束结节，外侧的称为楔束结节，对应深层有薄束核和楔束核。

中脑的背面有上、下两对圆形隆起，分别称为上丘和下丘，上丘是视觉反射中枢，下丘是听觉反射中枢，上丘与丘脑交界处为顶盖前区，是瞳孔对光反射中枢（图12-3-3）。

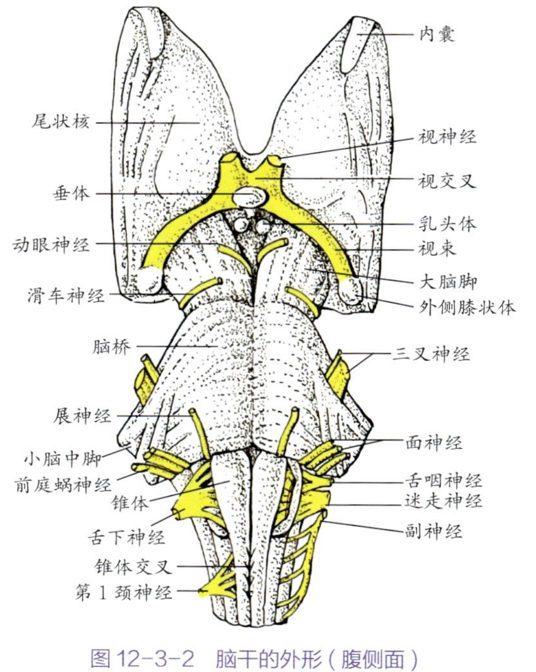

图12-3-2　脑干的外形（腹侧面）

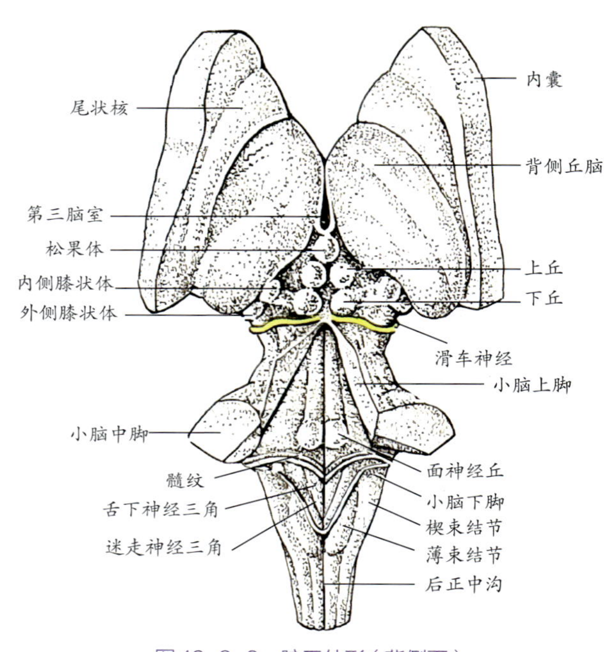

图12-3-3　脑干外形（背侧面）

（二）脑干的内部结构

脑干的内部由灰质、白质和网状结构共同构成。

1. 灰质　脑干的灰质分散成团块，称为神经核，其中与脑神经相连的称为脑神经核，脑神经核包括脑神经运动核和脑神经感觉核。

2. 白质　白质由大量的上、下行传导束构成，上行的传导束主要有内侧丘系、外侧丘系、脊髓丘系、三叉丘系，下行的传导束主要有皮质脊髓束和皮质核束。传导束将端脑、间脑与脊髓相互联系起来。

3. 网状结构　网状结构位于脑干中央区域，与中枢神经系统各部的网状结构之间有着广泛的联系，它是构成非特异性投射系统的结构基础。

（三）脑干网状结构的功能

1. 对睡眠、觉醒和意识的影响　脑干网状结构通过上行网状激动系统和上行网状抑制系统参与调节人的睡眠、觉醒和意识状态，上行网状激动系统是维持大脑皮质觉醒状态的功能系统，而上行网状抑制系统对脑干网状结构的上部具有抑制性作用。

2. 对肌张力的调节

（1）脑干网状结构的抑制区和易化区：抑制区位于延髓网状结构的腹内侧，具有抑制肌紧张的作用；易化区包括延髓网状结构的背外侧部分、脑桥被盖等部位，具有加强肌紧张的作用。易化区比抑制区的活动强，调节作用稍占优势。

（2）影响脑干网状结构作用的高位中枢：除脑干外，大脑皮质运动区、纹状体、小脑前叶蚓部等区域同样有抑制肌紧张的作用；而前庭核、小脑前叶两侧部等部位则具有易化肌紧张的作用。

（3）去大脑僵直：如果从动物中脑上、下丘之间切断脑干，动物会出现伸肌紧张亢进，表现为四肢伸直、头尾昂起、脊柱直挺等角弓反张的现象，称为去大脑僵直（图 12-3-4）。去大脑僵直产生的原因是脑干网状结构的抑制区失去了与皮质运动区以及纹状体的联系，导致抑制区活动明显减弱，而易化区的活动相对性增强，从而出现牵张反射过度增强。

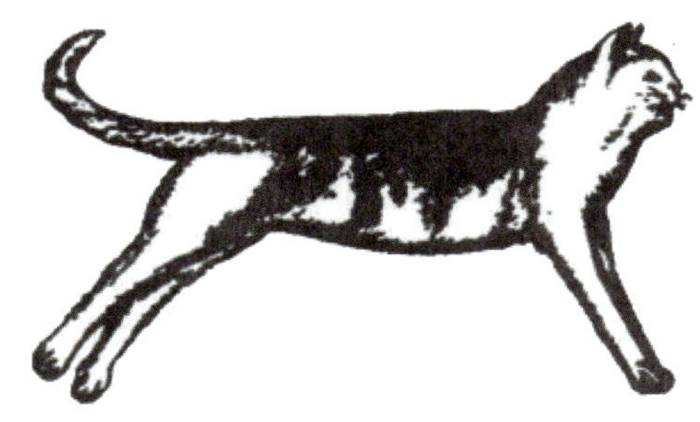

图 12-3-4　去大脑僵直示意图

3. 对内脏活动的调节　脑干网状结构中有许多重要的神经核团，它们构成人体重要的生命中枢，包括呼吸中枢、心血管运动中枢等。此外，延髓还有唾液分泌、咳嗽、恶心、呕吐等内脏反射中枢。因此，如果脑干损伤可能会导致呼吸、循环障碍，严重者甚至危及生命。

二、小脑

（一）小脑的位置、外形与分部

1. 小脑的位置和外形　小脑（cerebellum）位于颅后窝内，脑桥和延髓的背侧。小脑与脑干间的腔隙为第四脑室。小脑上部平坦，通过小脑幕与大脑枕叶相邻；小脑中间缩窄，称为小脑蚓；小脑两侧膨隆，称为小脑半球（图 12-3-5）。小脑半球下面靠近小脑蚓的椭圆形隆起，称为小脑扁桃体，前临延髓，下靠枕骨大孔。

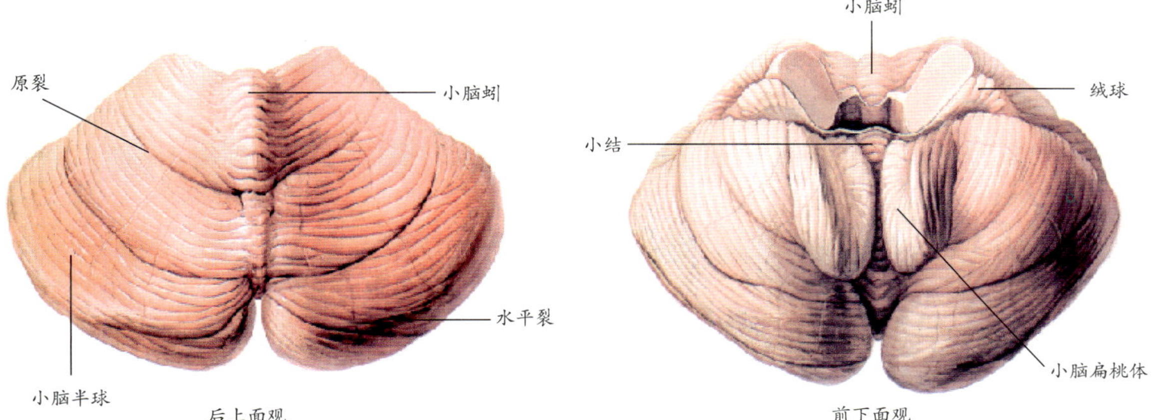

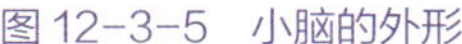

图 12-3-5　小脑的外形

知识链接

枕骨大孔疝

各种原因引起的颅内压增高，可导致小脑扁桃体向椎管内移位，小脑扁桃体被挤入枕骨大孔，压迫延髓。由于延髓上有呼吸中枢和心血管运动中枢，受压后可出现剧烈头痛、反复呕吐、颈项强直、呼吸以及循环障碍。枕骨大孔疝常进展快，严重时可出现呼吸和心跳骤停。该疝也称为小脑扁桃体疝。

2. 小脑的分叶　根据小脑的进化、发生、功能和纤维联系，可将小脑分为 3 叶：小脑上面的前 1/3 与后 2/3 交界处的深沟称为原裂，原裂以前的部分和小脑蚓垂、蚓垂体为前叶，也称为旧小脑；原裂以后和小脑下面的大部分为后叶，也称为新小脑。在小脑下面，后外侧裂是小脑后叶与绒球小结叶的分界（图 12-3-5）。

3. 小脑的功能分区　小脑可分为 3 个主要功能区（图 12-3-6）：原小脑又称为前庭小脑，即绒球小结叶，主要与前庭神经核和前庭神经相联系；旧小脑又称为脊髓小脑，即小脑前叶，主要接受来自脊髓的信息；新小脑又称为大脑小脑，主要为小脑后叶，接受大脑皮质经中继后的信息。

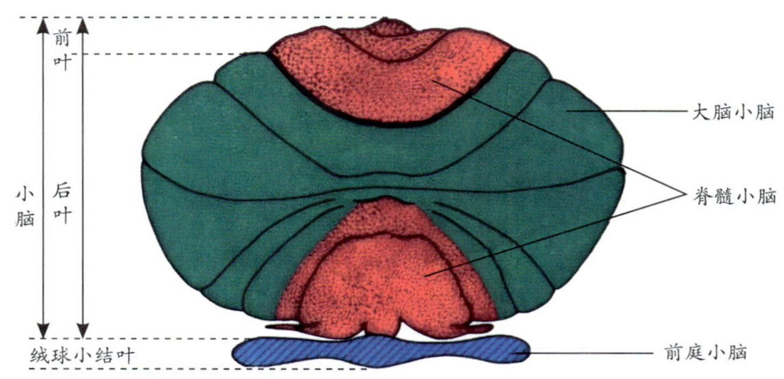

图 12-3-6　小脑的功能分区

（二）小脑的内部结构

小脑的内部结构包括皮质、髓质和小脑核。小脑皮质位于小脑的表面，其实质为小脑灰质；小脑白质位于深面，称为小脑髓体；小脑髓体内有数对灰质核团，称为小脑核。

（三）小脑对躯体运动的调节功能

小脑对维持躯体平衡、调节肌张力、协调随意运动均起着重要的调节作用。

1. 维持躯体平衡　维持躯体平衡主要是前庭小脑的功能。前庭小脑可接受前庭器官传入的平衡感觉信息，如头部位置改变、直线或旋转变速运动等，传出的神经冲动主要影响躯干和四肢近端肌肉的活动，具有调节躯体平衡的作用。临床上小脑出现损伤的患者，可出现站立不稳等平衡失调的表现。

2. 调节肌张力　调节肌张力主要是脊髓小脑的功能。小脑具有增强和减弱肌张力的双重作用。小脑损伤者常出现肌张力减弱、肌无力等症状。

3. 协调随意运动　协调随意运动主要是大脑小脑和脊髓小脑半球中间部的功能。大脑小脑的主要功能是参与随意运动的设计和程序的编制，而脊髓小脑则协助大脑皮质对随意运动进行适时的调控。小脑损伤者可出现动作的方向和准确度异常，表现为行走摇晃、步态蹒跚。

三、间脑

间脑（diencephalon）位于中脑和端脑之间，间脑的两侧和背面均被大脑半球掩盖，间脑主要由背侧丘脑、后丘脑、底丘脑、上丘脑和下丘脑 5 部分组成（图 12-3-7）。

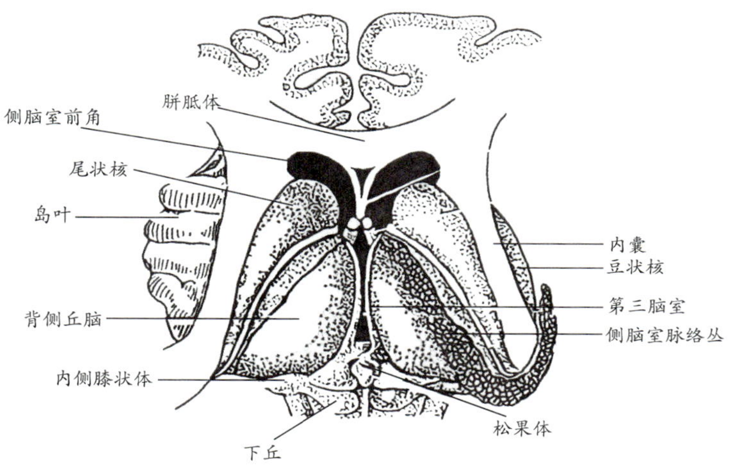

图 12-3-7　间脑背面观

1. 背侧丘脑　背侧丘脑（dorsal thalamus）又称为丘脑，由两个卵圆形的灰质团块借丘脑间黏合连接而成，其前端突出部为丘脑前结节，后端膨大为丘脑枕。背侧丘脑内部被“Y”形的白质内髓板分隔为 3 个核群，分别是前核群、内侧核群和外侧核群。前核群与内脏活动有关，内侧核群是内脏和躯体感觉冲动的整合中枢，外侧核群后部的腹侧称为腹后核，腹后核又分为腹后内侧核和腹后外侧核，是躯体感觉传导通路的中继核（图 12-3-8）。

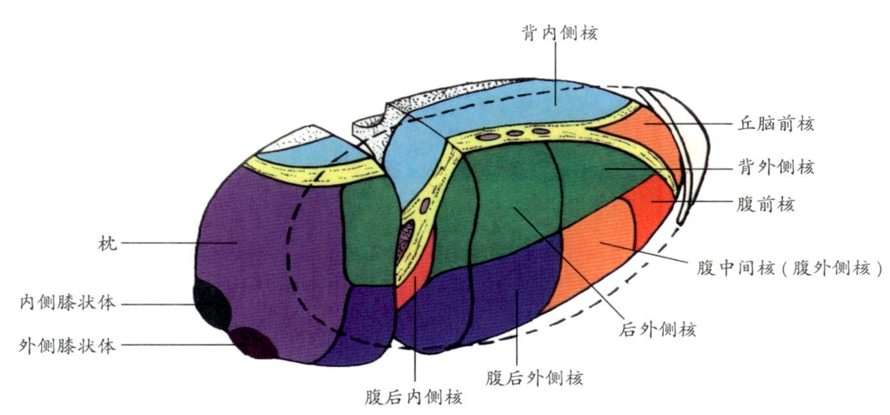

图 12-3-8　背侧丘脑核团模式图

2. 后丘脑　后丘脑（metathalamus）位于背侧丘脑后下部，包括内侧膝状体和外侧膝状体各 1 对，分别参与听觉和视觉冲动的传导。

3. 下丘脑　下丘脑（hypothalamus）位于背侧丘脑前下方，从前到后依次为视交叉、灰结节、漏斗和乳头体等。视交叉前连视神经，后延续为视束；漏斗的下端连接垂体。下丘脑的主要核团有视上核和室旁核，分别分泌血管升压素和催产素并贮存于神经垂体，在适宜刺激作用下释放入血。

下丘脑的主要功能：①下丘脑是神经内分泌中心，通过垂体将神经调节与体液调节融为一体；②下丘脑是皮质下调节内脏活动的高级中枢，参与调节心血管、呼吸、胃肠、体温、摄食、生殖等功能及内分泌活动；③参与对情绪活动的调节；④参与昼夜节律调节。

四、端脑

端脑（telencephalon）由左、右两侧大脑半球借胼胝体连接而成，胼胝体为白质纤维束板。两侧大脑半球之间有一裂隙，称为大脑纵裂。另外，大脑半球与小脑之间也有一裂隙，称为大脑横裂。

（一）端脑的外形和分叶

大脑半球表面有凹陷和隆起，凹陷处称为大脑沟，隆起部分称为大脑回。每个大脑半球有 3 个面，分别是上外侧面、内侧面和下面。3 个面以 3 条大脑沟进行标记，将大脑分为 5 个叶。

3 条沟包括外侧沟（大脑半球的上外侧面，自前下斜向后上）、中央沟（大脑半球的上外侧面，自上缘中点稍后方起斜向前下方）、顶枕沟（半球内侧面后部，自后上斜向前下）。

5 个叶包括额叶（外侧沟之上、中央沟之前的部分）、顶叶（外侧沟之上、中央沟与顶枕沟之间的部分）、颞叶（外侧沟以下的部分）、枕叶（顶枕沟后方的部分）、岛叶（外侧沟的深部，在大脑半球表面看不到）。

（二）大脑半球的重要沟回

1. 上外侧面　额叶上有中央沟、中央前沟、额上沟、额下沟，以及中央前回、额上回、额中回和额下回；顶叶上有中央后沟和中央后回；颞叶有外侧沟和颞横回、颞上回（图 12-3-9）。

大脑半球外侧面

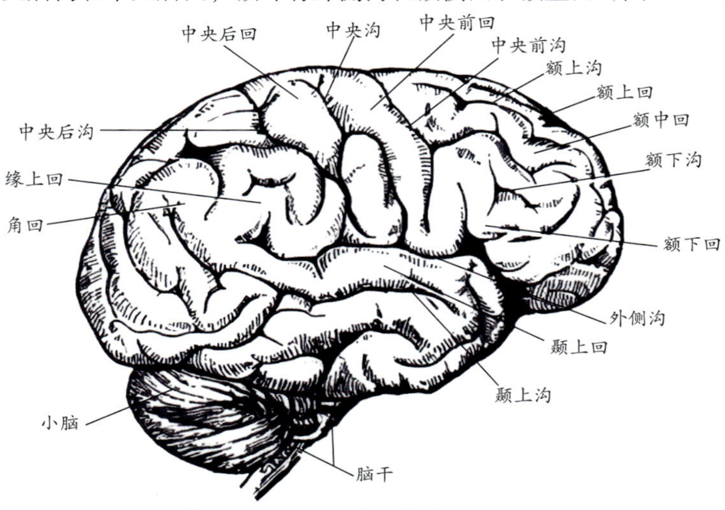

图 12-3-9　大脑半球外侧面

2. 内侧面　内侧面中部有胼胝体，以及胼胝体上方的扣带回。在枕叶可见距状沟（图 12-3-10）。

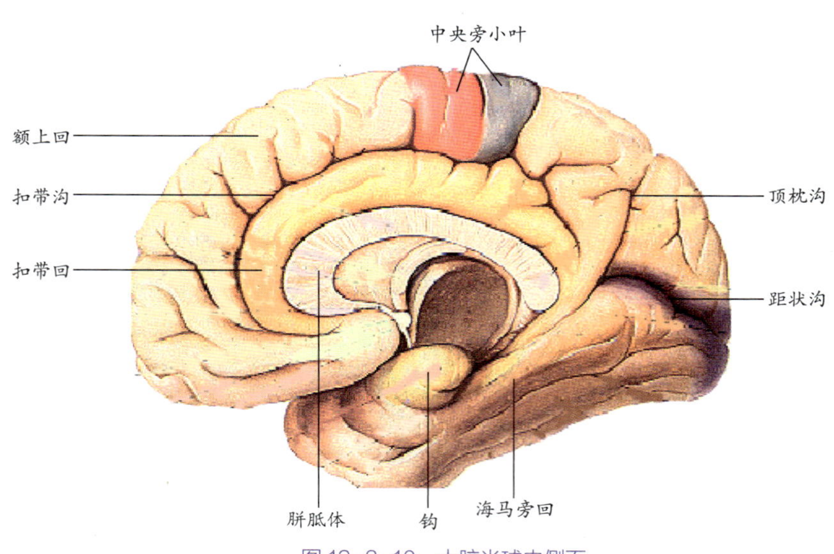

图 12-3-10　大脑半球内侧面

3. 下面　半球下面的额叶内有嗅束，其前端膨大为嗅球，与嗅觉传导有关。

（三）端脑的内部结构

大脑半球的表层灰质为大脑皮质，灰质深层的白质为大脑髓质。包埋于髓质中的靠近大脑半球底部的灰质团块称为基底核。端脑的内腔包括左、右侧脑室。

1. 大脑皮质　大脑皮质是机体运动和感觉的最高级中枢，是思维、语言等高级神经活动的解剖基础。

2. 基底核　基底核包括尾状核、豆状核、屏状核和杏仁体。其中，尾状核和豆状核合称为纹状体。纹状体的主要功能是维持骨骼肌的张力以及协调肌群的运动；杏仁体主要参与认知记忆、内脏与内分泌活动以及情绪的调节。

3. 大脑髓质　大脑髓质主要由大量的神经纤维束组成，内囊（internal capsule）是大脑髓质中极为重要的结构。

内囊位于丘脑、尾状核和豆状核之间。水平切面上形状类似于“><”，由内囊前肢、内囊膝和内囊后肢 3 部分构成（图 12-3-11）。内囊具有特殊意义：大脑皮质和皮质下结构的上行或下行纤维大部分需要经过内囊，内囊一旦损伤，会引起机体严重的功能障碍，患者可出现对侧半身感觉障碍、对侧半身随意运动障碍及双眼视野同向性偏盲的“三偏”症状。

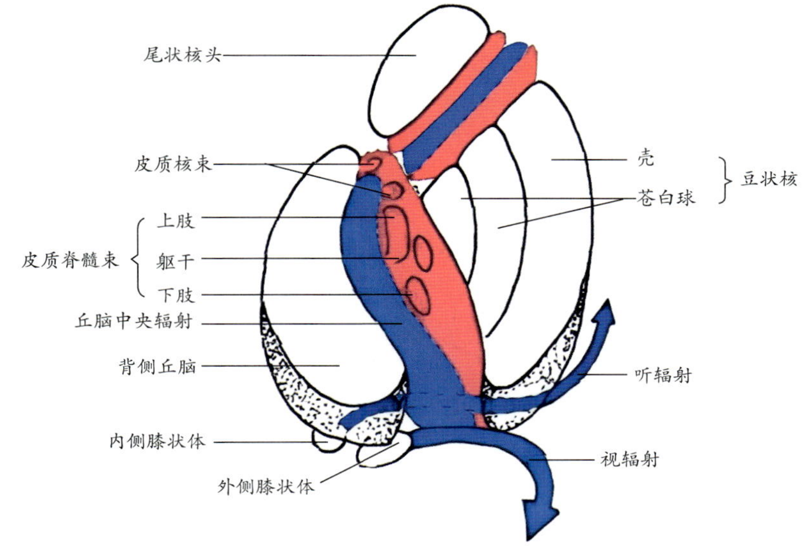

图 12-3-11　内囊模式图

（四）大脑皮质的功能定位

大脑皮质的功能定位是指大脑有完成某些反射的相对集中的皮质区域。以下简要介绍 5 个重要的功能定位区。

1. 第Ⅰ躯体运动区　第Ⅰ躯体运动区位于中央前回和中央旁小叶的前部，是控制躯体运动的最重要的区域。该区对骨骼肌运动的皮质控制特点：①上下倒置，但头面部是正的；②左右交叉，即一侧运动区支配对侧肢体的运动；③区域分布大小与运动的精细、复杂的程度有关，运动越精细、复杂的部位，所占的区域面积越大，例如，手的运动灵活而又复杂，故手所占区域面积最大（图 12-3-12）。

2. 第Ⅰ躯体感觉区　第Ⅰ躯体感觉区位于中央后回和中央旁小叶的后部，接受对侧半身的浅、深感觉的神经纤维。躯体感觉在第Ⅰ躯体感觉区的投射特点：①上下倒置，但头面部是正的；②左右交叉，一侧半身浅、深感觉投射到对侧半球的中央后回；③身体各部分投射区的大小与该部位感觉的敏感程度一致，手指、唇和舌的投射区最大（图 12-3-13）。

3. 视区　视区位于枕叶距状沟两侧的皮质。一侧视区接受同侧视网膜颞侧半和对侧视网膜鼻侧半的传入冲动，损伤一侧视区，可引起双眼对侧视野偏盲。

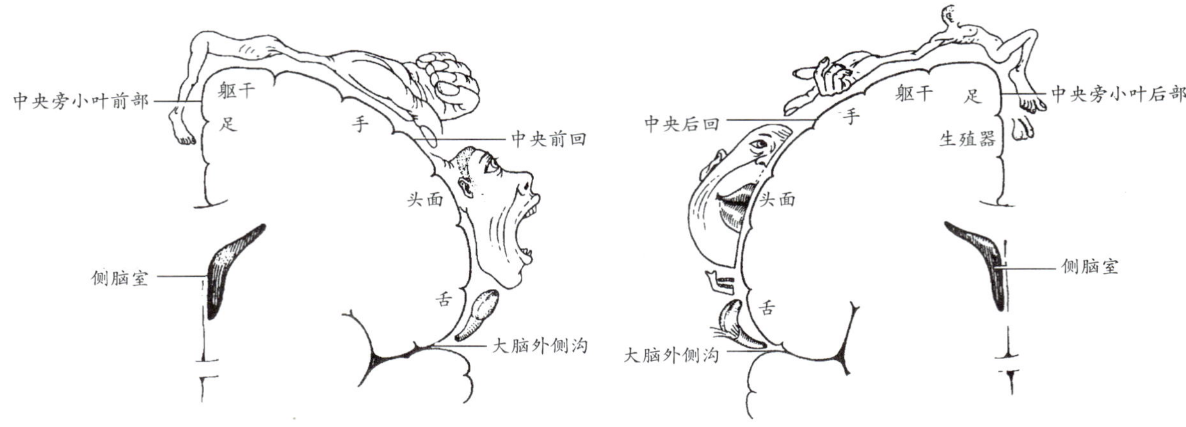

图 12-3-12 人体各部在第 I 躯体运动区的定位　　图 12-3-13 人体各部在第 I 躯体感觉区的定位

4. 听区　听区位于颞横回。每侧的听区接受双侧耳蜗听觉感受器的传入冲动。因此，一侧听区受损，不致引起患者全聋。

5. 语言区（语言中枢）　语言区包括听觉性语言中枢（听话中枢）、运动性语言中枢（说话中枢）、视觉性语言中枢（阅读中枢）和书写中枢（图 12-3-14），分别管理听、说、阅读、写的语言功能。如果出现损伤，可能引起相应的语言功能障碍。

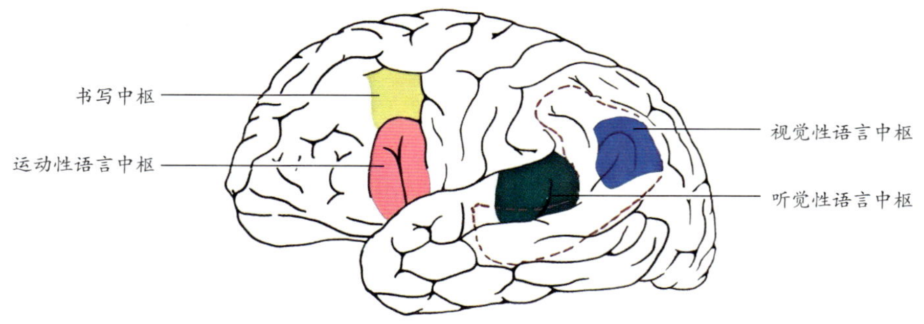

图 12-3-14 左侧大脑半球的语言中枢

大脑皮质功能区分色

在长期的进化和发展过程中，人类大脑皮质的结构以及功能不断得到分化，脑的某些高级功能逐渐向某一侧大脑半球集中，该侧大脑半球称为优势半球。左右半球在发育上各有优势，左侧大脑半球与语言、意识、数学分析等密切相关；而右侧半球与感知语言信息、音乐、图形相关。左右半球在人类的活动中都具有十分重要的意义。

（五）边缘系统

边缘系统由边缘叶以及与其联系密切的皮质及皮质下结构共同组成，包括隔区、扣带回、海马旁回、海马和齿状回等。边缘系统的功能复杂，除负责嗅觉功能外，还与摄食行为、情绪、学习与记忆、生殖行为等有关。

五、脑和脊髓的被膜、血管、脑脊液及脑屏障

（一）脑和脊髓的被膜

脑和脊髓的外面有 3 层被膜，从外向内依次为硬膜、蛛网膜和软膜。脑的 3 层被膜分别为硬脑膜、脑蛛网膜和软脑膜，脊髓的 3 层被膜依次是硬脊膜、脊髓蛛网膜和软脊膜（图 12-3-15）。脑和脊髓的被膜在枕骨大孔处彼此延续，被膜对脑组织以及脊髓有支持、固定、保护作用。

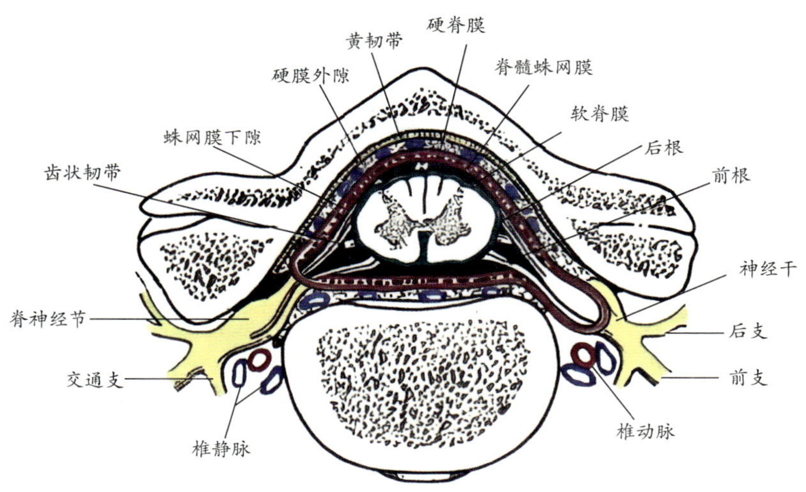

图 12-3-15　脊髓的被膜

1. 硬膜　硬膜（dura mater）由结缔组织构成。硬脑膜有两层，两层之间有丰富的血管和神经。硬脑膜的两层在某些特殊部位是分离的，可形成硬脑膜窦，收集脑的静脉血。硬脊膜也由致密结缔组织构成，呈管状，包裹在脊髓和脊神经根的外周，向上附着于枕骨大孔边缘，与硬脑膜延续；向下附着于尾骨。硬脊膜与椎管内骨膜之间存在一狭窄负压间隙，称为硬膜外隙，此处为硬膜外麻醉的注药部位。

2. 蛛网膜　蛛网膜（arachnoid mater）紧贴于硬膜内面，由疏松结缔组织构成，膜薄而透明，少血管和神经。蛛网膜和软膜之间为蛛网膜下隙，内含脑脊液。脑蛛网膜于颅顶处突起呈颗粒状，并进入硬脑膜窦内，称为蛛网膜粒。脑脊液主要通过蛛网膜粒回流入硬脑膜窦内的静脉血中，继而进入血液循环（图 12-3-16）。脊髓蛛网膜下隙在脊髓末端扩大为终池，临床上常采用第 3、4 或第 4、5 腰椎间隙进行蛛网膜下隙穿刺。

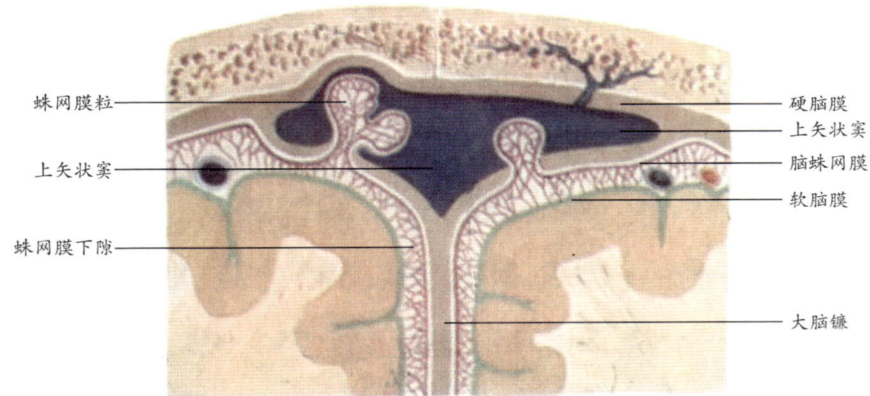

图 12-3-16　蛛网膜粒和硬脑膜窦

3. 软膜　软膜（apinal pia mater）紧贴于脑和脊髓的表面并深入沟裂之中，软膜中富含血管和神经组织，对脑和脊髓的营养有重要的支持作用。

（二）脑的血管

1. 脑的动脉　脑的动脉来源于颈内动脉和椎动脉，颈内动脉起自颈总动脉，入颅后分为大脑前动脉和大脑中动脉等分支；椎动脉起自锁骨下动脉，经第 6 ～第 1 颈椎横突孔上行，再通过枕骨大孔入颅，两侧椎动脉于脑桥基底部合成 1 条基底动脉。颈内动脉供应大脑半球前 2/3 以及部分间脑，基底动脉供应大脑半球的后 1/3、部分间脑、小脑以及脑干。脑的底面，前交通动脉、大脑前动脉、颈内动脉、后交通动脉和大脑后动脉吻合形成大脑动脉环（cerebral arterial circle，Willis 环）。该环可调节脑的血流分配，补偿缺血区血液供应，从而维持脑的营养和功能（图 12-3-17）。

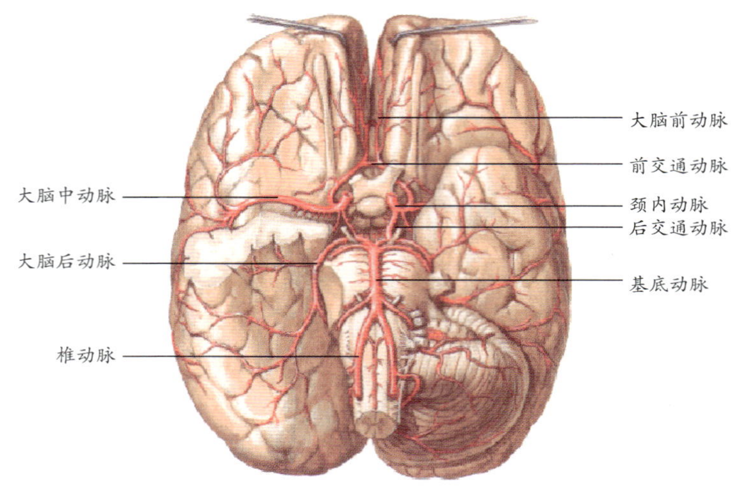

图 12-3-17 脑血管

2. 脑的静脉 脑的静脉不与动脉伴行，静脉有深、浅两种，但血都由硬脑膜窦收集，最终汇入颈内静脉。

（三）脑室、脑脊液及其循环

1. 脑室 脑室是指脑内的腔隙，包括一对侧脑室、第三脑室和第四脑室，其内充满脑脊液。

侧脑室位于大脑半球内，左右各一，第三脑室位于间脑内，第四脑室位于延髓、脑桥的背面与小脑之间。左右侧脑室通过室间孔与第三脑室相通，第三脑室经中脑水管通向第四脑室，第四脑室经正中孔和外侧孔通向蛛网膜下隙（图 12-3-18）。

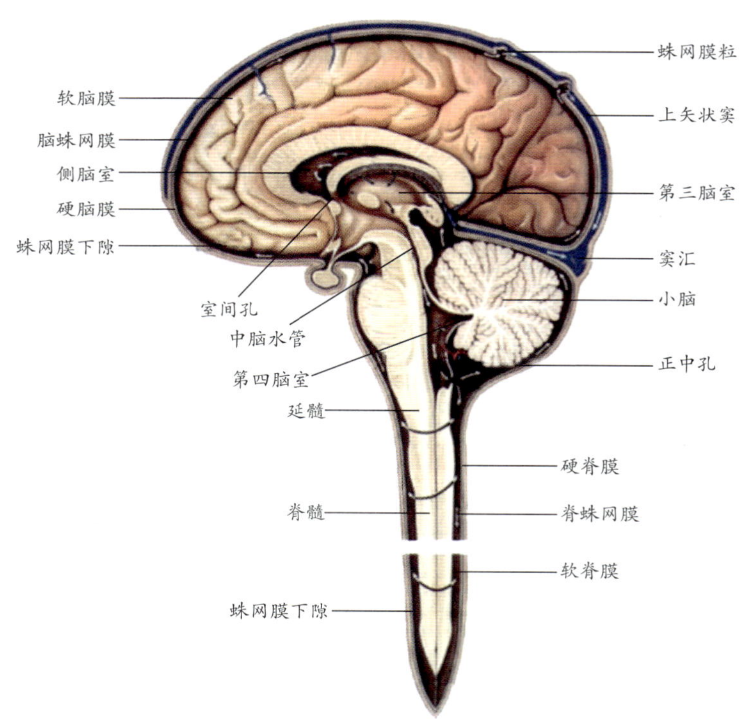

图 12-3-18 脑室投影及脑脊液循环模式图

脑室铸型

2. 脑脊液及其循环 脑脊液无色透明，分布于各脑室、蛛网膜下隙和脊髓中央管。成人脑脊液总量约为 150 mL，脑脊液一直处于不断产生、循环和回流的动态平衡状态。脑脊液由各脑室脉络丛产生，具有保护脑和脊髓、营养与运输、调节颅内压等作用。脑脊液的循环途径为

侧脑室 —室间孔→ 第三脑室 —中脑水管→ 第四脑室 —正中孔、外侧孔→ 蛛网膜下隙 —蛛网膜粒→ 上矢状窦

（四）脑屏障

脑屏障（brain barrier）为中枢神经系统提供稳定的内环境，使其能够正常发挥生理功能。脑屏障能选择性地允许某些物质通过，不允许另一些物质通过。脑屏障包括 3 部分，分别是血－脑屏障、血－脑脊液屏障、脑脊液－脑屏障（图 12-3-19）。

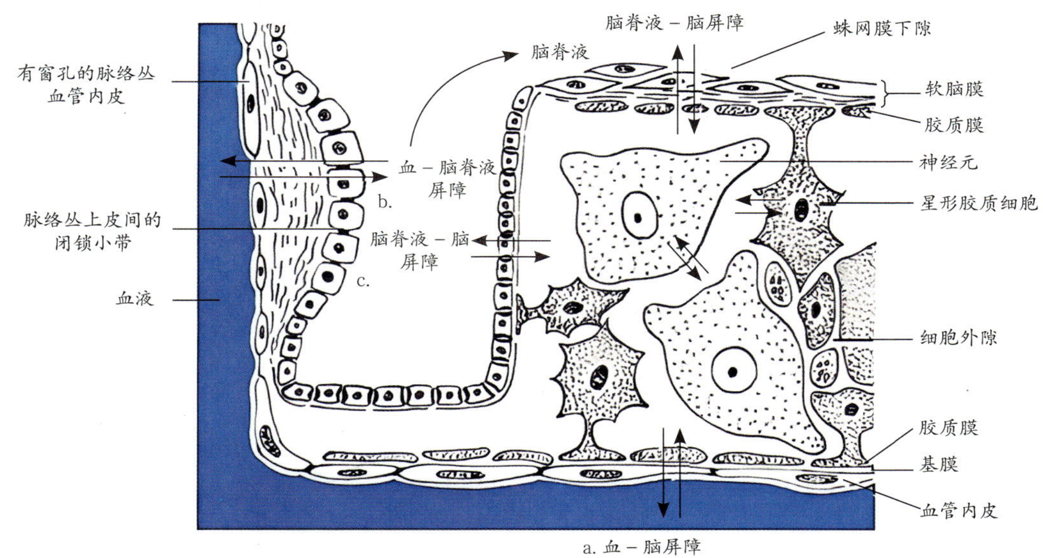

图 12-3-19　脑屏障结构和关系示意图

1. 血－脑屏障　血－脑屏障位于血液与脑、脊髓的神经细胞之间，其解剖结构基础是脑的毛细血管内皮、基膜和星形胶质细胞的血管周足。该结构能限制某些物质在血液与脑组织之间自由交换。

2. 血－脑脊液屏障　血－脑脊液屏障位于脑室脉络丛的毛细血管与脑脊液之间，其结构基础是脉络丛上皮细胞。该结构能限制某些物质在血液与脑脊液之间自由交换。

3. 脑脊液－脑屏障　脑脊液－脑屏障位于脑室和蛛网膜下隙的脑脊液与脑、脊髓的神经细胞之间。该结构的屏障作用较低，故脑脊液的化学成分与脑组织液的成分大致相同。

脑屏障的功能特点：大分子物质和离子难以从血液进入脑、脊髓或脑脊液，但脂溶性物质如 O_2、CO_2 等容易通过血－脑脊液屏障。脑屏障对维持神经细胞周围化学环境的稳定、限制有害物质进入脑内以及指导治病用药具有重要意义。

第四节　周围神经

周围神经系统是指除中枢神经系统外，分布于全身各处的神经结构，根据与中枢神经系统连接部位的不同，可以分为与脊髓相连的脊神经和与脑相连的脑神经；也可以根据周围神经终末部分分布部位的不同，分为躯体神经和内脏神经，前者主要分布在体表、骨、关节和骨骼肌，后者主要分布在内脏、血管、平滑肌和腺体。

一、脊神经

脊神经为连接于脊髓的周围神经部分，它们由脊髓发出，负责传递身体大部分区域的感觉和运动信息。脊神经共 31 对，包括 8 对颈神经、12 对胸神经、5 对腰神经、5 对骶神经和 1 对尾神经。每对脊神经借前根和后根连于一个脊髓节段。前根属于运动神经纤维，后根属于感觉神经纤维，前、后根在椎间孔处汇合为一条脊神经。因此，脊神经是混合性神经，一般含有躯体感觉纤维、内脏感觉纤维、躯体运动纤维和内脏运动纤维 4 种成分（图 12–4–1）。脊神经后根在近椎间孔处有一梭形膨大，称为脊神经节，其中包含的感觉神经细胞以假单极细胞为主，脊神经节是感觉神经传导路径中的关键环节，它们接收来自身体各部位的感觉信息，并将这些信息传递到中枢神经系统。

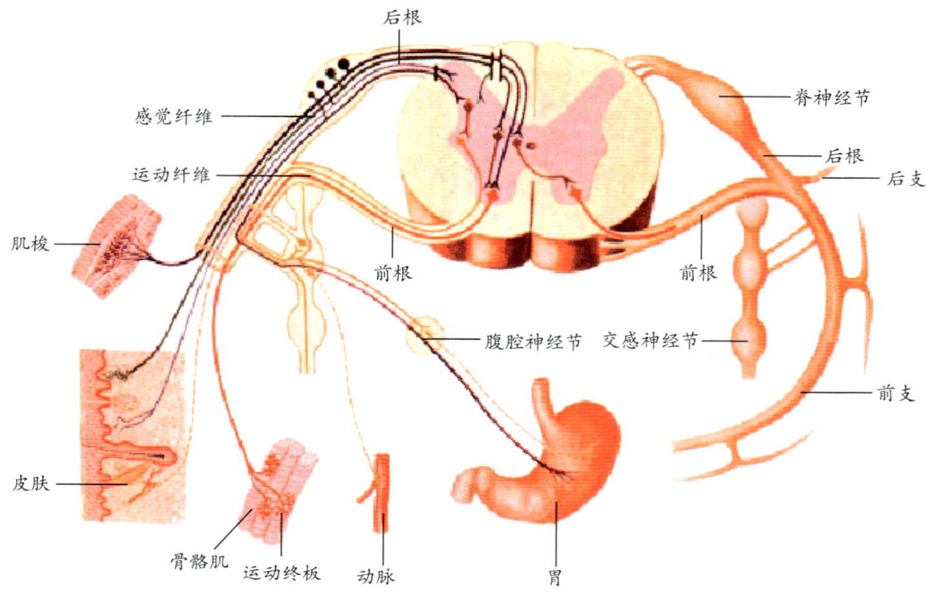

图 12–4–1　脊神经的组成和分布示意图

脊神经出椎间孔后，立即分为前支和后支。后支通常较细小，沿躯干背面行走，主要分布到项部、背部和腰骶部的皮肤以及深层肌肉；前支一般较粗大，主要分布到躯干的前外侧部和四肢的皮肤以及肌肉等部位。除 12 对胸神经外，其余脊神经前支相互吻合共同形成颈丛、臂丛、腰丛和骶丛 4 个神经丛，再由各丛发出神经分支分布于身体的效应器和感受器（表 12–4–1）。如果这些分支受损，将出现相应的损伤症状。

表 12–4–1　主要脊神经的起源及重要分布

名称	起源	重要分布	损伤后的主要表现
膈神经	颈丛	运动纤维：膈肌	膈瘫痪
腋神经	臂丛	肌支：三角肌	“方肩”
		皮支：肩关节周围的皮肤	
肌皮神经	臂丛	肌支：肱二头肌等臂前群肌	屈肘功能
		皮支：前臂外侧皮肤	障碍
正中神经	臂丛	肌支：前臂前群桡侧的屈肌、手掌外侧肌群	“猿手”
		皮支：掌心、鱼际、桡侧三个半指掌面的皮肤	
尺神经	臂丛	肌支：前臂前群尺侧的屈肌、手掌内侧和中间肌群	“爪形手”
		皮支：手掌尺侧及尺侧一个半指、手背尺侧半及尺侧两个半指的皮肤	

续表

名称	起源	重要分布	损伤后的主要表现
桡神经	臂丛	肌支：上肢的伸肌	“垂腕征”
		皮支：上肢背面、手背桡侧半及桡侧两个半指的皮肤	
股神经	腰丛	肌支：缝匠肌、股四头肌	
		皮支：大腿前面、小腿内侧面、足内侧缘的皮肤	
坐骨神经	骶丛	肌支：大腿后群肌	
		分支：胫神经、腓总神经	
胫神经	骶丛	肌支：小腿后群肌和足底肌	“钩状足”
腓总神经	骶丛	肌支：小腿外侧群肌、前群肌，足背肌	“马蹄内翻足”

知识链接

腓总神经损伤

腓总神经损伤是一种十分常见的周围神经损伤，该神经绕过腓骨颈，位置非常表浅，是小腿所有神经中最容易受损的神经。比如，当腓骨颈骨折时，断端有可能割伤或切断腓总神经，另外，腓骨颈骨折夹板固定太紧也有可能损伤该神经。腓总神经受伤后，由于小腿前、外侧群肌功能丧失，表现为足不能背屈，趾不能伸，足下垂且内翻，呈“马蹄内翻足"畸形（图12-4-2）。患者行走时足尖下垂先着地，呈“跨阈步态”。同时，小腿前、外侧面及足背区出现明显的感觉减退或丧失。

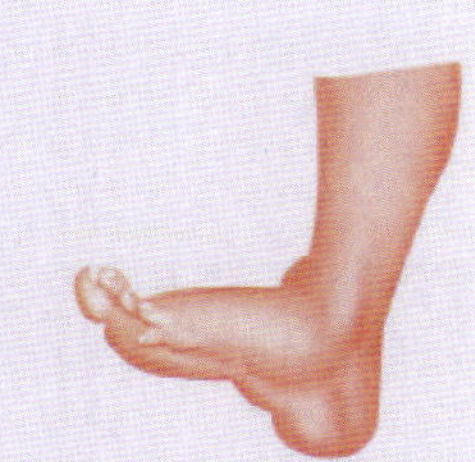

图 12-4-2　腓总神经损伤后的“马蹄内翻足"

二、脑神经

脑神经是与脑相连的周围神经部分，共有 12 对。脑神经通常按照与脑相连位置的先后顺序，用罗马数字命名，如Ⅰ嗅神经、Ⅱ视神经、Ⅲ动眼神经、Ⅳ滑车神经、Ⅴ三叉神经、Ⅵ展神经、Ⅶ面神经、Ⅷ前庭蜗神经、Ⅸ舌咽神经、Ⅹ迷走神经、Ⅺ副神经和Ⅻ舌下神经。其中，第Ⅰ对脑神经连接端脑，第Ⅱ对连接间脑，第Ⅲ～Ⅳ对与中脑相连，第Ⅴ～Ⅷ对与脑桥相连，第Ⅸ～Ⅻ对连于延髓（图 12-4-3）。

脑神经的纤维成分要比脊神经复杂，共含有 7 种纤维成分。

（1）一般躯体感觉纤维：分布于皮肤、肌、腱、口腔及鼻腔黏膜、眼结膜、角膜和脑膜。

（2）一般内脏感觉纤维：分布于头、颈、胸腔、腹腔的内脏器官。

（3）一般躯体运动纤维：分布于中胚层肌节衍化来的眼外肌和舌肌等骨骼肌。

（4）一般内脏运动纤维：分布于心肌、平滑肌及腺体。

（5）特殊躯体感觉纤维：分布于外胚层衍化来的视器和前庭器等。

（6）特殊内脏感觉纤维：分布于味蕾和嗅器。

（7）特殊内脏运动纤维：分布于咀嚼肌、面肌和咽喉肌等。

有些脑神经，可能只含有上述 7 种纤维中的一种，有些脑神经则含有两种或多种纤维。因此，根据脑神经所含的纤维成分不同，可将其分为只含运动纤维的运动性脑神经（Ⅲ、Ⅳ、Ⅵ、Ⅺ、Ⅻ）、只含感觉纤维的感觉性脑神经（Ⅰ、Ⅱ、Ⅷ）和既含感觉纤维又含运动纤维的混合性脑神经（Ⅴ、Ⅶ、Ⅸ、Ⅹ）3 类（表 12-4-2）。

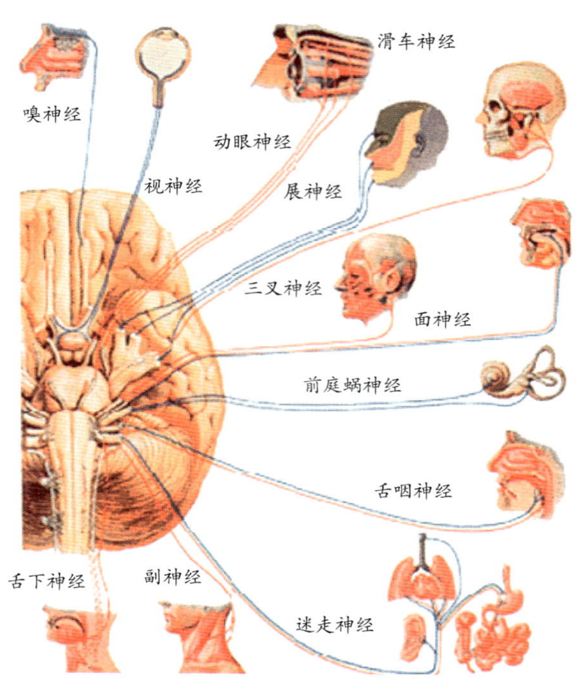

图 12-4-3 脑神经概况

表 12-4-2 脑神经分类简表

顺序及名称	性质	连脑部位	分布范围	损伤后的主要表现
Ⅰ嗅神经	感觉	端脑	鼻腔嗅黏膜	嗅觉障碍
Ⅱ视神经	感觉	间脑	眼球视网膜	视觉障碍
Ⅲ动眼神经	运动	中脑	上、下、内直肌，下斜肌，上睑提肌，瞳孔括约肌，睫状肌	眼外下斜视、上睑下垂、对光反射消失
Ⅳ滑车神经	运动	中脑	眼球上斜肌	眼不能向外下斜视
Ⅴ三叉神经	混合	脑桥	头面部皮肤，口、鼻腔黏膜，牙和牙龈咀嚼肌等	头面部皮肤，口、鼻腔黏膜感觉障碍，咀嚼肌瘫痪
Ⅵ展神经	运动	脑桥	眼球外直肌	眼内斜视
Ⅶ面神经	混合	脑桥	面部表情肌、舌前 2/3 味蕾、泪腺、下颌下腺、舌下腺等	面肌瘫痪，额纹消失，眼睑不能闭合，口角歪向健侧，舌前 2/3 味觉障碍，腺体分泌障碍等
Ⅷ前庭蜗神经	感觉	脑桥	壶腹嵴、球囊斑和椭圆囊斑、内耳螺旋器	听力障碍、眩晕、眼球震颤等
Ⅸ舌咽神经	混合	延髓	咽肌、腮腺、咽、咽鼓管、鼓室、舌后 1/3 黏膜及味蕾、颈动脉窦、颈动脉小球、咽部黏膜、耳后皮肤	咽反射消失，腮腺分泌障碍，咽壁等感觉障碍，舌后 1/3 一般感觉及味觉障碍
Ⅹ迷走神经	混合	延髓	咽喉肌，颈部、胸腔和腹腔脏器的平滑肌，心肌和腺体，耳廓、外耳道皮肤及硬脑膜	发音困难、声嘶，吞咽困难，内脏感觉障碍，内脏运动障碍、腺体分泌障碍等
Ⅺ副神经	运动	延髓	胸锁乳突肌、斜方肌	一侧胸锁乳突肌瘫痪，面无力转向对侧，斜方肌瘫痪，肩下垂，提肩无力
Ⅻ舌下神经	运动	延髓	舌肌	舌肌瘫痪，伸舌时舌尖偏向患侧

三、内脏神经

内脏神经系统是神经系统的一个重要组成部分，主要分布于内脏、心血管、平滑肌和腺体等部位。按照分布部位的不同，内脏神经可分为中枢部和周围部，又可分为内脏运动神经和内脏感觉神经。

（一）内脏运动神经

内脏运动神经主要调节内脏、心血管等器官的运动及腺体的分泌，通常不受人的意志控制，是不随意的，故又称为自主神经（图 12-4-4）。根据形态、功能和药理学特点，内脏运动神经分为交感神经和副交感神经两部分，它们常共同支配一个器官，既有对立作用，又有相互协同作用。从来源、形态结构、分布范围和功能看，两者的特点见表 12-4-3。

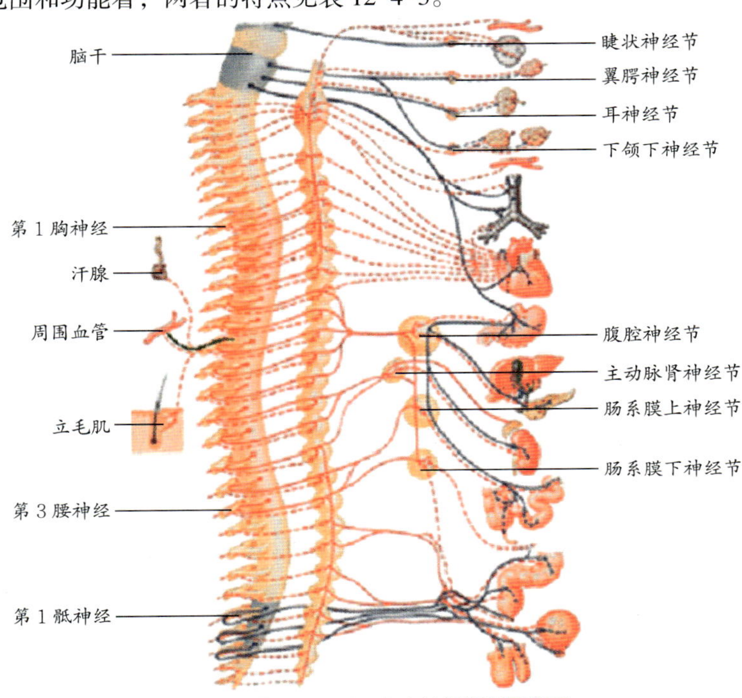

图 12-4-4　自主神经概况示意图

表 12-4-3　交感神经与副交感神经的比较

异、同点	交感神经	副交感神经
低级中枢部位	脊髓胸腰部灰质的中间外侧核	脑干第Ⅲ、Ⅶ、Ⅸ、Ⅹ副交感神经核和第 2～4 骶髓节段的骶副交感核
周围部神经节位置	脊柱两旁的椎旁节和脊柱前方椎前节	所支配的器官附近的器官旁节或器官壁内的器官内节
节前、节后神经元比例	一个交感节前神经元的轴突可与多个节后神经元形成突触，作用范围较广泛	一个副交感节前神经元的轴突则与较少的节后神经元形成突触，作用较局限
分布范围	全身血管平滑肌、内脏平滑肌、心肌、腺体、竖毛肌、瞳孔开大肌、肾上腺髓质等	内脏、部分血管平滑肌、心肌、腺体、瞳孔括约肌、睫状肌等
生理功能	当机体运动时，交感神经兴奋性增强，副交感神经兴奋性减弱，出现心跳加快、血压升高，支气管扩张，瞳孔开大，消化活动受抑制等现象	当机体处于安静或睡眠状态时，副交感神经兴奋加强，交感神经相对抑制，出现心跳减慢，血压下降，支气管收缩，瞳孔缩小，消化活动增强等现象

1. 自主神经系统的结构特征　自主神经系统由节前神经元和节后神经元组成。节前神经元胞体位于脊髓和低位脑干内，发出的神经纤维称为节前纤维。自主神经节前纤维在抵达效应器官前进入神经

节内换元，由节内神经元发出节后纤维支配效应器官。交感神经节节前纤维短而节后纤维长；副交感神经节则相反。此外，在神经节内，一条交感节前纤维往往与多个节后神经元发生突触联系，而一条副交感节前纤维仅与少数节后神经元发生突触联系。

2. 自主神经系统功能活动的基本特征

（1）对同一效应器的双重支配：人体许多组织器官都受到交感神经和副交感神经的双重支配，两者的作用往往相互拮抗。例如，心迷走神经抑制心脏活动，而心交感神经则加强心脏活动；迷走神经增强小肠的运动和分泌，而交感神经则起抑制作用。这种相互拮抗的双重神经支配，可使器官的活动状态快速调整以适应机体的需要。有时候，交感和副交感神经支配对某一器官的作用可以一致，例如，交感和副交感神经都有促进唾液腺分泌的作用，但交感神经促使其分泌量少而黏稠唾液，而副交感神经则促使其分泌大量而稀薄的唾液。此外，交感神经系统与副交感神经系统间存在相互抑制，即交感神经系统活动增强时，副交感神经系统活动则处于相对抑制状态，反之亦然。

（2）紧张性活动：在安静状态下，自主神经系统持续发放一定频率的冲动，使所支配的器官处于一定的活动状态，称为自主神经系统的紧张性。这一现象可通过切断神经后观察它所支配器官的活动是否改变加以证实。例如，切断心迷走神经后心率加快，说明正常情况下心迷走神经通过紧张性传出冲动，对心脏具有抑制作用；而切断心交感神经，则心率减慢，说明心交感神经通过紧张性传出冲动，对心脏产生兴奋作用。

（3）受效应器所处功能状态的影响：自主神经系统的活动与效应器本身的功能状态有关。例如，胃幽门处于收缩状态时，刺激迷走神经能使之舒张；而幽门处于舒张状态时，刺激迷走神经则使之收缩。

（4）作用范围和生理意义不同：交感神经系统的活动一般比较广泛，在环境急剧变化时，可以动员机体许多器官的潜在力量，使机体能够适应环境的急剧变化。例如，在肌肉剧烈运动、窒息、失血或寒冷环境等情况下，交感神经系统活动增强，机体心率加速，皮肤与腹腔内脏血管收缩，体内血库释放血液，红细胞计数增加，支气管扩张，肝糖原分解加速，血糖升高，肾上腺素分泌增加等，从而适应机体或环境的急剧变化。副交感神经系统的活动相对比较局限，其意义主要在于保护机体、休整恢复、促进消化、积蓄能量以及加强排泄和生殖功能等。例如，心脏活动的抑制，瞳孔缩小以避免强光的进入，消化道功能增强以促进营养物质吸收和能量补充等。

交感、副交感神经系统在体内分布广泛，其主要功能见表 12-4-4。

表 12-4-4 交感神经、副交感神经的主要功能

异、同点	交感神经	副交感神经
循环器官	心率加快、心肌收缩力加强，腹腔内脏皮肤、唾液腺、外生殖器的血管收缩，骨骼肌血管收缩或舒张	心率减慢、心房收缩力减弱，少数器官（如外生殖器）血管舒张
呼吸器官	支气管平滑肌舒张	支气管平滑肌收缩，呼吸道黏膜腺体分泌
消化器官	胃肠运动减弱，括约肌收缩增强，唾液腺分泌黏稠唾液	胃肠运动、胆囊收缩增强，括约肌舒张，唾液腺分泌稀薄唾液，胃液、胰液、胆汁分泌增加
泌尿生殖器官	尿道括约肌收缩、逼尿肌舒张，怀孕子宫收缩、未怀孕子宫舒张	尿道括约肌舒张，逼尿肌收缩
眼	瞳孔开大肌收缩，瞳孔扩大，睫状肌松弛	瞳孔括约肌收缩，瞳孔缩小，睫状肌收缩，泪腺分泌增加
皮肤	汗腺分泌，竖毛肌收缩	—
内分泌和代谢	肾上腺髓质激素分泌，肝糖原分解	促进胰岛素分泌

3. 自主神经的递质、纤维分类及受体　神经递质可改变突触后神经元的离子通透性，并引起突触后电位发生变化，是神经元之间或神经元与效应器细胞之间主要的信息传递物质。自主神经的信息传递是通过神经递质与对应受体结合来实现的。

（1）自主神经递质及纤维分类：自主神经末梢释放的递质主要有乙酰胆碱（ACh）和去甲肾上腺素（NA）。根据递质种类的不同，自主神经可分为两大类：以 ACh 为递质的称为胆碱能纤维，以 NA 为递质的称为肾上腺素能纤维。胆碱能纤维包括全部自主神经节前纤维、绝大多数副交感神经节后纤维和极少数交感神经节后纤维。此外，支配骨骼肌的躯体运动纤维也是胆碱能纤维。肾上腺素能纤维包括大部分交感节后纤维。

（2）自主神经的受体：能与 ACh 结合的受体称为乙酰胆碱受体，包括毒蕈碱型受体（M 受体）和烟碱型受体（N 受体）。ACh 与 M 受体结合后产生 M 样作用，表现为心脏活动抑制，骨骼肌血管舒张，支气管和消化管平滑肌、膀胱逼尿肌收缩，瞳孔缩小，消化腺和汗腺分泌增加等。烟碱受体分为 N_1 和 N_2 两种亚型，N 受体与 ACh 结合产生 N 样作用，表现为神经节细胞和骨骼肌兴奋。

肾上腺素受体是能与去甲肾上腺素或肾上腺素结合的受体，可分为肾上腺素 α 受体和肾上腺素 β 受体两类。α 受体又分为 α_1 和 α_2 受体。α_1 受体主要分布于血管、子宫平滑肌、瞳孔等处。肾上腺素、去甲肾上腺素与 α_1 受体结合后产生兴奋平滑肌的效应，如皮肤、黏膜、内脏血管收缩，子宫平滑肌收缩，瞳孔开大肌收缩等，但对小肠为抑制性效应，使胃、小肠平滑肌舒张，但括约肌收缩。α_2 受体主要存在于突触前膜，产生的效应是抑制 NA 的释放。β 受体主要有 β_1 和 β_2 等亚型，β_1 受体分布于心脏组织中，如窦房结、房室传导系统、心肌等，激动时，产生心脏兴奋效应，出现心率加快、传导加快、心收缩力增强，脂肪分解。β_2 受体分布于支气管、胃肠、子宫及血管平滑肌细胞上，激动时，产生抑制效应，表现为平滑肌舒张。自主神经系统的受体分布部位及效应见表 12-4-5。

表 12-4-5　自主神经系统受体的分布及效应

效应器		肾上腺素能系统		胆碱能系统	
		受体	效应	受体	效应
心脏	窦房结	β_1	心率加快	M	心率减慢
	房室传导系统	β_1	传导加快	M	传导减慢
	心肌	β_1	收缩力增强	M	收缩力减弱
血管	冠状血管	α_1	收缩	M	舒张
		β_2	舒张（为主）		
	骨骼肌血管	α_1	收缩	M	舒张
		β_2	舒张（为主）		
	腹腔内脏血管	α_1	收缩（为主）		
		β_2	舒张		
	皮肤黏膜血管	α	收缩	M	舒张
	脑血管	α	收缩	M	舒张
支气管	平滑肌	β_2	舒张	M	收缩
	腺体	α	抑制分泌	M	促进分泌
		β_2	促进分泌		

续表

效应器		肾上腺素能系统		胆碱能系统	
		受体	效应	受体	效应
胃肠	胃平滑肌	β_2	舒张	M	收缩
	小肠平滑肌	α	舒张	M	收缩
		β_2	舒张		
	括约肌	α	收缩	M	舒张
	腺体	α	抑制分泌	M	促进分泌
	胆囊和胆道	β_2	舒张	M	收缩
唾液腺		α	分泌少量黏稠唾液	M	分泌大量稀薄唾液
膀胱	逼尿肌	β_2	舒张	M	收缩
	括约肌	α	收缩	M	舒张
输尿管平滑肌		α	收缩		
子宫平滑肌		α	收缩（有孕）	M	可变
		β_2	舒张（无孕）		
皮肤	汗腺	α	促进精神性发汗	M	促进温热性发汗
	竖毛肌		收缩		
眼	瞳孔括约肌			M	收缩（缩瞳）
	瞳孔开大肌	α	收缩（扩瞳）		
	睫状肌	β_2	舒张	M	收缩（视近物）
代谢	糖酵解	β_2	加强		
	脂肪分解	β	加强		

（二）内脏感觉神经

人体各内脏器官除了有运动性神经支配，还有感觉神经分布。二者共同维持机体内、外环境的动态平衡以及机体的正常生命活动。

1. 内脏感觉神经的特点　内脏感觉纤维的数目较少，多为细纤维，正常的内脏活动或一般强度的刺激不会引起主观感觉。内脏痛往往是弥散的，不容易准确定位。

2. 内脏感觉　由于内脏中的温度觉和触－压觉感受器较少，无本体感受器，但有痛觉感受器，因此，内脏感觉的主要表现是痛觉。内脏痛是临床上常见的症状，引起内脏痛的有效刺激是脏器的突然扩张、机械性牵拉、缺血、内脏平滑肌痉挛以及在病理损伤时释放的化学物质。内脏痛的最主要特点是定位不准确，而且内脏痛通常发生缓慢，持续时间较长，对扩张性刺激或牵拉性刺激十分敏感，有些还常伴有明显的情绪活动和一些自主神经反应，如恶心、呕吐和心血管及呼吸活动的改变。内脏疾患除了引起患病脏器本身的疼痛，还能引起邻近体腔壁骨骼肌的痉挛和疼痛。

某些内脏疾病往往引起体表区域感觉疼痛或痛觉过敏，此现象称为牵涉痛。例如，心脏病变（心绞痛、心肌梗死）时常引起左臂内侧疼痛，有时也可牵涉到右臂或颈部，部分患者以腹痛的形式出现；

胆囊疾病疼痛发作时，患者可感觉右肩胛部疼痛；阑尾炎早期常感觉脐周或上腹部疼痛；胃溃疡或胰腺炎发作时会出现左上腹和肩胛间的疼痛；肾结石时可引起腹股沟区的疼痛等。

第五节　神经系统的主要传导通路

感受器接受机体内、外环境的各种刺激并将其转变成神经冲动，沿传入神经元传递至中枢神经系统相应部位，最后至大脑皮质高级中枢，形成感觉，此通路称为感觉传导通路。大脑皮质将感觉信息分析整合后发出指令，沿传出纤维，经脑干和脊髓的运动神经元到达躯体和内脏效应器，产生效应，此通路称为运动传导通路。

一、感觉传导通路

感觉传导通路包括：本体感觉传导通路，痛温觉、粗触觉和压觉等感觉传导通路，视觉传导通路和瞳孔对光反射通路，听觉传导通路，平衡觉传导通路和内脏感觉传导通路。

（一）本体感觉传导通路

本体感觉是指肌、腱、关节等运动器官本身在运动或静止时产生的感觉，如人闭眼时能感知身体各部位置，本体感觉又称为深感觉。本体感觉传导通路也称为深感觉传导通路，包括位置觉、运动觉和震动觉。该传导通路还传导皮肤的精细触觉，如辨别两点距离和物体的纹理粗细等。躯干和四肢的本体感觉有两条传导通路，一条是传至大脑皮质，产生意识性感觉；另一条是传至小脑，产生非意识性感觉。

1. 躯干和四肢意识性本体感觉和精细触觉传导通路，该传导通路由三级神经元组成。第一级神经元为脊神经节内假单极神经元，周围突分布于肌、腱、关节等处的本体感觉感受器和皮肤的精细触觉感受器，中枢突经脊神经后根的内侧部进入脊髓后索，分为长的升支和短的降支。其中，来自第五胸节以下的升支行于后索的内侧部，形成薄束；来自第四胸节以上的升支行于后索的外侧部，形成楔束。两束上行，分别止于延髓的薄束核和楔束核。短的降支至后角或前角，完成脊髓牵张反射。第二级神经元的胞体位于薄、楔束核内，在中线上与对侧交叉形成内侧丘系交叉后继续上行，止于背侧丘脑的腹后外侧核。第三级神经元的胞体在丘脑腹后外侧核，发出丘脑中央辐射经内囊后肢投射至中央后回的中上部和中央旁小叶后部，部分纤维投射至中央前回（图 12-5-1）。

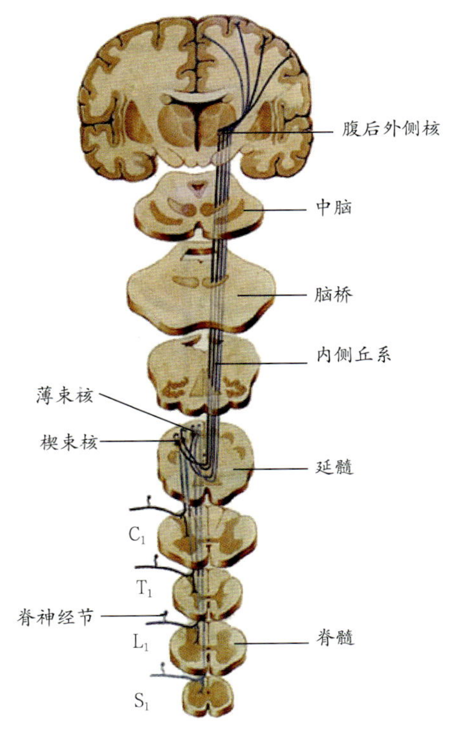

图 12-5-1　躯干和四肢意识性本体感觉传导通路

2. 躯干和四肢非意识性本体感觉传导通路　非意识性本体感觉传导通路实际上是反射通路的上行部分，为传入至小脑的本体感觉，由两级神经元组成。第一级神经元为脊神经节内假单极神经元，其周围突分布于肌、腱、关节的本体感觉感受器，中枢突经脊神经后根的内侧部进入脊髓，终止于 C_8 ～ L_2 节段胸核和腰骶膨大第Ⅴ～Ⅶ层外侧部。由胸核发出的第二级纤维在同侧脊髓侧索组成脊髓小脑后束，向上经小脑下脚进入旧小脑皮质；由腰骶膨大第Ⅴ～Ⅶ层外侧部发出的第二级纤维组成对侧和同侧的脊髓小脑前束，经小脑上脚止于旧小脑皮质。以上第二级神经元传导躯干（除颈部外）和下肢的本体感觉。传导上肢和颈部的本体感觉的第二级神经元胞体位于颈膨大部第Ⅵ、Ⅶ层和延髓的楔束副核，这两处神经元发出的第二级纤维也经小脑下脚进入小脑皮质。

（二）痛温觉、粗触觉和压觉传导通路

痛温觉、粗触觉和压觉传导通路又称为浅感觉传导通路，由三级神经元组成。

1. 躯干和四肢痛温觉、粗触觉和压觉传导通路　第一级神经元为脊神经节内假单极神经元，其周围突分布于躯干和四肢皮肤内的感受器，中枢突经脊神经后根进入脊髓。其中，传导痛温觉的纤维（细纤维）在后根的外侧部入脊髓经背外侧束再终止于第二级神经元（脊髓灰质后角）；传导粗触觉和压觉的纤维（粗纤维）经后根内侧部进入脊髓后索，再终止于第二级神经元。第二级神经元胞体发出纤维上升 1 ～ 2 个节段经白质前连合交叉到对侧的外侧索和前索内上行，组成脊髓丘脑侧束和脊髓丘脑前束（侧束传导痛温觉，前束传导粗触觉和压觉）。脊髓丘脑束上行，经延髓下橄榄核的背外侧，脑桥和中脑内侧丘系的外侧，终止于背侧丘脑的腹后外侧核。第三级神经元的胞体在背侧丘脑的腹后外侧核，它们发出的纤维称为丘脑中央辐射，经内囊后肢投射到中央后回中、上部和中央旁小叶后部（图 12-5-2）。

2. 头面部的痛温觉和触压觉传导通路　第一级神经元为三叉神经节细胞，其周围突经相应的脑神经分支分布于头面部皮肤及口鼻黏膜的相关感受器，中枢突经三叉神经根和舌咽、迷走及面神经入脑干；三叉神经中传导痛温觉的纤维入脑后下降为三叉神经脊束，止于三叉神经脊束核；传导触压觉的纤维终止于三叉神经脑桥核。第二级神经元的胞体在三叉神经脊束核和三叉神经脑桥核内，它们发出的纤维交叉到对侧，组成三叉丘脑束，止于背侧丘脑的腹后内侧核。第三级神经元的胞体在背侧丘脑的腹后内侧核，发出纤维经内囊后肢，投射到中央后回下部（图 12-5-2）。

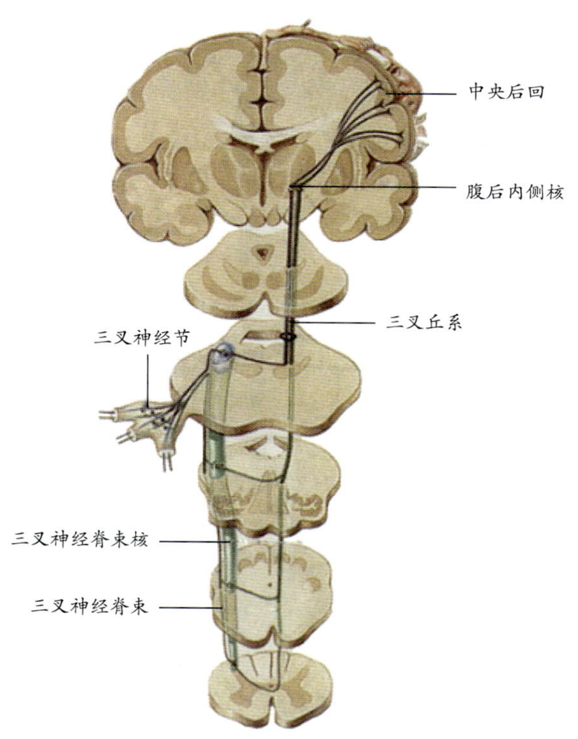

图 12-5-2　痛温觉、粗触觉和压觉传导通路

（三）视觉传导通路和瞳孔对光反射通路

1. 视觉传导通路　视觉传导通路由三级神经元组成。眼球视网膜神经部外层的视锥细胞和视杆细胞为光感受器细胞，中层的双极细胞为第一级神经元，内层的节细胞为第二级神经元，节细胞的轴突在视神经盘处汇集成视神经。视神经由视神经管入颅腔，形成视交叉后，延续为视束。在视交叉中，来自两眼视网膜鼻侧半的纤维交叉，加入对侧视束；来自视网膜颞侧半的纤维不交叉，进入同侧视束。因此，左侧视束内含有来自两眼视网膜左侧半的纤维，右侧视束内含有来自两眼视网膜右侧半的纤维。视束主要终止于外侧膝状体。第三级神经元胞体在外侧膝状体内，由外侧膝状体核发出纤维组成视辐射，经内囊后肢投射到视区皮质，产生视觉（图 12-5-3）。

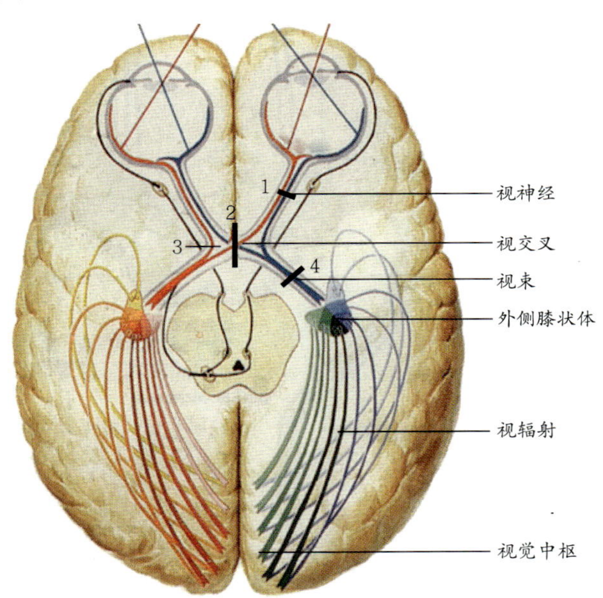

图 12-5-3　视觉传导通路

视觉传导通路和瞳孔对光反射通路

2. 瞳孔对光反射通路　光照一侧瞳孔，引起两眼瞳孔缩小的反应称为瞳孔对光反射。光照射侧眼的反应称为直接对光反射，光未照射侧眼的反应称为间接对光反射。瞳孔对光反射的通路：视网膜→视神经→视交叉→两侧视束→上丘臂→顶盖前区→两侧动眼神经副核→动眼神经→睫状神经节→节后纤维→瞳孔括约肌收缩→两侧瞳孔缩小。

二、运动传导通路

运动传导通路是指从大脑皮质至躯体运动效应器和内脏活动效应器的神经联系。从大脑皮质至躯体运动效应器（骨骼肌）的神经通路，称为躯体运动传导通路，包括锥体系和锥体外系。从大脑皮质至内脏活动效应器（心肌、平滑肌、腺体等）的神经通路，称为内脏运动传导通路。

（一）锥体系

锥体系由上、下两级神经元组成。上运动神经元胞体位于大脑皮质的躯体运动区，其轴突组成了皮质脊髓束和皮质核束；下运动神经元胞体位于脑干和脊髓前角，其轴突组成了相应的脑神经和脊神经。锥体系主要管理骨骼肌的随意运动。

1. 皮质脊髓束　上运动神经元主要是中央前回上、中部和中央旁小叶前部皮质的大锥体细胞，下运动神经元为脊髓前角运动神经元。由皮质发出的纤维下行后绝大部分纤维在延髓锥体下端交叉，形成锥体交叉，然后沿脊髓外侧索下行，形成皮质脊髓侧束，逐节终止于脊髓各节段的前角运动神经元，支配四肢肌；皮质发出的纤维下行后小部分纤维在延髓锥体下端不交叉，继续在同侧脊髓前索中下行，形成皮质脊髓前束，终止于脊髓胸段的同侧和对侧脊髓前角运动神经元，支配躯干肌（图 12-5-4）。

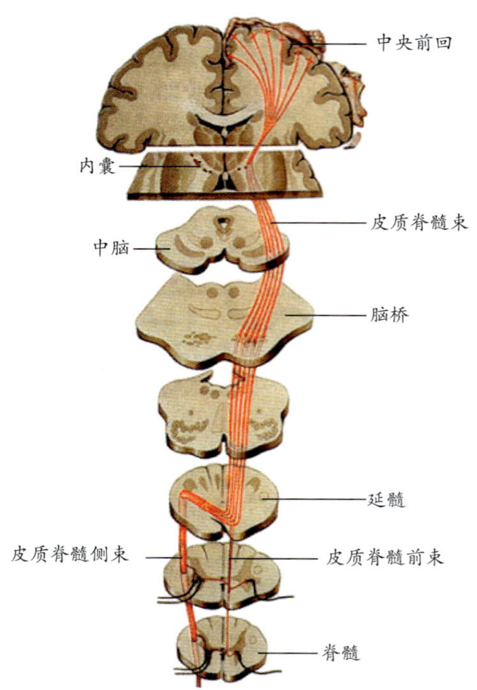

图 12-5-4　锥体系中的皮质脊髓束与皮质核束

2. 皮质核束　上运动神经元是中央前回下部等处皮质的大锥体细胞，下运动神经元是脑干脑神经躯体运动神经元。由皮质发出的纤维下行大部分纤维终止于双侧脑神经躯体运动核，发出的纤维支配头、颈、咽、喉等处的骨骼肌；小部分终止于对侧面神经核的下部和舌下神经核，支配睑裂以下的面肌和舌肌（图 12-5-5）。

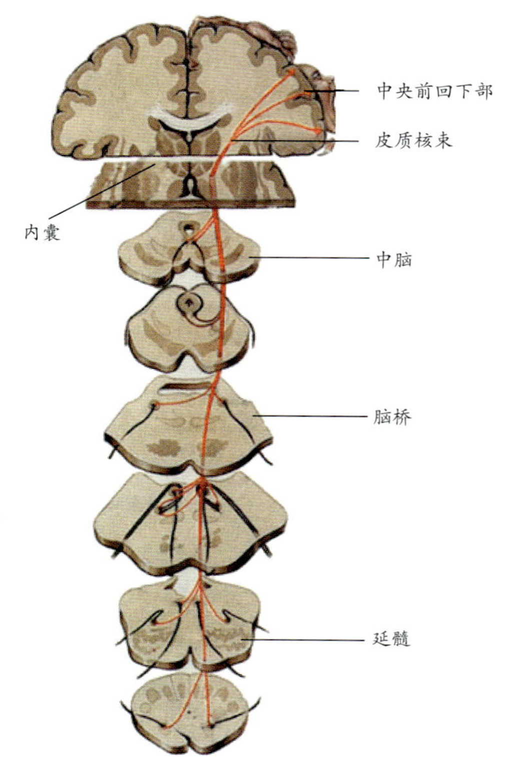

图 12-5-5　锥体系中的皮质核束

（二）锥体外系

锥体外系是指锥体系以外的影响和控制躯体运动的所有传导通路，由多级神经元组成，其结构十分复杂，包括大脑皮质（主要是躯体运动区和躯体感觉区）、纹状体、背侧丘脑、底丘脑、中脑顶盖、红核、黑质、脑桥核、前庭核、小脑和脑干网状结构等以及它们的纤维联系。

人类锥体外系的主要功能是调节肌张力、协调肌肉活动、维持体态姿势和习惯性动作等。例如，走路时双臂自然协调地摆动。

锥体系和锥体外系在运动功能上是互相依赖、不可分割的一个整体，只有在锥体外系保持肌张力稳定协调的前提下，锥体系才能完成一切精确的随意运动，如写字、刺绣等；而锥体外系对锥体系也有一定的依赖性，锥体系是运动的发起者，有些习惯性动作开始是由锥体系发起，然后才处于锥体外系的管理之下，如骑车、游泳等。

杏林育英

赵以成——中国神经外科之父

赵以成（1908—1974 年），教授，新中国神经外科的开创者和领袖，创办了我国第一个独立的神经外科科室，第一家神经外科基础研究机构。他为中国神经外科的发展做出了巨大贡献。

1940 年，赵以成回国从事神经外科工作，他的一生是为中国神经外科事业不懈奋斗、鞠躬尽瘁的一生。即使在身患癌症的晚年，他仍坚守在临床一线，为无数的神经外科疾病患者送去福音。在担任临床医生的同时，他还带领团队开展了大量的科学研究，出版了很多外科教材和学术文章，为神经外科的发展提供了重要的理论和实践依据。赵以成教授十分关心祖国神经外科人才培养，1952 年，受卫生部委托，他组织了全国第一个神经外科专科医师培训班，培养了许多神经外科骨干医师力量，包括王忠诚、薛庆澄等著名专家。

加拿大蒙特利尔神经病学研究所为了缅怀赵以成教授在神经外科所做出的卓越贡献，创办了“白求恩—赵友谊金”。他的贡献和精神，激励着一代又一代的中国神经外科医师为我国神经外科事业的发展不懈的奋斗。

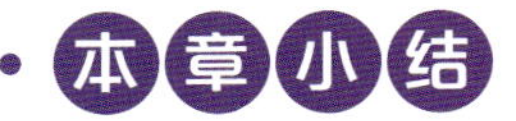

神经系统可分为中枢神经系统和周围神经系统。突触是指神经元与神经元之间或神经元与效应器细胞之间相接触膨大的结构，突触有传递信息的功能。脊髓位于椎管内，全长有两处膨大，表面有 6 条纵行的沟裂，两侧共分为 31 个节段，包括 8 个颈节、12 个胸节、5 个腰节、5 个骶节、1 个尾节。每一个脊髓节段都与相应的脊神经相连。脊髓具有传导功能和反射功能（腱反射、肌紧张）。脑由端脑、间脑、脑干（中脑、脑桥、延髓）及小脑组成。脑干网状结构有重要的呼吸中枢和心血管运动中枢，并具有对睡眠、觉醒和意识的影响，以及对肌张力的调节作用。小脑的主要功能是调节肌张力、维持姿势、协调随意运动。大脑皮质是机体运动和感觉的最高级中枢，是思维、语言等高级神经活动的解剖基础。内囊由内囊前肢、内囊膝和内囊后肢 3 部分构成，内囊一旦损伤，患者可出现“三偏”症状。脑和脊髓的外面有 3 层被膜，从外向内依次为硬膜、蛛网膜和软膜。脑和脊髓的被膜在枕骨大孔处彼此延续，被膜对脑组织及脊髓有支持、固定以及保护作用。周围神经系

统包括脊神经、脑神经。脊神经由脊髓发出，负责传递身体大部分区域的感觉和运动信息。脊神经共31对，是混合性神经。脑神经共有12对，分别是Ⅰ嗅神经、Ⅱ视神经、Ⅲ动眼神经、Ⅳ滑车神经、Ⅴ三叉神经、Ⅵ展神经、Ⅶ面神经、Ⅷ前庭蜗神经、Ⅸ舌咽神经、Ⅹ迷走神经、Ⅺ副神经和Ⅻ舌下神经。脑神经分为运动性脑神经（Ⅲ、Ⅳ、Ⅵ、Ⅺ、Ⅻ）、感觉性脑神经（Ⅰ、Ⅱ、Ⅷ）和混合性脑神经（Ⅴ、Ⅶ、Ⅸ、Ⅹ）3类。内脏运动神经分为交感神经和副交感神经两部分，二者既对立又协同，共同支配一个器官。自主神经末梢释放的递质主要有乙酰胆碱（ACh）和去甲肾上腺素（NA）。自主神经的受体包括乙酰胆碱受体（M受体、N受体）以及肾上腺素受体（α受体、β受体）。

思考与练习

1. 简述突触的结构及突触传递。
2. 简述脑干网状结构功能。
3. 简述大脑动脉环的构成。
4. 简述脊神经和脑神经的组成。
5. 简述交感神经和副交感神经的主要功能特点。

（胡春光、孔凡）

第十三章

内分泌系统

学习目标

1. 素质目标：具有严谨、务实、耐心等医学职业素养。

2. 知识目标：掌握内分泌系统的组成，垂体、甲状腺、肾上腺的位置、形态和功能；熟悉甲状旁腺、松果体的位置和功能。

3. 能力目标：具有良好的人际沟通能力，能够运用相关理论知识解释简单的临床现象和疾病。

案例导学

患者，女，45 岁，体形消瘦。因“心慌、乏力 2 年”入院。患者两年前无明显诱因反复出现心慌、乏力、失眠等症状，心慌以情绪紧张、生气时尤为明显。其间多次进行心脏超声检查，未见明显异常。查体：体温 36.5 ℃，心率 100 次 / 分，呼吸 21 次 / 分，血压 115 / 68 mmHg，双眼突出，颈部形态饱满，甲状腺 Ⅰ 度肿大。辅助检查：心电图：窦性心律，HR 100 次 / 分；甲状腺血液生化检查：FT_3 5.2 pg/mL（正常参考值 2.3 ～ 4.8 pg/mL），FT_4 1.35 ng/dL（正常参考值 0.59 ～ 1.25 ng/dL）。临床诊断：甲状腺功能亢进。

请思考：1. 简述甲状腺的位置和结构。

2. 甲状腺激素的生理功能有哪些？

内分泌系统（the endocrine system）是机体的功能调节系统，通过分泌激素，以体液为媒介在细胞之间传递调节信息。该系统与神经系统相互配合，共同调节机体的生理功能，如维持机体的新陈代谢、生长发育、生殖衰老等，使机体保持内环境稳态，更好地适应内外环境的变化。

第一节 概 述

一、内分泌、内分泌系统与激素

内分泌（endocrine）是相对于外分泌而言的，是指内分泌细胞所产生的激素不经过导管排出而直接排到细胞周围，再以体液（主要是血液）为媒介发挥作用的一种分泌形式。内分泌系统是机体的功能调节系统，可分为三大类：①内分泌腺，如垂体、松果体、甲状腺、甲状旁腺、肾上腺等；②内分泌组织，分散在器官组织中的内分泌细胞团，如胰腺内的胰岛、睾丸内的间质细胞等；③神经内分泌细胞，如下丘脑某些神经核团的神经细胞，兼有内分泌功能。以上具有内分泌功能的细胞统称为内分泌细胞。（图 13-1-1）

内分泌系统
系统概观

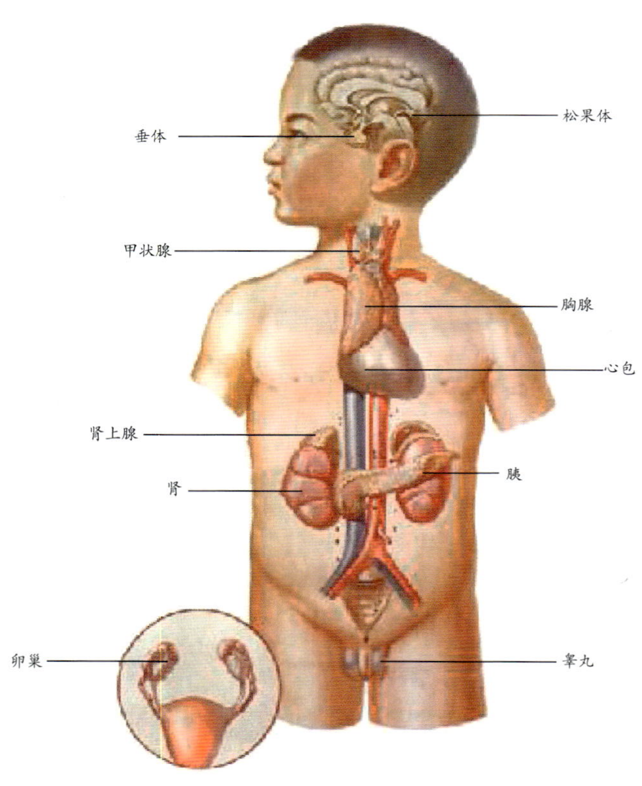

图 13-1-1 人体主要内分泌腺

由内分泌腺或者器官组织的内分泌细胞合成分泌的高效能生物活性物质，称为激素（hormone）。激素直接释放到血液或淋巴液中，经体液循环运输到全身各处，随后作用于靶器官，从而调节机体的生理活动，维持内环境稳态。

二、激素的分类

根据激素的化学性质不同，主要分为含氮类激素和类固醇激素两类。

1. 含氮类激素 含氮类激素是以氨基酸为主要原料合成的，包括：①胺类激素，如甲状腺素、去甲肾上腺素、肾上腺素等；②肽类激素，如生长激素、催乳素、胰高血糖素；③蛋白类激素，如促甲状腺激素、卵泡刺激素、胰岛素。

2. 类固醇激素　类固醇激素的合成以胆固醇为前体，包括：①肾上腺皮质激素，如糖皮质激素和醛固酮；②性激素，如雄激素、雌激素、孕激素。

三、激素信息传递方式

激素在细胞间实现信息传递的途径有多种：①远距分泌：激素经血液循环将所携带的调节信息运输至远距离的靶细胞而发挥作用；②旁分泌：通过组织液扩散作用于邻近的靶细胞；③自分泌和内在分泌：自分泌是指激素通过在局部弥散后又返回作用于产生该激素的内分泌细胞；内在分泌是指激素直接在合成该激素的细胞内发挥作用；④神经分泌：神经细胞合成激素后通过轴浆运输到达神经末梢释放，作用于邻近细胞或直接进入血液循环发挥作用（图 13-1-2）。

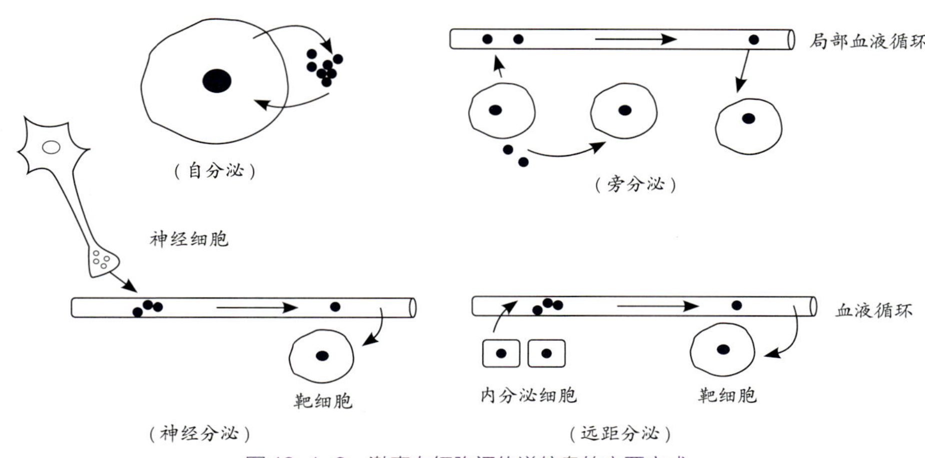

图 13-1-2　激素在细胞间传递信息的主要方式

四、激素作用的一般特征

1. 特异作用　激素随体液运输到机体各个部位，与组织细胞广泛接触，但只选择性地作用于与其亲和力高的特定靶细胞、靶组织或靶器官，这种特性称为激素作用的特异性。这种特异性与靶细胞或靶器官上分布的受体有关。

2. 信使作用　激素是一种传递信息的化学物质，可将调节信息传递给靶细胞，增强或减弱其反应和功能活动。在此过程中，激素既不提供额外能量，也不赋予新功能，仅起到“信使”的作用。

3. 高效作用　生理状态下，激素在血液中的含量很低。但激素与受体结合后，可激活细胞内的信号转导程序，随后逐级放大效应。因此，体液中激素含量虽低，但其作用仍十分强大。

4. 相互作用　激素都有着特定的生理功能，但在调节某一特定生理活动时，不同激素会相互影响、彼此关联。激素间的相互作用有以下形式：①协同作用：指多种激素联合作用对某一生理功能所产生的总效应大于各激素单独作用所产生效应的总和。例如，肾上腺素、糖皮质激素、生长激素和胰高血糖素作用于不同环节，都有升高血糖的作用，以上激素共同升血糖时存在着协同作用；②拮抗作用：指不同激素对某一生理功能产生相反的作用，例如，胰高血糖素升高血糖与胰岛素降血糖作用相拮抗；③允许作用：指某种激素对其他激素的支持作用，如糖皮质激素本身无缩血管作用，但只有它存在时儿茶酚胺类激素才能发挥收缩血管的作用。

五、激素的作用机制

1. 膜受体介导的作用机制　膜受体介导的作用机制是基于 1965 年 Sutherland 提出的“第二信使学

说”。该学说认为：①携带调节信息的激素作为第一信使，先与靶细胞膜中的特异受体结合，形成激素－受体复合物；②激素－受体复合物激活细胞内腺苷酸环化酶；③腺苷酸环化酶在 Mg^{2+} 存在的条件下催化 ATP 转变成环磷酸腺苷（cAMP）；④ cAMP 作为第二信使，使胞质中无活性的蛋白激酶逐级磷酸化，最终引起靶细胞的特定生物学效应。例如，肌肉细胞的收缩和舒张，神经元电位的变化，腺细胞的分泌，细胞通透性的变化以及各种酶促反应等。

2. 胞内受体介导的作用机制　类固醇类激素相对分子质量小，呈脂溶性，因此，可通过细胞膜进入细胞。类固醇类激素进入细胞后，经过两个步骤影响基因发挥作用。第一步是激素与胞质受体特异性结合，形成的激素－胞质受体复合物具有进入细胞核的能力；第二步是激素－受体复合物进入细胞核后结合于染色质的特异位点上，通过启动或抑制该部位的 DNA 转录，进而促进或抑制 mRNA 的合成，最终诱导或减少某种蛋白质（酶）的合成，引起相应生物学效应。

第二节　下丘脑与垂体

一、下丘脑的结构和功能

下丘脑属于间脑的一部分，位于间脑正中基底部，丘脑的前下方，重约 4 g，结构和功能复杂，是调节内分泌活动的高级神经中枢，也是机体重要的内分泌器官。下丘脑可接受中枢神经活动的电信号刺激，随后将其转变为激素分泌的化学信号，是神经系统控制内分泌器官的枢纽，在机体生理调节过程中起到至关重要的作用。

下丘脑有众多的神经细胞核团，其中视上核和室旁核能合成血管升压素和催产素。下丘脑的内侧基底部有“促垂体区”，主要包括弓状核、腹内侧核、正中隆起、视交叉上核、室周核等核团，这些核团的肽能神经元能合成至少 9 种下丘脑调节肽，这些调节肽通过门脉系统到达腺垂体，从而调节腺垂体的内分泌活动，又称为下丘脑调节肽（表 13-2-1）。

表 13-2-1　下丘脑调节性多肽及其主要作用

种类	缩写	主要作用
生长激素释放激素	GHRH	促进生长激素的释放
生长抑素	SS/GHIH	抑制生长激素的释放
促甲状腺激素释放激素	TRH	促进促甲状腺激素的释放
促肾上腺皮质激素释放激素	CRH	促进促肾上腺皮质激素的分泌
促性腺激素释放激素	GnRH	促进黄体生成素、卵泡刺激素释放
催乳素释放因子	PRF	促进催乳素的释放
催乳素释放抑制因子	PIF	抑制催乳素的释放
促黑激素释放因子	MRF	促进促黑激素的释放
促黑激素抑制因子	MIF	抑制促黑激素的释放

二、垂体的结构和功能

垂体位于颅中窝蝶骨体的垂体窝内，呈椭圆形，色灰红，借漏斗与下丘脑相连。垂体是人体最复杂的内分泌腺，由腺垂体和神经垂体两部分构成。

（一）腺垂体

腺垂体由远侧部、结节部和中间部3部分构成，内有腺细胞分泌多种激素。其中，生长激素、催乳素、促黑激素直接作用于靶细胞或靶组织；促甲状腺激素、促肾上腺皮质激素、卵泡刺激素和黄体生成素可特异性作用于各自的靶腺而发挥调节作用，这些激素统称为“促激素”。

1. 生长激素　生长激素（growth hormone，GH）的功能：①促进生长：生长激素对几乎所有组织和器官的生长都有促进作用，尤其是对肌肉、骨骼和内脏器官的作用最为显著。幼年期生长激素分泌不足，患儿生长停滞，身材矮小，称为侏儒症；幼年期生长激素分泌过多则表现为身材过于高大，称为巨人症。成年后生长激素分泌过多，表现为手足粗大、指（趾）末端肥大、鼻大唇厚等现象，称为肢端肥大症。②调节物质代谢：生长激素对蛋白质、糖类和脂类的代谢均有调节作用。包括促进蛋白质合成，使组织脂肪含量减少，以及升高血糖的作用。生长激素可促进氨基酸向细胞内转运并抑制蛋白质分解，加速 DNA、RNA 的合成；生长激素可促进脂肪分解，增强脂肪酸氧化、为机体提供能量；生长激素能抑制组织细胞摄取和利用葡萄糖，减少了葡萄糖的消耗，生长激素分泌过多时血糖可升高，引起垂体性糖尿病。

2. 催乳素　对女性来说，催乳素（prolactin，PRL）可促进乳腺发育，发动并维持乳腺泌乳。低水平、小剂量的催乳素可促进卵巢和雌、孕激素的分泌。对男性来说，催乳素能促进前列腺和精囊腺的生长，增加睾酮的生成量，促进雄性性成熟。另外，催乳素也参与应激反应。

3. 促黑激素　促黑激素（melanocyte-stimulating hormone，MSH）能使细胞内的酪氨酸转化为黑色素，同时使黑色素颗粒在细胞内散开，导致皮肤与毛发颜色加深。

4. 促激素　促激素（tropic hormone）包括促甲状腺激素（thyroid-stimulating hormone，TSH）、促肾上腺皮质激素（adrenocorticotropic hormone，ACTH）、卵泡刺激素（follicle-stimulating hormone，FSH）和黄体生成素（luteinizing hormone，LH）。这些促激素均有各自的靶腺，与上位内分泌腺和下位靶腺一起，构成3个调节轴，即下丘脑－垂体－甲状腺轴、下丘脑－垂体－肾上腺皮质轴、下丘脑－垂体－性腺轴。垂体分泌的促激素作用于各自的靶腺，直接接受下丘脑的调节，也受靶腺激素的反馈性调节，最终维持靶腺激素分泌的相对稳定。

（1）促甲状腺激素（TSH）：靶器官是甲状腺，TSH 促进甲状腺滤泡细胞增生、合成和分泌甲状腺激素。

（2）促肾上腺皮质激素（ACTH）：靶器官是肾上腺皮质，ACTH 促进肾上腺皮质细胞增生、合成和分泌糖皮质激素。

（3）促性腺激素（gonadotropins，Gn）：包括卵泡刺激素（FSH）和黄体生成素（LH），靶器官是两性的性腺（卵巢或睾丸）。FSH 的生理作用是促进女性卵泡的生长发育成熟，促使卵泡分泌雌激素；FSH 可促进男性睾丸生精。LH 的生理作用是促进女性排卵、黄体生成及分泌孕激素；刺激男性睾丸间质细胞分泌雄性激素。

（二）神经垂体

神经垂体不含腺细胞，不具有分泌功能。其功能主要是储存、释放下丘脑视上核和室旁核分泌的血管升压素（vasopressin，VP）和缩宫素（oxytocin，OT）。

1. 血管升压素　血管升压素（VP）又称为抗利尿激素（ADH）。生理浓度下，VP 升高可促进肾小管重吸收水、浓缩尿，并减少尿量，起到抗利尿作用。当机体严重脱水或大失血时，机体 VP 的释放量明显增加，随后皮肤、肌肉、内脏等处的血管收缩，血压升高。

2. 缩宫素　缩宫素（OT）的主要靶器官是子宫和乳腺。OT 对非孕子宫作用微弱，对妊娠子宫作用较强。在分娩过程中，OT 可促进子宫强烈收缩，协助胎儿娩出。分娩后，OT 可促使具有泌乳功能的乳腺排出乳汁。临床上常使用 OT 来诱导分娩、催乳、预防和治疗产后出血。

三、下丘脑与垂体的联系

下丘脑与垂体之间存在着结构与功能上的密切联系，分别构成下丘脑－腺垂体系统和下丘脑－神经垂体系统（图 13-2-1）。

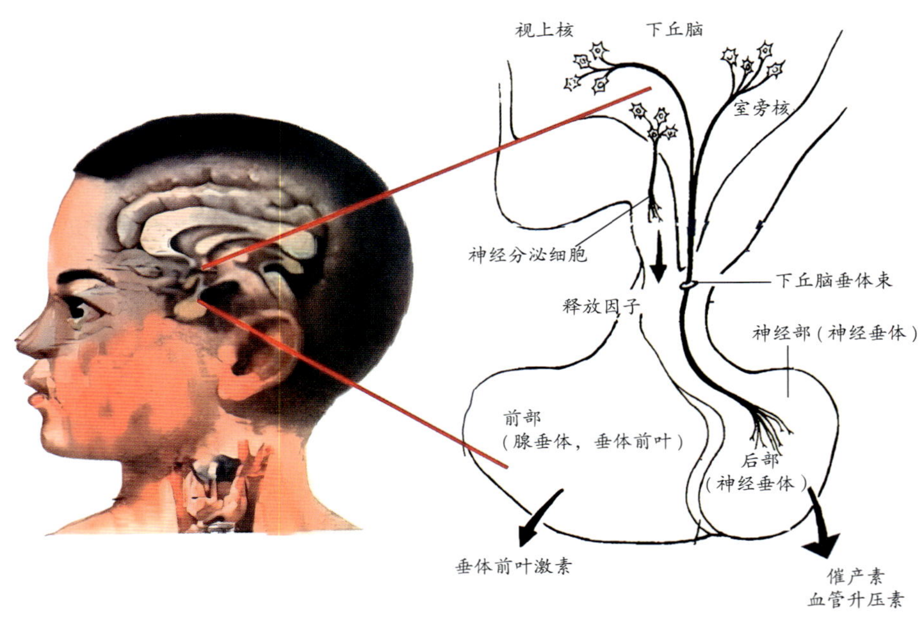

垂体和松果体

图 13-2-1　下丘脑－腺垂体功能联系示意图

1. 下丘脑－腺垂体系统　下丘脑与腺垂体之间通过独特的血管网络，即垂体门脉系统发生功能联系。垂体－门脉系统始于下丘脑正中隆起的初级毛细血管网，然后汇集成若干小血管进入垂体次级毛细血管网，构成下丘脑－腺垂体轴，又通过腺垂体调控外周靶腺（甲状腺、肾上腺皮质、性腺）的活动，形成下丘脑－腺垂体－靶腺功能轴。

2. 下丘脑－神经垂体系统　下丘脑与神经垂体之间有直接的神经联系。下丘脑的视上核和室旁核神经元的轴突下行到神经垂体，构成下丘脑－神经垂体束。视上核和室旁核神经元分泌的抗利尿激素和催产素通过轴浆运输到神经垂体进行贮存。当机体需要时，这两种激素由神经垂体释放入血，最终作用于靶器官。

第三节　甲状腺与甲状旁腺

一、甲状腺

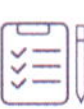

1. 甲状腺的位置、形态结构　甲状腺位于颈前，紧贴于喉和气管的上部，呈“H”形。分为左、右两个侧叶，中间由峡部相连成整体。侧叶位于喉下部与气管上部的两侧，上达甲状软骨中部，下抵

第6气管软骨环，后方平对第5～7颈椎高度。峡部多位于第2～4气管软骨环前方。部分人的峡部自甲状腺峡向上伸出锥状叶。甲状腺侧叶与喉软骨之间有韧带相连，吞咽时，甲状腺可随喉上、下移动（图13-3-1）。

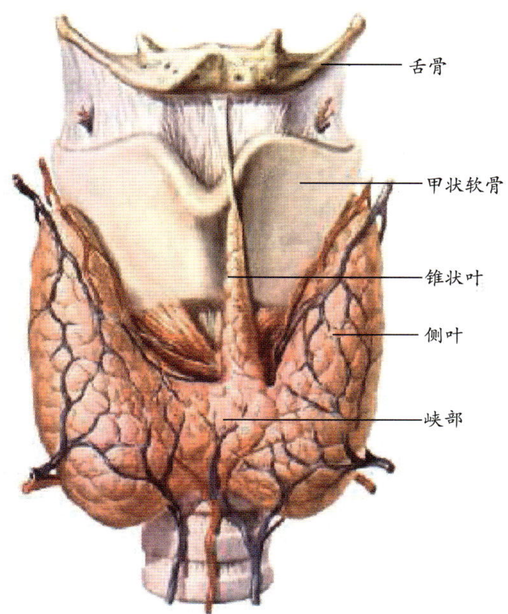

图13-3-1　甲状腺（前面）

甲状腺（前面观）

2. 甲状腺的结构　甲状腺表面的结缔组织被膜伸入实质内将其分割为若干甲状腺小叶。小叶内有20～40个甲状腺滤泡，滤泡由单层立方形的滤泡上皮细胞构成，细胞可合成和分泌甲状腺激素。在滤泡之间和滤泡上皮细胞之间有体积较大的滤泡旁细胞，可分泌降钙素（图13-3-2）。

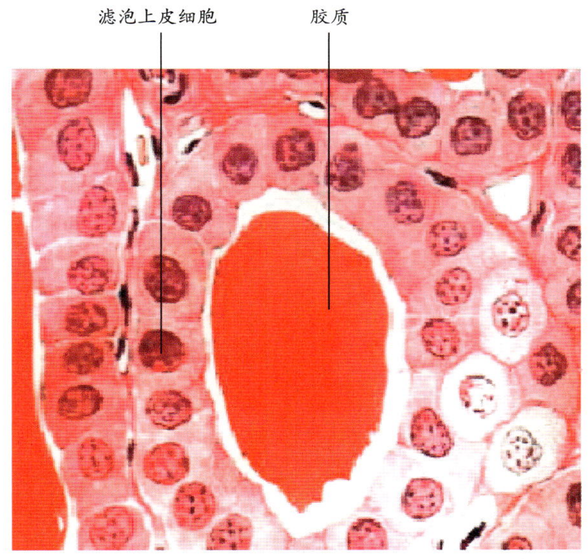

图13-3-2　甲状腺的组织结构

二、甲状腺激素

（一）甲状腺激素的合成与释放

甲状腺激素（thyroid hormone，TH）是酪氨酸的碘化物，主要包括四碘甲腺原氨酸（又称甲状腺素，T_4）和三碘甲腺原氨酸（T_3）。T_4的分泌量最大，约占分泌总量的90%，但T_3的生物活性最强，约为T_4的5倍。

碘和酪氨酸是甲状腺激素合成的原料，甲状腺过氧化物酶（thyroid peroxidase，TPO）是 TH 合成的关键酶。甲状腺滤泡上皮细胞是合成和分泌 TH 的功能单位，并受腺垂体促甲状腺激素（TSH）的调控。

甲状腺滤泡上皮细胞合成 TH 的过程可分为：聚碘，碘的活化，酪氨酸的碘化与碘化酪氨酸的缩合。

1. 聚碘　滤泡上皮细胞基底膜上的碘转运蛋白，可通过主动转运的方式将血液中的碘转运至滤泡上皮细胞中。

2. 碘的活化　在滤泡上皮细胞顶端膜与滤泡腔的交界处富含过氧化物酶（TPO），它是碘活化的部位。细胞内聚集的无机碘在 TPO 的作用下，活化为有机碘。

3. 酪氨酸的碘化　酪氨酸的碘化是指甲状腺球蛋白分子上的酪氨酸残基苯环上的氢在 TPO 催化下被活化碘取代的过程。如果只取代苯环 3 位上的 H^+，则生成一碘酪氨酸（monoiodotyrosine，MIT）；如果取代苯环 3,5 位上的 H^+，则生成二碘酪氨酸（diiodotyrosine，DIT）。

4. 碘化酪氨酸的缩合　在同一甲状腺球蛋白分子内，两个分子的 DIT 在 TPO 催化下，缩合成 T_4；一分子的 MIT 与另一分子的 DIT 缩合成 T_3。在一个甲状腺球蛋白分子上，$T_4:T_3$ 约为 20:1，该比例可受机体含碘量的影响。

TH 合成后与甲状腺球蛋白一起进入滤泡腔内以胶质形式储存，储备量可保证机体 50 ～ 120 天的代谢需求。因此，在临床应用抗甲状腺类药物治疗甲状腺功能亢进时，需要较长时间用药才能奏效。

当甲状腺受到腺垂体促甲状腺激素（TSH）的刺激，甲状腺球蛋白在溶酶体蛋白酶的作用下水解肽键释放出游离的 T_3、T_4 进入血液循环。进入血液后，99% 以上的 T_3、T_4 与血浆蛋白结合的形式运输，只有约 1% 的甲状腺激素以游离形式存在，而只有游离形式的甲状腺激素才能进入靶细胞发挥作用。

（二）甲状腺激素的功能

1. 提高能量代谢　TH 能促进机体绝大多数器官、组织的代谢活动，提高组织的耗氧量，使产热量增加，显著提升基础代谢率。1 mg TH 能使机体产热量增加 4 200 kJ（1 000 kcal），基础代谢率（BMR）提高 28%（正常人的 BMR 在 ±15% 内波动）。甲状腺功能亢进时，BMR 可升高 25% ～ 80%，患者喜凉怕热、多汗、体重下降；甲状腺功能减退时，BMR 降低，患者喜热恶寒、体重增加。因此，测定基础代谢率可作为衡量甲状腺功能的重要参考指标。

2. 调节物质代谢

（1）糖代谢：TH 能加速小肠黏膜对葡萄糖的吸收，促进肝糖原分解，增强肾上腺素、胰高血糖素、皮质醇和生长激素的升糖效应，使血糖升高。同时，TH 也加强脂肪、肌肉等外周组织对葡萄糖的利用和葡萄糖的氧化，因此，又有降低血糖的作用。总体而言，TH 的升糖效应略强于降糖作用。

（2）蛋白质代谢：TH 对蛋白质的合成和分解也存在双向调节作用。生理量的 TH 促进组织细胞蛋白质合成，有利于机体的生长发育。当 TH 分泌过多时，则加速蛋白质分解，尤其是肌肉和骨骼蛋白质大量分解，导致肌肉收缩无力、消瘦、血钙升高和骨质疏松。当 TH 分泌不足时，组织细胞蛋白质合成不足，细胞间质的黏蛋白积聚且结合大量阳离子和水分子，引起黏液性水肿。

（3）脂肪代谢：TH 对脂肪的合成和分解均有调节作用，但分解作用大于合成作用。TH 还能加速胆固醇的合成与转化，且转化效应强于合成效应，使血胆固醇降低。

3. 促进生长发育　TH 能促进机体生长发育，尤其对神经组织和骨组织作用显著，对智力发育的影响极为显著。此外，TH 对生长素的促生长具有允许作用。因此，先天性甲状腺发育不全或 TH 分泌不足的婴幼儿，出生时身长可基本正常，但此时脑的发育已经受到了不同程度的影响。在出生后数周至 3 ～ 4 个月后表现出智力低下和长骨生长停滞现象，临床上称为克汀病，也称呆小症。缺碘地区的孕妇尤其要注意补碘，以保证足够的 TH 合成，减少呆小症的发病率。

4. 影响器官系统功能

（1）对神经系统的作用：TH 不仅能促进胚胎期神经系统的发育，还对已分化成熟的成年人神经系统功能有影响。TH 通过允许作用提高儿茶酚胺对神经系统的兴奋作用，使中枢神经系统兴奋性提高，表现为交感神经系统功能亢进。因此，甲状腺功能亢进患者常有易激动、烦躁不安、喜怒无常、失眠多梦、注意力分散等中枢神经系统兴奋表现。而甲状腺功能减退患者则表现为中枢神经系统兴奋性降低，出现记忆力减退、言语和行动迟缓、表情淡漠、少动嗜睡等。

（2）对心血管系统的作用：TH 促进心肌细胞肌浆网释放 Ca^{2+}，使心率加快、心肌收缩力加强，心排出量增加，收缩压升高。TH 能提高组织的产热量而引起外周血管舒张，外周血管阻力下降，舒张压降低，脉压增大。

（3）对消化系统的作用：TH 能促进消化道的运动和消化腺的分泌，提高小肠黏膜的吸收能力，并且能提高食欲。

此外，TH 对全身其他多种器官、组织也有不同程度的影响。例如，对呼吸系统有增加呼吸频率和深度以及促进肺泡表面活性物质生成的作用；对泌尿系统有增加肾小球滤过率，促进水排出的作用；对内分泌功能的影响主要是通过负反馈机制调节 TRH 和 TSH 的合成与分泌，从而影响甲状腺的功能；TH 对生殖功能也有一定影响，可维持正常性欲和性腺功能。

（三）甲状腺功能的调节

下丘脑 - 腺垂体 - 甲状腺轴调节系统可调节血液中 TH 水平的相对稳定，维持甲状腺的正常生理功能。此外，甲状腺还有神经调节以及甲状腺自身调节等。

TH 的分泌主要受下丘脑 - 腺垂体 - 甲状腺轴的调节（图 13-3-3）。下丘脑分泌的 TRH，促进腺垂体合成和释放 TSH，TSH 刺激甲状腺滤泡细胞增生、合成与分泌 TH。血液中游离的 TH 浓度达到一定水平后，可负反馈抑制 TSH 和 TRH 的分泌，从而维持血液中 TH 含量的相对稳定。

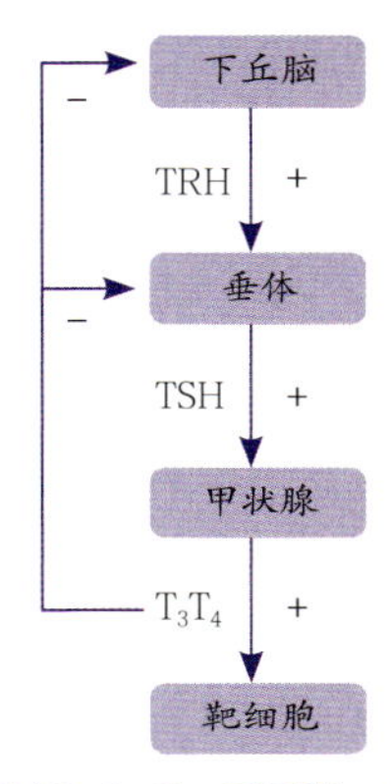

图 13-3-3 下丘脑 - 腺垂体 - 甲状腺轴的调节

食物长期缺碘可造成 TH 合成分泌不足，TH 不足可对腺垂体和下丘脑的负反馈抑制作用减弱，腺垂体 TSH 的分泌量增多，刺激甲状腺滤泡增生，导致单纯性甲状腺肿大。

 知识链接

甲状腺肿大触诊分级

轻度（Ⅰ度）：视诊看不到甲状腺，但通过触诊能摸到甲状腺。

中度（Ⅱ度）：视诊可看到甲状腺，同时触诊能摸到甲状腺，但甲状腺没有超过胸锁乳突肌后缘。

重度（Ⅲ度）：视诊和触诊均能发现甲状腺，同时，甲状腺已经超过了胸锁乳突肌后缘。

三、甲状旁腺

（一）甲状旁腺的形态结构

甲状旁腺是扁椭圆形腺体，左右各二，黄豆大小，贴附于甲状腺侧叶背面，位于甲状腺被囊之外，有时也可埋藏于甲状腺组织中。上一对甲状旁腺一般位于甲状腺侧叶后缘上、中 1/3 交界处，下一对多位于甲状腺侧叶后缘近下端甲状腺下动脉处。甲状旁腺的主要细胞是主细胞，分泌甲状旁腺激素（parathyroid hormone，PTH）（图 13-3-4）。

甲状腺和甲状旁腺

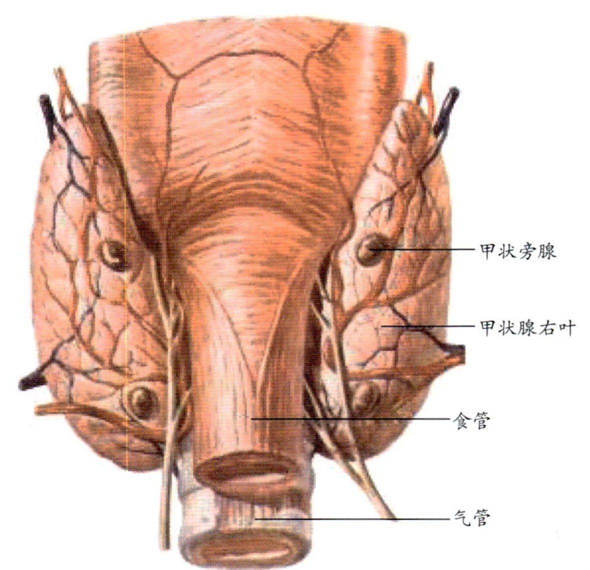

图 13-3-4 甲状旁腺（后面）

（二）甲状旁腺激素的生理作用

PTH 是调节血钙水平的最重要激素，具有升高血钙和降低血磷含量的作用。

1. 对骨的作用　骨是体内最大的钙储存库，PTH 可动员骨钙入血，使血钙浓度升高。

2. 对肾的作用　PTH 可促进远端小管对钙的重吸收，使尿钙减少，血钙浓度升高；同时抑制近端小管对磷的重吸收，增加尿中磷酸盐的排出，使血磷浓度降低。

甲状腺外科切除手术误将甲状旁腺摘除，可引起严重的低钙血症。Ca^{2+} 对维持神经和肌肉组织正常的兴奋性起着重要作用，血钙浓度降低时，神经和肌肉的兴奋性异常增高，可发生低血钙性手足抽搐，严重时可引起呼吸肌痉挛而窒息。

第四节　肾上腺

一、肾上腺的形态和位置

肾上腺位于腹膜后方、两侧肾脏的上方，左右各一，左肾上腺呈半月形，右肾上腺为三角形。肾上腺和肾一起包被在肾筋膜内。肾上腺实质由周边的皮质和中央的髓质构成。二者在形态发生、结构与功能上均不相同，是两种不同的内分泌腺（图 13-4-1）。

二、肾上腺皮质

（一）肾上腺皮质的结构和分泌的激素

肾上腺皮质占肾上腺体积的 80% ～ 90%，由皮质腺细胞、血窦和少量结缔组织构成。根据细胞的形态结构和排列等特点，将皮质从外向内分为 3 个带（图 13-4-2、图 13-4-3）。

1. 球状带　球状带较薄，占皮质总体积的 15%。细胞体积小，排列成球团状。球状带细胞可分泌盐皮质激素，如醛固酮等，主要参与体内水盐代谢平衡，维持血容量。

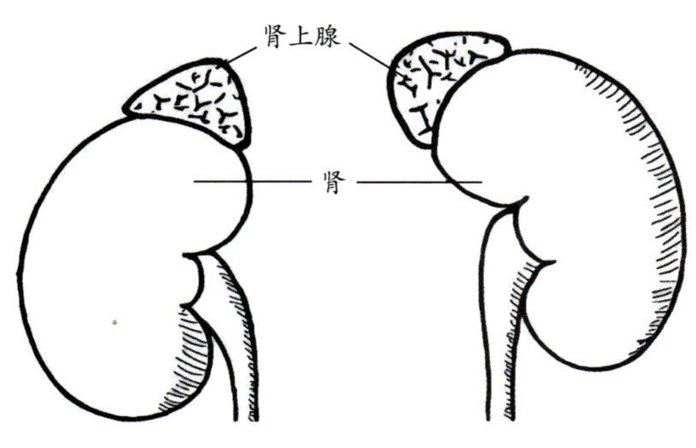

图 13-4-1　肾上腺

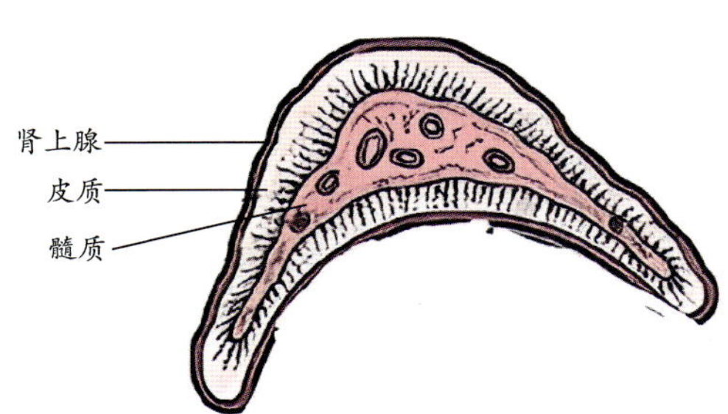

图 13-4-2　肾上腺剖面图

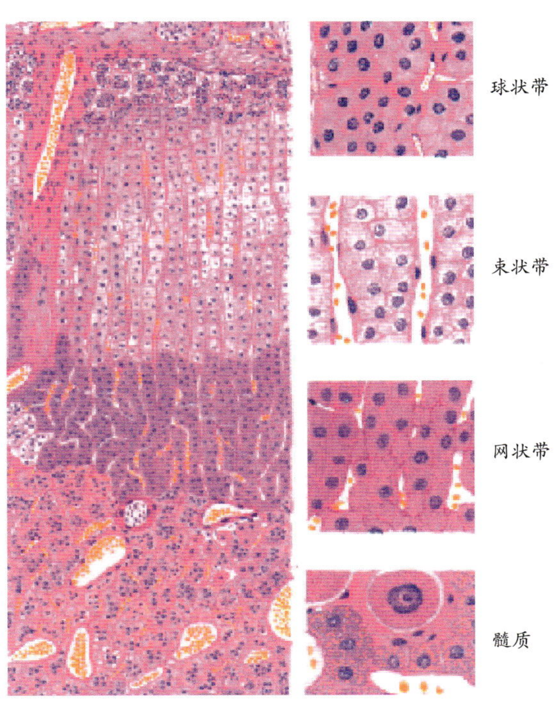

图 13-4-3　肾上腺微细结构

2. 束状带　束状带是皮质中最厚的部分，占皮质总体积的 78%。细胞体积大，呈多边形，排列成单行或双行细胞索。束状带细胞分泌糖皮质激素，主要为皮质醇和皮质酮。

3. 网状带　网状带位于皮质最内层，紧靠髓质，占皮质总体积的 7%。细胞排列成索，相互吻合成网。网状带细胞主要分泌雄激素，另外，也可分泌少量雌激素和糖皮质激素。

（二）糖皮质激素的生理作用

糖皮质激素的作用广泛，在调节人体物质代谢方面发挥着重要的作用，还参与应激反应和免疫反应。

1. 对物质代谢的影响

（1）糖代谢：糖皮质激素能显著升高血糖。糖皮质激素主要通过减少外周组织对糖的利用和促进糖异生，使血糖升高。因此，糖皮质激素分泌过多时，可升高血糖。

（2）蛋白质代谢：糖皮质激素对肝内和肝外组织细胞的蛋白质代谢影响不同。糖皮质激素既能促进肝外组织特别是肌肉组织中蛋白质分解，抑制蛋白质合成，又能促进肝内蛋白质合成，使血浆蛋白增多。因此，糖皮质激素分泌过多时，可出现肌肉消瘦、骨质疏松、皮肤变薄等体征。

（3）脂肪代谢：糖皮质激素能促进脂肪分解，增强脂肪酸在肝内氧化，利于糖异生。糖皮质激素引起的高血糖可继发引起胰岛素（具有促进脂肪合成的作用）分泌增加，反而加强脂肪合成，增加脂肪沉积。全身不同部位的脂肪组织对糖皮质激素的敏感性不同，四肢敏感性较高，面部、颈部和躯干敏感性较低。糖皮质激素分泌过多可使机体内脂肪重新分布，脂肪主要沉积于面、颈、躯干和腹部，而四肢脂肪分布减少，形成“满月脸”“水牛背”、四肢消瘦等特殊体征，称为库欣综合征（Cushing syndrome）。

（4）水盐代谢：糖皮质激素通过增加肾小球滤过率，减少肾小管对水的重吸收，同时还抑制抗利尿激素的释放，起到一定的利尿作用。

2. 对应激反应的作用　当机体受到手术、缺氧、寒冷、创伤、疼痛、紧张、恐惧等内外有害因素刺激时，下丘脑 - 腺垂体 - 肾上腺皮质轴被激活。血中促肾上腺皮质激素和糖皮质激素分泌会大量增加，对有害刺激的耐受能力随之提高，各种不良反应也随之减轻，此现象称为应激反应（stress reaction）。

3. 对其他组织器官活动的影响

（1）对血细胞的影响：糖皮质激素可增强骨髓的造血功能，使血液中红细胞、血小板、中性粒细胞数量增加，淋巴细胞和嗜酸性粒细胞数量减少。

（2）对循环系统的作用：糖皮质激素对血管无直接作用，但可以提高血管平滑肌对儿茶酚胺类激素的敏感性，从而增加血管紧张度，维持正常血压。糖皮质激素还能降低毛细血管的通透性，减少血浆滤过，有利于维持血容量。

（3）对胃肠道的影响：糖皮质激素可促进胃腺分泌盐酸和胃蛋白酶原。长期大量使用糖皮质激素，可诱发溃疡或加剧溃疡。

除上述作用外，糖皮质激素还能促进胎儿肺泡发育及肺表面活性物质的生成，维持中枢神经系统的正常兴奋性，影响胎儿和新生儿的脑发育等。大剂量糖皮质激素还可作为药物使用发挥抗炎、抗过敏、抗免疫等作用。

（三）糖皮质激素分泌的调节

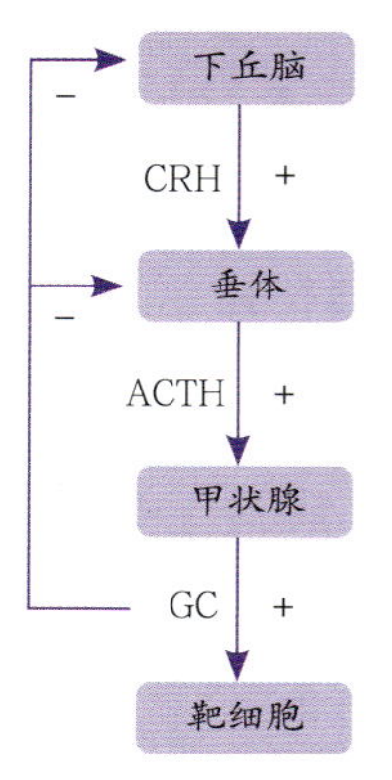

图 13-4-4 下丘脑 – 腺垂体 – 肾上腺皮质轴

糖皮质激素的分泌主要受下丘脑 – 腺垂体 – 肾上腺皮质轴的调节。

下丘脑分泌的促肾上腺皮质激素释放激素（corticotropin releasing hormone，CRH）刺激腺垂体分泌促肾上腺皮质激素（ACTH），ACTH 刺激肾上腺皮质细胞合成并分泌糖皮质激素。血液中的糖皮质激素增多可负反馈性抑制下丘脑和腺垂体分泌 CRH 和 ACTH，腺垂体 ACTH 分泌过多时也可反馈性地抑制下丘脑 CRH 的分泌。以上激素的调节可使体内糖皮质激素水平保持相对稳定（图 13-4-4）。应激状态下，下丘脑和腺垂体的负反馈作用暂时消失，ACTH 和糖皮质激素的分泌大大增加。

由于负反馈机制的存在，长期大量使用糖皮质激素的患者，肾上腺皮质发生萎缩，分泌功能降低。如果突然停药，会因体内糖皮质激素突然减少而出现急性肾上腺皮质功能减退，严重者甚至危及生命。因此，长期使用糖皮质激素应逐渐减量停药，以防止肾上腺皮质萎缩。

三、肾上腺髓质

（一）肾上腺髓质的组织结构和分泌的激素

肾上腺髓质位于肾上腺的中央，由排列成索状或团状的髓质细胞和少量结缔组织构成。髓质细胞体积较大，呈圆形或多边形，可被铬盐染成黄色的颗粒，故髓质细胞又称为嗜铬细胞。嗜铬细胞可分泌肾上腺素（epinephrine，E）和去甲肾上腺素（norepinephrine，NE）。

（二）肾上腺髓质激素的生理作用

1. 对心血管、血压、支气管等的作用（表 13-4-1）

表 13-4-1 肾上腺素和去甲肾上腺素的主要生理作用

靶器官 靶组织	肾上腺素	去甲肾上腺素
心	心率加快，心肌收缩力增强，排血量增加	反射性心率减慢
血管	皮肤、腹腔内脏、唾液腺、外生殖器血管收缩 冠状动脉、骨骼肌动脉舒张	除冠状动脉外，全身动脉广泛收缩
血压	收缩压明显升高	舒张压明显升高，外周阻力增大

续表

靶器官靶组织	肾上腺素	去甲肾上腺素
支气管	平滑肌舒张	平滑肌稍舒张
瞳孔	瞳孔开大肌收缩，瞳孔扩大	瞳孔开大肌收缩，瞳孔稍扩大
子宫	平滑肌舒张	平滑肌收缩
代谢	糖原分解，血糖升高；脂肪分解与氧化，组织耗氧量和产热量增加	脂肪分解与氧化，组织耗氧量和产热量增加

肾上腺素对心肌作用较强，临床上常用作强心急救药；去甲肾上腺素的缩血管作用较强，临床上常用作升压药。

2. 应急作用　肾上腺髓质受交感神经节前纤维支配，二者共同组成交感－肾上腺髓质系统。当机体在剧烈运动、紧张、恐惧、寒冷、创伤、失血等紧急状况时，交感神经末梢肾上腺素和去甲肾上腺素分泌量迅速增加，中枢神经系统兴奋性提高，机体警觉性增强。表现为心率加快、心肌收缩力增强，血压升高，皮肤、黏膜、内脏血管收缩，血流减少，心、脑及骨骼肌血管舒张，血流量增加；呼吸加深加快；肝糖原和脂肪分解，血糖、血脂升高。这些反应可以迅速调动机体的潜能，有利于机体尽快应对紧急状况，此现象称为应急反应（emergency reaction）（表 13-4-2）。

表 13-4-2　应急反应与应激反应的区别

项目	应急反应	应激反应
主体	交感神经－肾上腺髓质	下丘脑－腺垂体－肾上腺皮质轴
激素	肾上腺素和去甲肾上腺素	糖皮质激素
反应	迅速，早期反应以应急为主	缓慢，出现时间晚于应急反应
意义	激发机体潜能，主动适应环境骤变	提高机体耐受能力，被动耐受环境骤变

第五节　胰　岛

胰岛是内分泌细胞群，分布于胰腺腺泡之间，数目众多。人类胰岛细胞至少有 5 种类型，最主要的是 A 细胞和 B 细胞，此外还有 D 细胞、PP 细胞等。其中，A 细胞约占胰岛细胞的 25%，分泌胰高血糖素（glucagon）；B 细胞占 60% ～ 70%，分泌胰岛素（insulin）（图 13-5-1）。

一、胰岛素

胰岛素是小分子蛋白质，是体内促进合成代谢，维持血糖浓度，促进生长发育必不可少的激素。胰岛素作用的靶组织主要是肝、肌肉和脂肪组织。

（一）胰岛素的生理作用

1. 对糖代谢的影响　胰岛素是生理状态下唯一能降低血糖的激素。胰岛素可促进糖原合成，抑制

胰岛细胞

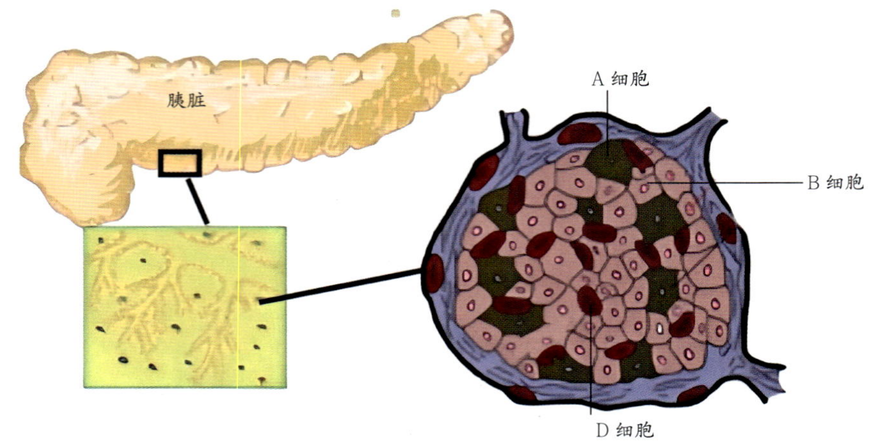

图 13-5-1 胰岛细胞

糖原分解和糖异生；还可促进外周组织对葡萄糖的转运和氧化利用，从而降低血糖。

2. 对脂肪代谢的影响 胰岛素能促进脂肪的合成与储存，抑制脂肪酶活性而减少脂肪分解，使血中游离脂肪酸浓度降低。

3. 对蛋白质代谢的影响 胰岛素能促进蛋白质的合成，抑制蛋白质的分解。胰岛素缺乏可导致蛋白质分解增多，身体消瘦。

4. 对生长的影响 胰岛素可通过与激素或胰岛素样生长因子的共同作用，发挥促生长效应。胰岛素单独作用时，对生长的促进作用并不明显。

（二）胰岛素分泌的调节

1. 血糖水平 血糖浓度是反馈调节胰岛素分泌的最重要因素。血糖浓度升高可直接刺激胰岛 B 细胞分泌胰岛素；血糖浓度降至 2.8 ~ 3.0 mmol/L 时，胰岛素分泌会明显减少。此外，血液中游离脂肪酸、酮体和氨基酸的浓度升高，也能促进胰岛素的分泌。

2. 激素作用 胰高血糖素可直接或间接刺激胰岛 B 细胞分泌胰岛素；甲状腺激素、糖皮质激素和雌激素等激素也可通过升高血糖间接促进胰岛素分泌。胰岛分泌的多肽物质，如胰抑素、甘丙肽和神经肽 Y 等，可抑制胰岛素的分泌。

3. 神经调节 胰岛的功能受交感神经和副交感神经（属迷走神经）支配。迷走神经兴奋可促进胰岛素分泌，交感神经兴奋则抑制胰岛素分泌。

知识链接

糖尿病

糖尿病是一组因胰岛素绝对或相对分泌不足以及靶组织细胞对胰岛素敏感性降低而引起的血糖、蛋白质、脂肪等代谢紊乱综合征，其中以高血糖为主要特征。

糖尿病的主要临床表现有多饮、多尿、多食和体重下降等。糖尿病本身并不可怕，但是长期过高的血糖可引发多种慢性并发症，如冠心病、脑中风、尿毒症、糖尿病足、周围神经病变等，严重的患者最后可导致多器官功能障碍，甚至死亡。

近些年，我国糖尿病患者人数一直处于上升趋势，糖尿病目前尚无根治办法，预防糖尿病的各种并发症，最好的方式是做好糖尿病的早期筛查，一旦确诊糖尿病，可通过改变饮食习惯和加强运动减缓病情的发展，结合使用药物，可大大降低糖尿病对全身各组织器官的危害。

二、胰高血糖素

（一）胰高血糖素的生理作用

胰高血糖素是胰岛A细胞分泌的含29个氨基酸残基的多肽激素。胰高血糖素的主要靶器官是肝脏。胰高血糖素与胰岛素作用恰好相反。

1. 升高血糖　肝脏是胰高血糖素的主要靶器官。胰高血糖素具有很强的促进组织糖原分解、促进糖异生的作用，故升高血糖作用明显。

2. 促进脂肪分解　胰高血糖素能活化脂肪组织中的脂肪酶，促进脂肪分解和脂肪酸氧化，使血中酮体和游离脂肪酸增加。

3. 促进蛋白质分解　胰高血糖素抑制肝内蛋白质合成，促进其分解。使氨基酸迅速进入肝细胞进行糖异生。

（二）胰高血糖素的分泌调节

1. 血糖和血中氨基酸的调节　胰高血糖素分泌的调节主要受血糖浓度影响。血糖浓度降低时，促进胰高血糖素的分泌，引起肝脏释放大量的葡萄糖入血；血糖浓度升高时，胰高血糖素分泌减少。血中氨基酸增加，对胰高血糖素和胰岛素都具有促进分泌的作用。

2. 激素的调节　胰岛分泌的胰岛素和生长抑素都可以直接抑制A细胞分泌胰高血糖素，胰岛素还可以通过降低血糖间接刺激胰高血糖素的分泌。胃肠激素中，缩胆囊素和促胃液素可促进胰高血糖分泌，而促胰液素则减少胰高血糖分泌。

3. 神经调节　交感神经兴奋时，促进胰高血糖素的分泌；迷走神经兴奋时，抑制胰高血糖素的分泌。

第六节　其他激素

一、松果体

（一）松果体的位置和形态

松果体位于背侧丘脑后上方，以柄附于第三脑室顶的后方。人类松果体为一灰红色椭圆形小体，血管丰富，血流量大。

（二）松果体的功能

松果体为内分泌腺，能合成和分泌褪黑素、生长抑素、促甲状腺激素释放激素、脑啡肽和内啡肽等多种生物活性物质。

（三）褪黑素的功能

1. 调节机体生物节律性　褪黑素可将光信号定量传输到其他身体组织，确保身体功能系统的昼夜节律与环境的定期变化同步。

2. 调节生殖过程　褪黑素与性激素分泌呈负相关，在性腺发育、性腺激素分泌以及生殖周期活动调节中起抗衡作用。

3. 其他作用　褪黑素能激活免疫系统，保护心血管和消化系统等。

二、胸腺

（一）胸腺的位置和形态

胸腺位于胸骨柄的后方，上纵隔的前部胸腺三角内，上达胸廓上口，甚至达颈部，下至前纵隔，前邻胸骨，后面附于心包和大血管。不同时期胸腺形态、大小不同，新生儿和幼儿期的胸腺相对较大，重 10 ～ 15 g，此时胸腺质地柔软，呈灰红色，可分左、右两叶，成不对称的扁条状，两叶之间借结缔组织相连，其表面包以结缔组织被膜。性成熟后胸腺发育至最高峰，重达 25 ～ 40 g。青春期后胸腺逐渐萎缩，多被结缔组织替代。

（二）胸腺的功能

胸腺是中枢淋巴器官，是 T 淋巴细胞分化、发育、成熟的场所。胸腺还有内分泌功能，可分泌胸腺素和促胸腺生成素，参与机体的免疫反应。

（三）胸腺素的功能

胸腺素能促进 T 淋巴细胞发育成熟，起到增强细胞免疫的功能。胸腺素还能增强某些细胞因子的活性，调节机体免疫功能。除此之外，减少自身免疫性应答和保护骨髓功能也是胸腺素的作用。

杏林育英

中国科学家合成人工牛胰岛素

1958 年 8 月，中国科学院上海生物化学研究所的科研人员向国家提出研究“人工全合成牛胰岛素”项目。那时，中国没有任何合成氨基酸的经验，摆在中国科学家面前的是一座无形的科技高峰，科研路上困难重重。年轻的科学家们亲手建立合成氨基酸的厂房，亲自戴着防毒面具走上生产一线，他们不怕苦，不怕累。1959 年，项目开展几个月后，邹承鲁领导的小组首先实现了天然胰岛素的拆合，为人工合成牛胰岛素的研究解决了第一个关键问题。当时，因为 3 年自然灾害的影响，新中国人工合成牛胰岛素的研究工作陷入了困顿之中。1964 年，实验重启后，振奋人心的捷报很快传来，牛胰岛素 A 链和 B 链成功合成。1965 年 9 月 3 日，杜雨苍完成了 A 链与 B 链的人工全合成实验。合成物冷藏 14 天后，杜雨苍将结晶配成剂量后在小白鼠身上检验活性显示了明显的效果，奋斗了 6 年多的人工合成牛胰岛素研究宣布圆满完成。1965 年 11 月，这一重要研究成果首先以简报形式在《中国科学》杂志上发表，并于 1966 年 4 月全文发表。

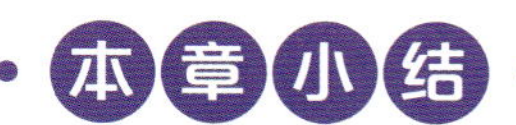

内分泌系统通过分泌激素，以体液为媒介在细胞之间传递调节信息。该系统与神经系统相互配合，共同调节机体的生理功能，使机体保持内环境稳态，更好地适应内、外环境的变化。内分泌系统分为内分泌腺、内分泌组织、神经内分泌细胞。激素是由内分泌腺或者器官组织的内分泌细胞合成分泌的高效能生物活性物质，激素作用于靶器官，从而调节机体的生理活动，维持内环境稳态。激素分为含氮类激素和类固醇激素。激素信息传递方式包括远距分泌、旁分泌、自分泌和内在分泌以及神经分泌。激素具有特异作用、信使作用、高效作用、相互作用。下丘脑是调节内分泌活动的高级神经中枢，也是机体重要的内分泌器官。下丘脑可接受中枢神经活动的电信号刺激，随后将其转变为激素分泌的化学信号，是神经系统控制内分泌器官的枢纽。垂体是人体最复杂的内分泌腺，

由腺垂体和神经垂体两部分构成。腺垂体能够分泌多种激素。其中，生长激素、催乳素、促黑激素直接作用于靶细胞或靶组织；促甲状腺激素、促肾上腺皮质激素、卵泡刺激素和黄体生成素可特异性作用于各自的靶腺而发挥调节作用。神经垂体不具有分泌功能。其功能主要是储存、释放下丘脑视上核和室旁核分泌的血管升压素和缩宫素。甲状腺激素包括四碘甲腺原氨酸（T_4）和三碘甲腺原氨酸（T_3）。T_4 的分泌量最大，T_3 的生物活性最强。甲状腺滤泡上皮细胞合成 TH 的过程可分为：聚碘、碘的活化、酪氨酸的碘化与碘化酪氨酸的缩合。甲状腺激素具有提高能量代谢、调节糖代谢、蛋白质代谢以及脂肪代谢的功能，还具有促进生长发育、影响器官系统功能等作用。甲状旁腺左右各二，主要细胞是主细胞，分泌甲状旁腺激素（PTH）。甲状旁腺激素可使血钙浓度升高，使血磷浓度降低。肾上腺左右各一，肾上腺实质由皮质和髓质构成。皮质从外向内分为球状带、束状带和网状带，分别分泌醛固酮、糖皮质激素和性激素。糖皮质激素可影响糖、蛋白质、脂肪以及水盐的代谢。人类胰岛细胞最主要的是 A 细胞和 B 细胞，A 细胞分泌胰高血糖素，B 细胞分泌胰岛素。胰岛素是生理状态下唯一能降低血糖的激素，能促进脂肪的合成与储存，抑制脂肪酶活性而减少脂肪分解，促进蛋白质的合成，抑制蛋白质的分解。胰高血糖素具有升高血糖、促进脂肪和蛋白质分解的作用。

思考与练习

1. 试述甲状腺的位置、形态、分布及功能。
2. 试述肾上腺的位置、形态和功能。
3. 试述胰岛素的生理功能。

（黄颖）

第十四章

生殖系统

学习目标

1. 素质目标：尊重、关心和爱护病人；具有健康的心理和健全的人格；养成良好的生活习惯和行为习惯。

2. 知识目标：掌握男、女性生殖系统的组成，睾丸、卵巢的形态、位置、结构和功能，男性尿道的分部、狭窄和弯曲，排卵和黄体的概念，子宫的形态、位置及固定装置；熟悉雌激素和孕激素的生理作用，月经周期的概念及分期；了解受精、着床、妊娠维持及分娩。

3. 能力目标：运用所学知识分析卵巢内分泌作用与子宫内膜周期性变化关系。

案例导学

患者，女性，39 岁，无既往病史，近一周出现尿频、尿急、尿痛伴腰背部疼痛等症状，无畏寒、发热、头痛及咽部不适。经医院门诊检查诊断为：尿路感染，对症治疗后症状好转。

请思考： 1. 女性尿道有何解剖特点？

2. 如何预防生殖道感染？

生殖（reproduction）是指生物体发育成熟后，产生与自身相似的子代个体的生理过程。生殖系统（reproduction system）分为男性生殖系统和女性生殖系统，均由内生殖器和外生殖器两部分组成。内生殖器多位于盆腔内，包括生殖腺、生殖管道和附属腺；外生殖器位于体表。生殖系统具有产生生殖细胞、分泌性激素以及形成并维持第二性征等功能。

第一节　男性生殖系统

男性内生殖器由生殖腺（睾丸）、输精管道（附睾、输精管、射精管、尿道）和附属腺（精囊、前列腺、尿道球腺）组成（图 14-1-1）。睾丸是男性的生殖腺，具有生成精子和分泌雄激素的功能。睾丸产生的精子储存于附睾内，射精时经输精管、射精管和尿道排出体外。精囊、前列腺和尿道球腺的分泌物与精子组成精液，为精子提供营养并有利于精子活动。男性外生殖器包括阴囊和阴茎。

膀胱、前列腺、精囊和尿道球腺（后面）

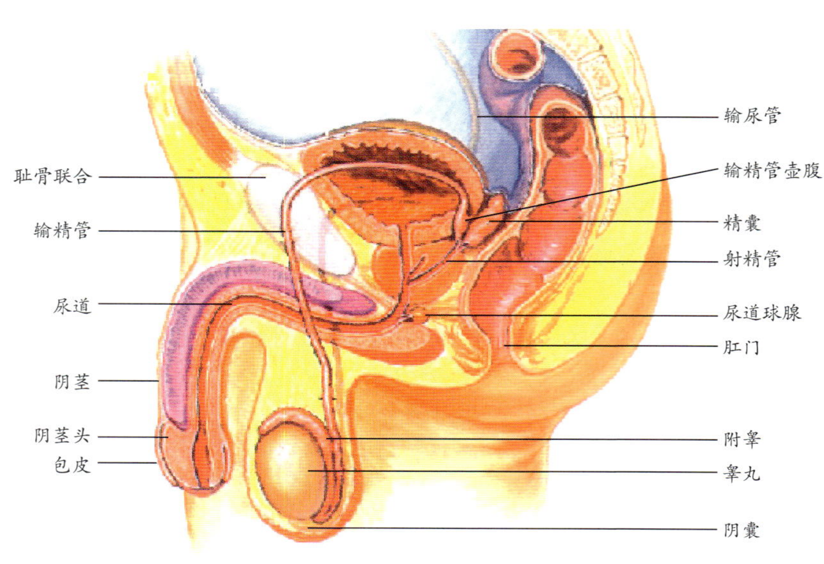

图 14-1-1　男性生殖系统观

一、睾丸

（一）睾丸的位置和形态

睾丸（testis）位于阴囊内，左右各一，呈扁椭圆形，表面光滑，分上、下两端，前、后两缘和内、外两面（图 14-1-2）。下端和前缘游离，上端和后缘与附睾相贴，后缘有血管、神经和淋巴管出入。睾丸表面被覆浆膜，称为睾丸鞘膜，分为脏、壁两层，两者围成的腔隙称为鞘膜腔，内含少量浆液，起润滑作用。

（二）睾丸的结构

睾丸表面有一层厚而坚韧的纤维膜，称为白膜。白膜在睾丸后缘增厚并突入睾丸内形成睾丸纵隔。纵隔的结缔组织呈放射状伸入睾丸实质，将其分隔成约 250 个锥体形的睾丸小叶。每个睾丸小叶内含有 1 ～ 4 条细长弯曲的生精小管。生精小管在近睾丸纵隔处变为短而直的直精小管，后者进入睾丸纵隔吻合成睾丸网。生精小管之间的疏松结缔组织为睾丸间质。

1. 生精小管　生精小管为高度弯曲的细长管道。成年人生精小管长 30 ～ 70 cm，是产生精子的场所，由生精上皮构成。生精上皮由支持细胞和生精细胞组成（图 14-1-3）。

（1）生精细胞：为不同发育阶段的一系列细胞，包括精原细胞、初级精母细胞、次级精母细胞、精子细胞和精子。精原细胞靠近基膜，是最幼稚的生精细胞，从青春期开始，精原细胞不断分裂，形成初级精母细胞；初级精母细胞位于精原细胞近腔侧，完成第一次减数分裂后可形成两个次级精母细胞，其分裂前期时间较长，在切片上容易看到；次级精母细胞位于初级精母细胞的近腔侧，存在时间短，很快就完成第二次减数分裂，在切片上不易找到；精子细胞位于生精小管的近腔面，精子细胞不再分裂，经复杂的形态转变过程最终形成精子；精子形似蝌蚪，分头、尾两部分，头部主要有细胞核，核前 2/3 有顶体覆盖，顶体内含有多种水解酶，即顶体酶，在受精中起重要作用，尾部细长，又称为鞭毛，是精子的运动装置。

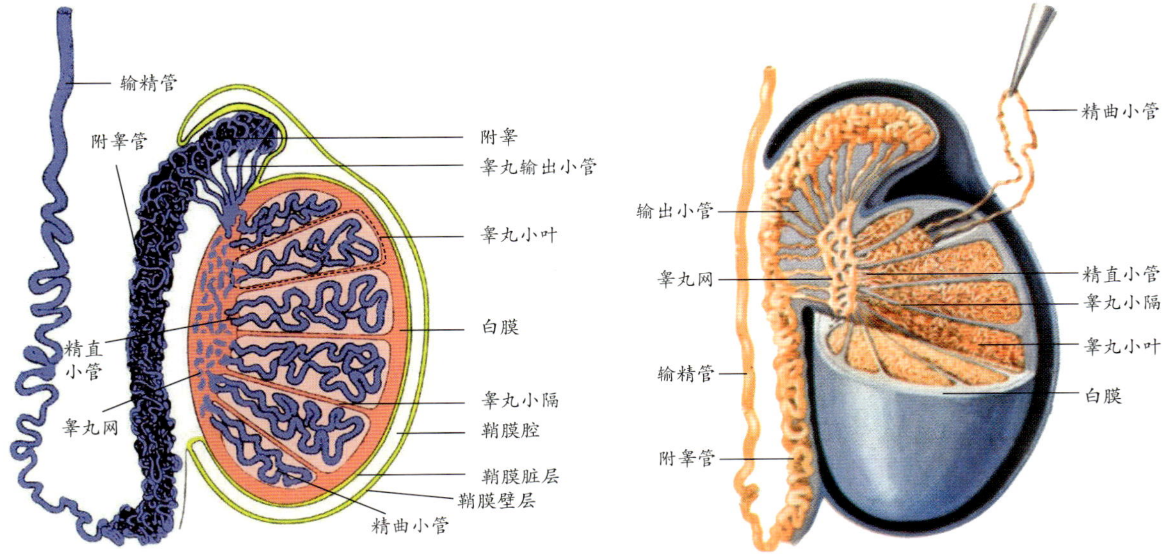

图 14-1-2　睾丸及附睾

图 14-1-3　生精小管与睾丸间质模式图

（2）支持细胞：主要功能是支持、保护和营养各级生精细胞。

2. 睾丸间质　睾丸间质为生精小管之间富含血管和淋巴管的疏松结缔组织，内有成群分布的睾丸间质细胞。光镜下，睾丸间质细胞呈圆形或多边形，胞质嗜酸性。自青春期开始，睾丸间质细胞分泌雄激素，促进精子发生和男性生殖器官发育，激发男性第二性征，维持性功能。

（三）睾丸的功能

睾丸除具有生成精子的功能外，其内分泌功能主要是分泌雄激素。雄激素是由睾丸间质细胞分泌的，主要成分为睾酮（testosterone）。睾酮主要有以下生理作用。

1. 促进男性附性器官的发育　睾酮能刺激前列腺、阴茎、阴囊、尿道等附性器官的生长发育，并维持成熟状态。

2. 促进男性第二性征的出现　男性第二性征主要表现为胡须生长、喉结突出、体毛生长、嗓音低沉，骨骼粗壮，肌肉发达，汗腺和皮脂腺分泌增多等。睾酮具有维持正常性欲的功能。

3. 维持生精作用　睾酮自间质细胞分泌后，可经支持细胞进入生精小管，与生精细胞的雄激素受体结合，促进生精细胞的分化和精子的生成。

4. 对代谢的影响　睾酮能促进蛋白质的合成，特别是促进肌肉和生殖器官的蛋白质合成；促进骨骼生长及钙、磷沉积；参与调节机体水和电解质代谢，有利于水和钠在体内适度潴留；促进肾合成促红细胞生成素，刺激红细胞的生成。

（四）睾丸功能的调节

睾丸的功能主要受下丘脑和腺垂体的调节。下丘脑、腺垂体、睾丸在功能上密切联系，构成下丘脑－腺垂体－睾丸轴调节系统（图 14-1-4）。下丘脑分泌的促性腺激素释放激素（gonadotropin-releasing hormone，GnRH），经垂体门脉系统作用于腺垂体，促进腺垂体合成和分泌卵泡刺激素（follicle-releasing hormone，FSH）和黄体生成素（luteinizing hormone，LH）。FSH 和 LH 释放入血，运输至睾丸。FSH

主要作用于生精细胞和支持细胞上的 FSH 受体，调节生精过程，促进精子生成，同时还可以刺激支持细胞分泌抑制素，以负反馈方式抑制腺垂体 FSH 的合成和分泌。LH 主要作用于睾丸的间质细胞，调节睾酮分泌。

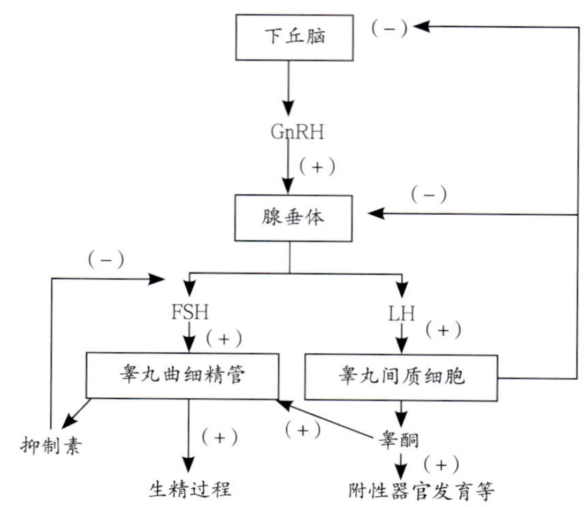

图 14-1-4　下丘脑－腺垂体－睾丸轴的调节示意图

二、输精管道

（一）附睾

附睾（epididymis）呈新月形，紧贴睾丸的上端和后缘。上端膨大为附睾头，中部为附睾体，下端较细为附睾尾。附睾头由睾丸输出小管盘曲而成，睾丸输出小管的末端汇合成一条附睾管，附睾管迂回盘曲，沿睾丸后缘下降，形成附睾体和附睾尾。附睾尾向后上弯曲，移行为输精管。附睾为暂时储存精子的器官，其分泌物可以营养精子，促进精子进一步成熟。

（二）输精管

输精管（ductus deferens）是附睾管的延续，长约 50 cm，活体触摸时，呈坚实细索状。全程可分为 4 部。①睾丸部：起自附睾尾，沿睾丸后缘上行，在附睾头水平移行为精索部；②精索部：为睾丸上端与腹股沟管浅环之间的部分，位置表浅，易触及，输精管结扎术常在此部进行；③腹股沟部：位于腹股沟管内；④盆部：为输精管最长的一段，输精管出腹股沟管深环后，沿盆壁向下走行，经输尿管末端的前方至膀胱底的后面。在此，两侧输精管扩大形成输精管壶腹，其末端变细，与精囊的排泄管汇合形成射精管。

（三）射精管

射精管（ejaculatory duct）是输精管末端与精囊的排泄管汇合而成的管道，长约 2 cm，向前下穿入前列腺实质，开口于尿道的前列腺部。

精索（spermatic cord）为一对柔软的圆索状结构。从腹股沟管深环经腹股沟管延至睾丸上端。精索内主要有输精管、睾丸动脉、蔓状静脉丛、淋巴管和神经等。

三、附属腺体

（一）精囊

精囊（seminal vesicle）又称为精囊腺，是一对长椭圆形的囊状器官，位于膀胱底的后方，输精管末端的外侧。精囊表面有许多囊状膨出，下端缩细为排泄管，与输精管末端汇合成射精管（图 14-1-5）。精囊分泌淡黄色液体，参与精液的组成。

（二）前列腺

前列腺形似前后略扁的栗子，底向上，尖向下，位于膀胱与尿生殖膈之间，包绕尿道的起始部，后面与直肠相邻。前列腺后面正中有一纵行的浅沟，称为前列腺沟，直肠指诊时可触及此沟，前列腺增生时，此沟变浅或消失。前列腺分泌乳白色液体，参与精液的组成。

前列腺可分为 5 叶：前叶、中叶、后叶和两个侧叶（图 14–1–6）。小儿前列腺较小，主要由平滑肌和结缔组织构成。青春期，腺组织迅速生长。老年时腺组织逐渐退化，结缔组织增生，可导致前列腺肥大、增生。当前列腺（特别是中叶和侧叶）增生时，可压迫尿道引起排尿困难甚至尿潴留。后叶是前列腺肿瘤的好发部位。

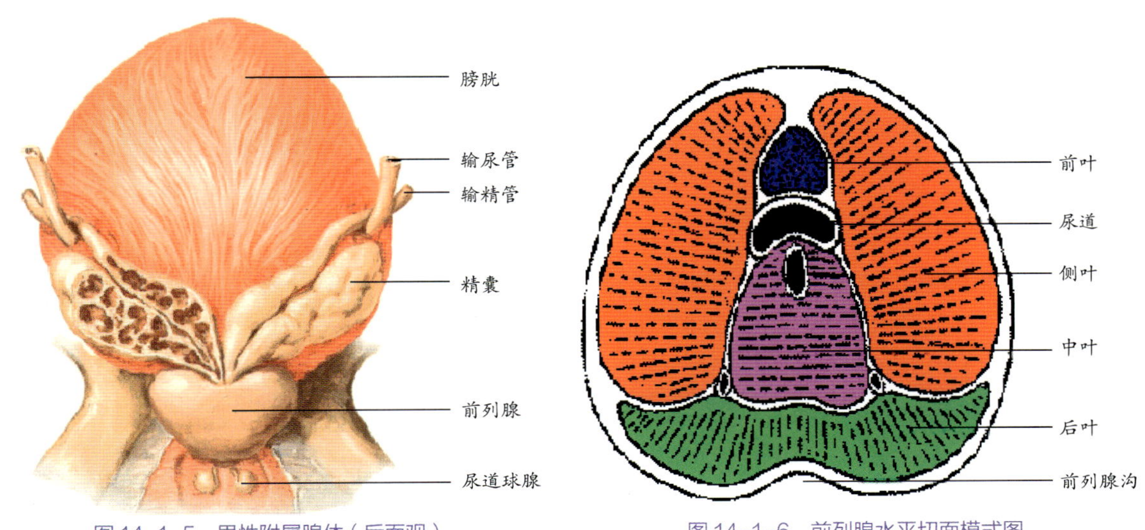

图 14–1–5　男性附属腺体（后面观）

图 14–1–6　前列腺水平切面模式图

（三）尿道球腺

尿道球腺（bulbourethral gland）为一对豌豆大小的球形腺体，位于尿生殖膈内，其排泄管开口于尿道球部，分泌物参与精液的组成。

精液为乳白色的液体，呈弱碱性，由精子和生殖管道及附属腺体的分泌物共同组成。正常成年男性一次射精量为 2 ～ 5 mL，含 2 亿～ 5 亿个精子。输精管结扎阻断了精子的排出路径，但附属腺体的分泌物排出不受影响，因此，射精时仍有无精子的液体排出体外。

四、男性外生殖器

（一）阴囊

阴囊（scrotum）是位于阴茎后下方的囊袋状器官，主要由皮肤和肉膜构成。阴囊皮肤薄而柔软，颜色深暗，正中线上有一纵行的阴囊缝，在阴囊缝处向深部发出阴囊中隔，将阴囊分为左右两个囊腔，各容纳一侧的睾丸、附睾和精索等。肉膜内含平滑肌纤维，可随外界温度变化舒缩，调节阴囊内的温度，使其低于体温 1 ～ 2 ℃，适宜精子的产生。在胚胎发育阶段，若睾丸不能由腹腔降入阴囊，称为隐睾症。

（二）阴茎

阴茎（penis）可分为根、体和头 3 部分（图 14–1–7）。阴茎根固定于耻骨下支和坐骨支；阴茎体悬垂于耻骨联合的前下方；阴茎头游离，尖端有呈矢状位的尿道外口。阴茎头和阴茎体交界处为阴茎颈。

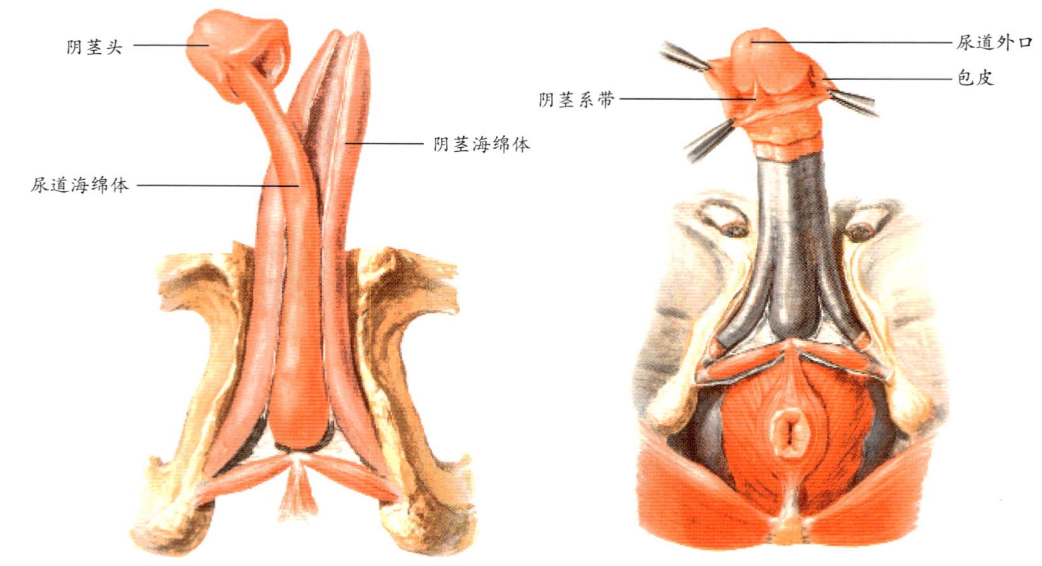

图 14-1-7 阴茎的结构

阴茎主要由两条阴茎海绵体和一条尿道海绵体组成，外面包有筋膜和皮肤。阴茎海绵体位于阴茎的背侧，左右各一，前端紧密结合，后端分开形成左、右阴茎脚，分别附着于两侧的耻骨下支和坐骨支。尿道海绵体位于阴茎海绵体的腹侧，内有尿道纵行穿过，前端膨大为阴茎头，后端膨大为尿道球。海绵体由许多海绵体小梁和腔隙构成，腔隙与血管相通，充血时阴茎变粗、变硬而勃起。阴茎的皮肤薄而柔软，富有伸展性。在阴茎体的前端，皮肤向前返折形成双层的环形皱襞包绕阴茎头，称为阴茎包皮。包皮与阴茎头的腹侧中线处的皮肤皱襞，称为包皮系带。包皮环切术时，注意勿损伤此系带，以免影响阴茎的正常勃起。

五、男性尿道

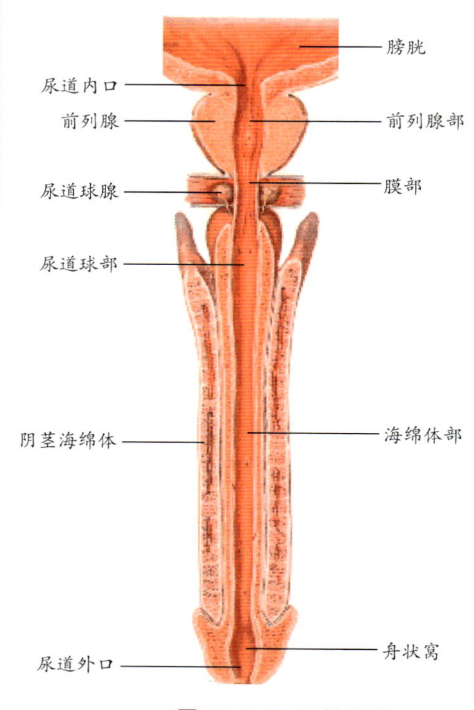

图 14-1-8 男性尿道

膀胱和男性尿道

男性尿道（male urethra）起于膀胱的尿道内口，终于尿道外口。成年男性尿道长 16 ～ 22 cm，兼有排尿和排精的功能。可分为前列腺部、膜部和海绵体部（图 14-1-8）。临床上将前列腺部和膜部称为后尿道，海绵体部称为前尿道。

1. 前列腺部　前列腺部为尿道穿经前列腺的部分，长约 3 cm，是尿道中最宽和最易扩张的部分，后壁上有射精管和前列腺排泄管的开口。

2. 膜部　膜部为尿道穿经尿生殖膈的部分，长约 1.2 cm，其周围有尿道括约肌环绕，该括约肌为骨骼肌，可控制排尿。

3. 海绵体部　海绵体部为尿道穿经尿道海绵体的部分，长 12 ～ 15 cm。起始段位于尿道球内，管腔较大，称为尿道球部，有尿道球腺的开口。阴茎头内尿道扩大，称为尿道舟状窝。

男性尿道全长有 3 处狭窄、3 处扩大和 2 个弯曲。3 处狭窄分别位于尿道内口、尿道膜部和尿道外口，其中以尿道外口最为狭窄。尿道结石常嵌顿于狭窄处。3 处扩大分别位于尿道前列腺部、尿道球部和尿道舟状窝。2 个弯曲分别为：耻骨下弯，在耻骨联合下方，凹面向前上方，此弯曲固定；耻骨前弯，在耻骨联合的前下方，凹面向后下方，位于尿道海绵体部，阴茎勃起或将阴茎向上提起时，此弯曲可消失。临床上行膀胱镜检查或导尿术时，应注意男性尿道的这些结构特点。

第二节　女性生殖系统

女性生殖系统包括内生殖器和外生殖器两部分。内生殖器由生殖腺（卵巢）、生殖管道（输卵管、子宫、阴道）和附属腺（前庭大腺）组成（图 14-2-1）。卵巢为女性的生殖腺，具有产生卵子和分泌女性性激素的功能。卵巢内卵泡发育成熟后，经卵巢表面排卵，卵子进入输卵管，在输卵管内受精并移向子宫，在子宫内膜着床，发育成胎儿。成熟的胎儿从子宫口经阴道娩出。女性外生殖器统称女阴。乳房与女性生殖系统密切相关。

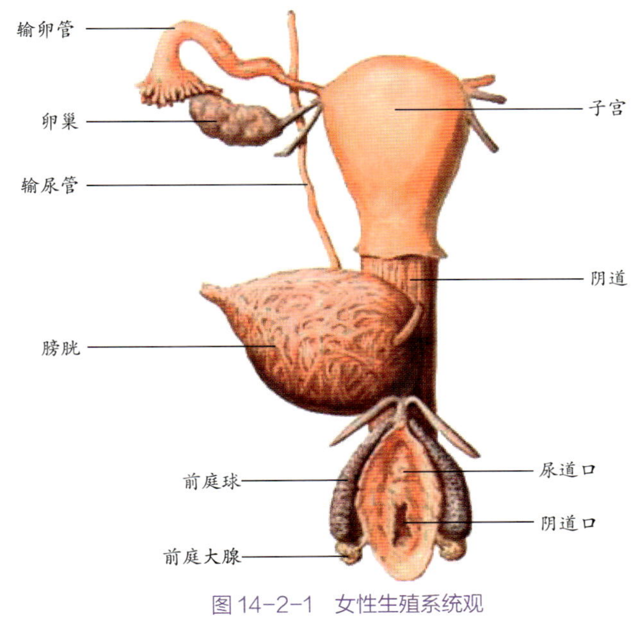

图 14-2-1　女性生殖系统观

女性生殖系统概观

女性内生殖器

一、女性生殖器官

（一）卵巢

1. 卵巢的位置和形态　卵巢（ovary）位于盆腔侧壁的卵巢窝内，左右各一，呈扁卵圆形，可分为内、外侧两面，前、后两缘和上、下两端。外侧面与盆腔相贴，内侧面与小肠相邻；前缘借卵巢系膜连于子宫阔韧带，后缘游离，称为独立缘；中部有血管、神经等出入，称为卵巢门。上端与输卵管伞相接触，借卵巢悬韧带固定于盆壁；下端借卵巢固有韧带连于子宫（图 14-2-2）。

卵巢的大小和形状随年龄发生变化。儿童期卵巢较小，表面光滑；性成熟期卵巢最大，此后卵巢表面因排卵出现瘢痕。35 ～ 40 岁卵巢开始缩小，50 岁左右逐渐萎缩，继而月经停止。

2. 微细结构　卵巢表面为单层扁平或立方上皮，称为表面上皮。上皮深部为薄层致密结缔组织，称为白膜。实质分为外周的皮质和中央的髓质。皮质内含有大量不同发育阶段的卵泡、黄体和白体等。髓质为疏松结缔组织，含较多的血管和淋巴管等。

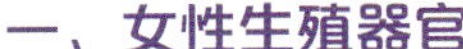

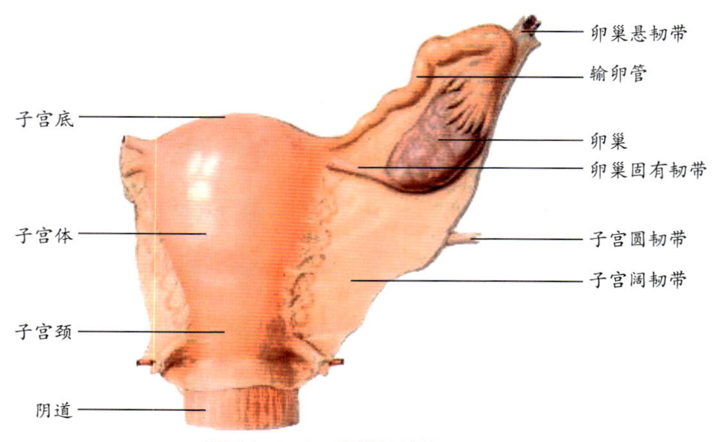

图 14-2-2 卵巢的结构

（1）卵泡：根据卵泡（ovarian follicle）发育过程的结构特点，可分为原始卵泡、生长卵泡和成熟卵泡 3 个阶段（图 14-2-3）。

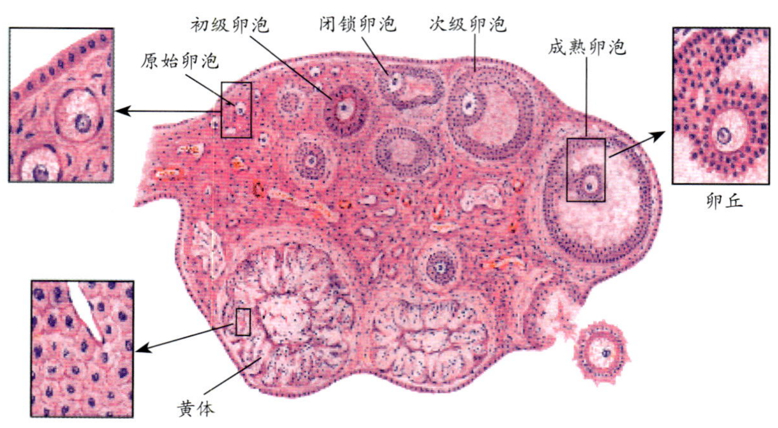

图 14-2-3 卵泡发育模式图

原始卵泡位于卵巢皮质浅层，由中央的初级卵母细胞和周围一层扁平的卵泡细胞组成，初级卵母细胞由胚胎时期的卵原细胞分化而成，卵泡细胞具有支持和营养卵母细胞的作用；原始卵泡分批生长发育，成为生长卵泡，分为初级卵泡和次级卵泡两个阶段。

初级卵泡的主要变化：①初级卵母细胞体积逐渐增大；②卵泡细胞增生，由扁平变为立方或柱状，继而由一层增殖为多层；③初级卵母细胞与卵泡细胞之间出现一层均质嗜酸性膜状结构，称为透明带；④卵泡周围的结缔组织逐渐分化形成卵泡膜。

次级卵泡由初级卵泡进一步分化发育而成，主要变化：①卵泡细胞间先是出现大小不等的液腔，继而汇合成一个大的卵泡腔，腔内充满卵泡液，卵泡液对卵泡的发育成熟有重要作用；②随着卵泡腔扩大，卵泡液增多，初级卵母细胞、透明带及周围的卵泡细胞被推向卵泡腔一侧，形成的圆形隆起称为卵丘；③紧贴透明带的一层卵泡细胞增大呈放射状排列，称为放射冠。

成熟卵泡是卵泡发育的最后阶段，体积显著增大，直径可达 2 cm，突出于卵巢表面。此阶段卵泡液急剧增多，卵泡腔变大，卵泡壁变薄。

（2）排卵：成熟卵泡破裂，次级卵母细胞连同透明带、放射冠及卵泡液一起从卵巢表面排出的过程，称为排卵（ovulation）。一般双侧卵巢交替排卵。卵排出后，若 24 h 内未能受精，次级卵母细胞即退化消失；若受精，次级卵母细胞则很快完成第二次成熟分裂，产生一个成熟的卵细胞和一个第二极体。

（3）黄体：排卵后，残留在卵巢内的颗粒层和卵泡膜向卵泡内塌陷，在黄体生成素的作用下，逐渐分化成具有内分泌功能的细胞团，因其新鲜时呈黄色，故称为黄体（corpus luteum）。黄体形成后，其大小、存在时间的长短取决于排出的卵细胞是否受精。如果排出的卵细胞未受精，黄体维持 2 周（14 天）左右即退化，称为月经黄体；如果排出的卵细胞受精，则黄体继续发育增大，以适应妊娠的需要，称为妊娠黄体。妊娠黄体可维持 6 个月，黄体退化后由结缔组织代替，形成瘢痕，称为白体。

3. 卵巢的功能　卵巢除产生卵子的功能外，可分泌多种激素，主要有雌激素（estrogen，E）、孕激素（progestogen，P）和少量的雄激素等。

（1）雌激素：雌激素的主要作用是促进女性生殖器官的发育和第二性征的出现，对其他系统也有重要作用。①对生殖器官的作用：在青春期，促进卵巢、输卵管、子宫及阴道等器官的生长发育。在月经周期中，促进卵泡生长并通过正反馈作用促进腺垂体分泌 LH 导致排卵，引起子宫内膜、子宫颈和阴道的周期性变化，如子宫内膜增生、子宫颈分泌大量清亮液体、阴道上皮细胞增生以及使阴道分泌物呈酸性等。妊娠早期与孕激素共同维持妊娠。在妊娠晚期，促进子宫平滑肌收缩力增强，增加其对催产素的敏感性。②对乳腺的作用：在青春期，促进乳腺导管和结缔组织的增生。③对第二性征的影响：促进女性特征的出现，如脂肪组织在乳腺和臀部堆积，音调较高，骨盆宽大等。④对骨骼生长发育的影响：促进骨骼生长和钙、磷沉积。⑤对心血管系统的影响：提高血液中高密度脂蛋白含量，降低低密度脂蛋白含量，防止动脉硬化。⑥参与调节水电解质平衡：高浓度雌激素可使体液向组织间隙转移，导致水钠潴留。

（2）孕激素：孕激素的主要作用是保证胚泡着床及维持妊娠。①对子宫的作用：孕激素使子宫内膜在增生期的基础上进一步增生变厚，呈分泌期变化并有腺体分泌，为胚泡的着床提供适宜环境；孕激素能降低子宫平滑肌兴奋性以及对催产素的敏感性，也能抑制母体对胎儿的免疫排斥反应，有利于胚胎在子宫腔内的生长发育，利于安胎。此外，孕激素还能减少子宫颈黏液分泌，使黏液变稠，阻碍精子的通过。如果孕激素缺乏，有可能发生早期流产。②对乳腺的作用：孕激素可促进乳腺腺泡的发育和成熟，为分娩后泌乳做好准备。③产热作用：孕激素可促进机体产热，使基础体温升高。正常女性基础体温在排卵日最低，排卵后可升高 0.5 ℃左右，并在黄体期一直维持在此水平。临床上常将这一基础体温的变化作为判定排卵的方法之一。妇女在绝经或卵巢摘除后，这种体温变化将消失。④其他作用：孕激素能使消化道和血管平滑肌紧张性降低。妊娠期妇女因孕激素浓度较高易发生静脉曲张、痔疮、便秘、输卵管积液等。

（二）输卵管

输卵管（uterine tube）是一对输送卵子的肌性管道，长 10 ～ 14 cm，连于子宫底两侧，包裹在子宫阔韧带的上缘内，其内侧端以输卵管子宫口与子宫腔相通，外侧端以输卵管腹腔口开口于腹膜腔。故女性腹膜腔经输卵管、子宫、阴道与外界相通。输卵管由内侧向外侧分为 4 部分。

1. 子宫部　子宫部为输卵管穿子宫壁的部分。

2. 峡部　峡部紧接子宫底外侧，短而细，管壁厚，血管少，是输卵管结扎术的常选部位。

3. 壶腹部　壶腹部约占输卵管全长的 2/3，粗而弯曲，是受精的主要部位。

4. 漏斗部　漏斗部为输卵管外侧端的膨大部分，呈漏斗状，漏斗末端的边缘有许多指状突起，称为输卵管伞。手术时常以输卵管伞作为识别输卵管的标志。

（三）子宫

子宫（uterus）是一个壁厚、腔小的肌性器官，是产生月经和孕育胎儿的场所。

1. 子宫的形态和分部　成年未孕子宫呈前后略扁、倒置的梨形，长 7 ～ 9 cm，宽约 4 cm，厚 2 ～ 3 cm。子宫可分为底、体、颈 3 部分。子宫底是输卵管子宫口水平上方的圆凸部分；子宫体是位于子宫底和子宫颈之间的大部分；子宫颈是子宫下部呈细圆柱状的部分。成年人子宫颈长 2.5 ～ 3 cm，可分为两部分：子宫颈伸入阴道内的部分称为子宫颈阴道部；子宫颈在阴道以上的部分称为子宫颈阴道上部。子宫颈为炎症和肿瘤的好发部位。子宫颈与子宫体相接的部位较为窄细，称为子宫峡。非妊娠期子宫峡长约 1 cm，妊娠期可伸展至 7 ～ 11 cm，峡壁变薄，产科常在此处行剖宫产术。

子宫的内腔较为狭窄，可分为上、下两部分。上部位于子宫体内，称为子宫腔，呈前后略扁的倒三角形，两侧有输卵管的开口。下部在子宫颈内，称为子宫颈管，呈梭形，上口与子宫腔相通，下口称子宫口，与阴道相通。未产妇的子宫口呈圆形，经产妇的子宫口呈横裂状。

2. 位置　子宫位于盆腔中央，膀胱和直肠之间，下端突入阴道。成年女性子宫呈前倾前屈位。前倾是指子宫整体向前倾斜，子宫的长轴与阴道的长轴形成向前开放的钝角；前屈是指子宫颈与子宫体之间形成钝角，呈向前的弯曲。人体的体位、膀胱和直肠的充盈程度可影响子宫的位置。子宫两侧有输卵管和卵巢，称为子宫附件。

3. 固定装置　子宫正常位置的维持主要依靠韧带的牵拉与固定、盆底肌的承托等。主要的韧带有 4 对（图 14-2-4）。

（1）子宫阔韧带：为双层腹膜，由子宫前、后面的腹膜向两侧延伸至骨盆侧壁而成形，可限制子宫向两侧移动。阔韧带上缘游离包裹输卵管。

（2）子宫圆韧带：呈圆索状，由结缔组织和平滑肌构成。起于子宫外上角，在子宫阔韧带两层之间行向前外方，穿经腹股沟管，止于阴阜和大阴唇皮下，是维持子宫前倾的主要结构。

（3）子宫主韧带：由结缔组织和平滑肌构成，位于子宫阔韧带的下方，自子宫颈阴道上部两侧缘连于盆腔侧壁，主要作用是固定子宫颈，防止子宫脱垂。

（4）骶子宫韧带：由结缔组织和平滑肌构成，起于子宫颈的后面，向后绕过直肠的两侧，止于骶骨的前面。骶子宫韧带有维持子宫前屈的作用。

4. 子宫壁的结构　子宫壁由内向外分为内膜、肌层和外膜 3 层（图 14-2-5）。

内膜由上皮和固有层构成。上皮为单层柱状，在子宫口处移行为复层扁平上皮，是宫颈癌的好发部位。固有层较厚，内含子宫腺、螺旋动脉和低分化的基质细胞等。子宫底和子宫体的内膜可分为表浅的功能层和深部的基底层，功能层受激素调节呈现增生和脱落的周期性变化，基底层有修复功能层的作用。肌层最厚，由交错走行的多层平滑肌组成，分娩时平滑肌节律性收缩，有利于胎儿娩出和压迫止血。外膜大部分为浆膜，子宫颈处为纤维膜。

子宫的固定装置

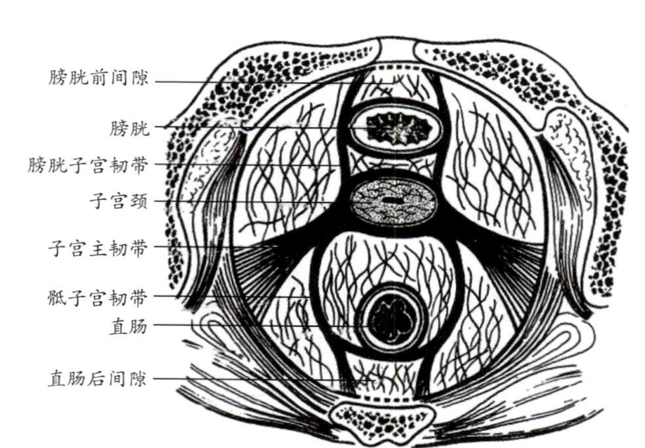

图 14-2-4　子宫的固定装置

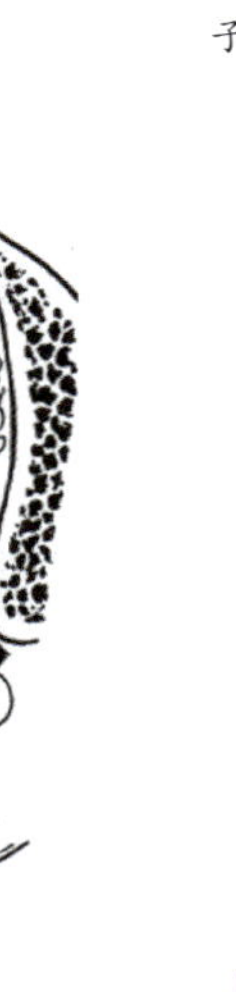

图 14-2-5　子宫壁的结构模式图

（四）阴道

阴道（vagina）为前后略扁、伸展性强的肌性管道，是导入精液、排出月经和娩出胎儿的通道。阴道前壁较短，与膀胱和尿道相邻，后壁较长，与直肠相邻，前、后壁常处于相贴状态。阴道上部环抱子宫颈阴道部，两者间形成的环状间隙称为阴道穹。阴道穹后部较深，与直肠子宫陷凹紧邻。直肠子宫陷凹内有积液时，可经阴道穹后部穿刺引流。阴道下端以阴道口开口于阴道前庭。

（五）前庭大腺

前庭大腺（greater vestibular gland）形如豌豆，左右各一，位于阴道口两侧，前庭球后方，其分泌物有润滑阴道口的作用。

（六）女性外生殖器

女性外生殖器即女阴，由阴阜、大阴唇、小阴唇、阴道前庭、阴蒂和前庭球等组成（图 14-2-6）。阴道前庭是位于两侧小阴唇之间的裂隙。

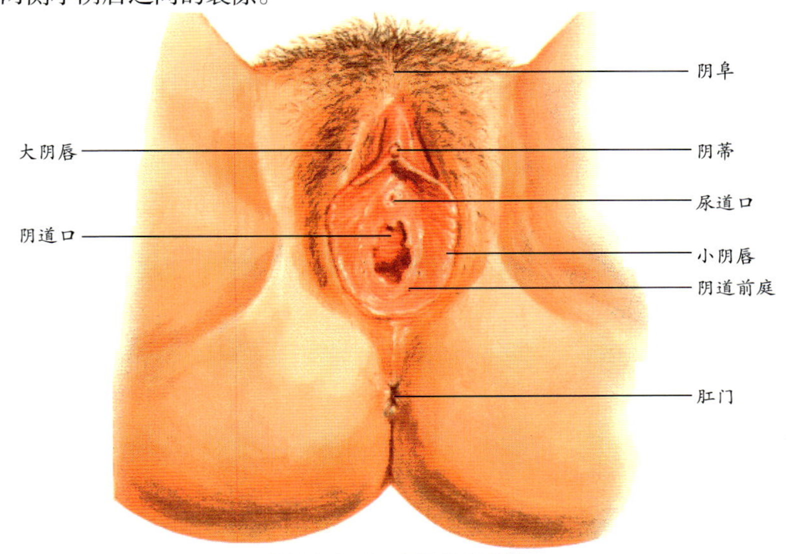

图 14-2-6　女性外生殖器

（七）会阴

会阴（perineum）有狭义和广义之分。临床上常将肛门与外生殖器之间的软组织称为会阴，即狭义的会阴。分娩时应注意保护此区，以免造成会阴撕裂。广义的会阴是指封闭骨盆下口的全部软组织，呈菱形，前方为耻骨联合下缘，后方为尾骨尖，两侧界为耻骨下支、坐骨支、坐骨结节和骶结节韧带。以两侧坐骨结节的连线为界，可将会阴分为前、后两个三角区。前方称为尿生殖区（尿生殖三角），男性有尿道通过，女性有尿道和阴道通过；后方称为肛门区（肛门三角），有肛管通过。

（八）乳房

男性乳房不发达，女性乳房（图 14-2-7）于青春期后开始发育生长，妊娠期和哺乳期的乳房有分泌活动。

1. 乳房位置与形态　乳房位于胸前部胸大肌及胸肌筋膜的浅面，成年未哺乳女性的乳房呈半球形。乳头通常在第 4 肋间隙或第 5 肋与锁骨中线相交处，其顶端有输乳管的开口，周围的环形色素沉着区，称为乳晕。乳头和乳晕的皮肤薄弱，易损伤，哺乳期应注意卫生，以防感染。

2. 乳房的结构　乳房由皮肤、乳腺和脂肪组织等构成。乳腺被结缔组织分隔成 15～20 个乳腺叶，乳腺叶又分为若干乳腺小叶，以乳头为中心呈放射状排列。每个乳腺叶有一条排出乳汁的输乳管，后者在近乳头处膨大为输乳管窦，开口于乳头。乳房手术时，应尽量采取放射状切口，以减少对乳腺叶和输乳管的损伤。乳房皮肤与乳腺深面的胸筋膜之间连有许多纤维组织小束，称为乳房悬韧带（Cooper

韧带），对乳房起支持和固定作用。

成年女性乳房

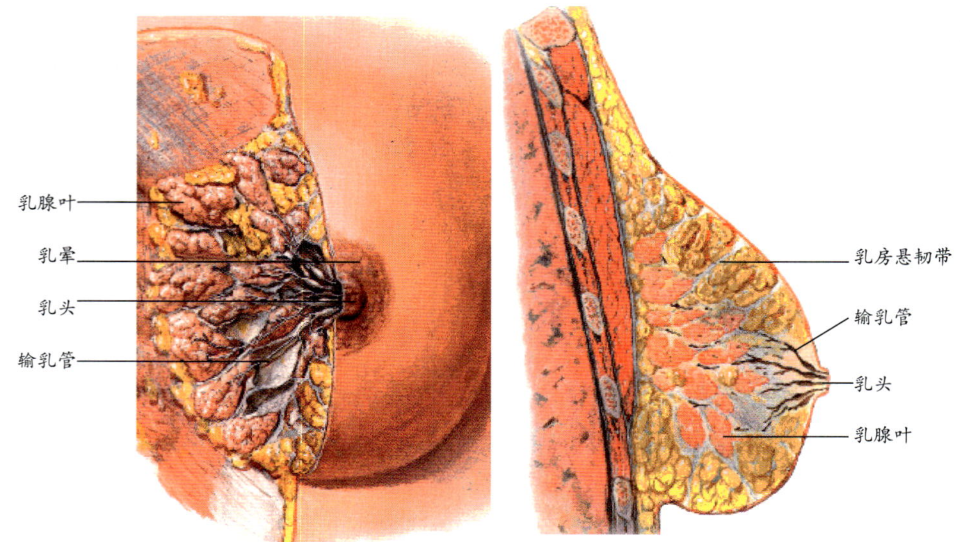

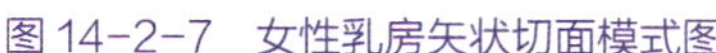
图 14-2-7 女性乳房矢状切面模式图

二、月经周期

（一）月经周期的概念

女性自青春期开始，在整个生育期内（除妊娠和哺乳期外），子宫内膜发生周期性脱落并产生流血的现象，称为月经（menstrual）。相邻两次月经第一天的间隔时间称为月经周期（menstrual cycle）。月经周期平均为 28 天左右，在 20 ～ 40 天范围内均属正常，每次月经持续 3 ～ 5 天。第一次月经称为月经初潮，我国女性初潮的年龄一般为 12 ～ 14 岁。50 岁左右月经周期逐渐停止，称为绝经。

（二）月经周期的分期

根据卵巢和子宫内膜的变化规律，将月经周期分为增生期、分泌期和月经期。在一个月经周期中，卵巢及子宫内膜均呈现周期性变化。

1. 增生期　从上次月经停止之日起到卵巢排卵之日止，相当于月经周期的第 5 ～ 14 天，历时约 10 天，称为增生期，也称为卵泡期或排卵前期。此期内，卵巢中的卵泡处于发育和成熟阶段，分泌雌激素增多，促使子宫内膜增生变厚，其中的血管、腺体增生，腺体尚不分泌。此期末，卵泡发育成熟并排卵。

2. 分泌期　从排卵日起到下次月经到来日止，相当于月经周期的第 15 ～ 28 天，历时 13 ～ 14 天，称为分泌期，也称为黄体期或排卵后期。此期内，排卵后的卵泡形成黄体，分泌雌激素和大量孕激素，在孕激素刺激下，使子宫内膜进一步增生、增厚，其中的血管扩张充血、腺体增大并分泌含糖原的黏液，为受精卵提供适宜的着床环境。

3. 月经期　从月经开始到流血停止，相当于月经周期的第 1 ～ 4 天，历时 4 ～ 5 天，称为月经期。此期内，黄体开始退化、萎缩，雌激素和孕激素分泌量迅速减少，子宫内膜突然失去这两种激素的支持，其中的血管发生痉挛、收缩，导致子宫内膜缺血、坏死，脱落和流血，进入月经期。月经期出血量为 30 ～ 50 mL，呈暗红色、碱性。因子宫内膜组织中含有丰富的纤溶酶原激活物，使经血中的纤溶酶原被激活成纤溶酶，故月经血不凝固。月经期内，子宫内膜脱落形成创面，细菌容易入侵，引起逆行感染。因此，月经期女性应注意经期卫生，避免剧烈运动。

（三）月经周期形成的机制

月经周期的形成主要是在下丘脑 - 腺垂体 - 卵巢轴的调控下完成的（图 14-2-8）。在下丘脑

GnRH 的控制下，腺垂体分泌 FSH 和 LH 并作用于卵巢，刺激卵泡发育、成熟卵泡排卵、黄体形成以及分泌雌激素和孕激素。而卵巢分泌的激素一方面对下丘脑 - 腺垂体的活动产生反馈性调节作用，同时也对女性附性器官，尤其是子宫内膜的活动产生周期性影响，因而形成月经周期。

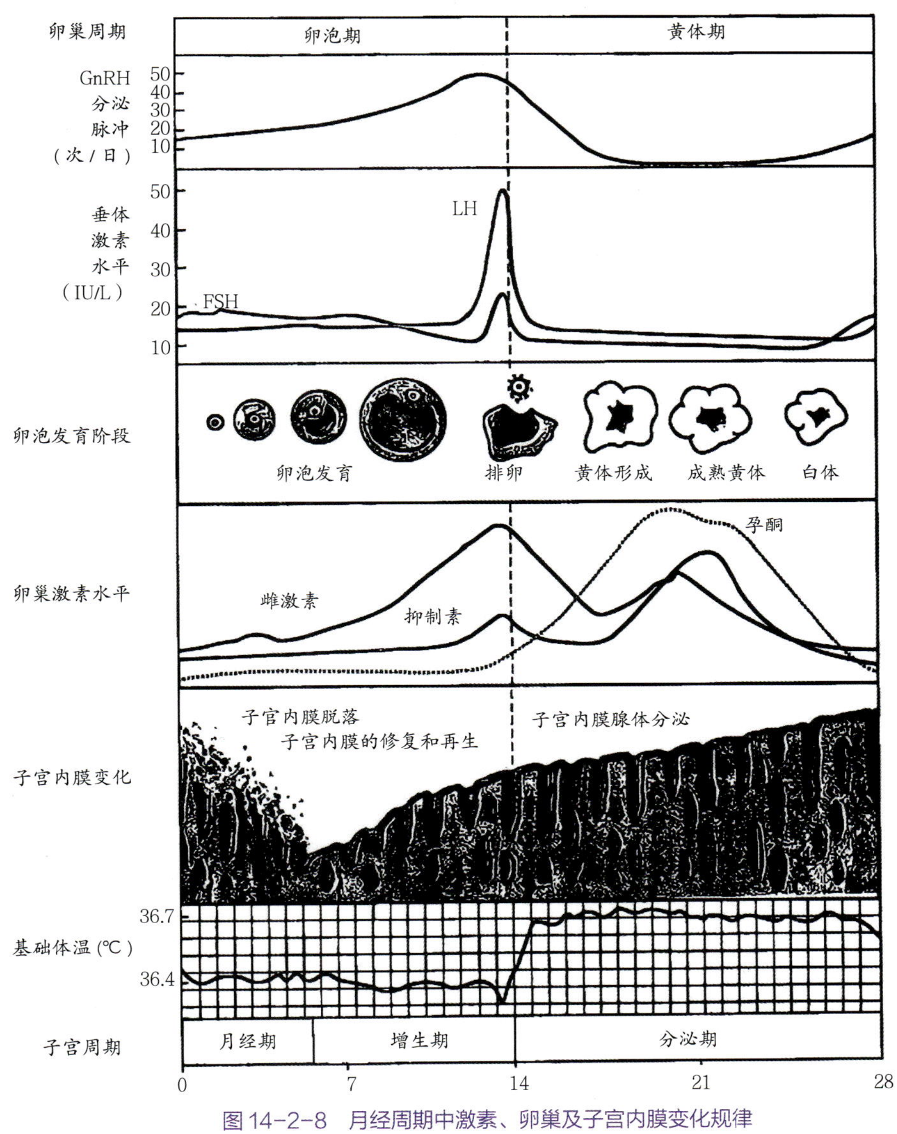

图 14-2-8　月经周期中激素、卵巢及子宫内膜变化规律

1. 增生期的形成　女性青春期开始，下丘脑发育成熟，下丘脑分泌的 GnRH 增多，使腺垂体分泌 FSH 和 LH 也增多，FSH 促使卵泡生长发育成熟，并与 LH 配合，使卵泡分泌雌激素。在雌激素作用下，子宫内膜发生增生期的变化。在增生期末，约相当于排卵前一天左右，雌激素在血中的浓度达到高峰，通过正反馈作用使 GnRH 分泌进一步增加，进而使 FSH 特别是 LH 分泌增加，形成 LH 高峰并诱发排卵。

2. 分泌期和月经期的形成　排卵后，黄体细胞在 LH 作用下继续分泌孕激素和雌激素，使子宫内膜发生分泌期变化。随着黄体的不断增长，雌激素和孕激素的分泌也不断增加。一般在排卵后 7 ～ 8 天，它们在血中的浓度达到高峰水平，通过负反馈作用抑制下丘脑 GnRH 和腺垂体 FSH、LH 的分泌，使血中 FSH 和 LH 的浓度下降到最低水平。如果未能受孕，在排卵后 9 ～ 10 天，由于 LH 的减少，月经黄体开始退化、萎缩，随着雌激素和孕激素的分泌减少，对腺垂体的负反馈抑制作用减弱，FSH 和 LH 的分泌又开始逐渐增多，进入下一个月经周期。

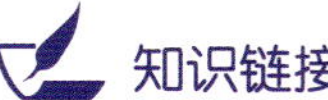

知识链接

多囊卵巢综合征

多囊卵巢综合征（polycystic ovary syndrone，PCOS），又被称为Stein-Leventhal综合征，是育龄期妇女中最常见的内分泌代谢疾病，其原因可能与遗传和环境因素有关。PCOS以雄激素异常增高，持续无排卵以及卵巢上存在多个囊肿为主要病症。多囊卵巢综合征可以影响各个年龄段的女性，青春期和生育期的女性患者主要表现为月经异常、痤疮、多毛、不孕等症状。中老年患者则容易出现糖尿病、高血脂和心血管疾病等问题。

多囊卵巢综合征的治疗主要采取对症治疗的方式，包括调整生活方式和口服药物。改善饮食可以减轻体重、预防体重增加，帮助维持患者的健康并提高生活质量。药物治疗则根据PCOS的临床表现采用不同药物，包括调节月经周期的药物、降低雄激素水平的药物、改善胰岛素抵抗的药物，以及诱发排卵的药物等。对于长期不孕的患者，医生可能建议患者行体外受精－胚胎移植。

三、妊娠与分娩

（一）妊娠

妊娠（pregnancy）是指胚胎在母体内形成及胎儿的生长发育过程。包括受精、着床、妊娠维持及胎儿的生长发育。

1. 受精　成熟的精子与卵子融合形成受精卵的过程称受精（fertilization）。正常情况下受精的部位在输卵管壶腹部。

（1）精子运行：精子的运行一方面依靠自身尾部鞭毛的摆动；另一方面，需要女性生殖道平滑肌的运动和输卵管纤毛的摆动，其过程较为复杂。通常一次射出的精液中含有上亿个精子，但能到达受精部位的只有极少数活动力强的精子（不足200个），而其中一般只有一个精子可使卵子受精。

（2）精子获能：精子在女性生殖道内停留一段时间后，才能获得使卵子受精的能力，称为精子获能。获能的主要部位是子宫和输卵管。精子在附睾内发育成熟，已获得受精能力，但由于精液中存在一种含有唾液酸的糖蛋白，附着于精子表面，抑制精子的受精能力。女性生殖道内，尤其是子宫和输卵管中，含有解除这种抑制物的物质，促进精子质膜与卵子质膜融合及精子穿透卵膜而进入卵子。

（3）受精过程：获能的精子与卵子相遇后，精子的顶体会释放出多种酶，溶解卵子外围的放射冠及透明带，称为顶体反应。顶体反应中释放出的酶，可协助精子进入卵细胞。同时，进入卵细胞的精子尾部退化，头部的细胞核膨大为雄性原核，卵细胞核形成雌性原核，两性原核相互融合，染色体混合，形成具有23对染色体的受精卵。受精卵不断分裂和分化，直至发育成一个新个体。

2. 着床　受精卵不断进行有丝分裂的同时，借助输卵管蠕动和纤毛推动，逐渐行至子宫腔。受精后第2～4天，分裂成形似桑椹状的实心细胞团，称为桑椹胚。在受精后第4～5天，整个桑椹胚呈囊泡状，称为胚泡。胚泡在子宫腔内停留2～3天，胚泡外面的透明带变薄、直至消失，使胚泡可直接从子宫内膜分泌的液体中吸取营养，至受精第11～12天，胚泡几乎全部植入子宫内膜中，这种胚泡植入子宫内膜的过程称为着床（implantation）（图14-2-9）。

3. 妊娠维持　正常妊娠的维持有赖于垂体、卵巢和胎盘分泌的各种激素的相互协调。妊娠早期，主要有妊娠黄体分泌的雌激素和孕激素维持妊娠；胎盘形成以后，妊娠黄体逐渐退化，胎盘不仅成为胎儿与母体进行物质交换的场所，还分泌多种激素参与妊娠的调控，对维持妊娠起重要作用。胎盘分泌的激素如下。

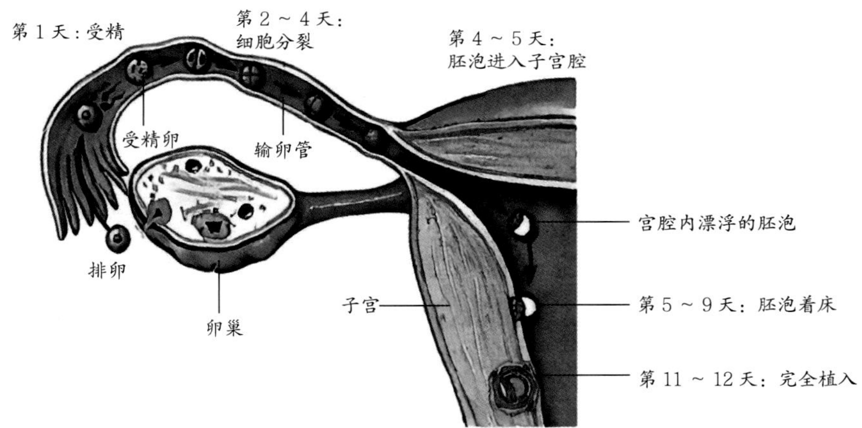

图 14-2-9　受精卵着床示意图

（1）人绒毛膜促性腺激素（human chorionic gonadotropin，HCG）：HCG 可保证胚泡顺利植入，防止母体对胎儿发生排斥反应；还可刺激黄体转变为妊娠黄体，继续分泌雌激素和孕激素。HCG 于妊娠 8 ～ 10 天出现在母体血液中，妊娠 8 ～ 10 周分泌达高峰后开始下降。HCG 在妊娠早期即出现，从尿液中排出，临床上测定孕妇尿或血中 HCG 作为早期妊娠的诊断指标。

（2）人胎盘催乳素（human placental lactogen，HPL）：HPL 主要是调节母体和胎儿的物质代谢，促进胎儿生长，又称人绒毛膜促生长激素（human chorionic somatotropin，HCS）。

（3）雌激素和孕激素：胎盘跟卵巢的黄体一样，能分泌雌激素和孕激素。妊娠第 4 个月左右，胎盘开始分泌雌激素和孕激素，并逐渐增多，接替已经退化的妊娠黄体的功能以维持妊娠，直至分娩。

（二）分娩

分娩（parturition）是指胎儿及其附属结构通过母体子宫和阴道产出体外的过程。分娩是一个正反馈的过程。妊娠期末，子宫颈胶原纤维聚集减少使其软化，子宫平滑肌有节律的阵发性收缩促使子宫颈充分开大，胎儿挤向子宫颈。当子宫开始强有力的阵发性收缩后，来自产道的刺激可引起腹壁肌肉和膈肌收缩，促使胎儿娩出。子宫阵发性收缩的意义在于保障胎儿的血液供应，胎儿不会因子宫肌持续收缩而发生窒息。

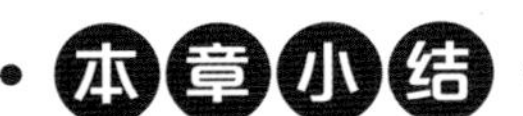

1. 睾丸主要由生精小管和间质细胞组成。前者是精子生成的部位，后者分泌的雄激素对男性副性器官的发育、副性征的出现与维持、生精、新陈代谢起重要作用。下丘脑 – 腺垂体 – 睾丸轴的调节在男性生殖调节过程中起着重要作用。

2. 卵巢的主要功能是生卵功能和内分泌功能。卵巢分泌的雌激素和孕激素对女性副性器官的发育、副性征的出现与维持、妊娠、新陈代谢起重要作用。月经周期的形成主要是在下丘脑 – 腺垂体 – 卵巢轴的调控下完成的。

3. 妊娠是指子代新个体产生和孕育的过程，包括受精、着床、妊娠维持和胎儿的生长发育。分娩是一个正反馈的过程，子宫节律性收缩是分娩的主要动力。

思考与练习

1. 简述睾丸、卵巢的结构、分泌的激素及其作用。
2. 简述男性尿道的分部及特点。
3. 简述输卵管的分部及各部的主要作用。
4. 简述子宫的位置和形态。
5. 简述卵巢内分泌作用与子宫内膜周期性的变化关系。

（杨帆）

参考文献

CANKAOWENXIAN

[1] 贺伟, 吴金英 . 人体解剖生理学 [M]. 3 版 . 北京: 人民卫生出版社, 2018.

[2] 梅盛平, 徐国昌 . 正常人体结构学 [M]. 2 版 . 重庆: 重庆大学出版社, 2022.

[3] 邹锦慧, 等 . 人体解剖学与组织胚胎学 [M].2 版 . 北京: 高等教育出版社, 2024.

[4] 吴建清, 徐冶 . 人体解剖学与组织胚胎学 [M]. 8 版 . 北京: 人民卫生出版社, 2018.

[5] 饶凤英, 胡小和 . 人体形态结构 [M]. 2 版 . 北京: 人民卫生出版社, 2022.

[6] 郭丽琴, 王伟 . 生理学 [M]. 北京: 人民卫生出版社, 2024.

[7] 傅玉峰, 谭毅 . 人体解剖学与组织胚胎学 [M]. 4 版 . 北京: 科学出版社, 2024.

[8] 张绪恕, 陈婷 . "大思政" 视域下课程思政建设的探索与思考: 以黄冈职业技术学院人体解剖学为例 [J]. 黄冈职业技术学院学报, 2022, 24 (3): 27-30.

[9] 韩中保, 陈静云, 张栋梁 . 人体解剖学认知结构的可视化表征的设计 [J]. 解剖学研究, 2024, 46 (6): 605-611.

[10] 于振海, 冯国营, 徐宁, 等 . 人体解剖学教学中实施 "课程思政" 的探讨 [J]. 解剖学研究, 2024, 46 (6): 596-599.